Augustin/Hoch

Phytotherapie bei Hauterkrankungen

Matthias Augustin Yvonne Hoch (Hrsg.)

Phytotherapie bei Hauterkrankungen

Grundlagen – Praxis – Studien

ELSEVIER
URBAN & FISCHER

URBAN & FISCHER

Zuschriften und Kritik an
Elsevier GmbH, Urban & Fischer Verlag, Lektorat Komplementäre und Integrative Medizin, Karlstraße 45, 80333 München

Wichtiger Hinweis für den Benutzer

Die Erkenntnisse in der Medizin unterliegen laufendem Wandel durch Forschung und klinische Erfahrungen. Herausgeber und Autoren dieses Werkes haben große Sorgfalt darauf verwendet, dass die in diesem Werk gemachten therapeutischen Angaben (insbesondere hinsichtlich Indikation, Dosierung und unerwünschten Wirkungen) dem derzeitigen Wissensstand entsprechen. Das entbindet den Nutzer dieses Werkes aber nicht von der Verpflichtung, anhand der Beipackzettel zu verschreibender Präparate zu überprüfen, ob die dort gemachten Angaben von denen in diesem Buch abweichen und seine Verordnung in eigener Verantwortung zu treffen.

Bibliografische Information Der Deutschen Bibliothek

Die Deutsche Bibliothek verzeichnet diese Publikation in der Deutschen Nationalbibliografie; detaillierte bibliografische Daten sind im Internet unter http://dnb.ddb.de abrufbar.

1. Auflage März 2004

Der Urban & Fischer Verlag ist ein Imprint der Elsevier GmbH.

04 05 06 07 08 5 4 3 2 1

Um den Textfluss nicht zu stören, wurde bei Patienten und Berufsbezeichnungen die grammatikalisch maskuline Form gewählt. Selbstverständlich sind in diesen Fällen immer Frauen und Männer gemeint.

Planung und Lektorat: Christel Hämmerle, München
Redaktion: Eva Maria Wagner, München
Register: Dr. Ursula Osterkamp-Baust, Ottobrunn
Herstellung und Layout: Marion Kraus, München
Satz: Cicero Lasersatz GmbH, Dinkelscherben b. Augsburg
Druck und Bindung: Krips b.v., Meppel, Niederlande
Umschlaggestaltung: SpieszDesign, Neu-Ulm
Titelfotografie: Getty Images, München
Gedruckt auf 90 g Tauro-Offset 1,25faches Volumen

ISBN 3-437-56120-0

Vorwort

Die Pflanzentherapie stellt eine der ältesten Formen medizinischer Behandlungen dar. In der modernen Medizin hat sie sich einen Platz insbesondere bei leichten gesundheitlichen Störungen und in der Selbstbehandlung erhalten, ferner war sie häufig Ausgangspunkt weitergehender Arzneimittel-Entwicklungen. Auch im Bereich der Hautkrankheiten hat die Pflanzentherapie eine lange Tradition. Inzwischen hat sie sich zu einer rationalen, wissenschaftlich begründeten Therapieweise entwickelt.
Schon seit Jahrzehnten gibt es seitens der pharmazeutischen Biologie intensive Bemühungen, Pflanzenwirkstoffe zu isolieren, zu charakterisieren und auf ihre potenzielle klinische Anwendbarkeit zu prüfen. Erst in den letzten Jahren wurde im Zuge der Entwicklung einer Evidenz-basierten Medizin endlich auch eine zunehmende Zahl kontrollierter klinischer Studien zum Einsatz pflanzlicher Wirkstoffe bei Hautkrankheiten durchgeführt. Einzelne Pflanzen haben sich dabei als wirksam und nützlich erwiesen, andere lassen keine positiven Effekte erkennen, für die meisten stehen klinische Wirksamkeitsstudien noch aus.
Mit dem vorliegenden Buch soll eine Bestandsaufnahme des aktuellen Wissens zur Behandlung von Hautkrankheiten mit Pflanzenwirkstoffen vorgenommen werden. Bewusst wurde dabei das ganze Spektrum bekannter Pflanzen in der Dermatotherapie von Evidenz-gesicherten Präparaten bis zu Anwendungen der Volksmedizin berücksichtigt. Nur mit einem breiten Blick auch auf die Erfahrungsheilkunde können genügend „Kandidaten-Pflanzen" für weitergehende Untersuchungen gewonnen werden.
Grundsätzlich gilt jedoch auch für pflanzliche Arzneimittel, dass sie auf dem Boden der wissenschaftlichen Medizin entwickelt, in klinischen Wirksamkeitsstudien geprüft und unter rationalen Gesichtspunkten eingesetzt werden sollten. Oftmals kommen sie nur bei leichten Formen von Hauterkrankungen oder in der ergänzenden Behandlung in Frage. Grenzen und Gegenanzeigen der Pflanzentherapie sind stets zu beachten, so dass im Buch auch Basiswissen, etwa die richtigen Zubereitungsformen oder Allergien durch Pflanzen vermittelt wird.
Als Herausgeber freuen wir uns sehr, dass unter Mitarbeit sachkundiger Kolleginnen und Kollegen dieses praxisnahe Handbuch für Einsteiger und Fortgeschrittene entstanden ist.
Einen großen Dank möchten wir allen beteiligten Autoren aussprechen, die mit ihrer sehr sorgfältigen, engagierten Arbeit wesentlich zum Gelingen des Buches auf wissenschaftlichem Niveau beitragen haben.
Unser Dank gilt auch dem Verlag Elsevier Urban & Fischer, insbesondere Frau C. Hämmerle für die kompetente und engagierte Betreuung des Buchprojektes.
Wir hoffen, der Fachwelt mit dem vorliegenden Buch eine interessante Quelle biologisch-pharmazeutischer Hintergründe wie auch Anregungen für die Praxis zur Verfügung zu stellen. Allen Leserinnen und Lesern wünschen wir viel Spaß bei der Lektüre.

Freiburg/Reutlingen, im März 2004

PD Dr. med. Matthias Augustin
Dr. med. Yvonne Hoch

Hinweise zur Anwendung des Buches

Das vorliegende Buch ist aus einer Arbeitsgruppe an der Universitäts-Hautklinik Freiburg entstanden, in der Wissen zur Pflanzenheilkunde u.a. aus der Volksmedizin wissenschaftlich aufgearbeitet und auf seine Anwendung in der Dermatologie überprüft wird. Das Buch soll Ihnen Basiswissen und praktische Anwendungen von Pflanzenwirkstoffen vorstellen, die in der traditionellen oder wissenschaftlichen Medizin bei Hauterkrankungen angewendet werden.
In Kapitel 1–5 finden Sie wissenschaftliche Grundlagen der Phytotherapie, darunter Basisinformationen zur Herstellung und Zubereitung von Phytotherapeutika, rechtliche Aspekte, biologische und pharmakologische Informationen, gefolgt von Hinweisen zu möglichen Nebenwirkungen.
In Kapitel 2 werden die in der Dermatotherapie bekannten Pflanzen in alphabetischer Reihenfolge ausführlich in Einzelmonographien beschrieben. Einleitend wird zu fast allen Pflanzenporträts in einer tabellarischen Übersicht eine Wertung des Nutzens bei verschiedenen dermatologischen Indikationen vorgenommen.
Die Symbole bedeuten:

++	gute, durch mehrere Studien gesicherte Indikation
+	durch Einzelstudien oder gute klinische Erfahrung belegte Indikation
?	in der Literatur erwähnte, nicht geprüfte Indikation

Diese Bewertung beruht auf der verfügbaren Literatur sowie praktischen Erfahrungen der Autoren.

Kapitel 7 beinhaltet eine umfassende Darstellung der phytotherapeutischen Behandlungsmöglichkeiten bei Erkrankungen der Haut und angrenzenden Schleimhäute. Diese Informationen beruhen zum einen auf intensiven Literaturrecherchen, zum anderen auf umfangreichen Erfahrungen in der dermatologischen Praxis. Die praktischen Hinweise werden durch Rezepturen und Therapieregimes sowie Tipps zur Anwendung ergänzt.
Kapitel 8 widmet sich den Phytodermatitiden und bietet eine zusammenfassende Betrachtung möglicher pflanzlicher Allergene und ihrer klinischen Symptome mit dem Ziel in relevanten Fällen, eine vernünftige Nutzen-Risiko-Abwägung vorzunehmen.

Autoren

Dr. med. Mohamed Asefi, Bingener Str. 23 A, 55469 Simmern

PD Dr. med. Matthias Augustin, Universitäts-Hautklinik, Hauptstr. 7, 79104 Freiburg

Dr. med. Barbara Brieskorn-Müller, Schanzenstr. 16, 90478 Nürnberg

Dr. med. Felix Bross, Universitäts-Hautklinik, Hauptstr. 7, 79104 Freiburg

Natana Dominguez, Universitäts-Hautklinik, Hauptstr. 7, 79104 Freiburg

Dr. med. Ulrike Ermuth, Flotzwand 7, 79183 Waldkirch

Dr. med. Yvonne Hoch, Ärztin für Dermatologie, Neue Str. 1, 72574 Bad Urach

Dr. med. Hendrike Khan Durani, Gaisbergstr. 43, 69115 Heidelberg

Monika Knop, Einhardstr. 6 A, 50937 Köln

Dr. med. Sabine Lange, Hegelstr. 8, 63762 Großostheim

Dr. med. Michael Mensing, Lilienthalstr. 27, 64347 Griesheim

PD Dr. med. Christoph Schempp, Universitäts-Hautklinik, Hauptstr. 7, 79104 Freiburg

Birgit Schoenfeld, Moltkestr. 40, 79098 Freiburg

Prof. Dr. med. Jan C. Simon, Klinik für Dermatologie, Venerologie und Allergologie, Stephanstrasse 11, 04103 Leipzig

Dr. med. Vroni Weickmann, Markgrafenstr. 69, 79115 Freiburg

Margret Wenigmann, Brandenburger Str. 6, 79211 Denzlingen

Inhaltsverzeichnis

1 Einführung in die Phytotherapie

1.1 ■ Entwicklung der Pflanzenheilkunde zur heutigen Phytotherapie

Das Wissen um die Heilkraft der Pflanzen hat seine Wurzeln in der frühesten Menschheitsgeschichte. Damals war kaum etwas über die Vorgänge von Krankheit und Heilung bekannt, und es bestand ein mystisches Verhältnis zwischen Mensch und Kosmos. Quelle jeder Heilbehandlung war die religiöse Einbindung des Menschen in eine kosmische Welterfahrung. Das Leben lag in den Händen der Götter, und man versuchte in den Formen der Natur deren Willen zu ergründen. Krankheit wurde als Störung der göttlichen Ordnung oder als Strafe Gottes gedeutet. Pflanzen oder Mineralien sollten vor Krankheit bewahren und als „Remedium" die gestörten Verhältnisse in „die Mitte" holen, um so die Unversehrtheit der göttlichen Weltordnung wieder herzustellen. Viele Sagen und Mythen alter Kulturen berichten von Gottheiten, die den Menschen „heilige" Pflanzen zeigten als Schutz vor Dämonen und bösen Geistern, von denen Krankheit, Tod und Verderben kamen. Aus heiligen Pflanzen wurden Heilpflanzen, die zu allen Zeiten und in allen Kulturkreisen ihre Bedeutung für den Menschen erlangten.

1.1.1 Heilpflanzen in frühen Kulturen

Von den Anfängen der Pflanzenheilkunde zeugen Überlieferungen früher Hochkulturen in **China** und **Indien**. Bereits aus der Zeit um 3000 v. Chr. stammt ein Kräuterbuch des chinesischen Kaisers und Arztes SHENG NUNG. Als älteste klassische Schriften werden die Veden (Veda = Wissen), vier grundlegende Bücher der Wissenschaft, betrachtet, die etwa 1000 Jahre vor der christlichen Zeitrechnung in Indien entstanden. Der „Ayurveda", das Wissen vom reichen, d. h. langen und gesunden Leben, ist stark von der indischen Philosophie und der damals vorherrschenden Betrachtungsweise von Krankheit und Therapie geprägt. Er enthält Vorschriften zur Vorbeugung und Behandlung von Krankheiten sowie zahlreiche Rezeptur-Anleitungen für pflanzliche oder mineralische Drogen, die noch heute Grundlage einer besonderen Form der Heilbehandlung sind. Indien galt im Altertum als reichste Drogen- und Gewürzkammer der Welt. Schon zur Zeit der ägyptischen Pharaonen fand ein reger Heilpflanzenhandel von China und Indien nach Ägypten und Mesopotamien statt. Im Laufe der Jahrhunderte kamen aus den asiatischen Ländern viele Gewürze und Heilpflanzen nach Europa, die noch heute große Bedeutung haben, wie z.B. *Pfeffer, Ingwer, Aloe, Medizinalrhabarber, Rizinus, Hanf* und *Ginseng.*
Eine wertvolle Überlieferung der Heilkunst der **Ägypter** ist der Papyrus Ebers aus der Zeit um 1550 v. Chr. Hier werden etwa 700 Substanzen tierischer und pflanzlicher Herkunft beschrieben, u.a. *Anis, Kümmel, Leinsamen, Hanf, Mönchspfeffer* und *Schlafmohn. Pfefferminze* und *Rosmarin* dienten als Totenbeigaben in altägyptischen Gräbern, *Thymian* und

Wermut wurden zum Einbalsamieren der Mumien verwendet. Schon die alten Ägypter kannten die keimhemmende Wirkung von *Knoblauch* und *Zwiebel*, die deshalb den Arbeitern am Bau der Pyramiden als Teil des Lohns gegen die gefürchtete Ruhr und andere Infektionskrankheiten verordnet wurden.
Von den medizinischen Kenntnissen der **Sumerer, Assyrer** und **Babylonier** zeugen zahlreiche Keilschrifttafeln mit sorgfältig geführten Pflanzenverzeichnissen. Zu den ältesten Funden zählen medizinische Anweisungen und Heilpflanzen-Rezepturen eines sumerischen Arztes um 2100 v. Chr.
Auch die Verwendung von *Opium*, *Alraune* oder *Bilsenkraut* als Schmerz-, Schlaf- und Betäubungsmittel reicht bis in die Zeit der alten Kulturen zurück. Pflanzen waren nicht nur Heilmittel, sondern wurden seit jeher benutzt, um einen rauschähnlichen Zustand zu erzeugen und Stimmung, Wahrnehmung und Bewusstsein zu verändern. *Haschisch*, das „Verwandlung bewirkende Kraut" war bereits im 4. Jahrtausend v. Chr. in China, Indien und Ägypten bekannt. *Morphium*, dessen Name sich von Morpheus, dem griechischen Gott des Traumes, ableitet und auf seine schmerzlindernde, den ersehnten Schlaf bringende Wirkung hinweist, war um 3000–2000 v. Chr. in der Ägäis weit verbreitet und wurde um die Zeitenwende zur Wohlstandsdroge im alten Rom.

1.1.2 Heilpflanzen in der Antike

Die Heilkunst der alten Kulturen des Orients fand Eingang in die Medizin der Antike. Der ägyptische Arzt und Priester Imhotep wurde bei den Griechen als Asklepios, bei den Römern als Äskulap in Gestalt einer Schlange als Gott der Heilkunde verehrt. Noch heute erinnert das Wahrzeichen der Apotheker- und Ärzteschaft, die um einen Stab gewundene Äskulapnatter, die mit ihrem Biss über Leben und Tod entscheidet, an den Schutzgott der Medizin. In den Sagen des antiken Griechenland spiegelt sich ein großes Wissen über Heilpflanzen wider. Die Sage vom thessalischen Centaur Cheiron, der die Wunde des Achilles mit Schafgarbenkraut heilte, kommt im Namen *Achillea millefolium* zum Ausdruck. Auch die lateinische Bezeichnung *Centaurium* für *Tausendgüldenkraut* leitet sich von der Heilkunst des Centaurs ab. Im 5. Jahrhundert v. Chr. gab der berühmte griechische Arzt Hippokrates in seiner Schriftensammlung „Corpus hippocraticum" genaue Anleitungen für die Verwendung pflanzlicher Heilmittel bei zahlreichen Krankheitsbildern. Hippokrates wurde bekannt als Begründer der medizinischen Ethik und Wegbereiter der abendländischen Medizin als Erfahrungswissenschaft. Das Gedankengut der griechischen Naturphilosophie mit den vier Elementarprinzipien – Feuer, Wasser, Erde, Luft – fand Eingang in die Humoralpathologie der Hippokratiker. Sie entwickelten eine Krankheitslehre basierend auf der Vorstellung von den vier Körpersäften Blut, Schleim, gelbe und schwarze Galle. Ursache jeder Krankheit war die fehlerhafte Zusammensetzung der Körpersäfte (Dyskrasie). Abhängig von deren Mischungsverhältnis waren Krankheiten mit feuchtem oder trockenem, warmem oder kaltem Charakter die Folge. Ziel jeder Therapie war, das Verhältnis der Körpersäfte wieder ins Gleichgewicht zu bringen. Pflanzen wurden ihren Qualitäten heiß, kalt, feucht oder trocken entsprechend in vier Stärkegrade eingeteilt und in entgegengesetzter Qualität verordnet. Nach dieser Lehre galt *Opium* kalt im 4. Grad und wurde als sedierendes, dämpfendes und kühlendes Mittel bei heißen Krankheiten verordnet, während sich *Pfeffer* mit hochgradig trockener und heißer Qualität zur Linderung kalter Krankheiten eignete. Über Jahrhunderte hinweg wurde die europäische Heilkunde von den Ansichten der Humoralpathologie, vereint mit der diagnostischen Kunst eines Hippokrates, geprägt.

Die Feldärzte der römischen Legionen brachten das medizinische Wissen aus dem Mittelmeerraum in die Gegenden nördlich der Alpen. Im 1. Jahrhundert n. Chr. wurde die Materia medica des römischen Arztes Dioskurides berühmt, die eine Beschreibung zahlreicher Heilpflanzen – u.a. *Zinnkraut, Erdrauch, Huflattich, Labkraut, Hauhechel, Wegerich, Baldrian* und *Schöllkraut* – nach Herkunft und Anwendung sowie Hinweise zum Sammeln, ihrer Zubereitung und Aufbewahrung enthält. Bis ins 16. Jahrhundert dienten Abschriften der Materia medica als Pflanzenlehrbuch an den Universitäten Europas. Von Claudius Galenus (Galen von Pergamon 129–201 n. Chr.), Leibarzt des römischen Feldherrn Marc Aurel in Rom, stammt ein vierbändiges Werk über die damals bekannten Heilpflanzen, von denen viele noch heute von medizinischer Bedeutung sind, wie z.B. *Schafgarbe, Adonisröschen, Meerzwiebel, Süßholz* und *Weidenrinde*. Galenus entwickelte eine sorgfältige Dosierung und stellte Regeln für die Arzneizubereitung auf. Damit wurde er zum Begründer der Lehre von den Arzneiformen, der sog. „Galenik". Galens Schriften hatten eine herausragende Bedeutung für die Medizin und Pharmazie bis zum Ende des 17. Jahrhunderts.

1.1.3 Heilpflanzen im Mittelalter

Im frühen Mittelalter wurden Heilpflanzen in den Gärten der Medizinschulen, in Königs- und Klostergärten kultiviert. Es entstanden Heilkräutergärten, die sich in ihrer Pflanzenauswahl nach einer Verordnung Karl des Großen (747–814) richteten, der in seinen „capitulare de villis" genau festlegt, welche Arten von Obstbäumen, Gemüse-, Gewürz- und Heilpflanzen auf seinen Krongütern angebaut werden sollten.
Im Mittelalter wurden die Klöster zu Zentren der Medizinkultur. Mönche fertigten Abschriften, um die alten Handschriften und Überlieferungen zu bewahren. Walahfrid Strabo (809–849), Abt des Benediktinerklosters der Insel Reichenau, schrieb in seinem „Hortulus" Anweisungen zum Nutzen und zur Pflege der Pflanzen seines Klostergartens in Gedichtform nieder. Berühmt wurde im 12. Jahrhundert die Äbtissin Hildegard von Bingen (1098–1179). Sie verfasste zahlreiche medizinische und naturwissenschaftliche Schriften, darunter die großen Werke „Physica" (Naturkunde) und „Causae et curae" (Heilkunde), in denen mehr als 200 Heilpflanzen erwähnt werden. Ihre Schriften haben große Bedeutung für die Entwicklung der deutschen Heilkräuternamen, die hier zum ersten Mal in größerer Zahl neben den lateinischen Bezeichnungen aufgeführt sind.
Ein Meilenstein in der Geschichte der europäischen Heilkunde ist das Jahr 1241. Staufenkaiser Friedrich II. erlässt für sein Erbkönigreich Sizilien eine Medizinalordnung, in der die Trennung der beiden Heilberufe Arzt und Apotheker gesetzlich festgelegt wird. In Salerno entsteht die erste Staats-Medizinschule des Abendlandes, und erstmals werden Heilpflanzen in einem gesetzlichen Arzneibuch beschrieben. Pflanzen waren noch immer die wichtigsten Grundstoffe zur Herstellung von Arzneien, und man legte städtische Apothekergärten nach dem Vorbild der Klostergärten an. Von großer Bedeutung für die Entwicklung der pharmazeutischen Wirkstoffanalyse und Arzneimittelherstellung ist das Werk des Arztes und Naturforschers Theophrastus Bombastus von Hohenheim (1493–1541), genannt Paracelsus. Sein Streben war, das Verbundene zu trennen, das Unreine zu reinigen und die Quintessenz aller Materie zu ergründen. Er destillierte und extrahierte die Pflanzen, um das Wesentliche, das „Arcanum" freizusetzen, und stellte damit die ersten wässrigen und alkoholischen Pflanzenauszüge her.
Im 15. Jahrhundert trugen zwei Ereignisse maßgeblich zur Verbreitung medizinischen Wissens bei: die Entwicklung der Buchdruckerkunst und die Entdeckung Amerikas. Forscher

bereisten die Welt, und weit verzweigte Handelswege wurden aufgebaut, um in den Besitz der kostbaren Rohstoffe und Heilmittel zu gelangen. Viele exotische Drogen, wie z.B. *Chinarinde* und *Guajakholz*, wurden nach Europa importiert. 1546 wurde mit dem Nürnberger Dispensatorium von VALERIUS CORDUS die erste deutschsprachige Pharmakopöe veröffentlicht, in der außereuropäische Drogen zu mehr als der Hälfte vertreten waren.

1.1.4 Heilpflanzen in der Neuzeit

Das 16. Jahrhundert brachte herausragende Naturwissenschaftler wie NICOLAUS KOPERNIKUS hervor, durch dessen heliozentrische Weltenlehre das damalige Weltbild ins Wanken geriet. Die Botaniker-Ärzte HIERONYMUS BOCK (1498–1554), OTTO BRUNFELS (1488–1534) und LEONHART FUCHS (1501–1566) trugen zur Verbreitung der Botanik als Wissenschaft bei. Die antiken Texte wurden überarbeitet, die beschriebenen Pflanzen im Holzschnitt abgebildet und mit botanischen Bezeichnungen versehen. Auf diese Weise entstand die Grundlage für ein wissenschaftliches botanisches System, das im 18. Jahrhundert durch CARL VON LINNÉ (1707–1778) weitergeführt und zu der heute gültigen botanischen Systematik ausgearbeitet wurde. Gedruckte Kräuterbücher erschienen zunächst in lateinischer, dann auch in deutscher Ausgabe und trugen zum wachsenden Interesse an der Botanik bei. Das wohl schönste und wichtigste Pflanzenbuch des 16. Jahrhunderts ist das „New Kreuterbuch" von LEONHART FUCHS mit über 500 zeitgenössisch kolorierten Holzschnitten. Botanische Gärten wurden angelegt und es entstanden zahlreiche Herbarien. 1613 erschien der Bildband „Hortus Eystettensis" als exakte Wiedergabe eines realen Gartens, der Anfang des 17. Jahrhunderts von dem Eichstätter Fürstbischof JOHANN KONRAD VON GEMMINGEN für seine Willibaldsburg in Auftrag gegeben wurde. Die dort kultivierten Pflanzen wurden auf 367 großformatigen Kupfertafeln im Bild festgehalten und unter dem Namen des Apothekers und Gartenliebhabers BASILIUS BESLER gedruckt.

Die Medizin der damaligen Zeit wurde stark von der Signaturenlehre geprägt. Diese Lehre besagt, dass bereits die äußere Gestalt einer Pflanze auf die Krankheit und die ihr entsprechende Heilwirkung hinweist. Klassisches Beispiel ist die *Walnuss*, deren Form an das Knochengerüst des menschlichen Schädels mit den beiden Gehirnhälften erinnert und damit zur wichtigsten Arznei bei Kopfleiden und Epilepsie wurde. Gelb gefärbte Pflanzen wie die Blüten des *Schöllkrauts*, der Wurzelstock der *Gelbwurz* oder des *Rhabarbers*, symbolisierten eine Wirkung bei Gelbsucht oder Gallenbeschwerden. Rote Pflanzen wie die *Blutwurz* deuten auf die Heilwirkung bei Blutungen hin. Das *Lungenkraut*, das mit seinen doldenähnlichen Blütenständen an die verzweigten Bronchialäste erinnert und gleichzeitig durch den Farbwechsel von rot nach blau den Austausch von arteriellem und venösen Blut in der Lunge symbolisiert, fand Verwendung bei Lungenkrankheiten.

1.1.5 Heilpflanzen in der naturwissenschaftlichen Ära

Eine entscheidende Wende trat im 19. Jahrhundert mit der Entwicklung der Naturwissenschaften und dem Fortschritt in der Medizin ein. Das Arzneimittel wurde zum Mittelpunkt naturwissenschaftlicher Forschung und verlor seinen magischen Charakter. Man suchte nach einer chemisch definierten und isolierbaren Substanz, die in das Krankheitsgeschehen eingreift. Ein bahnbrechendes Ereignis war 1805 die Isolierung von Morphin aus *Opium*, dem eingetrockneten Milchsaft der unreifen Früchte des Schlafmohns, durch den Apotheker FRIEDRICH WILHELM SERTÜRNER. Mit Morphin hatte SERTÜRNER den ersten Vertreter einer neuen

basischen Wirkstoffklasse, der Alkaloide, entdeckt. Bis dahin waren pflanzliche Wirkstoffe nur als Säuren bekannt und so wurde ihm erst gut zehn Jahre später die verdiente Anerkennung zuteil. In den folgenden Jahren wurden zunehmend Inhaltsstoffe altbekannter Heilpflanzen isoliert, die als Reinsubstanzen weiteren chemischen und pharmakologischen Untersuchungen zugänglich waren. Zahlreiche moderne Arzneistoffe stammen direkt oder in abgewandelter Form aus Pflanzen, z.B. Colchicin, das erste wirksame Mittel gegen Gicht aus der Herbstzeitlosen *(Colchicum autumnale)*, Digitoxin und Digoxin aus den Blättern des roten und wolligen Fingerhuts *(Digitalis purpurea, D. lanata)*. Bekanntes Beispiel ist die *Weidenrinde*, die bereits von HIPPOKRATES im 5. Jahrhundert v. Chr. zur Schmerzbehandlung eingesetzt wurde. Im 19. Jahrhundert wurde daraus der Wirkstoff Salicin isoliert. Mit der Aufklärung seiner chemischen Struktur und Veränderungen im Molekül gelang im August 1897 die Synthese der Acetylsalicylsäure, die als Aspirin® zum wohl erfolgreichsten Arzneimittel des 20. Jahrhunderts wurde.
Als mit dem Aufschwung der Chemie die Synthese vieler neuer Arzneistoffe gelang, trat die Pflanzenheilkunde zeitweise in den Hintergrund. Erst seit den 80er-Jahren des 20. Jahrhunderts erleben wir eine Renaissance pflanzlicher Arzneimittel. Jahrhundertealtes und überliefertes Erfahrungswissen wird mit naturwissenschaftlichen Methoden überprüft. Einige der traditionell verwendeten Heilpflanzen wurden als zu risikoreich aus dem Arzneischatz eliminiert, bei anderen konnte die vermutete Wirksamkeit nicht bestätigt werden. Eine große Zahl von Arzneipflanzen behauptet sich jedoch nach wie vor nicht nur in der Volksmedizin, Homöopathie und Anthroposophie, sondern hat auch unter naturwissenschaftlichen Gesichtspunkten ihren festen Platz in der heutigen Medizin.

1.1.6 Bedeutung der Phytotherapie innerhalb nationaler und internationaler Gesundheitssysteme

Die Phytotherapie ist aus dem Erfahrungsschatz vergangener Jahrhunderte gewachsen, sie verbindet traditionelle Überlieferung der Volksheilkunde mit den naturwissenschaftlich gesicherten Erkenntnissen der modernen Medizin. Als eine der ältesten Therapieformen wird sie noch heute von etwa 2/3 der Weltbevölkerung als primäre und wesentliche medizinische Behandlungsmöglichkeit eingesetzt. Eigenständige Formen haben sich in Indien als Ayurvedische Medizin und in China innerhalb der Traditionellen Chinesischen Medizin entwickelt. Insbesondere in den Ländern der Dritten Welt gilt die Phytotherapie als Zukunftschance, da diese Länder durch die Unterversorgung an Ärzten und Medikamenten auf lokal verfügbare Arzneipflanzen angewiesen sind. Die Weltgesundheitsorganisation WHO wird sich in Zukunft vermehrt mit traditionellen Heilmethoden beschäftigen. Sie hat es sich zur Aufgabe gemacht, die Sicherheit, Effizienz und Qualität der traditionellen Pflanzenheilkunde zu gewährleisten und ihre Integration in die Gesundheitssysteme dieser Länder zu fördern. Die Erstellung von Richtlinien anhand international anerkannter Standards soll dazu beitragen, den Bestand der Pflanzen zu erhalten und gleichzeitig eine gezielte und rational begründete Anwendung der Phytotherapie unterstützen. Auf dieser Basis wurden in den letzten Jahren von der Weltgesundheitsorganisation WHO (☞ 1.3.3) mehrere Resolutionen zum Thema Arzneipflanzen in der Gesundheitsversorgung verabschiedet, die die Bewahrung des kulturellen Erbes und die Sicherung überlieferten Wissens mit einschließen.
Arzneipflanzen-Monographien der ESCOP (☞ 1.3.2) und der WHO (☞ 1.3.3), nationale und internationale Leitlinien verdeutlichen den gesundheitspolitischen Aspekt und das wachsende Interesse an pflanzlichen Arzneimitteln auf internationaler Ebene. Innerhalb der Mit-

gliedsstaaten der Europäischen Union bestehen jedoch wesentliche Unterschiede in der ökonomischen Bedeutung, der medizinischen Akzeptanz und Verbreitung. Nach wie vor nimmt Deutschland im Bereich der Phytotherapie eine führende Stellung ein. Es gilt als das Land mit der größten Erfahrung und der umfangreichsten wissenschaftlichen Dokumentation, das auch bezüglich der Zulassung pflanzlicher Arzneimittel einen sehr hohen Standard aufweist. Arzneipflanzen und Phytopharmaka haben hier sowohl im Bereich der Selbstmedikation, als auch in der ärztlichen Verordnung eine lange Tradition und stellen einen wesentlichen Bestandteil in der Arzneimittelversorgung der Bevölkerung dar. Im Jahr 2000 entfiel nahezu die Hälfte des gesamten europäischen Marktes für pflanzliche Arzneimittel auf Deutschland, gefolgt von Frankreich, in weiterem Abstand von Großbritannien und Italien, während die übrigen europäischen Ländern vergleichsweise geringe Umsatzzahlen aufwiesen[1]. Dieses Ergebnis spiegelt v.a. die Tatsache wider, dass Phytopharmaka in den meisten Ländern, ausgenommen Deutschland und Frankreich, kaum zu Lasten der gesetzlichen Krankenkassen verordnet werden können. Allerdings ist in den letzten Jahren auch in Deutschland ein deutlicher Rückgang in den Verordnungszahlen pflanzlicher Arzneimittel zu verzeichnen. Vor diesem Hintergrund ist zu befürchten, dass künftige Einschränkungen durch gesundheitspolitische Maßnahmen, wie die beabsichtigte Herausnahme nicht verschreibungspflichtiger Arzneimittel aus der Erstattungspflicht, die bislang positive Entwicklung der Phytotherapie beeinflussen und den Stellenwert der Phytopharmaka innerhalb der Arzneimittelversorgung überdurchschnittlich gefährden könnten. Dem gegenüber steht, dass die Phytotherapie schon seit längerem im Rahmen eines verstärkten Naturbewusstseins und ungeachtet gesundheitspolitischer Entscheidungen zunehmend in den Mittelpunkt öffentlichen Interesses rückt. Indem sie kulturelle, ethische und spirituelle Aspekte mit einbezieht, ermöglicht die Phytotherapie einen ganzheitlichen Therapieansatz und kommt dem Wunsch vieler Patienten nach einer Versorgung mit natürlichen und mild wirksamen Arzneimitteln entgegen.

Pflanzliche Arzneimittel werden mit Werten wie Sicherheit, Wirksamkeit und Nebenwirkungsarmut assoziiert und deshalb v.a. in Lebensphasen mit einem besonderen Bedürfnis an eine schonende Therapie wie z.B. Schwangerschaft und Stillzeit oder höheres Lebensalter bevorzugt. Seit 1970 beobachtet das Institut für Demoskopie in Allensbach in mehrjährigem Abstand die Einstellung der Bevölkerung zu Naturheilmitteln. Eine im Jahr 2002 durchgeführte Studie[2] belegt einen anhaltenden Trend in der Wertschätzung dieser Arzneimittel. Gegenüber 1970 mit 52% stieg der Anteil der Erwachsenen, die Naturheilmittel, insbesondere Phytopharmaka anwenden im Jahr 2002 auf 73%. Dabei wurde das ursprüngliche Alters- und Bildungsgefälle in den letzten beiden Jahrzehnten weitgehend abgetragen: Bereits die Gruppe der 16–29-Jährigen und Patienten aller sozialer Schichten zählen zu den Anwendern. Zudem geht aus der Studie hervor, dass die Mehrheit der Bevölkerung (ca. 75%) eine Verordnung von Phytopharmaka zu Lasten der gesetzlichen Krankenkassen befürwortet und nicht bereit ist, pflanzliche Arzneimittel ausschließlich dem Bereich der Selbstmedikation zuzuordnen. Diese positive Einstellung der meisten Patienten gegenüber einer Therapie mit Phytopharmaka fördert die Compliance und verbessert die Erfolgswahrscheinlichkeit beim Einsatz pflanzlicher Arzneimittel.

---

[1] Studie European Herbals von IMS Health, 1. Halbjahr 2000.

[2] Die 1997 erstellte Studie, die im Auftrag des Bundesfachverbandes der Arzneimittelhersteller (BAH) unter fachlicher Beratung der Gesellschaft für Phytotherapie durchgeführt wurde, gibt Aufschluss über die Einstellung der Bevölkerung zu Naturheilmitteln, unter denen pflanzliche Arzneimittel sicherlich als größte Präparategruppe repräsentiert sind.

1.2 ■ Wissenschaftliche Grundlagen der Phytotherapie

1.2.1 Phytotherapie und Phytopharmaka

Phytotherapie

Der Begriff Phytotherapie wurde von dem französischen Arzt Henri Leclerc (1870–1955) in die medizinische Wissenschaft eingeführt. Der Bekanntheitsgrad der Phytotherapie in Deutschland ist eng mit Prof. Dr. med. Rudolf Fritz Weiß verbunden, der sich zeitlebens für eine wissenschaftliche Begründung der Pflanzenheilkunde und ihre Anerkennung innerhalb der Medizin eingesetzt hat. Eine Zusammenfassung seiner Vorlesungen als Dozent für Pflanzenheilkunde an der Berliner Akademie für Ärztliche Fortbildung erschien 1943 erstmals in Buchform und wurde als „Lehrbuch der Phytotherapie" zum Standardwerk der phytotherapeutischen Literatur.

1991 hat das Kuratorium der Gesellschaft für Phytotherapie eine Definition verabschiedet, die sinngemäß im gesamten Bereich der EU ihre Gültigkeit hat: *„Phytotherapie ist die Heilung, Linderung und Vorbeugung von Krankheiten bis hin zu Befindensstörungen durch Arzneipflanzen, Pflanzenteile oder pflanzliche Bestandteile und deren Zubereitungen. ... Die Phytotherapie ist nicht Alternative, sondern Teil der heutigen naturwissenschaftlich orientierten Medizin. Sie schließt therapeutische Lücken und bietet ergänzende oder adjuvante Möglichkeiten bei der Behandlung und Vorbeugung akuter und chronischer Krankheiten."*

Phytopharmaka, Phytotherapeutika

Die Arzneimittel der Phytotherapie werden als Phytopharmaka oder syn. Phytotherapeutika bezeichnet. Einer älteren Auffassung zufolge, wird der Begriff Phytotherapeutika eher für mild wirksame, traditionelle pflanzliche Arzneimittel wie z.B. Arzneitees oder Tinkturen verwendet, während als Phytopharmaka vorwiegend gut dosierbare Fertigarzneimittel benannt werden. Auf europäischer Ebene lautet die offizielle Bezeichnung für Phytopharmaka „Herbal Medicinal Products (HMPs)", während für pflanzliche traditionelle Arzneimittel/ pflanzliche Heilmittel noch die Begriffe „Phytomedicines" und „Herbal Remedies" existieren. Die Zulassungsbehörde am **Bundesinstitut für Arzneimittel und Medizinprodukte (BfArM)** definiert Phytopharmaka als Arzneimittel, die als wirksame Bestandteile ausschließlich Pflanzen, Pflanzenteile oder pflanzliche Bestandteile (z.B. ätherische Öle) in unbearbeitetem Zustand oder in Form von Zubereitungen enthalten. Diese Definition steht in Übereinstimmung mit der Europäischen Leitlinie „Quality of Herbal Medicinal Products", die Pflanzen, Pflanzenteile und deren Zubereitungen umfasst, wenn sie mit prophylaktischen oder therapeutischen Indikationen versehen sind.

Charakteristisch für Phytopharmaka ist ihre **Zusammensetzung** als **komplexes Gemisch** unterschiedlicher Pflanzeninhaltsstoffe, das in seiner natürlichen Gesamtheit als wirksamer Bestandteil gemäß § 10 AMG 76 zu betrachten ist. Isolierte pflanzliche Reinstoffe und deren Derivate (z.B. Atropin, Codein, Digitoxin), sowie synthetisch nachgeahmte Naturstoffe zählen nicht zu den Phytopharmaka. Unterschiedliche Meinungen bestehen dahingehend, inwieweit isolierte Wirkstoffgemische (z.B. Silymarin aus *Mariendistelfrüchten*, Aescin aus *Rosskastaniensamen*, Phytosterolgemisch aus *Hypoxis-rooperi-Wurzel)* als Phytopharmaka zu betrachten sind. Unter arzneimittelrechtlichen Gesichtspunkten gehören homöopathische Urtinkturen aus pflanzlichen Bestandteilen nicht zu den Phytopharmaka, obwohl sie die Pflanzeninhaltsstoffe in messbarer Menge enthalten und damit stofflich gesehen einer allopathischen Tinktur vergleichbar sind. Kombinationen von pflanzlichen Bestandteilen mit chemisch definierten Substanzen, homöopathischen Urtinkturen oder Organextrakten zählen ebenfalls nicht zu den Phytopharmaka.

Rationale Phytopharmaka
Rationale Phytopharmaka sind pflanzliche Arzneimittel, die den Anforderungen des Arzneimittelgesetzes nach Qualität, Wirksamkeit und Unbedenklichkeit entsprechen und im Sinne einer rationalen Therapie indikationsgerecht eingesetzt werden. Unter diesen Voraussetzungen stehen sie gleichberechtigt neben chemisch-synthetischen Arzneimitteln und sind in die vertragsärztliche Verordnung mit eingeschlossen bzw. unterliegen in gleicher Weise den Einschränkungen durch gesundheitspolitische Maßnahmen. (☞ 5.4.4)

„Emotionale" oder transkulturelle Phytopharmaka
Pflanzliche Arzneimittel naturheilkundlicher Therapierichtungen oder Arzneimittel anderer Kulturkreise wie z.B. der Hildegard-Medizin, des Ayurveda, der Tibetischen oder Traditionellen Chinesischen Medizin, sind nicht nach naturwissenschaftlichen Kriterien zu bewerten. Die Bezeichnung „emotionale" bzw. transkulturelle Phytopharmaka verdeutlicht ihre Abgrenzung zu den rationalen Phytopharmaka.

1.2.2 Drogen

Als Drogen (= Arzneidrogen) werden biogene Arzneistoffe komplexer Natur bezeichnet, die aus Pflanzen oder tierischen Organismen gewonnen werden. Drogen werden direkt oder in Form von Zubereitungen als Arzneimittel eingesetzt oder dienen der Isolierung von Wirkstoffen und pharmazeutischen Hilfsstoffen.

Pflanzliche Arzneidrogen

Pflanzliche Arzneidrogen sind getrocknete Pflanzen, Pflanzenteile und pflanzliche Bestandteile, die keine Zellstruktur mehr aufweisen, wie z.B. ätherische und fette Öle, Balsame, Harze, Gummen oder Stärke. In der Regel besteht eine Arzneidroge nicht aus der gesamten Pflanze, sondern nur aus bestimmten Pflanzenorganen. Abhängig vom verwendeten Pflanzenteil, der Bearbeitung (Trocknung), Lagerung und Herstellung (Zerkleinerungsgrad) können auf diese Weise aus einer Pflanze unterschiedliche Arzneidrogen entstehen, die als Ganzdroge oder angemessen zerkleinert – fein bzw. grob geschnitten oder pulverisiert – in den Handel kommen.
Unter dem Begriff **Teedrogen** werden pflanzliche Arzneidrogen zusammengefasst, die keine stark wirksamen Inhaltsstoffe aufweisen und sich daher als Tee zur Selbstmedikation durch den Patienten eignen. Teedrogen zeichnen sich im Allgemeinen durch eine gute Verträglichkeit und große therapeutische Breite ohne ein toxikologisches Risiko aus, wodurch Ungenauigkeiten in der Dosierung bei einer Teezubereitung therapeutisch nicht ins Gewicht fallen.

Offizinelle Drogen
Offizinelle Drogen sind in die Arzneibücher aufgenommen und in Monographien beschrieben. Durch genaue Prüfvorschriften und die Angabe von Mindestanforderungen an den Gehalt bestimmter Inhaltsstoffe werden Qualitätsstandards für die einzelnen Drogen festgelegt. Die Angaben in den Drogenmonographien umfassen sensorische, makroskopische und mikroskopische Eigenschaften der Droge und schließen die Prüfung auf Identität und

Reinheit mit ein. Im Laufe der letzten 30 Jahre wurden zahlreiche Drogenmonographien nationaler Pharmakopöen zu einer gemeinsamen Version des Europäischen Arzneibuchs zusammengefasst. 1972 wurde die erste Ausgabe der Pharmacopoea Europaea (Ph. Eur.) für alle Mitgliedstaaten der EU offiziell, 1983 und 1996 folgte die 2. bzw. 3. Ausgabe. Von 1997 an war für alle deutschsprachigen Länder das Europäische Arzneibuch 1997 (EuAB bzw. Ph. Eur. 1997) in der amtlichen deutschen Ausgabe verbindlich, das jährlich mit einem Nachtrag – jeweils als Ersatz für den Nachtrag des Vorjahres – ergänzt wurde.
Nationale Pharmakopöen sind dem Europäischen Arzneibuch untergeordnet, d.h. Drogenmonographien der Ph. Eur. sind nicht mehr in die Arzneibücher der einzelnen Länder integriert. Neben den Monographien enthält das Europäische Arzneibuch auch Informationen über Herstellungs- und Prüfverfahren auf Reinheit, z.B. auf Pestizidrückstände und gibt verbindliche Grenzwerte und Kriterien für validierte Prüfverfahren vor. Als eigenständige Ausgabe besitzt die Ph. Eur. neben Deutschland, Österreich und der Schweiz in weiteren 27 Vertragsstaaten übernationale Gültigkeit. Im Dezember 2002 erschien die „Ph. Eur. 4. Ausgabe, Grundwerk 2002 amtliche deutsche Fassung" zusammen mit dem 1. Nachtrag Ph. Eur. 4.01, im Februar 2003 folgte der 2. Nachtrag 4.02. Diese Ausgabe ersetzt die Ph. Eur. 1997 inkl. Nachtrag 2001. Das gesamte Arzneibuch der Bundesrepublik Deutschland besteht aus der jeweils gültigen Fassung des Europäischen Arzneibuchs, des Deutschen Arzneibuchs (DAB) – gekennzeichnet durch die Jahreszahl, z.B. DAB 2003 – und des Homöopathischen Arzneibuchs (HAB) 2003.

1.3 ■ Institutionen der Phytotherapie

Die Phytotherapie basiert auf wissenschaftlichen Erkenntnissen und folgt einem kausalen oder symptomatischen Therapieprinzip. Trotz abweichender Verankerung im Arzneimittelgesetz – nach § 25 AMG 1976 werden Phytotherapie, Homöopathie und Anthroposophie als „besondere Therapierichtungen" eingestuft – ist die Phytotherapie Teil der naturwissenschaftlich orientierten Medizin. Die arzneimittelrechtliche Einstufung ist ausschließlich für erleichterte Zulassungsbedingungen von Belang, denn für lang bewährte pflanzliche Arzneimittel wird auch das nach wissenschaftlichen Methoden aufbereitete und dokumentierte Erfahrungsmaterial als Wirksamkeitsnachweis akzeptiert. Zur Beurteilung der Zulassungskriterien wurden auf Anordnung des ehemaligen Bundesgesundheitsamts (BGA) Sachverständigenkommissionen gebildet, für die phytotherapeutische Therapierichtung und Stoffgruppe ist die Kommission E zuständig.

1.3.1 Kommission E

Die Kommission E stellt ein interdisziplinäres Expertengremium dar, dessen Mitglieder vom Bundesminister für Gesundheit alle drei Jahre auf Vorschlag der Kammern und Fachgesellschaften der Heilberufe (Ärzte, Apotheker, Heilpraktiker) und der pharmazeutischen Unternehmer berufen werden. Bis zur 5. Novellierung des Arzneimittelgesetzes im Herbst 1994 bestand neben der Zulassungstätigkeit die wesentliche Aufgabe der Kommission E darin, das weltweit vorliegende Erkenntnismaterial zur Wirksamkeit und Unbedenklichkeit bekannter Arzneidrogen und Drogenzubereitungen zu begutachten und zu bewerten. Insgesamt wurden 378 Drogen bearbeitet, für 341 Drogen wurde das Ergebnis der Aufbereitungstätigkeit der Kommission E in **Positiv- und Negativmonographien** niedergelegt und im Bundesanzeiger (BAnz) veröffentlicht.

Eine **Aufbereitungsmonographie** enthält Angaben zu den Inhaltsstoffen und der pharmakologischen Wirkung der Arzneidroge, zur Einzel- und Tagesdosierung, sie nennt Anwendungsgebiete und Gegenanzeigen. In den meisten Fällen bezieht sich die Dosierung auf die Menge an Droge und es heißt „andere Zubereitungen entsprechend". Im Rahmen der Aufbereitungstätigkeit wurden 208 Drogen positiv beurteilt, während für 133 Drogen das wissenschaftliche Erkenntnismaterial nicht ausreichte, eine Wirksamkeit in den beanspruchten Anwendungsgebieten zu belegen, bzw. war die Anwendung mit einem unvertretbaren Risiko verbunden.
Für bestimmte, häufig verwendete Drogenkombinationen wurden Mustermonographien für fixe Kombinationen erstellt. Fixe Kombinationen liegen für alle Hauptanwendungsgebiete der Phytotherapie vor: Erkältungskrankheiten (Reizhusten, krampfartiger Husten, Husten mit zähem Sekret), dyspeptische Beschwerden, Krämpfe im Bereich der Gallenwege, Erkrankungen von Magen und Darm, Erkrankungen der ableitenden Harnwege, Nervosität und Schlafstörungen.

1.3.2 ESCOP-Kommission

Auf internationaler Ebene entspricht der Kommission E die ESCOP-Kommission (European Scientific Cooperative for Phytotherapy), die 1989 als Dachorganisation nationaler Fachgesellschaften für Phytotherapie durch den Zusammenschluss sechs europäischer Länder mit Deutschland als Gründungsmitglied gegründet wurde. Heute sind in der ESCOP 13 europäische Mitgliedsstaaten vereint und es besteht eine weltweite Zusammenarbeit mit phytotherapeutischen Einrichtungen anderer Länder. Zielsetzung der ESCOP ist, den wissenschaftlichen Status der Phytotherapie weiterzuentwickeln und durch Harmonisierung der Bewertung und der Zulassungsbedingungen zur Akzeptanz pflanzlicher Arzneimittel auf europäischer Ebene beizutragen.
Die ESCOP erstellt Monographien, in erster Linie für Drogen, die in das Europäische Arzneibuch oder in nationalen Pharmakopöen aufgenommen sind. Bisher wurden 80 Drogenmonographien publiziert, weitere sind in Vorbereitung. Neben der Aktualisierung bereits veröffentlichter Monographien gehören sowohl die Initiierung und Unterstützung klinischer und experimenteller Studien mit Phytopharmaka, als auch die Partnerschaft mit der europäischen Arzneimittel-Administration zu den wichtigen Aufgabengebieten der ESCOP.

1.3.3 Weltgesundheitsorganisation WHO

Die Weltgesundheitsorganisation WHO erarbeitet im Rahmen ihres „Traditional Medicine Programme" ebenfalls Monographien für häufig gebrauchte Arzneipflanzen, die wie Kommission-E- und ESCOP-Monographien Angaben zu botanischen Merkmalen, Inhaltsstoffen und Qualitätsparametern, zur Pharmakologie, klinischen Anwendung und Dosierung, sowie zu Nebenwirkungen und Gegenanzeigen enthalten. Ihrer Intention nach sind diese Monographien vorzugsweise für die in Entwicklung befindlichen Länder bestimmt und richten sich folglich in der Auswahl der Arzneipflanzen vorrangig nach deren Erfordernissen. Bisher wurden von der WHO 40 Monographien veröffentlicht.
ESCOP- und WHO-Monographien stellen eine Übersicht der neueren wissenschaftlichen Erkenntnisse zur Wirksamkeit und Unbedenklichkeit der entsprechenden Arzneipflanze dar, sind aber im Gegensatz zu den Monographien der Kommission E meist nicht von behördlicher Seite geprüft und verabschiedet. Diese Monographien haben einen hohen Stellenwert

und bilden die Grundlage für die Erstellung von Leitlinien und die schrittweise Harmonisierung der Bewertung von Phytopharmaka. Nach Empfehlung der Europäischen Kommission sollten diese Monographien zur Unterstützung des Wirksamkeitsnachweises in einem bibliographischen Antrag, d.h. in einem Zulassungsantrag unter Bezugnahme auf wissenschaftliche Veröffentlichungen, herangezogen werden.

1.3.4 Internationale Arbeitsgruppe Pflanzliche Arzneimittel

Anfang 1997 wurde von der Europäischen Kommission in Zusammenarbeit mit der europäischen Agentur für die Beurteilung von Arzneimitteln EMEA (European Agency for the Evaluation of Medicinal Products, früher **E**uropean **M**edicines **E**valuation **A**gency) mit Sitz in London eine Ad-hoc-Arbeitsgruppe „Pflanzliche Arzneimittel" (Herbal Medicinal Products Working Party HMPWP) eingerichtet, die sich mittlerweile als feste Institution etabliert hat. Sie setzt sich aus einem Expertengremium zusammen, in dem Mitglieder nationaler Zulassungsbehörden, des Europäischen Parlaments, der Europäischen Kommission und der Europäischen Arzneibuchkommission vertreten sind. 2001 erhielt die Arbeitsgruppe den Status eines offiziellen Komitees und ist nunmehr dem seit der Gründung der EMEA bestehenden zentralen „Commitee for Proprietary Medicinal Products CPMP" gleichgestellt. Die Umgestaltung der Ad-hoc-Arbeitsgruppe zu einem eigenständigen Ausschuss mit verbrieften Rechten, Aufgaben und Pflichten ist als deutliche Aufwertung pflanzlicher Arzneimittel innerhalb der EU zu werten. Eine wesentliche Aufgabe der Expertengruppe CPMP/HMPWP besteht darin, den Stellenwert und die Anerkennung pflanzlicher Arzneimittel europaweit zu festigen. Sie erarbeitet Leitlinien zur Qualität, Wirksamkeit und Unbedenklichkeit von Phytopharmaka als Orientierung für Zulassungsbehörden und Antragsteller und ist an der Ausgestaltung der rechtlichen Rahmenbedingung für eine gegenseitige Anerkennung im dezentralen EU-Zulassungsverfahren (☞ 5) beteiligt. Im Gegensatz zum bundesdeutschen Recht gibt es in den europäischen Mitgliedstaaten jedoch keine Sonderregelung für Phytopharmaka im Sinne einer „besonderen Therapierichtung".

2 Arzneipflanzen – Arzneidrogen

2.1 ■ Botanische Einteilung der Arzneidrogen

Die wissenschaftliche Bezeichnung Arzneipflanzen steht als Oberbegriff für alle Pflanzen, die aufgrund ihres Wirkstoffgehalts der Gewinnung von Reinsubstanzen dienen oder in Form von Arzneidrogen und deren Zubereitungen arzneilich verwendet werden. Demnach versteht man unter Arzneipflanzen sowohl die bekannten „Heilpflanzen" mit milder Wirksamkeit und großer therapeutischer Breite, als auch die für den Menschen giftigen Pflanzen mit stark wirksamen Inhaltsstoffen. In der Pflanze kommen die Wirkstoffe meist in bestimmten Pflanzenorganen angereichert vor, so dass Arzneidrogen in der Regel nicht aus der gesamten Pflanze gewonnen werden. Abhängig vom verwendetem Pflanzenteil, der Bearbeitung (Trocknung, Zerkleinerungsgrad) und Lagerung können aus einer Pflanze unterschiedliche Drogen entstehen. Arzneidrogen werden nach Art der Wirkstoffe (z.B. Ätherisch-Öl-Drogen, Bitterstoff-Drogen), oder nach ihrer botanischen Herkunft (z.B. Blattdrogen, Wurzeldrogen) unterschieden.

2.1.1 Bezeichnung der verwendeten Pflanzenteile

Blüten-Drogen – flos

Morphologisch versteht man unter einer Blüte die Gesamtheit von äußerer Hülle, dem in der Regel grün gefärbten Kelch aus einzelnen Kelchblättern, der meist auffällig gefärbten Blütenkrone, die von den Kronblättern gebildet wird und den innerhalb der Blütenkrone stehenden Staub- und Fruchtblättern.

Eine Blütendroge kann aus den getrockneten ganzen Einzelblüten oder dem gesamten Blütenstand, der Blüte mit oder ohne Kelch bestehen (flos cum/sine calice). Manchmal wird die Droge nur aus den äußeren Rand- oder Zungenblüten (Ringelblumen, *Calendulae flos*; Kornblumen, *Cyani flos*) oder den Blütenknospen (Gewürznelken, *Caryophylli flos*; Lavendelblüten, *Lavandulae flos*) gebildet. Vereinzelt wird der gesamte Blütenstand zusammen mit einem Hochblatt verwendet (Lindenblüten, *Tiliae flos*) oder nur einzelne Blütenteile (z.B. Narben = Stigmata: Safran, *Croci stigma*). Von Arnikablüten, *Arnicae flos*, werden sowohl die ganzen Blütenkörbchen mit Hüllkelch und Blütenboden, als auch nur Teile der Blüte verwendet.

Blatt-Drogen – folium

Eine Blattdroge besteht aus den getrockneten Laubblättern einer Pflanze. Ein Laubblatt gliedert sich in den Blattgrund, den Blattstiel (der auch fehlen kann) und in eine geteilte oder ungeteilte Blattspreite. Die Bildung von Nebenblättern ist oft typisch für bestimmte Familien. Zur Bestimmung der Pflanze sind die Form des Blattes, die Ausbildung des Blattrands und die Nervatur von Bedeutung. Charakteristische Merkmale sind die Ausgestaltung der Epidermis mit verschiedenartigen Haarbildungen und Spaltöffnungen, sowie das Vorkommen von Schleimzellen und Exkreträumen. Blattdrogen besitzen nicht mehr die ursprüngliche grüne Farbe, sondern sind durch den Trockenvorgang grau oder gelblich verfärbt. Stark braun verfärbte Blätter erfüllen nicht den Qualitätsanspruch des Arzneibuchs und sind als Droge nicht zugelassen. Beispiele für wichtige Blattdrogen sind: Melissenblätter (*Melissae folium)*, Pfefferminzblätter (*Menthae piperitae folium*), Salbeiblätter (*Salviae folium).*

Kraut-Drogen – herba

Als Kraut bezeichnet man den oberirdischen Teil einer Pflanze mit nicht verholzendem Stängel. Herba-Drogen bestehen aus den oberen Stängelteilen, den Laubblättern und Blüten. Vereinzelt werden auch die Sprossspitzen strauchartiger Pflanzen verwendet. Beispiele für Kraut-Drogen sind Spitzwegerichkraut (*Plantaginis herba)*, Schafgarbenkraut (*Millefolii herba).*

Wurzel-Drogen – radix

Eine Wurzel-Droge besteht aus den geschälten oder ungeschälten Haupt- und Pfahlwurzeln einer Arzneipflanze. Oftmals handelt es sich um ein Gemisch aus Wurzeln und Teilen der unterirdischen Sprossachse (Rhizom), da der nach unten in die Wurzel übergehende Wurzelstock häufig mit der Wurzel zusammen geerntet wird. Unterirdische Pflanzenteile, die im botanischen Sinn „Rüben", d.h. zu Speicherorganen umgebildete Wurzeln darstellen, werden ebenfalls als Radix-Drogen bezeichnet (z.B. Enzianwurzel, *Gentianae radix*).

Wurzelstock-Drogen – rhizoma

Unter dem Wurzelstock versteht man die unterirdisch wachsende, verdickte Sprossachse ausdauernder Kräuter. Auf der Unterseite ist sie bewurzelt, nach oben hin entwickelt sich jedes Jahr ein neuer Spross, der nach der Fruchtreife abstirbt. Von der Wurzel unterscheidet sich das Rhizom durch deutlich sichtbare Blatt- oder Sprossnarben. Wurzelstock-Drogen sind häufig mit Anteilen der Wurzel vermischt. Zu den Rhizoma-Drogen zählen z.B. die Javanische Gelbwurz (*Curcumae xanthorrhizae rhizoma*) und der Ingwerwurzelstock (*Zingiberis rhizoma*).

Frucht-Drogen – fructus

Frucht-Drogen bestehen meistens aus Einzelfrüchten, die aus dem Fruchtknoten einer einzelnen Blüte hervorgegangen sind, seltener aus Sammelfrüchten oder ganzen Fruchtständen. Einzelfrüchte werden entsprechend der Fruchtform in Schließ- und Öffnungsfrüchte unterteilt. Bei den Schließfrüchten wird der Same zusammen mit der Frucht verbreitet, je nach Ausbildung der Fruchtwand unterscheidet man die meist vielsamige Beere mit fleischiger Fruchtwand (Heidelbeeren, *Myrtilli fructus*), die einsamige Nuss (Haselnuss) oder die Steinfrucht (Olive). Als Sonderformen gehören die Spaltfrucht der Doldengewächse (Anis-, Fenchel-, Kümmelfrüchte, *Anisi fructus, Foeniculi fructus, Carvi fructus)*, die Achäne der Korbblütler (Mariendistelfrüchte, *Cardui mariae fructus*) und die Karyopse (Nussfrucht der Gräser) ebenfalls zu den Schließfrüchten. Bei den Öffnungs- oder Springfrüchten springt die Fruchtwand bei der Reife auf und gibt die Samen frei. Hierzu zählen die Hülse (Sennesfrüchte, *Sennae fructus*), die Schote (Raps) und die Kapsel (Schlafmohn).

Samen-Drogen – semen

Samen entwickeln sich aus der befruchteten Samenanlage aller Samenpflanzen. Arzneilich verwendete Samen-Drogen bestehen vorwiegend aus dem gesamten Samen mit Embryo,

Nährgewebe und Samenschale. Gelegentlich bilden auch einzelne Bestandteile des Samens (Keimblätter, Samenkern ohne Schale) die Droge. Bekannte Samen-Drogen sind Leinsamen (*Lini semen*) und Rosskastaniensamen (*Hippocastani semen*).

Rinden-Drogen – cortex

Eine Rindendroge stammt von ausdauernden Holzpflanzen mit sekundärem Dickenwachstum. Es wird der Teil der Sprossachse oder Wurzel verwendet, der außerhalb des Kambiumringes (= teilungsfähiges Bildungsgewebe) liegt. Für jede Droge legen die Arzneibücher fest, ob sie aus dem gesamten außen liegenden Gewebe (mit Borke und Außenrinde) oder nur einem Teil davon, aus Stamm- oder Wurzelrinde bestehen darf. Für die Droge Eichenrinde (*Quercus cortex*) wird die Zweig- und Stammrinde junger bis 20 Jahre alter Bäume, die sog. Spiegel- oder Glanzrinde verwendet. Faulbaumrinde (*Frangulae cortex*) muss laut Arzneibuchvorschrift vor der Verwendung mindestes ein Jahr gelagert werden.

Holz-Drogen – lignum

Das vom Kambium nach innen gebildete Dauergewebe wird als Holz bezeichnet. Holz-Drogen stammen von Wurzeln oder Sprossteilen älterer Bäume oder Sträucher mit mehr oder weniger stark entwickeltem Markkörper. Sie bestehen aus dem Splint- oder Kernholz mit oder ohne Rindenteil. Holz-Drogen, z.B. weißes Sandelholz (*Santali albi lignum*), haben heute kaum mehr eine Bedeutung.

Knollen – tuber

Knollen- oder rübenartig verdickte unterirdische Pflanzenteile (radix, rhizoma) mit einem hohen Anteil an Speichergewebe werden als Knollen bezeichnet. Man unterscheidet Wurzelknollen (Salepknollen, *Salep tuber*) und Sprossknollen (Kartoffel).

Zwiebel – bulbus

Die Zwiebel ist ein unterirdischer Speicherspross, der in den fleischig verdickten Blättern Reservestoffe führt. Eine Zwiebel-Droge kann aus der gesamten Zwiebel mit Zwiebelboden (= Rhizom) und Zwiebelschuppen (= Niederblätter des Rhizoms) bestehen. Bei der Meerzwiebel (*Scillae bulbus*) beispielsweise werden nur die getrockneten, mittleren Zwiebelschuppen verwendet.

2.1.2 Botanische Nomenklatur

Arzneipflanzen und Arzneidrogen werden mit ihrer lateinischen Bezeichnung eindeutig charakterisiert, während der deutsche (volkstümliche) Name gebietsweise stark variieren kann. Die lateinische Nomenklatur der **Arzneipflanzen** folgt einem binären System aus Gattungs- und Artname der Stammpflanze, eventuell ergänzt durch Angaben zur Unterart, Varietät oder chemischen Rasse. Zur korrekten Kennzeichnung gehört weiter der Name des Autors, der die systematische Einheit erstmals beschrieben hat. Die lateinische Bezeichnung der **Arzneidrogen** besteht ebenfalls aus zwei Teilen und nimmt auf die botanische Herkunft Bezug.

Internationale Nomenklatur

Mit der Einführung des Europäischen Arzneibuchs in Deutschland im Jahr 1972 wurde in der Nomenklatur eine internationale Vereinheitlichung angestrebt und das bis zu diesem Zeitpunkt gebräuchliche „Altlatein" dem europäischen Latein der romanischen Länder angepasst. Nach der neuen Nomenklatur steht der Teil der Drogenbezeichnung, der sich vom botanischen Art- und/oder Gattungsnamen der Stammpflanze ableitet an erster Stelle und im Genitiv, der verwendete Pflanzenteil bzw. das pflanzliche Produkt wird nachfolgend im Nominativ Singular angegeben, z.B.:

- Menthae piperitae folium/Menthae piperitae aetheroleum – Pfefferminzblätter/Pfefferminzöl, Stammpflanze Mentha (= Gattung) piperita (= Art)
- Arnicae flos – Arnikablüten, Stammpflanze Arnica (= Gattung) montana
- Anisi fructus, Stammpflanze Pimpinella anisum (= Art)

In alten Pharmakopöen und Heilkräuterbüchern oder auf Apothekenstandgefäßen sind noch die ursprünglichen lateinischen Drogennamen zu finden. Früher wurde die Bezeichnung der Pflanzenteile im Nominativ Plural vorangestellt und im Unterschied zur jetzt gültigen Nomenklatur als Teil des Namens mit Großbuchstaben begonnen. Im Rahmen der Umstellung wurde Flores zu flos bzw. Folia zu folium, während sich für cortex, fructus, herba und radix nur die Groß-Klein-Schreibweise änderte. Der zweite Teil des Drogennamens wurde vom Gattungsnamen, seltener vom Artnamen der Pflanze im Genitiv Singular gebildet. Dementsprechend lauten die alten Bezeichnungen von Arnicae flos (Arnikablüten) Flores Arnicae, von Menthae piperitae folium (Pfefferminzblätter) Folia Menthae piperitae und von Anisi fructus (Anisfrüchte) Fructus Anisi. Die Umstellung auf die neue Nomenklatur brachte bei bestimmten Drogen Änderungen in der Namensgebung mit sich, indem anstelle des Artnamens nunmehr der Gattungsname herangezogen wurde. So lautet der lateinische Name für Kamillenblüten nicht mehr *Flores Chamomillae* (= Art) bzw. Chamomillae flos, sondern *Matricariae* (= Gattung) *flos.* Die Stammpflanze der Kamillenblüten wurde früher mit Matricaria chamomilla angegeben und heißt nach neuerer taxonomischer Bestimmung Matricaria recutita (syn. Chamomilla recutita).

Die vollständige Kennzeichnung einer Arzneidroge schließt die Angabe des Arzneibuchs mit ein, in dem der Qualitätsstandard der jeweiligen Droge in einer Monographie festgelegt wurde (z.B. Menthae piperitae folium Ph. Eur.1997, Salviae folium Ph. Eur. Nachtr. 2002).

Tab. 2.1: Lateinische Bezeichnung der Pflanzenteile

Pflanzenteil	Singular	Plural	Beispiel
Blatt	folium	folia	*Melissae folium,* Melissenblätter
Blüte	flos	flores	*Malvae flos,* Malvenblüten
Drüse	glandula	glandulae	*Lupuli glandula,* Hopfendrüsen
Frucht	fructus	fructus	*Foeniculi fructus,* Fenchelfrüchte
Fruchtschale	pericarpium	–	*Phaseoli pericarpium,* Bohnenhülsen
Kraut	herba	–	*Solidaginis herba,* Goldrutenkraut
Rinde	cortex	–	*Quercus cortex,* Eichenrinde

Pflanzenteil	Singular	Plural	Beispiel
Stängel, Stiele	–	stipites	*Dulcamarae stipites,* Bittersüßstängel
Samen	–	semen	*Lini semen,* Leinsamen
Wurzel	radix	–	*Valerianae radix,* Baldrianwurzel
Wurzelstock	rhizoma	–	*Tormentillae rhizoma,* Blutwurz
Knolle	tuber	tubera	*Salep tuber,* Salepknollen
Zwiebel	bulbus	–	*Scillae bulbus,* Meerzwiebel
Holz	lignum	–	*Santali albi lignum,* Weißes Sandelholz
Zapfen	strobulus	strobuli	*Lupuli strobulus,* Hopfenzapfen
Zweigspitzen		summitates	*Prunes spinosae summitates,* Schlehdorntriebe

2.2 ■ Herkunft und Qualität der Arzneidrogen

Der überwiegende Teil der Pflanzen, die in Drogenmonographien des deutschen oder europäischen Arzneibuchs aufgenommen wurden, stammt aus den nördlichen gemäßigten Zonen Europas, Vorderasiens und des Mittelmeergebietes. Es ist anzunehmen, dass in Zukunft bei der Erstellung neuer Arzneibuchmonographien der Anteil außereuropäischer Arten zunehmen wird, da die tropischen Gebiete Südamerikas, Südostasiens und der asiatischen Inselwelt den höchsten Artenreichtum pro Fläche aufweisen. Nach Angaben des World Wide Fund for Nature (WWF) werden ca. 90% der 2000 weltweit wichtigsten Heilpflanzenarten aus Wildvorkommen gesammelt. Auch die europäischen Länder beziehen etwa die Hälfte der ca. 400 therapeutisch verwendeten Drogenarten aus Wildsammlungen, während rund 40% aus Arzneipflanzenkulturen stammen und ca. 10% sowohl gesammelt als auch kultiviert werden. In den letzten Jahren geht das Bestreben dahin, immer mehr wild wachsende Arzneipflanzen in Kultur zu nehmen. Gründe für eine Drogengewinnung aus kontrolliertem Arzneipflanzenanbau sind schärfere Natur- und Artenschutzbestimmungen einzelner Länder, sowie der steigende Drogenbedarf, der aus Wildvorkommen allein nicht mehr gedeckt werden kann.

2.2.1 Arzneipflanzenanbau

Ein **kontrollierter Arzneipflanzenanbau** ermöglicht die Gewinnung von hochwertigem Drogenmaterial als Voraussetzung für den hohen Qualitätsanspruch moderner Phytopharmaka. Einheitliches Saatgut, optimierte und standardisierte Anbau- und Wachstumsbedingungen, sowie festgelegte Erntezeiten garantieren eine gleich bleibende Qualität des pflanzlichen Rohstoffs. Durch den Anbau von Arzneipflanzen in Kultur werden Drogenverwechslungen oder -verfälschungen weitgehend ausgeschlossen. Züchterische Maßnahmen, die das Wachstum von widerstandsfähigen Pflanzen mit hohem Wirkstoffgehalt ermöglichen, verbessern den Ertrag oder reduzieren die Anfälligkeit gegenüber Witterungseinflüssen, Krankheiten und Schädlingen. Ein weiteres Ziel ist die Produktion von Pflanzen mit einheitlichem Blühtermin oder gleichmäßigem Blühhorizont, um die Erntebedingungen zu erleichtern. Der Arzneipflanzenanbau ist allerdings auch mit Nachteilen und Risiken verbunden. Mit anhaltender Kulturdauer wächst die Gefahr von Krankheits- und Schädlingsbefall, der ebenso wie Dürreperioden, Überschwemmungen oder Umweltkatastrophen den Ausfall ganzer Ernten provozieren kann. Zudem wird durch langfristige Planung, insbesondere bei mehrjährigen und langsam wachsenden Pflanzen, eine schnelle Reaktion auf Marktveränderungen nahezu unmöglich mit der Folge von hohen Lagerbeständen mit beträchtlichen finanziellen Einbußen.

Grundsätze des integrierten Pflanzenschutzes

In einigen Bundesländern besteht bereits ein wissenschaftlich unterstützter Anbau, der sich mit der besonderen Arzneipflanzen-Problematik hinsichtlich der Inkulturnahme von Wildpflanzen, Standortansprüchen, Saat- und Pflanzgut, Bestandspflege und nicht zuletzt mit der Wirtschaftlichkeit befasst. Zunehmend werden biologische und ökologische Gesichtspunkte berücksichtigt, indem die Grundsätze eines integrierten Pflanzenschutzes mit einfließen. Der integrierte Pflanzenschutz umfasst vorbeugende anbau- und kulturtechnische Maßnahmen wie Standortwahl, Bodenbearbeitung, sparsame und systematische Düngung, richtige Bewässerung, Fruchtfolge und die Züchtung krankheitsresistenter Rassen. Biologische Maßnahmen wie die Schädlingsbekämpfung mit Raubinsekten oder Nützlingen bewahren das biologische Gleichgewicht und bieten einen Schutz natürlicher Lebensräume. Biotechnische Verfahren, z.B. die Anwendung von Repellentien (Abwehrstoffe) oder Pheromonen (Sexuallockstoffe), aber auch der gezielte Einsatz von Pflanzenschutzmitteln bei Krankheits- oder Schädlingsbefall gehören ebenfalls zum integrierten Pflanzenschutz.

GAP-Richtlinien

Mit dem Ziel, hochwertiges Drogenmaterial für die garantierte Qualität ihrer Produkte zu erhalten, betreiben einige Phytopharmaka-Hersteller eigene Arzneipflanzenkulturen im In- und Ausland oder verpflichten Vertragsbauern zum kontrollierten Arzneipflanzenanbau nach den Regeln einer „guten landwirtschaftlichen Praxis" **(Good Agricultural Practice = GAP)**. GAP-Richtlinien stellen einen Qualitätsstandard dar, der die Dokumentation aller Arbeitsschritte von der Aussaat bis zur Ernte mit einschließt. Gefordert werden u.a. die Bewässerung mit Wasser von Trinkwasserqualität, der Ausschluss von organischem Dünger (z.B. Gülle) während der Vegetationsperiode oder die sog. Einphasenernte, d.h. eine Ernte ohne Bodenkontakt, um die mikrobielle Belastung der Drogen möglichst gering zu halten. Laufende Kontrollen schließen Qualitätsmängel durch Verunreinigungen und Pflanzenschutzmittel- oder Schwermetallrückstände aus, was bei importierten Drogen, insbesondere aus nicht kontrolliertem Anbau nicht immer gewährleistet ist.

2.2.2 Wirkstoffgehalt und Drogenqualität

Schwankungen im Gehalt an Wirkstoffen gehören zu den typischen Eigenschaften der Arzneipflanzen. In besonderem Maße gilt das für Wildpflanzen, doch auch beim Anbau in der Kultur können die Inhaltsstoffe aufgrund von geographischen oder klimatischen Gegebenheiten stark variieren. Bereits die Auswahl des Saatguts, die chemische Rasse der Pflanze, sowie äußere Bedingungen wie Bodenbeschaffenheit, Zeitpunkt der Pflanzung, Bewässerung und Düngung, bestimmen qualitative und quantitative Unterschiede im Wirkstoffgehalt. Wichtige Faktoren für eine hohe Wirkstoffausbeute sind Lichtzufuhr und UV-Bestrahlung. So haben die Tageslänge und damit die absolute Lichtmenge bei Pflanzen, die ätherische Öle produzieren, einen großen Einfluss auf die Zusammensetzung des Öls: Langtagpflanzen von *Mentha piperita* enthalten als Folge der höheren Lichtmenge deutlich mehr Menthol und Menthylacetat als Kurztagpflanzen, die im Gegensatz dazu vermehrt Menthofuran bilden.

Erntezeitpunkt und Weiterverarbeitung

Auch das Entwicklungsstadium der Pflanze zum Zeitpunkt der Ernte beeinflusst maßgeblich den Gehalt an wirksamen Inhaltsstoffen. Als Beispiel ergeben die oberen, jüngeren Blätter einer Buchweizenpflanze eine höhere Wirkstoffausbeute an Rutin als ältere, unten stehende Blätter. Den höchsten Gehalt besitzt die Pflanze während der Blütezeit, wenn die Aussaat im Mai und die Ernte Ende Juni bis Anfang Juli erfolgt. Eine Versuchsreihe mit *Echinacea purpurea* (Sonnenhut) ergab bei frühzeitiger Ernte eine optimale Ausbeute an Cichoriensäure, während im Gegensatz dazu bei später Ernte gegen Ende der Vollblütenperiode der Gehalt an Alkylaminen ansteigt. Folglich sind zur Gewinnung wirkstoffreicher Drogen bei der Festlegung des Erntezeitpunkts die jeweils günstigste Tages- und Jahreszeit zu berücksichtigen:

- **Kraut** und **Blätter** werden im Frühjahr kurz vor oder während der Blütezeit geerntet, Blütenpflanzen zu Beginn oder während der Blüte, Samen und Früchte zur Zeit der Vollreife.
- Für **Wurzeln, Rhizome und Knollen** liegt der günstigste Erntezeitpunkt im Spätherbst oder Frühjahr, da die Wirkstoffkonzentration in den unterirdischen Speicherorganen während der Ruheperiode am höchsten ist.
- **Rinden** werden im Frühjahr, vor Beginn der neuen Vegetationsperiode geerntet.
- Pflanzen, die **ätherische Öle** enthalten, ergeben frühmorgens oder an kühlen Tagen den höchsten Ertrag.

Entscheidend für den Ertrag und die Qualität des Drogenmaterials sind außerdem die Schnitthöhe bei der Ernte, die beispielsweise das Verhältnis von Stängel- zu Blütenanteilen beeinflusst und damit Abweichungen von der Arzneibuchvorschrift zur Folge haben kann, sowie der Ablauf der sich anschließenden Aufbereitungsschritte. Blattmaterial wird durch Sieben von unzulässigen Stängelanteilen befreit. Wurzeln werden gewaschen und gebürstet, um eine Schimmelbildung durch anhaftende feuchte Erde zu verhindern. Schälen kann die Geschmacksqualität verbessern, wenn dadurch Bitterstoffe in der äußeren Wurzelrinde entfernt werden (z.B. *Liquiritiae radix*, Süßholzwurzel). In den meisten Fällen wird das frische Pflanzenmaterial nicht sofort weiter verarbeitet und es folgt eine schonende Trocknung unter natürlichen Bedingungen im Freien oder in Trocknungsanlagen bei Temperaturen von 40 bis 60 °C. Der Trocknungsvorgang soll möglichst schnell und unmittelbar nach der Ernte erfolgen, um enzymatische Abbauvorgänge zu unterbrechen. Eine Konservierung der frischen Pflanze mittels Wasserentzug ist die gebräuchlichste und zugleich wirtschaftlichste Methode. Es entsteht eine lagerfähige Arzneidroge, die durch den verminderten Wassergehalt weitgehend vor Fäulnis und Pilzbefall geschützt ist.

3 Biologische und pharmakologische Grundlagen

3.1 ■ Stoffwechsel der Pflanzen – sekundäre Pflanzeninhaltsstoffe

Pflanzen benötigen als Nährstoffe nur Kohlendioxid, Wasser und Mineralstoffe. Sie sind autotroph, genauer ausgedrückt „photoautotroph", da sie das Sonnenlicht als Energiequelle nutzen, um aus den anorganischen Verbindungen der Umwelt organische Moleküle – Kohlenhydrate, Fette, Proteine – aufzubauen. Dieser Vorgang, die Photosynthese oder die Assimilation des Kohlenstoffs, findet in den Chloroplasten aller grünen Pflanzenteile, v.a. aber in den Blättern statt. Lichtenergie wird vom Chlorophyll, dem grünen Pigment der Chloroplasten, absorbiert, in chemische Energie umgewandelt und in Form von Glukose gespeichert. Autotrophe Organismen sind die Primärproduzenten der Biosphäre. Heterotrophe Lebewesen wie Mensch und Tier können den lebenswichtigen Kohlenstoff nicht aus CO_2, sondern nur aus dem von Pflanzen produziertem organischem Material gewinnen und sind hinsichtlich Ernährung und Sauerstoffversorgung gänzlich auf autotrophe Arten angewiesen.

Der Pflanze selbst dienen Kohlenhydrate, Fette und Proteine, die sie in ihrem **Primärstoffwechsel** aufbaut, als Energielieferanten, Strukturbausteine oder Speicherstoffe. Für den Menschen haben sie Bedeutung als Faserlieferanten (Cellulose, Baumwolle) und Nahrungsquelle (Stärke), als pharmazeutische Grund- und Hilfsstoffe oder – in geringerem Anteil – als Arzneistoffe. Neben der Bildung von Stoffwechselprodukten zur Aufrechterhaltung eigener Lebensfunktionen sind die Pflanzen zu beachtlichen Syntheseleistungen fähig, deren Kapazität und Spektrum relativ artspezifisch ausgerichtet sind.

Aus dem Primärstoffwechsel werden **Sekundärmetaboliten** als Exkrete ausgeschieden, die nur in ganz bestimmten, meist ausdifferenzierten Zellen vorkommen. Sie sind nicht am Energie- und Baustoffwechsel der lebenden Zelle beteiligt und somit für die Zelle selbst entbehrlich, können aber für den Organismus als Ganzes nützlich sein (z.B. Blütenfarbstoffe, Duftstoffe, Wachstumsregulatoren). Ihre Verbreitung in der Natur ist begrenzt, manchmal nur auf eine Pflanzengattung beschränkt. Nach heutigem Verständnis werden sekundäre Pflanzenstoffe gezielt zur Arterhaltung gebildet und von der Pflanze als Überlebensstrategie benötigt. Viele solcher Substanzen wirken antibiotisch und verhindern damit das Auftreten konkurrierender Arten in der Umgebung des Produzenten. Andere wiederum entstehen als Reaktion auf einen äußeren Reiz und schützen die Pflanze vor Fraß, Schädlings- und Pilzbefall oder vor oxidativer Zersetzung. Eine spezielle Gruppe wirtsspezifischer Abwehrstoffe sind die so genannten Phytoalexine, die von manchen Pflanzenarten nach einer Pilzinfektion gebildet werden und eine Verbreitung des Pilzmycels im Pflanzengewebe verhindern.

Die **Produkte des pflanzlichen Sekundärstoffwechsels** werden als biogene Arzneistoffe in Form isolierter Reinsubstanzen oder als Pflanzen- bzw. Drogenextrakte in Medizin und Pharmazie eingesetzt. Für den Menschen erlangen sekundäre Pflanzenstoffe neben pharmakologischen Aspekten eine zunehmende ernährungsphysiologische Bedeutung.

- **Produkte des Primärstoffwechsels:** Fette und Öle (☞ 3.1.1), Kohlenhydrate (☞ 3.1.2), Proteine (☞ 3.1.3)
- **Produkte des Sekundärstoffwechsels:** Ätherische Öle (☞ 3.1.4), Alkaloide (☞ 3.1.5), Bitterstoffe (☞ 3.1.6), Flavonoide (☞ 3.1.7), Gerbstoffe (☞ 3.1.8), Glykoside (☞ 3.1.9), Saponine (☞ 3.1.10), Schleimstoffe (☞ 3.1.11), Senföle (☞ 3.1.12), Phytamine 3.1.13

3.1.1 Fette und Öle

Vorkommen und Gewinnung

Fette und Öle kommen in jeder pflanzlichen Zelle vor. Es sind lebensnotwendige Bestandteile des Bau- und Energiestoffwechsels, die von der Pflanze auch als Reservestoffe gespeichert werden können. Speicherorte sind v.a. Samen und Früchte. Pflanzliche Öle enthalten vorwiegend einfach (z.B. Ölsäure in Oliven- oder Erdnussöl) bzw. zweifach ungesättigte Fettsäuren (z.B. Linolsäure in Sojabohnen-, Sonnenblumen- oder Leinöl).
Die Gewinnung der Fette erfolgt durch Kalt- oder Heißpressung, durch Extraktion mit organischen Lösungsmitteln (n-Hexan, Leichtbenzin, Tetrachlorkohlenstoff u.a.) oder durch Auskochen mit Wasser.

Chemische Klassifikation

Fette sind Ester des Glyzerins mit Fettsäuren unterschiedlicher Kettenlänge. Natürlich vorkommende Fette sind meist aus gemischten, d.h. mit verschiedenen Fettsäuremolekülen verknüpften Triglyzeriden aufgebaut. Die beteiligten Fettsäuren können gesättigt oder durch Doppelbindungen im Molekül ein- bis mehrfach ungesättigt sein. Fette mit einem hohen Grad an ungesättigten Fettsäuren haben einen niedrigeren Schmelzpunkt und sind bei Raumtemperatur flüssig (= fette Öle), während ein hoher Anteil an gesättigten Fettsäuren feste und halbfeste Fette bedingt.

Pharmakologie und Anwendungsgebiete

Fette und Öle sind unentbehrliche Energielieferanten unserer Ernährung, die nahezu unbegrenzt gespeichert und jederzeit mobilisiert werden können. Zahlreiche Öle enthalten fettlösliche Vitamine und verbessern gleichzeitig deren Resorption. Einige der **ungesättigten Fettsäuren**, wie z.B. Linol- und Gamma-Linolensäure aus der Reihe der ω-6-Fettsäuren können vom menschlichen Organismus nicht synthetisiert werden. Als Vorstufen der Arachidonsäure und der körpereigenen Prostaglandin- und Leukotriensynthese sind sie essenziell und müssen mit der Nahrung zugeführt werden. Besondere Bedeutung für die Prävention von koronaren Herzkrankheiten oder Krebserkrankungen hat Olivenöl, das Öl der Früchte des Ölbaums (*Olea europaea L.*, Oleaceae), das bis zu 85% der einfach ungesättigten Ölsäure und bis zu 20% Linolsäure enthält. Aus experimentellen Untersuchungen ist bekannt, dass eine LDL-Fraktion mit einem hohen Gehalt an Ölsäure weitgehend vor Oxidation geschützt ist. Zusätzlich enthält Olivenöl ein breites Spektrum an Polyphenolen, die als potente Antioxidanzien die Bildung von o-LDL und freien Radikalen verhindern. Nachtkerzenöl aus den reifen Samen von *Oenothera biennis L.* (Onagraceae) und Borretschsamenöl aus den Samen von *Borago officinalis L.* (Boraginaceae) weisen einen hohen Anteil an ungesättigten Fettsäuren, vorwiegend Linolsäure (Nachtkerzenöl 60–80 %) und Gamma-Linolensäure (Nachtkerzenöl 8–14 %) auf. Essenzielle Fettsäuren sind Bausteine von Zellmembranen und beeinflussen u.a. den Zustand der Haut. Nachtkerzen- und Borretschsamenöl bzw. Gamma-Linolensäure werden heute oral und topisch zur Behandlung der Neurodermitis ein-

gesetzt. Durch die Einnahme soll ein Mangel an Delta-6-Desaturase ausgeglichen werden, der als pathogenetischer Faktor gilt. Therapieansätze mit Nachtkerzenöl bestehen zur Verbesserung der Beschwerden des Prämenstruellen Syndroms (PMS). Die Substitution von ω-6-Fettsäuren wie Gamma-Linolensäure fördert die Bildung von Prostaglandinen (PGE_1) mit antiinflammatorischer und krampflösender Wirkung. Man vermutet, dass essenzielle Fettsäuren und ihre Stoffwechselprodukte, die Prostaglandine, die Rezeptoraktivität von Progesteron, Estradiol und Endorphinen modulieren. Bei PMS-Patientinnen soll u.a. eine erhöhte Hormon- und Neurotransmitter-Aktivität Ursache der Beschwerden sein.
Bestimmte Öle haben eine **spezifische pharmakologische Wirkung**. *Rizinusöl* aus den Samen des Rizinusbaumes (*Ricinus communis L.*, Euphorbiaceae) besteht zu über 80% aus dem Glycerid der Rizinolsäure (12-Hydroxy-Ölsäure), ferner enthält es Proteine, u.a. das toxische Lektin Ricin (☞ Lektine 3.1.3). Rizinusöl ist ein drastisch wirkendes, Dünndarm stimulierendes Laxans. Wegen seiner hohen Viskosität und der Mischbarkeit mit Alkohol wird es heute vorwiegend in der Kosmetik, z.B. als Wimpernpflegemittel, in Haarwässern oder als Schmiermittel in der technischen Industrie verwendet.

Indifferente Fette und Öle

Indifferente Fette und Öle sind pharmazeutische Hilfsstoffe und dienen in Form von **Salben-** oder **Suppositoriengrundlagen** als Arzneistoffträger. Aufgrund ihrer physikalischen Eigenschaften werden sie äußerlich auf vorgeschädigter Haut verwendet, z.B. bei Sonnenbrand, Ekzemen, Schuppenflechte, oder auch als Kälte- und Lichtschutz der Haut. Sie wirken abdeckend, reizmildernd und vermindern den transepidermalen Wasserverlust. Die Haut behält ihre Feuchtigkeit, wird weich und elastisch. Innerlich verabreicht unterstützen indifferente Fette und Öle die Resorption fettlöslicher Arzneistoffe, stimulieren die Entleerung der Gallenblase und wirken laxierend.

3.1.2 Kohlenhydrate

Kohlenhydrate werden von den grünen Pflanzen im Verlauf der Photosynthese aus Kohlendioxid und Wasser gebildet. Für die Pflanze sind sie wichtige Reserve- und Gerüstsubstanzen. Entsprechend ihrem Aufbau aus ein oder mehreren Zuckereinheiten werden Kohlenhydrate in drei Hauptgruppen eingeteilt:

- **Monosaccharide:** Einfachzucker, monomere Bausteine von Polysacchariden, die durch Hydrolyse nicht weiter zerlegt werden können
- **Oligosaccharide:** Mehrfachzucker aus zwei (= Disaccharide) bis zehn Monosacchariden
- **Polysacccharide:** polymere Kohlenhydrate aus einer Vielzahl von Monosaccharid-Einheiten, die zu Ketten verschiedener Länge verknüpft sind

Monosaccharide

Monosaccharide unterscheiden sich nach Anzahl der Kohlenstoffatome im Molekül und werden dementsprechend als Triosen, Tetrosen, Pentosen, Hexosen (z.B. Glukose, Fruktose) oder Heptosen bezeichnet. Auch die Zuckeralkohole Sorbit, (Sorbitol), D-Mannit (Mannitol) und D-Xylit (Xylitol), sowie Uron- und Zuckersäuren gehören zu den Monosacchariden.
Glukose ist in der Natur weit verbreitet. Freie Glukose ist in süßen Früchten und zusammen mit Fruktose im Honig enthalten, die Hauptmenge liegt jedoch gebunden in Form von Polysacchariden (Stärke, Zellulose) oder Glykosiden vor. **Fruktose** ist ebenfalls monomerer Baustein verschiedener Oligo- und Polysaccharide, u.a. von Inulin, dem Reservekohlenhydrat

der Asteraceae (Korbblütler). Fruktose ist Bestandteil vieler süß schmeckender Früchte. Ihre Süßkraft ist etwas stärker als von Saccharose (Rohrzucker), dem Disaccharid aus Glukose und Fruktose. **Sorbit** kommt in höheren Konzentrationen in Weißdornfrüchten und vielen bekannten Obstsorten aus der Familie der Rosaceae (Rosengewächse) vor, Mannit ist in den Familien der Oleaceae (Ölbaumgewächse) und Scrophulariaceae (Rachenblütler) vertreten.

Pharmakologie und Anwendungsgebiete

Glukose wird rasch resorbiert. Sie wird als Kräftigungs- und Süßungsmittel, als Bestandteil von Rehydratationslösungen bei Durchfallerkrankungen und als pharmazeutischer Hilfsstoff verwendet. **Fruktose** wird langsamer resorbiert und unabhängig von Insulin metabolisiert und eignet sich daher zur Anwendung als „Diabetikerzucker". Die Zuckeralkohole Sorbitol und Mannitol schmecken halb so süß wie Saccharose, Xylitol hat etwa die gleiche Süßkraft. Sie werden ebenfalls als Zuckeraustauschstoffe für Diabetiker, als osmotisch wirkende Abführmittel (z.B. Sorbitol = Microklist®) oder Füll- und Hilfsstoffe in der pharmazeutischen Technologie verwendet.

Disaccharide

Bekannte Disaccharide sind Maltose (Malzzucker), Saccharose (Rohr- oder Rübenzucker) und Laktose (Milchzucker). **Maltose** besteht aus 2 Glukoseeinheiten und besitzt etwa $^1/_3$ der Süßkraft von Saccharose. Sie kommt in vielen Pflanzen, v.a. in keimenden Samen vor und bildet das Gärsubstrat in der Bier- und Branntweinherstellung. **Laktose,** das Disaccharid aus Glukose und Galaktose, ist der spezifische Zucker der Milch. Als Zuckerkomponente in Glykosiden ist sie im Pflanzenreich eher selten zu finden. Laktose ist für den Säugling essenziell und einziges Kohlenhydrat in adaptierte Säuglingsanfangsnahrung mit der Bezeichnung „Pre". Laktose wirkt leicht abführend und wird insbesondere in der Kinderheilkunde eingesetzt.

Polysaccharide

Polysaccharide sind polymere, hochmolekulare Verbindungen aus mehreren 1000 bis 10000 Monosaccharid-Einheiten, die untereinander glykosidisch verknüpft sind. Monomere Bausteine sind Glukose, Galaktose, Fruktose, Glucuronsäure und viele andere. Abhängig von der Art der Monosaccharidreste unterscheidet man Homo-Polysaccharide, die aus einer einzigen Monosaccharid-Einheit aufgebaut sind und als Glucane, Fructane, Galactane usw. bezeichnet werden, und Hetero-Polysaccharide aus unterschiedlichen Monosaccharid-Einheiten, wie z.B. Mannogalactane, Xyloglucane oder die Arabinogalactane aus dem Roten Sonnenhut (*Echinacea purpurea* (L.) Moench).

Polysaccharide übernehmen vielfältige Aufgaben als **Struktur- und Funktionselemente** (Zellulose, Pektine) der Pflanze oder sie werden als **Reservestoffe** (Stärke, Inulin) im Energiestoffwechsel benötigt. Die physikalisch-chemischen Eigenschaften resultieren aus ihrem strukturellen Aufbau, der aus Primärstruktur (Konstitution und Konformation der Einzelbausteine, Art der Verknüpfung), Sekundärstruktur (räumliche Anordnung der Grundbausteine, Verzweigungsgrad) und Tertiärstruktur (Strukturen höherer Ordnung, z.B. Doppelhelix) gebildet wird. In Wasser schwer oder unlösliche Polysaccharide wie Zellulose oder Pektine stellen Gerüstsubstanzen dar und sind gegenüber enzymatischem Abbau weitgehend stabil. Andere zeichnen sich durch starkes Quellungsvermögen aus und bilden hochvisköse Lösungen bzw. Gele (Schleimpolysaccharide der Schleim-Drogen). Durch ihr Wasserbindungsvermögen haben sie eine wichtige Funktion im Wasserhaushalt der Pflanze oder dienen dem Wundverschluss nach Verletzung.

Stärke

Ein wichtiger Reservestoff vieler Pflanzen ist die Stärke. Sie besteht aus zwei strukturell verschiedenartigen α-Glucanen, der linearkettigen Amylose im Zentrum des Stärkekorns und dem stark verzweigten Amylopektin als Hüllsubstanz. Die Anzahl der Glukoseeinheiten pro Molekül Amylose ist eine charakteristische Größe der Stärke einer bestimmten Pflanze. Der Polymerisationsgrad der Getreidestärken liegt zwischen 1000 bis 2000 und kann bei der Kartoffelstärke bis zu 4500 betragen.

Pharmakologie und Anwendungsgebiete: Stärke zeichnet sich durch ein großes Wasseraufnahmevermögen aus. Sie wirkt lokal reizmildernd, kühlend und erhöht die Gleitfähigkeit. Therapeutische Bedeutung hat sie als Pudergrundlage zur Absorption von Wundsekreten, Schweiß und Hautfett. Stärkeprodukte sind anfällig für Mikroorganismen und daher nicht als Babypuder geeignet. In der pharmazeutischen Technologie findet Stärke wegen ihres Quellvermögens als Tablettensprengmittel Verwendung.

Pektine

Pektine sind fadenförmig aufgebaute, hochmolekulare Polysaccharide mit Galacturonsäure als Zuckerbaustein. Wasserunlösliche Protopektine oder Kalziumpektinate stellen das Baumaterial der Zellwand in fast allen pflanzlichen Geweben dar, wasserlösliche Pektine sind im Zellsaft gelöst. Besonders reich an Pektinen sind Äpfel und Zitrusfrüchte. Die auffälligste Eigenschaft ist ihre Fähigkeit, eine dreidimensionale Netzstruktur auszubilden und in wässriger Lösung aus dem Sol- in den Gelzustand überzugehen. Die Gelierfähigkeit der Pektine setzt meist die Gegenwart von Säuren oder Salzen voraus.

Pharmakologie und Anwendungsgebiete: Pektine werden wegen ihrer hohen Quellfähigkeit zur Behandlung von Gastroenteritis und Diarrhö eingesetzt und sind v.a. in der Kinderheilkunde beliebt. Sie sind unverdaulich, werden aber durch die Bakterien der Dickdarmflora abgebaut. Es entstehen kurzkettige Fettsäuren und als Folge der pH-Wert-Verschiebung wird das Wachstum pathogener Keime im Darm gehemmt. Durch die Fähigkeit zur Gelbildung werden gleichzeitig Bakterientoxine adsorbiert. Die Quellfähigkeit der Pektine bedingt ihre hämostyptischen Eigenschaften. Sie werden zur Wundbehandlung verwendet, dienen als Blutersatzflüssigkeit, Verdickungsmittel und Hilfsstoff bei der Tablettenherstellung.

3.1.3 Proteine

Zu den pflanzlichen Proteinen zählen die proteolytischen Enzyme Papain und Bromelain, sowie die Gruppe der Lektine.

Papain

Papain wird aus dem Milchsaft der unreifen, fleischigen Früchte des Melonenbaums (*Carica papaya* L., Caricaceae) gewonnen. Durch Eintrocknen des Milchsaftes entsteht ein Enzymgemisch, das Rohpapain als grauweißes Pulver (Handelsprodukt Papayotin). Durch fraktionierte Aussalzung mit Ammoniumsulfat erhält man Papain in kristalliner Form. Papain besteht aus 185 Aminosäuren, sein pH-Optimun liegt bei 6,5. Im sauren Milieu des Magensafts ist es instabil und wird leicht oxidiert, daher setzt man zur Aktivitätserhöhung Reduktionsmittel wie Ascorbinsäure oder Cystein zu.

Pharmakologie und Anwendungsgebiete

Papain spaltet als proteolytisches Enzym vorwiegend Peptidbindungen, an denen basische Aminosäuren beteiligt sind. Früher wurde es zur Substitution von Verdauungsenzymen bei Pankreasinsuffizienz eingesetzt. Aufgrund möglicher Risiken (allergische Reaktionen, Verstärkung der Blutungsneigung bei Gerinnungsstörungen) ist Papain kaum mehr in Verdauungspräparaten enthalten. Auch die Verwendung als Wurmmittel gilt heute als obsolet. Therapeutische Bedeutung hat Papain bei innerlicher Anwendung kombiniert mit weiteren Enzymen in Form magensaftresistenter Tabletten bei Entzündungen mit Ödembildung, Thrombophlebitis, traumatischen und postoperativen Ödemen, sowie äußerlich zur enzymatischen Wundreinigung oder zur Verbesserung von Hautunreinheiten in der Kosmetik.

Kontraindikationen

Gerinnungsstörungen, Blutungsneigung und Schwangerschaft (aufgrund abortiver, embryotoxischer und teratogener Eigenschaften).

Bromelain

Bromelain ist ein natürliches Gemisch proteolytischer Enzyme der Ananaspflanze (*Ananas comosus* (L.) MERR., Bromeliaceae). Gewonnen wird es durch Acetonfällung aus dem Presssaft der Mutterstümpfe nach Abernten der Ananasplantagen.

Pharmakologie und Anwendungsgebiete

Bromelain ist wie Papain ein proteolytisches Enzym und spaltet vorwiegend Peptidbindungen, an denen basische Aminosäuren beteiligt sind. In der Erfahrungsmedizin wird Bromelain zur Substutionstherapie bei Verdauungsstörungen infolge exokriner Pankreasinsuffizienz eingesetzt. Es unterscheidet sich jedoch von den Pankreasenzymen hinsichtlich Wirkintensität, pH-Optimun (6–7,5) und Substratspezifität.

Anwendungsgebiete laut Kommission E für Bromelain (evtl. in Kombination mit weiteren Enzymen oder Rutin) sind bei innerlicher Verordnung akute postoperative und posttraumatische Schwellungszustände, v.a. der Nase und Nasennebenhöhlen. Als weitere Indikationen gelten entzündliche Prozesse mit Ödemen, Thrombophlebitis, rheumatische Erkrankungen und aktive Phasen von Osteoarthrosen. Äußerlich wird Bromelain zur enzymatischen Wundreinigung bei schlecht heilenden Wunden und Geschwüren oder zur Behandlung von Strahlenschäden eingesetzt. Als Nebenwirkungen können gelegentlich Magenbeschwerden, Durchfall oder allergische Reaktionen auftreten.

Bromelain und Papain werden in der Lebensmittelindustrie als Zartmacher von Fleisch verwendet.

Kontraindikationen

Überempfindlichkeit gegenüber Bromelain, Blutungsneigung.

Lektine

Lektine sind Proteine oder Glykoproteine, die bevorzugt in den Samen vieler Leguminosen aus der Familie der Fabaceae (Schmetterlingsblütler) vorkommen. Sie können toxische Eigenschaften aufweisen, wie z.B. das Ricin aus den Samen des Rizinusbaumes (*Ricinus comunis* L., Euphorbiaceae). Besondere Beachtung fanden in jüngster Zeit die Lektine der Mistel (*Viscum album* L., Viscaceae, Loranthaceae).

Pharmakologie und Anwendungsgebiete
Lektine haben die Fähigkeit, Erythrozyten zu agglutinieren und wurden früher auch als Phytagglutinine bezeichnet. Spezifische Agglutinie reagieren nur mit Zellbestandteilen einer bestimmten Blutgruppe und spielen daher in der Blutgruppendiagnostik eine Rolle. Lektine besitzen ein spezifisches Bindungsvermögen für Zucker und reagieren entsprechend selektiv mit Bestandteilen der Zellmembran. Dabei lagern sich die Lektine mit zwei oder mehr Bindungsstellen an oberflächliche Zuckerstrukturen der Zellmembranen an und führen durch Quervernetzung zur Agglutination.
Die **Mistellektine** ML1, ML2 und ML3 werden nach ihrer Zuckerspezifität eingeteilt, ML1 (neue Bezeichnung VAA-1 = Viscum album Agglutinin) bindet speziell an terminale Galaktoseeinheiten von Glykoproteinen, die auf Immunzellen, normalen Körperzellen oder Tumorzellen vorkommen. Wichtigste Eigenschaft ist ihre immunmodulierende Wirkung auf zelluläre und humorale Komponenten des Immunsystems. ML1 aktiviert Makrophagen, stimuliert die Phagozytose in Granulozyten und induziert die Ausschüttung von Zytokinen. Standardisiertes Mistellektin-1 wird in der Krebstherapie adjuvant zur Verbesserung der Lebensqualität und zur Rezidivprophylaxe eingesetzt.
Ricin besteht aus zwei Untereinheiten A und B. Nur die B-Kette trägt die Zuckerbindungsfunktion, während die Toxizität an die A-Untereinheit gebunden ist. Nach Aufspaltung der Disulfidbrücken zwischen den beiden Untereinheiten dringt die A-Kette in die Zelle ein, inaktiviert Ribosomen und blockiert die Proteinsynthese. Für Kinder sind bereits 6 Rizinussamen tödlich, für Erwachsene 20.

3.1.4 Ätherische Öle

Ätherische Öle sind leicht flüchtige, stark riechende und aromatisch oder scharf schmeckende, lipophile Substanzgemische aus zahlreichen Einzelkomponenten. Sie sind bei Zimmertemperatur meist flüssig, farblos bis hellgelb mit Ausnahme des grün bis blau gefärbten Öls der Kamillenblüten. Im Gegensatz zu fetten Ölen verflüchtigen sie sich rückstandslos, lösen sich gut in allen lipophilen Lösungsmitteln – Benzin, Chloroform, Ethanol, Ether – oder in fetten Ölen. Bei längerer Lagerung, durch Licht- und Sauerstoffeinfluss unterliegen sie Oxidationsreaktionen und verharzen leicht, was zur Qualitätsminderung oder zu Geruchsveränderungen führt. Ätherische Öle sind grundsätzlich vor Licht geschützt und gut verschlossen aufzubewahren.

Vorkommen
Ätherische Öle kommen hauptsächlich in höheren Pflanzen vor. Wichtige Familien sind die Pinaceae (Piniengewächse), Lauraceae und Piperaceae (Lorbeer- und Pfeffergewächse), Apiaceae (Doldengewächse), Lamiaceae und Asteraceae (Lippen- und Korbblütler) und Zingiberaceae (Ingwergewächse). Sie können in der gesamten Pflanze oder streng auf bestimmte Pflanzenteile beschränkt lokalisiert sein. Ätherische Öle entstehen als Produkte dissimilatorischer Stoffwechselvorgänge und werden in Drüsenhaaren und Drüsenschuppen der Epidermis, inneren Ölzellen (z.B. Zitrusfrüchte) oder in inneren schizogenen oder lysigenen Exkretbehältern gelagert (z.B. Ölstriemen von Anis-, Fenchel- und Kümmelfrüchten). Der Pflanze dienen ätherische Öle wegen ihres starken Dufts als Insektenlockmittel oder Fraßschutz.

Gewinnung

Die Gewinnung der ätherischen Öle erfolgt auf verschiedene Weise:

- **Öl- oder Lösungsmittelextraktion:** Eine sehr schonende Methode ist das Enfleurage-Verfahren, das heute noch in Südfrankreich zur Gewinnung besonders wertvoller Öle aus Jasmin- und Tuberoseblüten zur Parfümherstellung angewandt wird. Dabei wird das ätherische Öl aus frischem Pflanzenmaterial mit Rindertalg oder Schweinefett kalt ausgezogen und das mit Öl angereicherte Fett anschließend mit Alkohol extrahiert.
- **Wasserdampfdestillation:** Ätherische Öle sind mit Wasser nicht mischbar und verhalten sich im flüchtigen Zustand wie ideale Gase. Ein Vorteil der Wasserdampfdestillation liegt darin, dass die Öle bereits bei niedrigeren Temperaturen destillierbar sind. Außerdem werden durch den Wasserdampf die Pflanzenteile aufgeschlossen und der Transport aus den inneren Ölbehältern erleichtert.
- **Auspressverfahren:** Hierbei entstehen Wasser-Öl-Mischungen, aus denen das Öl durch Destillation, Filtration oder Zentrifugieren abgetrennt wird.

Chemische Klassifikation

Ätherische Öle sind Stoffgemische, die aus einer Vielzahl von **Terpenverbindungen** (Terpene, Terpenoide), **Phenylpropanderivaten** oder anderen Kohlenwasserstoffen bestehen.

- Formal gesehen leiten sich **Terpene** (synonym Isoprenoide) von Isopren, einer C5-Einheit, ab. Entsprechend ihrem Aufbau und der Anzahl der Isopren-Bausteine im Molekül unterscheidet man sieben Hauptklassen. Basiseinheit sind Monoterpene aus zwei Isopren-Einheiten, die im Pflanzengewebe als azyklische (z.B. Citronellal), mono- oder bizyklische Verbindungen (z.B. Menthol, Thymol bzw. α- und β-Pinen) gebildet werden. Man unterscheidet mehr als 150 verschiedene Monoterpene.
- **Sesquiterpene** (sesqui = lat. eineinhalb) bestehen aus 15, Di- und Triterpene aus 20 bzw. 30 C-Atomen. Sesquiterpene, z.B. α-Bisabolol oder Chamazulen der Kamillenblüten, stellen mit ca. 1000 Verbindungen die größte Gruppe innerhalb der Ätherisch-Öl-Terpene dar. Di- und Triterpene findet man vorwiegend in der Reihe der terpenoiden Bitterstoffe.
- Zur Gruppe der **Phenylpropanderivate** zählen Aldehyde, Phenole und Phenolether, die sich von der Zimtsäure ableiten. Die Vorstufen der Phenylpropane entstammen dem Kohlenhydratstoffwechsel, der Biosyntheseweg verläuft über die Aminosäuren Phenylalanin und Tyrosin. Zu den Phenylpropanderivaten gehören z.B. trans-Anethol, Eugenol oder das Bergapten aus dem Bergamottöl.

Drogen

Terpene kommen in allen grünen Pflanzen in großer Vielfalt vor. Als typisches Merkmal einzelner Pflanzenarten können sie zur taxonomischen Bestimmung herangezogen werden.
Ätherisch-Öl-Drogen mit überwiegend **Monoterpenen** sind z.B. *Pfefferminz-, Melissen- oder Salbeiblätter, Thymiankraut, Wacholderbeeren, Fichtennadel- und Eukalyptusöl.*
Sesquiterpene kommen in *Kamillenblüten, Schafgarbenkraut* oder *Baldrianwurzel* vor, **Phenylpropane** in Anisfrüchten, in *Zimt- und Nelkenöl*, der *Muskatnuss* oder im *Perubalsam.*

Pharmakologie und Anwendungsgebiete

Ätherische Öle werden als Drogenextrakte, als reine Öle oder vereinzelt auch in Form der terpenoiden Reinstoffe (Menthol, Thymol) eingesetzt. Als lipophile Substanzen werden sie rasch aus dem Magen-Darm-Trakt resorbiert und sowohl inhalativ über Nase und Bronchien, als auch perkutan gut aufgenommen. Die meisten ätherischen Öle zeichnen sich durch eine

mehr oder weniger stark ausgeprägte, lokale Reizwirkung auf die Haut, Bronchial- oder Magenschleimhaut aus. Über eine Reizung von Chemorezeptoren regen sie den Geruchs- und Geschmackssinn an und finden als Geruchs- und Geschmackskorrigenzien oder Gewürze Verwendung. In niedrigen Konzentrationen sollen sie im Rahmen der Aromatherapie eine Änderung des Befindens hervorrufen.
Ätherische Öle und Ätherisch-Öl-Drogen können aufgrund ihres breiten Wirkungsspektrums nach pharmakologisch-therapeutischen Gesichtspunkten eingeteilt werden:

- **Antiphlogistika:** z.B. *Kamillenblüten, Kamillenöl, Eukalyptus- und Kiefernnadelöl.* Die entzündungshemmende Wirkung beruht auf einer Hemmung der Prostaglandinsynthese und der Histaminfreisetzung.
- **Expektoranzien:** z.B. *Thymiankraut und -öl. Eukalyptus-, Fichtennadel- und Kiefernnadelöl, Menthol, Campher.* Ätherische Öle haben sekretolytische und sekretomotorische Eigenschaften, sie erhöhen die Schlagfrequenz des Flimmerepithels und vermehren die Produktion von dünnflüssigem Sekret. Die Wirkung kommt teils reflektorisch über eine Reizung der Magennerven, teils direkt nach Resorption und Ausscheidung über die Lunge zustande. Menthol, Campher und Eukalyptusöl werden beim Einatmen subjektiv als kühlend und erweiternd empfunden, bewirken jedoch keine Abschwellung der Schleimhaut. Dieser Effekt beruht auf der Erregung von Kälterezeptoren in der Nasenschleimhaut durch Depolarisation und Hemmung des Kalzium-Einstroms in die Zelle.
- **Carminativa:** v.a. *Anis-, Fenchel-, Kümmelfrüchte.* Ätherische Öle wirken regulierend auf Störungen der Magensaftsekretion und stimulieren die Magen- und Darmmotilität. Über eine geringe Schleimhautreizung fördern sie die Durchblutung im oberen Verdauungstrakt und die Resorption der Gase. Spasmolytische, choleretische und bakteriostatische Effekte haben einen günstigen Einfluss auf Gasentleerung und Meteorismus.
- **Choleretika:** z.B. *Wermutkraut, Javanische Gelbwurz.* Ätherische Öle erhöhen die Gallenproduktion in den Leberzellen und regen die Sekretion von Gallenflüssigkeit an.
- **Diuretika** bzw. **Aquaretika:** z.B. *Goldrutenkraut.* Über eine Reizung des Nierenepithels kommt es zur Steigerung der Nierendurchblutung und als Folge wird vermehrt Primärharn gebildet. Ätherische Öle lösen keine echte Diurese über einen Angriff am tubulären System aus, sondern führen zu einer Erhöhung der Wasserausscheidung und sind als Aquaretika einzustufen.
- **Sedativa:** z.B. *Lavendelblüten, Melissenblätter, Baldrianwurzel.* Die beruhigende Wirkung kommt möglicherweise über eine Wechselwirkung mit dem GABA-Benzodiazepin-Rezeptorkomplex zustande. Inhaltsstoffe der Baldrianwurzel erhöhen die Ausschüttung der GABA und hemmen ihre Wiederaufnahme.
- **Spasmolytika:** z.B. *Pfefferminzblätter, -öl, Fenchel-* und *Kümmelöl, Kamillenblüten.* Die spasmolytische Wirkung ätherischer Öle an der glatten Muskulatur des Magen-Darm-Trakts und der Gallenblase beruht auf einem Acetylcholin-Antagonismus bzw. der Hemmung des spannungsabhängigen Ca^{2+}-Einstroms in die Zelle.
- **Hyperämisierend wirkende ätherische Öle:** z.B. *Rosmarinöl, Campher.* Bei äußerlicher Applikation führen ätherische Öle zu stärkerer Durchblutung, Wärmegefühl und Hautrötung. Durch die lokale Hautreizung werden Mediatoren freigesetzt, eine analgetische Wirkung bei rheumatischen Schmerzen oder Sportverletzungen kommt auf humoralem Weg zustande.
- **Antibakteriell, antimykotisch oder antiviral wirkende ätherische Öle:** z.B. *Thymianöl, Thymol, Salbei- und Nelkenöl, Myyrhe.* Ätherische Öle durchdringen als lipophile Substanzen leicht die Zellmenbranen der Mikroorganismen und greifen in deren Stoffwechsel ein.

Man verwendet diese Öle u.a. in Gurgelwässern zur Mundpflege, bei der Zahnbehandlung oder als Harnantiseptikum. Einige Öle bzw. ihre Hauptverbindungen (Santonin, Ascaridol) wirken anthelmintisch, andere werden als Repellentien (Campher, Citronell-, Zimt- und Nelkenöl) verwendet.

Unerwünschte Wirkungen

Ätherische Öle können Reizungen an Haut und Schleimhäuten hervorrufen. Mit Verbreitung der Aromatherapie fallen auch zunehmend phototoxische und photosensibilisierende Eigenschaften ins Gewicht. Eine korrekte Lagerung ätherischer Öle (in dunklen, luftdicht schließenden Flaschen) ist besonders wichtig, um einen Anstieg der Peroxidzahl und die damit verbundenen zum Teil heftigen Hautreizungen zu vermeiden. Bestandteile ätherischer Öle bzw. der frischen Pflanze sind potenzielle Allergene. Allergische Erscheinungen können nach Einnahme in Form einer Nahrungsmittelallergie oder bei äußerlicher Anwendung als Kontaktallergie auftreten.

Kontraindikationen

- Bekannte Allergie gegen Korbblütler oder Bestandteile des ätherischen Öls.
- *Campher, Menthol, Pfefferminzöl, Minzöl* und andere stark riechende ätherische Öle dürfen bei Säuglingen und Kleinkindern nicht im Gesicht, speziell im Bereich der Nase oder großflächig auf Brust und Rücken angewendet werden. *Campher-* und *mentholhaltige* Zubereitungen können reflektorisch Glottiskrampf, Bronchospasmus und Asthma-ähnliche Zustände bis hin zum Atemstillstand auslösen (Kratschmer-Reflex).
- Je nach Indikation sind spezielle Kontraindikationen zu beachten:
  - **Aquaretika:** Durchspülungstherapie bei Ödemen infolge eingeschränkter Herz- und Nierentätigkeit
  - **Choleretika:** Verschluss der Gallenwege, Gallenblasenentzündungen oder schwere Leberfunktionsstörungen

3.1.5 Alkaloide

Alkaloide sind basische, stickstoffhaltige Pflanzenstoffe von sehr verschiedenartiger, meist kompliziert gebauter Struktur. Im Allgemeinen sind es feste, farblose Substanzen, die sich gut in lipophilen, organischen Lösungsmittel (Chloroform, Ether) und schlecht in Wasser lösen. In der Pflanze liegen sie meist als wasserlösliche Salze organischer Säuren wie Essig- und Oxalsäure, Milchsäure, Weinsäure, Äpfel- oder Zitronensäure vor. Bekannte Alkaloide sind Atropin (Tollkirsche), Colchicin (Herbstzeitlose), Ergotamin (Mutterkorn), Cocain (Cocapflanze), Nicotin (Tabakpflanze), Codein und Morphin (Schlafmohn). Auch die Purinderivate Coffein, Theobromin und Theophyllin in Tee, Kaffee und Kakao gehören zu den Alkaloiden. Die Namensgebung orientiert sich häufig am Gattungs- oder Artnamen der Pflanze, aus der das Alkaloid erstmals isoliert wurde (z.B. Atropin – *Atropa belladonna*, Tollkirsche, Berberin – *Berberis vulgaris*, Sauerdorn, Papaverin – *Papaver somniferum*, Schlafmohn), an der physiologischen Wirkung (z.B. Emetin von emetos = erbrechen, Morphin von Morpheus, Gott des Schlafes) oder am Namen des Entdeckers (z.B. Pelletierin von Pelletier). Übereinstimmend tragen die Bezeichnungen die Endsilbe -in, Nebenalkaloide werden durch Anhängen eines Prä- oder Suffixes an den Namen des Hauptalkaloids kenntlich gemacht (z.B. Ephedrin – Pseudoephedrin, Chinin – Chinidin).

Vorkommen

Heute sind ca. 7000 Alkaloide bekannt, der überwiegende Teil kommt in höheren Pflanzen vor. Zu den wichtigsten Familien zählen die Solanaceae (Nachtschattengewächse: Tollkirsche, Bilsenkraut, Stechapfel), die Papaveraceae (Mohngewächse: Schlafmohn, Schöllkraut), die Fabaceae (Schmetterlingsblütler: Besenginster) und die Asteraceae (Korbblütler; Pyrrolizidin-Alkaloide: Huflattich, Beinwell). Alkaloide werden häufig nur in bestimmten pflanzlichen Geweben gebildet und von einem Pflanzenteil in den anderen transportiert. Bevorzugte Bildungsorte sind Wurzel und Spross.

Pharmakologie und Anwendungsgebiete

Alkaloide rufen im menschlichen und tierischen Organismus ausgeprägte und auffallende Wirkungen, primär am zentralen Nervensystem, hervor. Seit alters her gelten alkaloidhaltige Pflanzen als Rausch- und Genussmittel, auch Vergiftungen mit Pflanzen werden in erster Linie durch Alkaloide verursacht. Wegen der geringen therapeutischen Breite haben heute Tinkturen wie z.B. Opiumtinktur oder Gesamtpflanzenauszüge nur noch eine untergeordnete Bedeutung. Alkaloide werden fast ausschließlich in Form isolierter, genau dosierbarer Reinsubstanzen eingesetzt, die der Verschreibungspflicht bzw. dem Betäubungsmittelgesetz unterliegen. Eine Ausnahme bildet das Schöllkraut, *Chelidonii herba*, mit den Alkaloiden Chelidonin, Coptisin und Sanguinarin, das als standardisierter Drogenextrakt bei Spasmen im Bereich des Verdauungstrakt und der Gallenwege angewendet wird.

Spezielle Alkaloide

Das Wirkungsspektrum der Alkaloide differiert in Abhängigkeit ihrer Herkunft und Struktur. Auch innerhalb der einzelnen Klassen können große Unterschiede im Ausprägungsgrad spezifischer Wirkungen bestehen:

Alkaloide der Papaveraceae (Opiumalkaloide)

Unter Opium versteht man den braun gefärbten, an der Luft eingetrockneten Milchsaft der unreifen, aber ausgewachsenen Früchte des Schlafmohns *(Papaver somniferum L.)*. Opium enthält etwa 40 verschiedene Alkaloide, die in zwei Hauptgruppen vom Morphinan- (z.B. Morphin, Codein) und Benzylisochinolin-Typ (z.B. Papaverin, Noscapin) eingeteilt werden.

- **Morphin** bindet an körpereigene Opioid-Rezeptoren und ist eines der wirksamsten Analgetika mit zentralem Angriffspunkt. Entgegen seiner euphorisierenden und suchterzeugenden Wirkung ist die Gefahr einer Opiatabhängigkeit bei korrekter, kontrollierter ärztlicher Verordnung gering. Morphin wirkt atemdepressiv und antitussiv, je nach Dosierung sedativ-hypnotisch oder narkotisch und hemmt im Darm die propulsive Motorik (Nebenwirkung Obstipation!). Als Analgetikum ist Morphin bei starken Schmerzzuständen indiziert und wird insbesondere bei intra- oder postoperativen, unfall- oder tumorbedingten Schmerzen eingesetzt.
- **Codein** weist ein deutlich geringeres Suchtpotenzial als Morphin auf und wirkt schwächer analgetisch, soll aber die Wirkung anderer Analgetika verstärken. Wegen seiner stark dämpfenden Wirkung auf das Hustenzentrum hat Codein v.a. Bedeutung als zentrales Antitussivum.
- Im Unterschied zu Morphin fehlt dem **Papaverin** die zentral analgetische Wirkung. Es wirkt peripher lähmend auf die glatte Muskulatur von Magen Darm und Gallenblase und wird als Spasmolytikum bei Krämpfen im Bereich der Verdauungsorgane verwendet.

- **Noscapin** wird als zentrales Antitussivum v.a. in der Pädiatrie bevorzugt, da ihm als Alkaloid der Papaverin-Reihe die von Morphin bekannten Nebenwirkungen wie Suchtpotenzial, Sedierung und Obstipation fehlen.

Alkaloide der Solanaceae

Die Alkaloide der Solanaceae (Nachtschattengewächse: *Atropa belladonna* L., Tollkirsche, *Hyoscyamus niger L.*, Bilsenkraut, *Datura stramonium L.*, Stechapfel), die Tropanalkaloide Atropin, L-Hyoscyamin, und Scopolamin gehören zu den **Parasympatholytika** oder Anticholinergika. Ihre Wirkung kommt durch kompetitive Verdrängung von Acetylcholin am Rezeptor zustande. Parasympatholytika hemmen die Schweiß-, Speichel- und Magensaftsekretion, wirken spasmolytisch an der glatten Muskulatur und vermindern den Tonus und die Motilität im Bereich von Magen-Darm und Gallenwegen. Sie führen zur Erschlaffung der Bronchialmuskulatur oder besitzen mydriatische und antiemetische Eigenschaften. Vergiftungserscheinungen äußern sich in Form von Mundtrockenheit, Schluckbeschwerden, Pupillenerweiterung, beschleunigtem Puls, Unruhe und Halluzinationen.

Alkaloide des Mutterkorns

Das Mutterkorn, Secale cornutum, ist das Dauermycel des Pilzes Claviceps purpurea (FRIES) TULASNE im Fruchtknoten der Roggenähre und liefert über 30 verschiedene Alkaloide der Lysergsäure-, Ergotamin- und Ergotoxingruppe. Das Grundgerüst dieser Alkaloide weist eine große Strukturähnlichkeit mit den Katecholaminen Noradrenalin, Serotonin und Dopamin auf. Aus antagonistischen bzw. agonistischen Effekten am Rezeptor resultieren teils **α-sympatholytische,** teils **α-sympathomimetische Wirkungen**. Die einzelnen Mutterkornalkaloide werden je nach Hauptwirkung als Wehenmittel zur Geburtseinleitung, in der Migränetherapie, zur Behandlung von Durchblutungsstörungen oder orthostatischen und hypotonen Kreislaufstörungen verwendet.

Pyrrolizidin-Alkaloide

Eine besondere Gruppe stellen die Pyrrolizidin-Alkaloide der Asteraceae (Korbblütler) und Boraginaceae (Rauhblattgewächse) dar. Sie werden nicht therapeutisch genutzt, sondern sind potenzielle Karzinogene, die selbst oder durch ihre Metaboliten lebertoxisch wirken. Als Pyrrolizidin-haltige Drogen sind in Deutschland noch Beinwellwurzel (*Symphyti radix*) und Huflattichblätter (*Farfarae folium*) im Gebrauch. Huflattichkraut und -blüten erhielten aufgrund des höheren Pyrrolizidin-Gehalts und des damit verbundenen ungünstigen Nutzen-Risiko-Verhältnisses eine Negativmonographie der Kommission E. Für die Drogen gelten **Anwendungsbeschränkungen** hinsichtlich Tageshöchstmenge (TD nicht mehr als 1 µg Pyrrolizidin-Alkaloide), Anwendungsart und -dauer (nicht länger als 4–6 Wochen/Jahr). Durch den Anbau alkaloidarmer Sorten bzw. die Herstellung pyrrolizidinfreier Extrakte sind entsprechende Phytopharmaka auf dem Markt, die je nach Indikation gegenüber den Drogen zu bevorzugen sind.

3.1.6 Bitterstoffe

Bitterstoffe sind, wie der Namen besagt, bitter schmeckende und meist gut wasserlösliche Pflanzeninhaltsstoffe. Die Enzianwurzel mit den Bitterstoffen Gentiopikrin und Amarogentin besitzt den höchsten Bitterwert unserer einheimischen Pflanzen. Amarogentin allein hat einen Bitterwert von 1:58 Mio. und ist der bitterste bisher bekannte Naturstoff.

Vorkommen

Bitterstoffe kommen in vielen Pflanzenfamilien vor; von medizinischer Bedeutung sind v.a. die Bitterstoffe der Gentianaceae (Enziangewächse: Enzianwurzel (*Gentianae radix*), Tausendgüldenkraut (*Centaurii herba*), der Lamiaceae (Lippenblütler: Salbeiblätter, *Salviae folium*) und der Asteraceae (Korbblütler: Wermutkraut, *Absinthii herba*).

Chemische Klassifikation

Bitterstoffe stellen keine einheitliche chemische Stoffklasse dar. Die Hauptgruppe bilden **terpenoide Bitterstoffe**, deren Grundstrukturen sich von Mono-, Sesqui-, Di- und Triterpenen ableiten. Bekannte Bitterstoffe sind die Sesquiterpenlactone der Asteraceae, z.B. das Absinthin im Wermutkraut (*Absinthii herba*). Zu den **nicht-terpenoiden Bitterstoffen** zählen u.a. die Flavanonglykoside der Citrus-Arten (z.B. Neohesperidin) und die Phloroglucinderivate der Hopfenzapfen, (*Lupuli strobulus*), die Hopfenbittersäuren Humulon und Lupulon.

Einteilung der Drogen

Der bittere Geschmack wird von weiteren, zusätzlich in der Pflanze vorhandenen Wirkstoffgruppen beeinflusst, dementsprechend werden unterschieden:

- **Amara pura** – reine Bitterstoff-Drogen
  - Enzianwurzel (*Gentianae radix*)
  - Tausendgüldenkraut (*Centaurii herba*)
  - Bitter- oder Fieberkleeblätter (*Menyanthidis* (*Trifolii fibrini*) *folium*)
- **Amara aromatica** – Drogen mit Bitterstoffen und ätherischen Ölen
  - Wermutkraut (*Absinthii herba*)
  - Benediktenkraut (*Cardui benedicti herba*)
  - Pomeranzenschalen (*Aurantii pericarpium*)
  - Schafgarbenkraut (*Millefolii herba*)
- **Amara adstringentia** – Drogen mit Bitterstoffen und Gerbstoffen
  - Condurangorinde (*Condurango cortex*)
  - Chinarinde (*Cinchonae cortex*)

Pharmakologie und Anwendungsgebiete

Die vorherrschenden Wirkungen der Bitterstoffe sind **appetitanregend, sekretionssteigernd und magentonisierend, resorptions- und verdauungsfördernd**. Von den Bitterstoffen der Enzianwurzel kann in vitro eine Stimulierung der T-Lymphozyten und ein positiver Effekt auf das darmassoziierte Immunsystem beobachtet werden.

Die Monographie *Gentianae radix* (Enzianwurzel) von 1990 gibt unter Wirkungen nur die von den Geschmacksrezeptoren ausgehende, reflektorische Anregung der Speichel- und Magensaftsekretion an. Mittlerweile ist bekannt, dass die **Sekretionssteigerung** in den folgenden zwei Phasen verläuft:

- **Nerval-enzephalische Phase:** ausgehend von den Bitterrezeptoren in den Geschmacksknospen des Zungengrundes wird über eine Stimulierung des Nervus vagus und Weiterleitung über efferente Fasern reflektorisch eine verstärkte Speichel- und Magensaftsekretion ausgelöst. Eine Stimulierung des Parasympathikus bedeutet gleichzeitig eine Anregung der Magenmotorik.
- **Humoral-gastrische Phase:** gelangen die Bitterstoffe in den Magen, beeinflussen sie direkt und unabhängig vom bitteren Geschmack die G-Zellen im Magenantrum. Über lokale chemische oder mechanische Reize wird Gastrin freigesetzt, das über den Blutweg

die Haupt- und Belegzellen der Schleimhaut im Magenfundus und -korpus erreicht und weiter sekretionssteigernd wirkt. Gastrin erhöht die Säureproduktion und die Proteolyse, stimuliert die Magen- und Dünndarmmotorik und regt die Sekretion von Galle und Pankreassaft an.

Die Wertbestimmung der Drogen erfolgt auf physiologischem Weg durch Bestimmung des Bitterwerts als Maß für die sekretionssteigernde Wirkung. Da die Bitterstoffwirkung mit an den bitteren Geschmack gebunden ist, werden die Drogen als Tee, alkoholischer Extrakt oder Tinktur eingenommen. Die humorale Phase verläuft unabhängig von der Geschmackswirkung, somit sind bei Einnahme fester, magenlöslicher Darreichungsformen ebenfalls verdauungsfördernde Effekte zu erwarten. Wesentliche Voraussetzung für die sekretionssteigernde Wirkung ist eine Einnahme etwa 1/2 Stunde vor dem Essen.

Unerwünschte Wirkungen

In hohen Konzentrationen ist als gegenteiliger Effekt eine Appetit- und Sekretionshemmung möglich. Gelegentlich treten Kopfschmerzen, bei Überdosierung Brechreiz oder Erbrechen auf.

Kontraindikationen

Magen- und Zwölffingerdarmgeschwüre.

3.1.7 Flavonoide

Unter der Bezeichnung Flavonoide wird eine große Klasse von Pflanzeninhaltsstoffen zusammengefasst, die in vielen chemischen Variationen natürlich vorkommen. Viele der Flavonoide sind gelb gefärbt, sie wurden früher zum Färben von Wolle verwendet und haben ursprünglich dieser Stoffgruppe den Namen gegeben (lat. flavus = gelb). Der Pflanze dienen Flavonoide als Insektenlockmittel oder schützen sie als so genannte Phytoalexine vor Insekten-, Virus- oder Pilzbefall.

Vorkommen

Flavonoide sind im Pflanzenreich sehr weit verbreitet und kommen ubiquitär in allen Samenpflanzen, Gymnospermen und Angiospermen, vor. Unter den Familien bestehen allerdings spezifische Unterschiede im Oxidationsgrad und Substitutionsmuster der Flavonoide, daher können diese zur chemotaxonomischen Bestimmung herangezogen werden. Wasserlösliche Flavonoid-Glykoside befinden sich im Zellsaft, lipophile Flavonoide zusammen mit ätherischen Ölen in Exkreträumen, im wachshaltigen Blattüberzug oder im toten Gewebe (Holz).

Chemische Klassifikation

Charakteristische Gemeinsamkeit aller Flavonoide ist ein C-15-Kohlenstoffgrundgerüst mit zwei aromatischen Ringen. Abhängig vom Oxidationsgrad im C-Ring werden unterschieden: **Flavone** (z.B. Luteolin, Apigenin), Flavonole (z.B. Kämpferol, Quercetin), **Flavanon(ol)e** oder **Anthocyanidine**. Vielfältige Unterschiede ergeben sich durch die Zahl und Anordnung der Substituenten im Molekül, sowie durch die Art und Anzahl der glykosidisch gebundenen Zucker.

Pharmakologie und Anwendungsgebiete

Bedingt durch ihre Strukturvielfalt besitzen Flavonoide ein breites pharmakologisches Wirkungsspektrum. Bekannt wurde als erstes die Kapillarschutzwirkung eines Flavonoidgemisches aus Zitrusfrüchten, die sich in einer Verminderung der Gefäßdurchlässigkeit und -brüchigkeit zeigt. Die **kapillarabdichtende Eigenschaft** vieler Flavonoide wird mit einer Hemmung der Hyaluronidase und dem dadurch verzögerten Abbau der Hyaluronsäure erklärt. Die Hyaluronsäure ist ein stark wasserbindendes Mucopolysaccharid und Hauptbestandteil des Stütz- und Bindegewebes. Durch Bindung an Proteine bietet sie als Kittsubstanz einen mechanischen Schutz und reguliert die Zellpermeabilität im Bereich der Kapillarwände.

Die frühere Einstufung der Flavonoide als Vitamin-P-Substanzen (P = Permeabilität) beruht auf der Annahme, bestimmte Flavonoide wären für den Menschen essenziell. Bis heute wurden jedoch keine Vitamin-P-Mangelerscheinungen bekannt, so dass für diese Gruppe von Flavonoiden zutreffender die Bezeichnung **Bioflavonoide** eingeführt wurde. Zu den Bioflavonoiden zählen u.a. Flavonoide der Citrusarten, Hesperidin und Rutin. Sie werden therapeutisch bei Hämorrhagien und Erkrankungen mit herabgesetzter Kapillarresistenz (z.B. Skorbut) eingesetzt.

Zahlreiche Flavonoide – z.B. Rutin, Oxyethylrutin, Flavonoide der Kamillenblüten – wirken **antiphlogistisch** und **antiödematös**. Sie vermindern die Aktivität von Entzündungsmediatoren der Prostaglandin- und Leukotrienkaskade durch Hemmung der 5-Lipoxygenase.

Weitere wichtige Eigenschaften und Wirkungen der Flavonoide sind:

- **Radikalfängereigenschaften, antioxidativ:** Ginkgoblätter (*Ginkgo bilobae folium*)
- **Verbesserung der Hypoxietoleranz:** Ginkgoblätter, Weißdornblätter mit Blüten (*Crataegi folium cum flore*) (Procyanidine)
- **Koronardilatation, positiv inotrop:** Weißdornblätter mit Blüten
- **Choleretisch, hepatoprotektiv:** Mariendistelfrüchte (*Cardui mariae fructus*; Silymarin-Komplex)
- **Spasmolytisch:** Kamillenblüten (*Matricariae flos*)
- **Aquaretisch:** Birkenblätter (*Betulae folium*), Goldrutenkraut (*Solidaginis herba*), Orthosiphonblätter (*Orthosiphonis folium*)

Zahlreichen Flavonoiden, die als potente Antioxidanzien und Bestandteil vieler Obst- und Gemüsesorten mit der täglichen Nahrung zugeführt werden, kommt unter dem Aspekt der Prävention von Herz-Kreislauf- und Krebserkrankungen eine zunehmende ernährungsphysiologische Bedeutung zu.

3.1.8 Gerbstoffe

Gerbstoffe sind wasser- und ethanollösliche Verbindungen von zusammenziehendem Geschmack, die in wässriger Lösung leicht sauer reagieren. Wegen ihrer adstringierenden Eigenschaft wurden sie früher zum Gerben von Leder verwendet. Gerbstoffe im weiteren Sinne, wie z.B. die Chlorogensäure und die Gerbstoffe der Lippenblütler besitzen keine oder nur geringe Gerbstoffwirkung.

Vorkommen

Gerbstoffe kommen in vielen Pflanzen vor, v.a. in Wurzeln, Blättern, Rinden und Früchten von Holzgewächsen. Wichtige Pflanzenfamilien sind die Rosaceae (Rosengewächse: Blutwurz, *Tormentillae rhizoma*), Ericaceae (Heidekrautgewächse: Heidelbeeren, *Myrtilli fructus*), Hamamelidaceae (Hamamelisgewächse: Hamamelisblätter und -rinde, *Hamamelidis folium, H. radix*), Fagaceae (Buchengewächse: Eichenrinde, *Quercus cortex*) und Krameriaceae (Ratanhiawurzel, *Ratanhiae radix*). Proanthocyanidine und Anthocyane bilden die roten, blauen oder violetten Farbstoffe in Blüten und Früchten. In niedrigeren Konzentrationen sind sie in Nahrungs- und Genussmitteln (Äpfel, Weintrauben, Wein, Tee und Kakao) enthalten, in größeren Mengen in den bekannten Gerbstoff-Drogen. Die so genannten Lamiaceen-Gerbstoffe vom Typ der Rosmarinsäure sind in der Familie der Lippenblütler (Lamiaceae: *Salviae folium*) verbreitet.

Chemische Klassifikation

Gerbstoffe sind Verbindungen von hohem Molekulargewicht aus der Gruppe der Polyphenole. Nach ihrem strukturellen Aufbau unterscheidet man zwei Hauptgruppen:

- **Hydrolysierbare Gerbstoffe** (= Gallotannine) sind aus Gallussäure und Zucker bzw. Zuckeralkoholen aufgebaut, wobei der Zucker mit einem oder mehreren Gallussäuremolekülen verbunden sein kann. Erfolgt die Verknüpfung der Gallusssäureeinheiten unter Ausbildung einer C-C-Bindung, entstehen Ellagsäure und die davon abgeleiteten Ellagen-Gerbstoffe. Hydrolysierbare Gerbstoffe sind in höheren Konzentrationen in Hamamelisblättern und -rinde enthalten oder kommen zusammen mit Catechingerbstoffen im Wurzelstock der Blutwurz vor.
- **Kondensierte Gerbstoffe** (= Catechingerbstoffe) stellen Oligomer- oder Polymerverbindungen aus dem Grundbaustein Catechin, einem Flavan-3-ol, dar. Zu dieser Gruppe gehören auch die Leucoanthocyanidine, die sich von der Kaffeesäure und vom Phloroglucin ableiten, sowie Proanthocyanidine als Mischkondensate, z. B. aus Catechinen und Leucoanthocyanidinen. Durch Oxidationsreaktionen oder enzymatische Polymerisation, beim Trocknen oder Lagern der Drogen werden die zunächst wasserlöslichen Gerbstoffe in unlösliche, dunkel gefärbte Verbindungen, so genannte Phlobaphene oder Gerbstoffrote umgewandelt. Drogen mit Catechingerbstoffen sind Eichenrinde und Heidelbeeren.

Pharmakologie und Anwendungsgebiete

Eine typische Eigenschaft der Gerbstoffe ist ihre adstringierende Wirkung. Sie beruht auf einer Wechselwirkung mit den Polypeptidketten der Kollagenfasern von Haut und Schleimhaut. Durch Vernetzung der Eiweißmoleküle entstehen unlösliche Verbindungen, Kapillaren und Zellmembranen werden abgedichtet. Daraus ergeben sich folgende therapeutische Wirkungen:

- **Antisekretorisch, antiperistaltisch:** an der Darmschleimhaut vermindern Gerbstoffe die Hypersekretion von Elektrolyten und Flüssigkeit in das Darmlumen. Gleichzeitig verhindern sie das Eindringen von Bakterientoxinen und hemmen die Kontraktionen der glatten Muskulatur im Darm.
- **Antiphlogistisch, antiexsudativ:** nachgewiesen wurde sowohl eine Aktivitätsminderung der 5-Lipoxygenase im Arachidonsäuremetabolismus, als auch eine Hemmung der Hyaluronidase und der Histaminfreisetzung aus Mastzellen.
- **Antibakteriell, antiviral:** durch Ausbildung einer schützenden Membran entstehen ungünstige Wachstumsbedingungen für Bakterien und Mikroorganismen, die Resorption von Bakterientoxinen wird vermindert.
- **Schwach hämostyptisch:** durch Eiweißkoagulation und Verringerung der Kapillarpermeabilität.

Gerbstoff-Drogen werden äußerlich zu Pinselungen oder als Gargarisma (Gurgelmittel) bei Schleimhautentzündungen im Mund- und Rachenbereich, zu Umschlägen, Bädern oder in Form von Salben bei Wunden, Verbrennungen, Frostbeulen und Hämorrhoiden verwendet, innerlich bei akuten, unspezifischen Diarrhöen. Die Catechinverbindungen im grünen Tee

weisen experimentell eine Reihe interessanter Wirkungen auf. Neben ausgeprägt antikanzerogenen, kardioprotektiven und antibakteriellen Eigenschaften wurde bereits in Konzentrationen, die in weniger als einer Tasse Tee enthalten sind, eine deutliche Hemmung der Plaque- und Kariesbildung an den Zähnen nachgewiesen.
Gerbstoffe bilden mit Schwermetallionen und Alkaloiden schwer lösliche Verbindungen und werden als Antidot bei Vergiftungen mit diesen Substanzen eingesetzt. Diese Fähigkeit zur Komplexbildung kann allerdings auch die Resorption von Arzneistoffen verzögern.

Unerwünschte Wirkungen
In höherer Konzentration sind Reizungen der Magenschleimhaut und Erbrechen möglich.

3.1.9 Glykoside

Glykoside sind zuckerhaltige Verbindungen, die formal durch Reaktion freier Hydroxylgruppen von Zuckermolekülen mit anderen organischen Substanzen entstehen und durch Hydrolyse oder enzymatisch wieder in ihre Bestandteile gespalten werden können. Viele natürlich vorkommende Pflanzeninhaltsstoffe liegen glykosidisch gebunden vor. Zuckereinheiten sind Mono-, Di-, und Oligosaccharide, der Nichtzuckeranteil, das Aglykon oder Genin, kann eine sehr verschiedenartige Struktur aufweisen. Nach Art des Aglykons unterscheidet man Flavon(on)glykoside, Saponinglykoside, Steroidglykoside, Triterpenglykoside und andere. Pharmakologisch wichtige Gruppen bilden die herzwirksamen Glykoside und die als Laxanzien bekannten Anthrachinonglykoside (= Anthranoide).

Herzglykoside (Digitalisglykoside)
Unter der Bezeichnung Herzglykoside wird eine Gruppe von Steroidglykosiden mit spezifischer Wirkung auf Dynamik und Rhythmik des insuffizienten Herzmuskels zusammengefasst. Herzglykoside schmecken häufig bitter, lösen sich gut in Alkohol und weniger gut in Wasser.

Vorkommen
Herzwirksame Glykoside sind im Pflanzenreich weit verbreitet und kommen sowohl in der Klasse der Magnoliatae (Zweikeimblättrige), als auch in der Klasse der Liliatae (Einkeimblättrige) vor. Wichtigste drogenliefernde Familien sind die Ranunculaceae (Hahnenfußgewächse: Adonisröschen, *Adonis vernalis*), Scrophulariaceae (Rachenblütler: roter und wolliger Fingerhut, *Digitalis pupurea, Digitalis lanata*), Apocynaceae (Hundsgiftgewächse: *Strophantus*-Arten, Oleander, *Nerium oleander*) und Liliaceae (Liliengewächse: Maiglöckchen, *Convallaria majalis*, Meerzwiebel, *Urginea maritima*).

Chemische Klassifikation
Charakteristisch für alle Herzglykoside ist der strukturelle Aufbau aus einem Steroid-Grundgerüst mit einem 5- oder 6-gliedrigen ungesättigten Lactonring am C-17 Kohlenstoffatom. Abhängig von der Art des Lactonrings werden Herzglykoside in Cardenolid- oder Bufadienolid-Glykoside eingeteilt. Neben diesem gemeinsamen Merkmal treten die Aglyka in zahlreichen chemischen Varianten auf. Als Zuckerkomponenten kommen Glukose, Rhamnose und eine Reihe seltener Zucker vor, die Zahl der Zuckereinheiten im Molekül variiert von 1 bis 5. Cardenolidglykoside sind in Arzneidrogen zahlreicher vertreten, zu ihnen zählen die Glykoside in Digitalis- und Strophantus-Arten, in Adoniskraut, Maiglöckchenkraut, und Oleanderblättern, während die Glykoside der Meerzwiebel zur Bufadienolidgruppe gehören.

Chemisch verwandt, jedoch ohne therapeutisch relevante Herzwirksamkeit sind die **Cardenolidglykoside** der *Uzarawurzel*, Uzarae radix, Asclepiadaceae (Stammpflanze Xysmalobium undulatum (L.) R. Brown. Sie unterscheiden sich von den Herzglykosiden in der räumlichen Anordnung der Ringe im Steroid-Gerüst und der Konstitution des Zuckeranteils. Glykoside der Uzarawurzel wirken spasmolytisch, motilitäts- und sekretionshemmend.

Pharmakologie und Anwendungsgebiete

Herzglykoside wirken qualitativ alle gleich. Sie unterscheiden sich jedoch in quantitativer Hinsicht bezüglich Latenzzeit, Resorptions- und Abklingquote und damit in ihrer Wirkungsdauer und der Kumulationsgefahr. Glykoside mit hoher Polarität zeigen bei parenteraler Applikation einen schnelleren Wirkungseintritt, ihre Wirkdauer ist wegen der verstärkten Ausscheidung aber kürzer. Mit zunehmender Lipidlöslichkeit der Glykoside erhöht sich bei oraler Gabe die Resorption und Plasmabindung, die Abklingquote sinkt und die Wirkdauer nimmt zu. Die Herzwirksamkeit ist an das Aglykon gebunden, während der Wirkungsgrad und die pharmakokinetischen Eigenschaften durch die Art der Zuckerreste bestimmt werden. Seltene Zucker verhindern eine rasche Metabolisierung und erhöhen den Wirkungsgrad. In therapeutischer Dosierung verbessern Herzglykoside die Ökonomie der Herzarbeit – insbesondere bei bestehender Herzinsuffizienz – durch folgende Eigenschaften:

- **Positiv inotrop:** Verstärkung der Kontraktionskraft des Herzmuskels bei gleichzeitiger Erhöhung des Schlagvolumens
- **Negativ chronotrop:** Verminderung der Herzfrequenz
- **Negativ dromotrop:** Abnahme der Erregungsleitungsgeschwindigkeit
- **Positiv bathmotrop:** Zunahme der Erregbarkeit durch Herabsetzung der Reizschwelle.

Der Wirkmechanismus wird mit einer Hemmung der membranständigen Na-K-ATPase und einer rhythmischen, intrazellulären Ca^{2+}-Freisetzung erklärt. Dadurch erhöht sich der intrazelluläre Na^{+}-Gehalt, während der K^{+}-Gehalt sinkt. In der Zelle werden vermehrt Na^{+}-Ionen gegen Ca^{2+}-Ionen ausgetauscht und es kommt zu einem Anstieg der Konzentration an freien Ca^{2+}-Ionen. Im weiteren Verlauf wird die Aktomyosin-ATPase aktiviert und eine verbesserte Energieausnutzung von ATP führt zur Steigerung der Kontraktionskraft.
Herzglykoside der Digitalis- und Strophantusarten werden heute nur noch in Form gut dosierbarer (verschreibungspflichtiger) Reinglykoside eingesetzt und zählen nicht zu den Phytopharmaka. Aus Digitalis purpurea wurden bisher mehr als 30, aus Digitalis lanata mehr als 60 verschiedene Cardenolid-Glykoside isoliert. Verwendet werden in erster Linie die Glykoside aus Digitalis lanata, als wichtigste Digoxin, Acetyldigoxin, Lanatosid A, B und C, sowie ihre partialsynthetischen Derivate, von den Pupurea-Glykosiden hat allein Digitoxin eine therapeutische Bedeutung.

Digitaloid-Drogen

Die herzwirksamen Glykoside der Drogen Adoniskraut (*Adonidis herba*), Maiglöckchenkraut (*Convallariae herba*), Meerzwiebel (*Scillae bulbus*) und Oleanderblätter (*Oleandri folium*) werden als Digitaloide bezeichnet. Digitaloide stimmen in ihren Wirkungen und im Wirkmechanismus mit den Digitalisglykosiden überein. Sie binden an den gleichen Rezeptor wie Digoxin, sind jedoch hydrophiler. Das bedeutet, dass Digitaloide schlechter resorbiert und schneller ausgeschieden werden, ihre Wirkdauer ist aufgrund der niedrigeren Resorptionsquote und höheren Abklingquote verkürzt. Digitaloid-Drogen sollten wegen der geringen therapeutischen Breite der herzwirksamen Glykoside nur als Fertigarzneimittel auf der Basis eines eingestellten Drogenpulvers eingesetzt werden. Indikationen sind Herzinsuffizienz

Stadium I–II NYHA, Altersherz, sowie nervös und funktionell bedingte Herzbeschwerden. Noch vor einigen Jahren hatten digitaloidhaltige (Kombinations-)Präparate sowohl in der ärztlichen Verordnung, als auch in der Selbstmedikation einen hohen Stellenwert. Heute haben sie trotz ausreichender Erfahrung wegen der unterschiedlichen Pharmakokinetik und unsicheren Bioverfügbarkeit auch unter dem Gesichtspunkt einer rationalen Phytotherapie an Bedeutung verloren.

Unerwünschte Wirkungen

Ein Nachteil der Herzglykoside ist ihre geringe therapeutische Breite. Bei Überdosierung können Symptome einer Digitalisintoxikation – Kopfschmerzen, Übelkeit, Erbrechen, Schwindel, Grün-Gelb-Sehen, Unruhe oder psychotische Verwirrtheitszustände – auftreten. Toxische Erscheinungen am Herzen (Rhythmusstörungen bis hin zum Kammerflimmern, Blockierung des Reizleitungssystems) leiten sich von der positiv bathmotropen Wirkung ab und beruhen auf einer Hemmung der Kaliumaufnahme in die Zelle und der dadurch bedingten Kaliumverarmung des Herzmuskels.

Digitaloid-Drogen: Nebenwirkungen treten wegen der geringeren Resorption und Bioverfügbarkeit weniger ausgeprägt auf und betreffen gastrointestinale Beschwerden und Herzrhythmusstörungen.

Kontraindikationen

Beim Einsatz von Reinglykosiden sind spezielle Kontraindikationen zu beachten, die hier nicht besprochen werden (☞ Rote Liste: KI der Herzglykoside).

Digitaloid-Drogen: gleichzeitige Therapie mit Digitalisglykosiden, Kaliummangelzustände.

Anthranoide (Anthachinonglykoside)

Anthranoide sind Pflanzeninhaltsstoffe mit abführender Wirkung, die in der Pflanze sowohl als freie Emodine (Aglyka), als auch in Form ihrer Glykoside vorliegen.

Vorkommen

Anthranoide kommen in den Familien der Asphodelaceae (Grasliliengewächse: Aloe, Aloe-Extrakt, *Aloe barbadensis, Aloe capensis*), Rhamnaceae (Kreuzdorngewächse: Cascararinde = Amerikanische Faulbaumrinde, *Rhamni purshiani cortex*, Faulbaumrinde, *Frangulae cortex*), der Polygonaceae (Knöterichgewächse: Rhabarberwurzel, *Rhei radix*) oder Caesalpiniaceae (Johannisbrotbaumgewächse: Sennesblätter und -früchte, *Sennae folium, Sennae fructus*) vor.

Chemische Klassifikation

Anthranoide leiten sich vom Anthracen, einer trizyklischen Verbindung ab. In der Pflanze werden zuerst Anthrone gebildet, die über verschiedene Zwischenstufen zu stabilen, orange oder rot gefärbten Anthrachinonen oxidiert oder weiter zu dimeren Dianthronen umgewandelt werden. Chemisch handelt es sich um 1,8-Dihydroxyanthracen-Derivate, für die abführende Wirkung sind zwei phenolische OH-Gruppen in C-1- und C-8-Stellung entscheidend. Anthranoide können in der Pflanze in verschiedenen Oxidationsstufen auftreten, bei längerer Lagerung nimmt der Anteil der oxidierten Formen zu. In den pharmazeutisch wichtigen Drogen liegen die Anthranoidverbindungen in der Regel glykosidisch gebunden als O- oder C-Glykoside vor, überwiegend mit Glukose oder Rhamnose als Zuckerkomponenten. Das Verhältnis von freien zu gebundenen Anthranoid-Derivaten variiert in den einzelnen Pflanzenteilen, ändert sich im Laufe der Vegetationsperiode und hängt sowohl vom Erntezeitpunkt, als auch den Bedingungen während der Trocknung oder Lagerung ab. Pharmakologisch wichtige Anthranoide sind die Rheindianthronglucoside (Sennoside A und B) und die Heterodianthronglucoside (Sennoside C und D) in Sennesblättern und -früchten, die Glucofranguline und Franguline A und B der Faulbaumrinde, sowie die Glykoside von Aloe-Emodin und Rheum-Emodin der Aloe oder der Rhabarberwurzel.

Pharmakologie und Anwendungsgebiete

Anthranoide gehören zu den am meisten gebrauchten, stimulierenden und dickdarmwirksamen Laxanzien. Die Glykoside diese Verbindungen stellen Prodrugs dar, die aufgrund ihres hohen Molekulargewichts, der β-glykosidischen Bindung und ihrer geringen Lipidlöslichkeit im oberen Magen-Darm-Trakt nicht gespalten und resorbiert werden. Erst im Dickdarm werden die Glykoside durch β-Glucosidasen und Reduktasen der Darmbakterien in die eigentliche Wirkform – freie Anthrone und Dianthrone – überführt. Diese wirken **neuromuskulotrop** durch Freisetzung von Histamin und Prostaglandinen und **anregend** auf die **Darmmotilität**. Sie führen zu einer Beschleunigung des Kolontransits durch Verstärkung der propulsiven und Hemmung der nicht-propulsiven Kontraktionen. Durch Inaktivierung der membranständigen Na-/K-ATPase und Hemmung der Natrium- und Wasserrückresorption wirken Anthranoide **antiabsorptiv**. Die gleichzeitig **sekretagoge** bzw. **hydragoge Wirkung** kommt durch Erhöhung der aktiven Chloridsekretion – Zunahme von cAMP und Erhöhung der Durchlässigkeit der tight junctions – und nachfolgendem Einstrom von Wasser in das Darmlumen zustande. Volumenzunahme, Steigerung des Füllungsdrucks und Anregung der Peristaltik lösen den Defäkationsreflex aus. Anthranoid-Drogen reizen die Darmschleimhaut, v.a. reduzierte Verbindungen können zu unphysiologischen, durchfallähnlichen Entleerungen führen, die oft von Bauchschmerzen begleitet sind. Drogen mit einem höheren Anteil an oxidierten Derivaten zeigen meist eine mildere Wirkung. So schreibt das Arzneibuch für die Droge Faulbaumrinde eine Lagerung von mindestens einem Jahr bzw. die künstliche Alterung durch Erhitzen vor, wodurch schleimhautreizende Anthrone vollständig in oxidierte Formen umgewandelt werden.

Anthranoide dürfen nur kurzfristig (nicht länger als 1–2 Wochen) bei akuter Obstipation oder zur Darmentleerung vor diagnostischen Untersuchungen angewendet werden. Der Wirkungseintritt erfolgt nach 8–10 Stunden.

Unerwünschte Wirkungen

Die Ursachen für unerwünschte Wirkungen hängen mit dem Metabolismus der Anthrachinone zusammen. Die entstehenden Anthranol- und Anthronverbindungen reizen die Darmschleimhaut und zerstören die Nervenendigungen des Auerbachplexus. In höherer Dosierung können kolikartige abdominelle Beschwerden auftreten. Anthranoid-Drogen erhöhen die Durchblutung im kleinen Becken und können die Menstruationsblutung verstärken.

Bei längerem Gebrauch führen Anthranoid-Drogen zu Störungen im Elektrolyt- und Wasserhaushalt, insbesondere zur Hypokaliämie mit Verstärkung der Obstipation, Muskelschwäche und Beeinträchtigung der Herzfunktion. Unter der Einnahme von Anthranoiden kommt es zu reversiblen, klinisch nicht relevanten Pigmenteinlagerungen in der Darmschleimhaut (Pseudomelanosis coli), die sich jedoch nach Absetzen innerhalb von 6–10 Monaten zurückbilden.

Wechselwirkungen

Bei Langzeitanwendung Erhöhung der Digitalisempfindlichkeit durch Kaliummangel, Verstärkung der Wirkung von Herzglykosiden und Wirkungsbeeinflussung von Antiarrhythmika.

Kontraindikationen
Ileus jeder Genese, akut-entzündliche Erkrankungen des Darms (z.B. Morbus Crohn, Colitis ulcerosa), abdominale Schmerzen unbekannter Ursache, Schwangerschaft und Stillzeit, Kindern unter 10 Jahren.

3.1.10 Saponine

Saponine sind Pflanzeninhaltsstoffe mit seifenähnlichen Merkmalen (lat. sapo = Seife). Sie haben die Fähigkeit, die Oberflächenspannung von Wasser herabzusetzen und bilden beim Schütteln in wässriger Lösung einen haltbaren Schaum. In der Pflanze liegen Saponine als Glykoside vor, die enzymatisch oder durch Hydrolyse in Sapogenine (Aglyka) und Zucker gespalten werden können. Nach der chemischen Struktur des Aglykons unterscheidet man **Triterpen-, Steroid- und Steroidalkaloid-Saponine**. Die größte Zahl der natürlich vorkommenden Saponine gehört zum Typ der Triterpensaponine.

Vorkommen

- **Triterpensaponine** sind in der Klasse der Magnoliatae (zweikeimblättrigen Pflanzen) weit verbreitet. Wichtige drogenliefernde Familien sind die Primulaceae (Primelgewächse: Primelwurzel, *Primulae radix*), Araliaceae (Efeugewächse: Efeublätter, *Hederae helicis folium*), Caryophyllaceae (Nelkengewächse: Rote Seifenwurzel, *Saponariae radix*, Bruchkraut, *Herniariae herba*), Fabaceae (Schmetterlingsblütler: Süßholzwurzel, *Liquiritiae radix*), Rosaceae (Rosengewächse: Seifenrinde, *Quillajae cortex*) und Hippocastanaceae (Rosskastaniengewächse: Rosskastaniensamen, *Hippocastani semen*).
- **Steroidsaponine** kommen in der Familie der Asparagaceae (Spargelgewächse: Mäusedornwurzel, *Rusci aculeati radix*), vorwiegend aber in der Klasse der Liliatae (einkeimblättrige Pflanzen), u.a. in der Familie der Liliaceae (Liliengewächse: Maiglöckchenkraut, *Convallariae herba*) und in Familien tropischer und subtropischer Pflanzen vor.

Saponine befinden sich in allen Pflanzenteilen, bevorzugt in Wurzeln, Rinden und Samen.

Chemische Klassifikation

Saponine sind oberflächenaktive Substanzen, die aus einem hydrophoben (Aglykon) und einem hydrophilen (Zuckerkette) Teil im Molekül bestehen. Die Aglyka der Triterpensaponine sind aus einem pentazyklischen (seltener tetrazyklischem) C_{30}-Grundgerüst aufgebaut, das unterschiedliche Substituenten trägt. Als Zuckerkomponenten treten Glukose, Galaktose, Xylose, Arabinose, Rhamnose, Glucuronsäure und andere auf. Die Anzahl der Monosaccharid-Bausteine variiert von 1 bis 12, die Verknüpfung der Zuckerketten kann linear oder verzweigtkettig sein. Bisher sind mehr als 120 verschiedene Typen von Triterpensaponinen bekannt. Saponine, bei denen alle Zuckereinheiten an eine OH-Gruppe des Aglykons gebunden sind, werden als monodesmosidische Saponine bezeichnet, während bei bisdemosidischen Saponinen die Zuckerketten an zwei verschiedenen Bindungsstellen verknüpft sind.

Eigenschaften

Eine charakteristische Eigenschaft der Saponine ist ihre **hämolytische Aktivität**. Sie beruht auf der Fähigkeit, mit Cholesterin, Lipiden und Proteinen der Erythrozytenmembran stabile Komplexe zu bilden. Membranbestandteile werden herausgelöst, die Zellmembran wird durchlässiger und Hämoglobin kann aus dem Zellinnern ins Plasma übertreten. In gleicher Weise erhöht sich die Permeabilität des Kiemenepithels, wodurch Saponine für Fische und

kiemenatmende Wassertiere giftig sind und teilweise noch heute zum Fischfang benützt werden. Die Toxizität für den Menschen ist aufgrund schlechter Resorbierbarkeit aus dem Magen-Darm-Trakt bei peroraler Aufnahme relativ gering, hingegen verbietet sich die intravenöse Applikation von Saponinen mit hoher hämolytischer Aktivität. Die Hämolysewirkung ist abhängig von der Struktur des Aglykons und kann zur Wertbestimmung der Saponine herangezogen werden.
Saponine **erhöhen** durch ihr hohes Emulgier- und Dispergiervermögen die **Resorptionsquote** von **Arzneistoffen**. Als Begleitsubstanzen in pflanzlichen Extrakten verbessern sie die Resorption wirksamkeitsbestimmender Inhaltsstoffe und sind für die oftmals höhere Wirksamkeit von Gesamtpflanzenauszügen gegenüber Einzelsubstanzen verantwortlich. Als oberflächenaktive Substanzen sind Saponine in der Lage, die Grenzflächenspannung heterogener Systeme zu vermindern. Abhängig vom Aggregatszustand der begrenzenden Phasen wirken sie als Schaum-, Emulgier- oder Dispergiermittel und haben als solche Bedeutung in der pharmazeutischen Technologie und Kosmetik.

Pharmakologie und Anwendungsgebiete

Saponine besitzen mehr oder weniger starke lokal **gewebereizende Eigenschaften**. In Pulverform reizen sie zum Niesen, steigern den Tränenfluss oder können Augenentzündungen verursachen. Einige der Saponine wirken **expektorierend** (Efeublätter, Primelwurzel, Süßholzwurzel), indem sie durch lokale Reizung der Magenschleimhaut auf reflektorischem Weg über sensorische Nervenbahnen die serösen Drüsenzellen der Bronchialschleimhaut zu verstärkter Sekretion anregen. Gleichzeitig tragen Saponine aufgrund ihrer Oberflächenwirkung zur Verflüssigung des zähen Sekrets bei. Die **diuretische Wirkung** der Saponine (Goldrutenkraut, Bruchkraut, Hauhechelwurzel), an der häufig ätherische Öle oder Flavonoide beteiligt sind, kommt auf osmotischem Weg und/oder durch direkte Gewebereizung des Nierenepithels zustande.

Die Triperpernsaponine der **Süßholzwurzel**, das Glycyrrhizin, ein Gemisch von K- und Ca-Salzen der Glycyrrhizinsäure bzw. sein Aglykon die Glycyrrhetinsäure, wirken **antiphlogistisch** und **antiulzerogen**, indem sie in den Metabolismus und die Ausscheidung der Corticosteroide eingreifen. Die antiphlogistische Wirkung wird auf eine Hemmung der an der Inaktivierung der Glucocorticoide beteiligten Enzyme – 5-β-Steroidreduktase in der Leber, 11-β-Hydroxydehydrogenase in der Niere – durch die Glycyrrhetinsäure zurückgeführt. Glycyrrhizin hemmt die Freisetzung von Arachidonsäure und verringert die Synthese von Prostaglandin E_2 in peritonealen Makrophagen. PGE_2 gilt als Aktivierungsfaktor für entzündliche Prozesse, ein Defizit geht mit einer antiphlogistischen Wirkung einher.
Die Triterpensaponine der Rosskastaniensamen mit β-Aescin haben antiexsudative, **membranstabilisierende** und **venentonisierende Eigenschaften**. β-Aescin stabilisiert die Lysosomenmembran und verhindert die unkontrollierte Freisetzung lysosomaler Enzyme, die für den Abbau von Mucopolysacchariden und die Zerstörung von Kollagenfasern im Bereich der Venenwand verantwortlich sind. Die Kapillardurchlässigkeit und -brüchigkeit nimmt ab, Ödeme bilden sich zurück und ihre Neuentstehung wird verhindert.
Viele Saponine **hemmen** das **Wachstum** von **Mikroorganismen** und **Pilzen**. Parillin, ein Saponin der Sarsaparill-Wurzel, hat eine hohe antibiotische Wirksamkeit gegenüber pathogenen Hautpilzen.
Therapeutische Anwendung finden Saponin-Drogen als Expektorantien bei Bronchitis und Keuchhusten (Primelwurzel, *Primulae radix*, Efeublätter, *Hederae helicis folium*), zur Durchspülungstherapie bei Blasen- und Nierenentzündungen (Goldrutenkraut, *Solidaginis herba*,

Bruchkraut, *Herniariae herba*), bei Veneninsuffizienz und Thrombophlebitis (Aescin, Rosskastaniensamen, *Hippocastani semen*, Mäusedornwurzel, *Rusci aculeati rhizoma*) sowie bei Gastritis und Ulkuskrankheiten (Süßholzwurzel, *Liquiritiae radix*).

Unerwünschte Wirkungen

Saponine können in Einzelfällen, v.a. in höherer Dosierung Schleimhautreizungen im Magen-Darm-Trakt mit Übelkeit und Erbrechen hervorrufen.
Süßholzwurzel: Bei längerer Anwendung und in höherer Dosierung sind mineralokortikoide Effekte – Natrium- und Wasserretention, Kaliumverlust, Ödeme im Gesicht und Knöchelbereich, Hypertonie, selten Myoglobinurie – möglich.

Kontraindikationen

Spezielle Kontraindikationen (und Wechselwirkungen) der einzelnen Drogen sind zu beachten (☞ oben).
Süßholzwurzel: Cholestatische Lebererkrankungen, Leberzirrhose, Hypertonie, Hypokaliämie, schwere Niereninsuffizienz, Schwangerschaft.

3.1.11 Schleimstoffe

Schleimstoffe sind hochmolekulare Polysaccharide, die in der Pflanze in Vakuolen oder Zellmembranen lokalisiert sind und durch Extraktion mit heißem oder kaltem Wasser gewonnen werden. Durch ihre Wasserlöslichkeit und die Lokalisation in der Pflanze unterscheiden sie sich von den gerüst- und strukturbildenden Polysacchariden der Pflanze, wie z.B. der Zellulose. Schleimstoffe lösen sich kolloidal oder besitzen die Fähigkeit zur Gelbildung. Abhängig von der Konzentration und dem Vernetzungsgrad der Schleimstruktur entstehen mehr oder weniger stark visköse, einhüllende, nicht klebrige Lösungen.

Vorkommen

Schleimführende Pflanzen kommen hauptsächlich in den Familien der Malvaceae (Malvengewächse: Eibischwurzel, *Althaeae radix*, Malvenblätter und -blüten, *Malvae folium*, *Malvae flos*), Tiliaceae (Lindengewächse: *Tiliae flos*). Linaceae (Leingewächse: Leinsamen, *Lini semen*) und Plantaginaceae (Wegerichgewächse: Spitzwegerichkraut, *Plantaginis herba*, Flohsamen, *Psyllii semen*, Indischer Flohsamen, *Plantaginis ovatae semen*) vor.

Chemische Klassifikation

Schleimstoffe sind hydrophile Heteropolysaccharide von hohem Molekulargewicht (ca. 50000–2 Mio.), die aus verschiedenartigen Zuckermolekülen aufgebaut sind. Als Zuckerbausteine kommen Glukose, Galaktose, Mannose, Rhamnose, Glucuronsäure und andere vor, dementsprechend werden sie z.B. als Glucomannane, Galactomannane, Glucurane bezeichnet.
Schleimstoffe werden nach ihrer Zuckerzusammensetzung in neutrale und saure Schleime eingeteilt. Saure Schleime weisen einen relativ hohen Anteil an Glucuron- oder Galakturonsäure auf und besitzen mehr gelbildende Eigenschaften.

Wertbestimmung

Die physikalischen Eigenschaften der Schleim-Drogen werden vom Verzweigungsgrad und der Tertiärstruktur der Polysaccharide bestimmt. Für die therapeutische Anwendung sind

Zuckerzusammensetzung und Zuckergehalt von untergeordneter Bedeutung und können daher nicht als Maß herangezogen werden. Eine Gehalts- oder Wertbestimmung erfolgt anhand physikalischer Kennzahlen wie der Quellungszahl oder der Viskosität wässriger Extrakte. Als Quellungszahl wird das Volumen in ml bezeichnet, das 1 g Droge nach vierstündigem Quellen in Wasser einnimmt. Standardisierte Fertigpräparate aus Leinsamen oder Flohsamen sind auf einen bestimmten Wert als Mindestquellungszahl eingestellt, der oftmals höher liegt als der der Ausgangsdroge.

Pharmakologie und Anwendungsgebiete

Wasserbindungsvermögen und Quellfähigkeit bestimmen die Anwendungsgebiete der Schleim-Drogen. Als visköse Lösungen bilden Schleimstoffe einen Schutzfilm auf Haut und Schleimhaut, der empfindliche Nervenendigungen vor mechanischen Reizen schützt. Auf diese Weise wirken sie lokal **reiz-** und **entzündungsmildernd** und werden als Gurgelmittel, Lutschtabletten oder Tee bei Entzündungen im Mund- und Rachenraum oder bei Reizhusten eingesetzt (Eibischwurzel, *Althaeae radix*, Malvenblätter und -blüten, *Malvae folium, Malvae flos*, Isländisch Moos, *Lichen islandicus*).

Schleimzubereitungen aus Leinsamen mit hoher Quellungszahl lindern die Symptome einer Magenschleimhautentzündung. Innerlich werden Schleimstoffe bei Gastritis, Enteritis oder Colon iritabile und äußerlich als Kataplasmen zur Behandlung von Furunkeln oder Geschwüren verwendet.

Die unverdaulichen Schleimpolysaccharide der so genannten Füll- und Quellstoff-Drogen (Leinsamen, *Lini semen*, Flohsamen, *Psylli semen*, Indische Flohsamen, *Plantaginis ovatae semen*, Indische Flohsamenschalen, *Plantaginis ovatae testa*) werden von den Verdauungsenzymen nicht oder nur teilweise gespalten und gelangen nahezu unverändert in den Darm. Sie zeigen eine hohe Quellfähigkeit, da sie aufgrund ihrer spezifischen Verknüpfung die Fähigkeit besitzen, viel Wasser in die Tertiärstruktur der Polysaccharide einzulagern. Quellstoff-Drogen können bis zum 12fachen (indische Flohsamenschalen bis zum 40fachen) ihres Ausgangsvolumens an Volumen zunehmen. Sie wirken **abführend bzw. stuhlregulierend,** Stuhlgewicht und Stuhlvolumen nehmen zu. Die abführende Wirkung erfolgt über Dehnungsreize an der Darmwand, Anregung der Darmperistaltik und Beschleunigung der Darmpassage. Zusätzlich wird die Transportgeschwindigkeit durch mechanische Reize der unlöslichen Bestandteile beeinflusst. Aufgrund der hohen Quellfähigkeit ist eine ausreichende Flüssigkeitszufuhr im Verhältnis von mind. 1:10 erforderlich.

Bei unspezifischen oder entzündlichen Durchfällen führen Schleimstoffe (Flohsamen, Indischer Flohsamen) durch ihr Wasserbindungsvermögen zu einer Verringerung der Stuhlfrequenz und zur Verfestigung des Darminhaltes. Gleichzeitig werden Sekrete, Gase und Bakterien gebunden.

Unerwünschte Wirkungen

Quellstoffe aus Leinsamen und Flohsamen können zu Beginn der Therapie Völlegefühl oder Flatulenz auslösen.

Flohsamen: In seltenen Fällen sind allergische Reaktionen möglich.

Wechselwirkungen

Die Resorption anderer Arzneistoffe kann verzögert werden, v. a. sind Wechselwirkungen mit Phenprocuomon (z. B. Marcumar®), Antidiabetika, herzwirksamen Glykosiden möglich.

Kontraindikationen

Unverdauliche Schleimstoffe: Ileus, stenosierende oder akut-entzündliche Erkrankungen des Magen-Darm-Trakts. Schwer einstellbarer Diabetes mellitus (Indischer Flohsamen).

3.1.12 Senföle

Zur Gruppe der Senföle zählen sowohl stechend riechende, wasserdampfflüchtige (z.B. Allylsenföl, Benzylsenföl), als auch nichtflüchtige, geruchlose und scharf schmeckende Verbindungen (z.B. 4-Hydroxybenzylsenföl). Senföle sind in Vakuolen abgelagert und schützen die Pflanze wegen ihres scharfen Geruchs oder Geschmacks vor Fraß und Insektenbefall.

Vorkommen

Senföle mit therapeutischer Bedeutung kommen v.a. in den Familien der Brassicaceae (Kreuzblütler: schwarze und weiße Senfsamen, *Sinapis nigrae semen, Sinapis albae syn. Erucae semen*; Brunnenkressenkraut, *Nasturtii herba;* Meerrettichwurzel, *Armoraciae radix*) und Tropaeolaceae (Kressegewächse: Kapuzinerkressenkraut, *Tropaeoli herba*) vor.

Chemische Klassifikation

Senföle sind Verbindungen mit ein oder zwei Schwefelatomen im Molekül, die in der Pflanze immer an Glukose gebunden als Thioglykoside (= β-S-Glykoside) oder so genannte Glucosinolate vorliegen. Bei Verletzung des pflanzlichen Gewebes und beim Erwärmen werden die Senföle durch das Enzym Myrosinase, eine in getrennten Zellkompartimenten lokalisierte β-Thioglucosidase, aus ihren Glykosiden freigesetzt.

Pharmakologie und Anwendungsgebiete

Eine charakteristische Eigenschaft der Senföle ist ihre **antimikrobielle Wirkung.** Benzylsenföl (Kapuzinerkresse) wirkt bakteriostatisch gegenüber grampositiven und gramnegativen Bakterien, virustatisch und antimykotisch, Allylsenföl (Meerrettichwurzel) antimikrobiell v.a. gegenüber Escherichia coli und Staphylococcus aureus.
Senföle **stimulieren** das **unspezifische Immunsystem** und werden traditionell bei Atem- und Harnwegsinfektionen eingesetzt. Sie wirken **hautreizend, hyperämisierend und lokal gefäßerweiternd.** Als Folge der lokalen Hautreizung werden Mediatoren freigesetzt, die auf humoralem Weg antiphlogistische und analgetische Wirkungen hervorrufen (Counter-irritant-Effekt).
Pulverisierte schwarze und weiße Senfsamen werden äußerlich in Form von Breiumschlägen bei Atemwegserkrankungen, als Senffußbad oder -wickel im Rahmen der physikalischen Therapie bzw. zur Segmenttherapie bei chronisch-degenerativen Gelenkerkrankungen, Neuralgien und rheumatischen Beschwerden verwendet.

Unerwünschte Wirkungen

Freie Senföle können Haut- und Schleimhautreizungen, evtl. Magen-Darm-Beschwerden verursachen. Die Anwendung sollte auf 4–6 Wochen (Kapuzinerkressenkraut) bzw. 2 Wochen (Senfsamen) beschränkt werden. Kapuzinerkressenkraut kann beim Aufbringen auf die Haut eine Kontaktallergie auslösen.

Kontraindikationen

Magen-Darm-Ulzera, Nierenerkrankungen (innere Anwendung).

3.1.13 Phytamine

Heute ist bekannt, dass nicht nur sekundäre Pflanzeninhaltsstoffe mit spezifischer pharmakologischer Wirkung eine Bedeutung für den Menschen haben. Eine Vielzahl der von Pflanzen produzierten Substanzen wird nach neueren Erkenntnissen als unentbehrlich für die Gesundheit eingestuft. Seit geraumer Zeit konzentriert sich das Interesse auf Zusammenhänge zwischen Zivilisationskrankheiten und dem Verzehr von Obst und Gemüse. Aus zahlreichen epidemiologischen und experimentellen Untersuchungen geht hervor, dass eine obst- und gemüsereiche Ernährung vor Krebs- und Herz-Kreislauf-Erkrankungen schützen und das Immunsystem nachhaltig stärken kann. Mittlerweile liegen weltweit mehr als 4000 Studien vor, die sich mit dem Einfluss bestimmter Ernährungsgewohnheiten bei verschiedenen Tumorarten befassen und eine hohe Obst- und Gemüsezufuhr als wichtigsten nutritiven Faktor zur Senkung des Erkrankungsrisikos anerkennen. Eine tumorprotektive Wirkung wird v.a. in der reichlichen Aufnahme von antioxidativen Substanzen gesehen, die in hoher Konzentration mit pflanzlicher Nahrung zugeführt werden. Um diese Erkenntnisse gesundheitspolitisch umzusetzen, hat die Deutsche Gesellschaft für Ernährung zusammen mit verschiedenen Organisationen und der Lebensmittelindustrie im Jahr 2000 die Aktion „Fünf am Tag" gestartet, die einen täglichen Konsum von zwei Portionen Früchten und drei Portionen Gemüse empfiehlt. Die Gesundheitskampagne der „Five-a-day"-Regel besteht in den USA bereits seit 1991 und wird heute international von den Gesundheitsbehörden zur Prävention kardiovaskulärer und tumorbedingter Erkrankungen befürwortet.
Sekundäre Pflanzeninhaltsstoffe, die mit der Nahrung zugeführt werden, sind zwar nicht essenziell, haben jedoch eine den Vitaminen vergleichbare ernährungsphysiologische Bedeutung und werden sinngemäß als Phytamine bezeichnet. Zu den gesundheitsfördernden Phytaminen zählen Karotinoide, Flavonoide, Polyphenole und Phytoöstrogene. Diese Verbindungen zeichnen sich durch ein breites pharmakologisches Wirkprofil aus. Unter dem Aspekt der Prävention von Atherosklerose und kardiovaskulären Erkrankungen sind v.a. die ausgeprägten **Radikalfängereigenschaften** und der positive **Einfluss** auf die **Kapillarpermeabilität** und **-fragilität** von Bedeutung. In dem relativ jungen Gebiet der Krebsprävention mit pflanzlichen Wirkstoffen liefern Phytamine (z.B. Catechine im grünen Tee, Resveratrol in Weintrauben bzw. Rotwein) vielversprechende Ergebnisse an verschiedenen Krebszellmodellen. Es sind hochpotente **Tumorinhibitoren**, die an verschiedenen Stellen der Tumorgenese eingreifen. Entscheidend für die Prävention sind jedoch Vielfalt und tägliche Abwechslung, der hohe protektive Wert der Phytamine resultiert aus den vielfältigen Wechselbeziehungen und Synergismen der einzelnen Substanzgruppen.

Karotinoide

Vorkommen

Karotinoide sind nahezu ubiquitär verbreitet und kommen in zahlreichen Obst- und Gemüsesorten vor. Bisher sind über 600 verschiedene von Pflanzen synthetisierte Karotinoide bekannt, die durch ihre charakteristische Polyenstruktur mit kumulierten Doppelbindungen aus acht Isopreneinheiten für die intensive gelb bis rote Farbe in Blüten und Früchten verantwortlich sind. Der Pflanze dienen sie als Schutz vor Infektionen oder in den oberirdischen Pflanzenteilen vor UV-Strahlung. Karotinoide repräsentieren eine der wichtigsten Phytamingruppen. Für den Menschen haben sie als Antioxidanzien und physiologische Modulatoren eine gesundheitliche Bedeutung. Bekannte Vertreter sind das β-Karotin als Vorstufe von Vitamin A und das intensiv rot gefärbte Lycopin, das die stärkste antioxidative

Wirkung unter den Karotinoiden aufweist. Lycopin ist in hoher Konzentration in Tomaten und in geringeren Mengen in einigen anderen Obst- und Gemüsesorten enthalten. Werden frische Tomaten in Fett erhitzt, erhöht sich dessen Bioverfügbarkeit und damit sein gesundheitlicher Wert.

Wirkungen

Karotinoide, insbesondere Lycopin, sind als **Antioxidanzien** nicht nur in der Lage, freie und aggressive Sauerstoffradikale unschädlich zu machen, sondern können v.a. den potenziell schädigenden Singulett-Sauerstoff entschärfen. Damit stellen diese Substanzen einen wirksamen Schutz gegenüber der zellschädigenden Röntgen-, UVB- und Höhenstrahlung dar. Epidemiologische und experimentelle Studien bestätigen die **protektive Wirkung** von Lycopin bei **Herz-Kreislauf-** und **Tumorerkrankungen**. Studienergebnissen zufolge korrelieren niedrige Plasmaspiegel an Karotinoiden, bzw. deren geringe Aufnahme direkt mit dem KHK-, Herzinfarkt- oder Krebsrisiko. Eine Studie neueren Datums mit mehr als 50 000 männlichen Teilnehmern zeigt, dass durch hohe Lycopinspiegel, wie sie durch eine tomatenreiche Nahrung erreicht werden, deutlich weniger Männer an Prostatakrebs erkranken. Ebenso wird bei Frauen das Brustkrebsrisiko erheblich gesenkt und die Inzidenz von Magen- oder Darmkrebs verringert.
Klinisch bestätigt sind positive Effekte der Karotinoide auf die Funktion des Immunsystems bei älteren Menschen, bei altersbedingter Makuladegeneration und Katarakt.

Polyphenole

Vorkommen

Unter der Bezeichnung Polyphenole werden Substanzen mit mehr als einer Phenolgruppe im Molekül zusammengefasst, deren Strukturvielfalt von einfachen Phenolderivaten bis hin zu hochmolekularen Verbindungen reicht. Einfache Phenolderivate und Phenolsäuren vom Typ der Zimtsäure, als wichtigste Kaffee-, Ferula- und Chlorogensäure, sowie Benzoesäurederivate wie Gallus- und Ellagsäure als Bestandteil von Catechinen, sind reichlich in fast allen Früchten, vielen Gemüsearten, in grünem und schwarzem Tee enthalten. Polyphenole stellen mengenmäßig die größte Phytamingruppe in unserer Nahrung dar.

Wirkungen

Alle phenolischen Phytamine sind starke Antioxidanzien mit antikarzinogenen Eigenschaften. Sie wirken **antiatherogen**, hemmen die Thrombozytenaggregation und haben damit eine große Bedeutung in der Prävention von koronaren Herzerkrankungen. Polyphenole greifen in die Arachidonsäurekaskade ein, hemmen die Enzyme Cyclooxygenase und 5-Lipoxygenase und **verhindern** die **Bildung** von **entzündungsfördernden Mediatoren**. Kaffee-, Ferula- und Chlorogensäure sind potente Inhibitoren der Nitrosaminbildung, die durch den Verzehr von nitrathaltigen Speisen und nitratreichem Gemüse ausgelöst wird. Der gesundheitliche und präventive Wert von Olivenöl hängt neben seiner einzigartigen Fettzusammensetzung in erster Linie mit dem beträchtlichen Spektrum an Polyphenolen zusammen, die im Olivenöl in großer Menge enthalten sind.

Flavonoide

Vorkommen

Flavonoide sind im Pflanzenreich ähnlich wie die Karotinoide nahezu ubiquitär vertreten und kommen in großer Vielfalt in pflanzlicher Nahrung vor. Alle Obstarten, Blatt- und

Wurzelgemüse, einige Getreidesorten, Mais, sowie schwarzer und grüner Tee enthalten Flavonoide.

Wirkungen

Flavonoide sind potente Radikalfänger, die als Schutz vor dem toxischen Singulettsauerstoff und UV-Strahlung vorwiegend in den äußeren Teilen der Pflanze angereichert sind. Beim Schälen von Früchten oder beim Entfernen der äußeren Blätter von Gemüse gehen erhebliche Mengen dieser gesundheitsfördernden Substanzen verloren. Für den Menschen haben Flavonoide in der Nahrung große Bedeutung als Antioxidanzien, einige der Flavonoide weisen zusätzlich spezifische Wirkungen auf.
Flavonoide wirken **antiatherogen** durch Schutz der LDL-Fraktion vor Oxidation, **antithrombotisch** durch Hemmung der Thrombozytenaggregation und sie **hemmen Enzyme**, die freie Radikale produzieren. Aus experimentellen Untersuchungen geht hervor, dass Flavonoide Zellen vor Röntgen- und UV-Strahlung schützen können, sowie **antiproliferative** und **antikarzinogene Eigenschaften** aufweisen. Mittlerweile gilt als belegt, dass eine flavonoidreiche Nahrung das Risiko von Myokardinfarkt und Herztod deutlich verringert. Auch in der Prävention von Tumorerkrankungen spielt die tägliche Zufuhr von Flavonoiden in Obst und Gemüse eine entscheidende Rolle.

Phytoöstrogene

Vorkommen

Phytoöstrogene sind in der Natur weit verbreitet und häufiger Bestandteil pflanzlicher Nahrung. Unter dieser Bezeichnung wird eine chemisch heterogene Gruppe von phenolischen Pflanzeninhaltsstoffen mit hormonähnlicher Wirkung zusammengefasst, zu denen Isoflavone, Cumestane und Lignane als wichtigste Stoffklassen gehören. Isoflavone wie z.B. Genistein und Daidzein sind in großen Mengen in Hülsenfrüchten, v.a. in Sojabohnen und Rotklee enthalten, Cumestane in Gemüsekeimlingen, Klee oder Sojasprossen. Lignane kommen in allen Getreidesorten, ölhaltigen Früchten und Samen (z.B. Leinsamen, Sesam), Stein- und Beerenobst und vielen Gemüsesorten vor. Isoflavone und Lignane sind potente Antioxidanzien, vermindern die Oxidationsempfindlichkeit von LDL und schützen vor Atherosklerose.

Wirkungen

Besonderes Interesse fanden in jüngster Zeit die Isoflavone der Sojabohne, denen eine Reihe gesundheitsfördernder Eigenschaften zugeschrieben werden. Aus epidemiologischen Studien und der wesentlich niedrigeren Brustkrebsrate bei asiatischen Frauen, deren Nahrung reich an Sojaprodukten ist, lässt sich eine **geringere Inzidenz koronarer Herzerkrankungen** und bestimmter Tumorarten, u.a. von **Brust-** und **Prostatakrebs**, ableiten. Experimentelle Ergebnisse zeigen eine Stimulierung der Osteoblasten und eine Hemmung der knochenabbauenden Osteoklasten durch Isoflavone, womit eine **Verringerung des Osteoporoserisikos** verbunden ist.
Phytoöstrogene beeinflussen die biologische Aktivität und den **Metabolismus körpereigener Sexualhormone**. Sie binden an den Östrogenrezeptor (Östrogen- bzw. Estrogenrezeptor ER), und zwar stärker an ER-β als an ER-α, der vorwiegend in Brust- und Uterusgewebe lokalisiert ist. Auf diese Weise sollen Phytoöstrogene – im Gegensatz zur Hormonersatztherapie mit Östrogenen – keine Proliferation des Brust- und Uterusgewebes auslösen. Phytoöstrogene gelten als natürliche **S**elektive **E**strogen-**R**ezeptor-**M**odulatoren (= Phyto-

SERMs), die abhängig vom endogen-hormonellen Milieu am Rezeptor agonistisch oder antagonistisch wirken und damit östrogene oder antiöstrogene, teilweise auch progesterone Wirkungen entfalten. Von den Isoflavonen in Sojaprodukten sind positive Effekte auf den weiblichen Hormonstatus bekannt. In der Menopause wirken sie als Östrogenagonisten, typische Beschwerden wie Hitzewallungen und Atrophie des Urogenitaltrakts werden reduziert. Aufgrund widersprüchlicher zellbiologischer und tierexperimenteller Ergebnisse – isolierte Isoflavone, insbesondere Genistein stimulieren in therapeutischer Dosierung die Proliferation bestimmter Mammakarzinomzelllinien – ist eine mögliche Gefährdung des Brust- und Uterusgewebes derzeit noch nicht abzuschätzen. Auch die klinische Datenlage ist nicht ausreichend, um eine Verbesserung klimakterischer Beschwerden und einen positiven Einfluss auf die Inzidenz von Krebserkrankungen eindeutig zu bestätigen. Nach momentanem Kenntnisstand ist es verfrüht, die Einnahme konzentrierter Isoflavone als alternative und risikofreie Hormonsubstitution im Klimakterium zu betrachten. Im Rahmen einer obst- und gemüsereichen Ernährung können Phytoöstrogene jedoch im Zusammenspiel mit zahlreichen weiteren Substanzen aus der Gruppe der Phytamine gesundheitsfördernde und präventive Effekte auslösen.

4 Pflanzliche Zubereitungen

Arzneidrogen kommen als Ganzdroge oder angemessen zerkleinert in den Handel. Sie können direkt eingenommen werden, z.B. Leinsamen, Kürbissamen, Wacholder- und Heidelbeeren, in den meisten Fällen werden die Drogen jedoch in Form von Zubereitungen angewendet. Durch Extraktion von frischem oder häufiger getrocknetem Pflanzenmaterial mit Wasser, Ethanol-Wasser-Mischungen oder einem anderen geeigneten Lösungsmittel werden hydrophile und lipophile Pflanzeninhaltsstoffe in Abhängigkeit von der Polarität des Extraktionsmediums gelöst und von den unlöslichen Gerüstsubstanzen abgetrennt. Pflanzliche Zubereitungen werden entweder in ihrem ursprünglichen Zustand appliziert (Tee, Tinktur) oder zu flüssigen, halbfesten oder festen Darreichungsformen weiter verarbeitet.

4.1 ■ Zubereitungen aus Frischpflanzen

Frische Pflanzenteile dienen als Ausgangsmaterial für Presssäfte, Destillate und ölige Pflanzenauszüge.

4.1.1 Presssäfte

Presssäfte werden durch Auspressen frisch geernteter, saftreicher Pflanzenteile evtl. unter Zusatz geringer Mengen Wasser gewonnen. Sie enthalten vorwiegend die wasserlöslichen Inhaltsstoffe der Pflanze, es können aber auch bis zu 30% wasserunlösliche Substanzen in den Presssaft übergehen. Frischpflanzenpresssäfte bilden die Grundlage vieler Kneipp-Arzneien und gehören zum überwiegenden Teil zur Gruppe der traditionell verwendeten und freiverkäuflichen, d. h. nicht apothekenpflichtigen Arzneimittel. In der ärztlichen Verordnung sind sie – mit wenigen Ausnahmen wie z. B. dem Presssaft aus dem frischen Kraut des roten Sonnenhut (*Echinacea purpurea* (L.) MOENCH) – kaum von Interesse, sondern werden hauptsächlich im Bereich der Selbstmedikation eingesetzt.

Ethanolisch-wässrige Frischpflanzenauszüge haben in der Homöopathie und Spagyrik eine größere Bedeutung. Homöopathische Urtinkturen werden nach den Vorschriften des Homöopathischen Arzneibuchs meist aus frischen Pflanzen hergestellt und weiter potenziert. Urtinkturen und Zubereitungen niederer Potenz enthalten die Pflanzeninhaltsstoffe noch im stofflich messbaren Bereich und werden häufig mit dem gleichen Indikationsanspruch wie Phytopharmaka eingesetzt.

4.1.2 Destillate

Destillate werden durch Wasserdampfdestillation vorwiegend aus frischem, seltener aus ausgetrocknetem Pflanzenmaterial gewonnen. Im Destillat liegen wasserdampfflüchtige Bestandteile der Pflanze (ätherische Öle, Senföle) in angereicherter Form vor. In bestimmten

Fällen, insbesondere für Pflanzen mit thermolabilen Inhaltsstoffen, wird eine Vakuumdestillation bevorzugt.

4.1.3 Ölige Pflanzenauszüge

Ölige Pflanzenauszüge (arzneiliche Öle) werden mit Hilfe nicht trocknender Öle (Oliven-, Mandel- oder Erdnussöl) u.a. aus Arnika-, Kamillen- und Ringelblumenblüten oder Johanniskraut durch Extraktion bzw. Mazeration hergestellt. Sie enthalten lipophile Inhaltsstoffe einer Pflanze, wie Karotinoide, ätherische Öle oder Phytosterine. Ölige Pflanzenauszüge sind relativ instabil und in gut verschlossenen Glasgefäßen kühl und vor Licht geschützt aufzubewahren. Zur innerlichen Applikation werden sie in Weichgelatinekapseln abgefüllt (z.B. Knoblauchöl), äußerlich direkt als Öl (z.B. Johanniskrautöl) oder in Form von Salben angewendet. Ölauszüge wurden besonders von SEBASTIAN KNEIPP empfohlen, noch heute basieren viele KNEIPP-Arzneien auf öligen Zubereitungen.

4.2 ■ Zubereitungen aus Drogen

4.2.1 Wässriger Drogenauszug – Arzneitee

Wässrige Drogenauszüge sind als älteste Zubereitungsart für Arzneidrogen seit Jahrhunderten als (Heil-)Kräutertees bekannt. Wasser, insbesondere heißes Wasser ist ein gutes Lösungsmittel für viele Drogeninhaltsstoffe. Von Nachteil sind die geringe Stabilität mancher Substanzen im wässrigen Medium und eine rasche Keimvermehrung. Für die Bereitung eines Arzneitees eigenen sich ausschließlich Drogen mit großer therapeutischer Breite und milder Wirksamkeit (Teedrogen). Blätter, Blüten und Kräuter werden grob bis fein geschnitten, Hölzer, Rinden und Wurzeln fein geschnitten oder grob gepulvert, Früchte und Samen gequetscht („angestoßen"). Beim Zerkleinern von Ätherisch-Öl-Drogen werden Drüsenhaare und Ölbehälter zerstört, die flüchtigen Bestandteile können entweichen und der Gehalt an ätherischem Öl nimmt im Laufe der Lagerung ab. Andererseits lassen sich ätherische Öle aus ganzen Früchten nur unvollständig extrahieren. Aus diesem Grund werden Anis-, Fenchel- und Kümmelfrüchte oder Wacholderbeeren als Ganzdroge aufbewahrt und erst kurz vor Gebrauch in entsprechender Menge angestoßen.

Die für eine **Tasse Tee erforderliche Menge** an Droge liegt in etwa bei 2 g. Das entspricht bei Blüten- und Blatt-Drogen 1–2 Esslöffel, bei Früchten und Wurzel-Drogen 1–2 Teelöffel. Die Zubereitung erfolgt mit 150–200 ml Wasser als Aufguss, Abkochung oder Kaltauszug.

Aufguss (Infusum – Infus)

Eine Teezubereitung als Infus eignet sich für zarte Pflanzenteile – Blüten, Blätter, Kraut und Samen – oder fein geschnittene Rinden- und Wurzel-Drogen, sowie für Drogen mit flüchtigen (ätherische Öle) oder thermolabilen (Bitterstoffe) Inhaltsstoffen.

Herstellung: die benötigte Menge Droge mit siedendem Wasser übergießen, 10 bis 15 Minuten abgedeckt ziehen lassen und durch ein Sieb abgießen.

Abkochung (Decoctum – Dekokt)

Eine Zubereitung als Abkochung ist für harte Drogen – Rinden, Wurzeln, Hölzer – oder Drogen mit schwer löslichen Bestandteilen (z.B. Kieselsäure im Schachtelhalmkraut) geeig-

net. Bei einem Ansatz in kaltem Wasser werden die Zellwände durch Quellung durchlässiger und die Inhaltsstoffe leichter gelöst.
Herstellung: Die benötigte Menge Droge mit kaltem Wasser ansetzen, langsam zum Sieden erhitzen und 10 bis 15 Min. leicht kochen. Durch ein Sieb abgießen.

Kaltauszug (Maceratio – Mazerat)

Ein Kaltauszug wird von schleimhaltigen Drogen hergestellt. Das Arzneibuch schreibt die Mazeration für schleimhaltige Drogen vor, die gleichzeitig einen größeren Anteil Stärke oder Pektine enthalten und mit heißem Wasser verkleistern können (z.B. Eibischwurzel). Ein Kaltauszug ist immer dann von Vorteil, wenn durch heißes Wasser Begleitstoffe mit unerwünschten Wirkungen in Lösung gehen (z.B. magenreizende Gerbstoffe in Bärentraubenblättern). Aus einer Zubereitung mit kaltem Wasser können Getränke mit hoher Keimzahl resultieren und es ist empfehlenswert, den Kaltauszug vor der Verwendung kurz aufzukochen.
Herstellung: die benötigte Menge Droge mit kaltem Wasser übergießen, den Ansatz mehrere Stunden bei Raumtemperatur unter gelegentlichem Umrühren stehen lassen und anschließend abgießen.
Der Wirkstoffgehalt im fertigen Tee und infolgedessen seine Wirksamkeit ist abhängig vom Zerkleinerungsgrad der Droge, der Menge an Droge und an Wasser, der Extraktionstemperatur und -zeit. Bei der Verwendung von pulverisierter Droge ist gegenüber der Schnittdroge die Ausbeute an Extraktivstoffen oft wesentlich höher, ziehen lassen von 10–15 Min. löst bei fein geschnittenen Drogen viele Inhaltsstoffe nahezu vollständig. Ätherische Öle gehen als lipophile Substanzen nur teilweise ins wässrige Medium über und können bis zu 70% im Rückstand zurückbleiben. Gelegentliches Umrühren und Ausdrücken des Teefilters erhöht die Extraktionsquote, ein Abdecken der Tasse verhindert das Entweichen flüchtiger Bestandteile.

Rezepturanleitung

Ein Arzneitee besteht entweder aus einer einzelnen Droge oder ist aus einer Mischung verschiedener Drogen zusammengesetzt. Teemischungen (= Species) werden oft aus geschmacklichen Gründen bevorzugt. Die individuelle Verordnung eines Arzneitees hat heute durchaus noch ihre Berechtigung, da neben pharmakologischen Effekten auch unbewusste Anteile einer Therapie mitspielen. Bereits die Teebereitung bestärkt den Patienten in dem Gefühl, selbst aktiv zu seiner Gesundung beizutragen. Das Überbrühen, Abseihen und schluckweise Trinken des heißen Tees wirkt entspannend und hilft, von der Hektik des Alltags abzuschalten, wodurch insbesondere die Wirkung eines Schlaf- und Nerventees unterstützt wird. Wärmegefühl und Wohlbefinden durch den angenehmen Geruch und Geschmack kommen hinzu. Die Verordnung eines Arzneitees ist v.a. bei Krankheitsbildern mit erhöhtem Flüssigkeitsbedarf von Vorteil. Eine vermehrte Aufnahme von Wasser verhindert das Austrocknen der Schleimhäute während einer Erkältungskrankheit oder fördert die Durchspülungstherapie bei Harnwegsinfektionen. Erkrankungen der Atem- und der Harnwege gehören demnach neben Nervosität und Schlafstörungen oder Verdauungsbeschwerden zu den Hauptindikationsgebieten für einen Arzneitee.

Rezepturregeln

Bei der Zusammenstellung einer Teerezeptur sind einige Regeln zu beachten. Das klassische Teerezept sollte nicht mehr als vier bis sechs, max. acht Drogen enthalten. Zu verwenden sind ausschließlich monographiekonforme Drogen von Arzneibuch-Qualität und milder Wirksamkeit.

- **Remedium cardinale** (Grund- oder Basismittel): bestimmt die Hauptwirkung des Tees. Möglichst nur ein oder zwei Drogen entsprechend dem Indikationsanspruch auswählen.
- **Renedium adjuvans** (Begleit- oder Hilfsdroge): verstärkt oder ergänzt die Hauptwirkung.
- **Remedium corrigens:** verbessert den Geschmack und/oder die Verträglichkeit. Bevorzugt werden Drogen mit ätherischen Ölen, z.B. Pfefferminzblätter, Anis- und Fenchelfrüchte.
- **Remedium constituens** (Füll- oder Schmuckdroge): gibt dem Tee durch Farbe oder Form ein gefälligeres Aussehen. Im Idealfall wird die Wirkung des Basismittels unterstützt, z.B. blaue Lavendelblüten in einem Schlaftee, die auffälligen weißen Blütenkörbchen der Römischen Kamille in einem Magentee, violette Malvenblüten in einem Hustentee.

Das vollständige Teerezept muss Angaben zur Menge bzw. zum Mengenverhältnis der einzelnen Bestandteile und zur Beschaffenheit der verwendeten Drogen – ganz (= totus, tot.), geschnitten (= concis, conc.), gequetscht (= contusus, cont.) – enthalten. Erforderlich sind weiter eine genaue Dosierungs- und Zubereitungsanleitung (als Infus, Dekokt oder Mazerat), sowie Angaben zur Anwendungsdauer. In der Regel orientiert sich die Dosierung an folgendem Schema: 1 bis 3 Teelöffel Droge auf eine Tasse von 150 bis 200 ml Wasser, 2 bis 3 Tassen täglich, bei kurmäßiger Anwendung über einen Zeitraum von 3 bis 4 Wochen. Husten- und Erkältungstees dürfen gesüßt werden, am besten mit Honig. Magen-Darm- und Leber-Galle-Tees sollten möglichst ungesüßt getrunken werden.
Im Laufe der Zeit haben sich immer wiederkehrende Rezepturen bewährt, in denen oft nur eine Komponente ausgetauscht oder in ihrer Konzentration verändert wurde. In der Verordnung kann man sich nach den Standardzulassungen richten, die für eine große Auswahl von Drogen und Teemischungen vorhanden sind, oder man nimmt die NRF-Formeln (NRF = Neues Rezeptformularium) im Anhang des Deutschen Arzneimittel-Codex DAC zu Hilfe. Beide Rezepturvorschriftensammlungen sind in der Apotheke zu erfragen.

Filterbeuteltee

Die Extraktionsquote einer Teedroge wird maßgeblich von ihrem Zerkleinerungsgrad bestimmt. Mit dem Einsatz von Filterbeuteln wird eine deutlich geringere Teilchengröße – fast bis zum Pulver – ermöglicht und die Inhaltsstoffe werden schneller und vollständiger extrahiert. Vorteile eines Filterbeuteltees sind die praktische Handhabung durch Feinschnittdrogen, wodurch die Herstellung als Abkochung entfällt, und die stets gleiche Zusammensetzung und Dosierung durch fertig abgepackte Portionsbeutel. Ein Entmischen während des Transports wie bei losen Teemischungen ist nicht möglich. Als Nachteile sind zu nennen, dass im Drogenfeinschnitt qualitätsmindernde Beimischungen (z.B. Stängelteile in Blüten-Drogen) visuell nicht erkannt werden und ätherische Öle während der Lagerung leichter entweichen können. Bei qualitativ hochwertigen Filterbeuteltees ist daher jeder einzelne Teebeutel aromageschützt verpackt.

Instant-Tee

Tassenfertige Instant-Tees (Pulver- und Granulat-Tees) werden aus wässrigen oder wässrig-ethanolischen Drogenauszügen hergestellt, denen durch spezielle Trocknungsverfahren (z.B. im Sprühverfahren) das Lösungsmittel entzogen wurde. Abhängig vom Extraktionsmedium können daher im fertigen Pulver oder Granulat neben den wasserlöslichen auch lipophile Inhaltsstoffe der Pflanze enthalten sein. Während des Herstellungsprozesses werden Füll- und Trägerstoffe (Saccharose, Dextrin, Gummi arabicum), Farb- und Aromastoffe zugesetzt. Dem Endprodukt können anschließend die durch Wärmebehandlung verloren gegangenen ätherischen Öle in mikroverkapselter Form wieder beigefügt werden.

Instant-Tees lösen sich leicht und rückstandslos in heißem oder kaltem Wasser und sind wegen der einfachen Zubereitungsart bei den Patienten beliebt. Von Nachteil ist der hohe Anteil an Füll- und Trägerstoffen, der je nach Qualität bei einem Pulvertee zwischen 50 und 92 % betragen kann. Dementsprechend liegt der Drogenextraktanteil unter Umständen unter 10 %. Empfehlenswerte Pulvertees enthalten ca. 50 % Drogenextrakt. Besonders hoch ist der Zuckeranteil bei einem Granulat-Tee, der bis zu 97 % aus Saccharose und nur zu 2–3 % aus pflanzlichen Bestandteilen bestehen kann.

4.2.2 Alkoholische Drogenauszüge – Tinkturen, Extrakte

Alkoholische Drogenauszüge werden durch Extraktion mit Ethanol verschiedener Konzentration, Methanol, Isopropanol oder einem anderen geeigneten Extraktionsmittel gewonnen. Alkohol ist ein gutes Lösungsmittel für viele Pflanzeninhaltsstoffe und verhindert gleichzeitig hohe Keimzahlen. Gegenüber wässrigen Auszügen enthalten alkoholische Drogenauszüge einen höheren Anteil an lipophilen Substanzen, in Abhängigkeit der Ethanolkonzentration bzw. der Polarität des Extraktionsmittels werden auch größere Mengen hydrophiler Inhaltsstoffe extrahiert.
Alkoholische Drogenauszüge werden als flüssige Darreichungsformen (Tinkturen, Fluidextrakte = „Tropfen") direkt appliziert oder in Form von Trockenextrakten zu oralen, festen oder externen Arzneiformen verarbeitet. Tropfen sind leichter einzunehmen und werden deshalb von älteren Patienten bevorzugt, allerdings kann der Alkoholgehalt zwischen 20 und 60 % betragen. Dragees und Kapseln bieten den Vorteil einer ethanolfreien Einnahmeform.

Tinkturen

Tinkturen werden gemäß Arzneibuchvorschrift mit Ethanol-Wasser-Mischungen durch Mazeration oder Perkolation hergestellt. Das Verhältnis Droge zu Extraktionsflüssigkeit ist jeweils im Arzneibuch festgelegt und liegt in der Regel bei einem Teil Droge und fünf Teilen Extraktionsflüssigkeit, bei „vorsichtig zu lagernden Drogen" mit stark wirksamen Inhaltsstoffen bei 1:10. Lösungen von Trockenextrakten in Ethanol geeigneter Konzentration zählen ebenfalls zu den Tinkturen.
Tinkturen sind in gut verschlossenen Gefäßen vor Licht geschützt und kühl aufzubewahren. Durch den Alkoholgehalt sind sie hinsichtlich einer Keimvermehrung lange haltbar, im Laufe der Lagerung können sie jedoch enzymatischen oder oxidativen Veränderungen unterliegen. Tinkturen sollten daher von Zeit zu Zeit hinsichtlich Aussehen (Trübungen, Niederschläge) und Gehalt – dies gilt insbesondere für Tinkturen mit stark wirksamen Inhaltsstoffen – geprüft und innerhalb eines Jahres verbraucht werden.

Extrakte

Extrakte werden ebenfalls durch Extraktion mit Ethanol, Ethanol-Wasser-Mischungen oder einem anderen geeigneten Lösungsmittel – das Arzneibuch erlaubt als Extraktionsmittel auch Trinkwasser mit definierter Spezifikation – durch Perkolation oder Mazeration hergestellt. In die Rahmenmonographie „Extrakte" im Ergänzungsband der 4. Ausgabe des Europäischen Arzneibuchs 2002 wurde eine Herstellung durch geeignete validierte Methoden neu aufgenommen. Extrakte sind konzentrierte, gegebenenfalls auf einen bestimmten Gehalt an Wirkstoffen oder wirksamkeitsmitbestimmenden Inhaltsstoffen eingestellte Zubereitungen. Nach teilweiser oder vollständiger Entfernung des Lösungsmittels erhält man Extrakte von flüssiger (Fluid-Extrakt), zähflüssiger (Spissum-Extrakt) oder trockener (Siccum-Extrakt) Beschaffenheit.

Flüssigextrakte

Flüssig- oder Fluidextrakte unterscheiden sich von den Tinkturen durch ihre höhere Konzentration. Der Herstellungsvorschrift entsprechend werden aus einem Teil Ausgangsdroge im Allgemeinen ein, höchstens zwei Teile Flüssigextrakt gewonnen.

Dickextrakte

Dickextrakte (Spissumextrakte) sind in der Wärme zähflüssige, bei Raumtemperatur plastische, nicht mehr fließfähige Massen mit unterschiedlicher Restfeuchte. Sie sind relativ instabil und anfällig gegenüber Mikroorganismen. Dickextrakte wurden früher häufig als Bindemittel zur Herstellung von Pillen oder Suppositorien gebraucht. Sie können direkt eingenommen werden (z.B. Hefedickextrakt, Süßholzwurzeldickextrakt) oder zu verschiedenen Arzneiformen (z.B. Bäder, Weichgelatinekapseln, Pastillen, Sirupe) verarbeitet werden. Als Ausgangsmaterial moderner Phytopharmaka haben Dickextrakte eine untergeordnete Bedeutung und werden heute größtenteils durch Trockenextrakte ersetzt. Dickextrakte sind nur in Ausnahmefällen besser geeignet, wenn dadurch die Resorption bestimmter Pflanzeninhaltsstoffe verbessert wird, z.B. werden die schwerlöslichen Kava-Pyrone aus einem Kava-Kava-Spissumextrakt, in dem sie in kolloidaler Form gelöst vorliegen, rascher resorbiert.

Trockenextrakte

Trockenextrakte sind feste, meist stark hygroskopische Zubereitungen, die durch schonendes Entfernen des Extraktionsmittels bis auf eine Restfeuchte von 4 bis maximal 5% gewonnen werden. Trockenextrakte werden meist zu festen, oralen Arzneiformen oder in Salbengrundlagen weiterverarbeitet. Der Anteil des Extrakts in Tabletten, Kapseln und Dragees kann bis zu 80% des Gesamtgewichts betragen. Hochdosierte Extrakte lassen sich meist schlecht direkt zu Tabletten oder Tablettenkernen pressen. Eine vorgeschaltete Granulation oder der Zusatz technischer Hilfsstoffe (z.B. Maltodextrin, Siliciumdioxid) verbessert die Eigenschaften eines Trockenextrakts, vermindert seine Klebrigkeit und erhöht die Rieselfähigkeit. Enthält der Extrakt ausschließlich pflanzliche Bestandteile und keine weiteren Hilfsstoffe, wird er als **nativer Extrakt** bezeichnet. Als Arzneistoff in Phytopharmaka muss ein Trockenextrakt bestimmte Qualitätsparameter erfüllen und wird durch Angabe der Ausgangsdroge, der Art und Konzentration des Extraktionsmittels und des Droge-Extrakt-Verhältnisses DEV als Kennziffer der Herstellung genau charakterisiert.

Droge-Extrakt-Verhältnis DEV

Das native Droge-Extrakt-Verhältnis DEV_{nativ} wird mit folgender Formel erfasst:

- DEV_{nativ} = Masse der eingesetzten Droge : Masse des nativen Extrakts

Sie gibt an, wie viel Droge eingesetzt wurde, um eine bestimmte Menge Extrakt (ohne Hilfsstoffe) zu gewinnen. Ist der Zähler größer als der Nenner (z.B. 4,5–6:1), handelt es sich um einen Trockenextrakt, im ungekehrten Fall um einen Flüssigextrakt. Der Zähler wird immer als Spanne angegeben, um damit die von Charge zu Charge und v.a. von Erntejahr zu Erntejahr natürliche Variabilität der Extraktivstoffe zu erfassen. Das DEV_{nativ} wird von der Ausgangsdroge, dem Auszugsmittel, dem Herstellverfahren und den technischen Anlagen (Füllhöhe, statischer Druck) bestimmt. Werden dem Extrakt zur Weiterverarbeitung bzw. zum Einstellen auf einen bestimmten Gehalt indifferente Hilfsstoffe zugesetzt, verändert sich das DEV.

Spezialextrakt

Während der Extraktherstellung können durch ausgewählte Extraktions- und Reinigungsschritte – umlösen, ausfällen, entfetten – unerwünschte, qualitätsmindernde Bestandteile aus dem Rohextrakt eliminiert und/oder wirksamkeits(mit)bestimmende Inhaltsstoffe angereichert werden. Durch Selektion und Konzentration von Wirkstoffen entsteht ein Extrakt, der nicht mehr direkt mit der Ausgangsdroge zu vergleichen ist. Auf diese Weise wird eine ausreichende Dosierung mit für die Wirksamkeit relevanten Inhaltsstoffe ermöglicht, gleichzeitig lässt sich das Nutzen-Risiko-Verhältnis einer Droge erheblich verändern.

Unter diesem Aspekt hat die Kommission E nur für einen genau definierten Spezialextrakt aus Ginkgoblättern und nicht für die Droge Ginkgoblätter allein eine positive Monographie verabschiedet. Bei der Herstellung eines Ginkgo-biloba-Spezialextrakts werden Ginkgolsäuren mit allergenem Potenzial entfernt und die wirksamkeitsbestimmenden Flavonglykoside und Terpenlaktone auf einen gleich bleibenden Gehalt von mind. 24 (–25) % bzw. mind. 6 % angereichert.

Im Jahr 2002 wurde im Ergänzungsband der 4. Auflage des Europäischen Arzneibuchs eine neue Rahmenmonographie „Extrakte" als richtungweisend implementiert, in der Extrakte als „Zubereitungen von flüssiger (Fluidextrakte, Tinkturen), halbfester (zähflüssige Extrakte) oder fester Beschaffenheit (Trockenextrakte)" definiert werden. Nach dieser neuen Definition fallen nunmehr auch Tinkturen unter die Monographie Extrakte und werden nicht mehr wie bisher in einer eigenen Monographie beschrieben.

4.2.3 Traditionelle pflanzliche Zubereitungen

Aus der traditionellen Anwendung sind folgende pflanzliche Zubereitungen überliefert, die in der heutigen Phytotherapie nur noch eine untergeordnete Bedeutung haben.

- **Sirupe** sind flüssige Zubereitungen mit hohem Zuckeranteil und einem Zusatz von Pflanzenextrakten oder Arzneistoffen. Liegt der Zuckeranteil über 65 %, sind keine Konservierungsmittel erforderlich. Ein Sirup dient als Geschmackskorrigens oder als Grundlage für Hustensäfte und ist v.a. in der Kinderheilkunde beliebt.
- **Medizinische Weine** werden durch Mazeration entsprechender Drogen mit Südwein oder durch mischen von Pflanzenextrakten oder -tinkturen mit Wein gewonnen. Sie enthalten ca. 16 Vol.% Alkohol und werden als Tonika, v.a. als Kräftigungs- oder appetitanregende Magenmittel verwendet.
- **Aromatische Elixiere** bestehen aus Tinkturen verschiedener Pflanzen, die mit Zucker, ätherischen Ölen oder Gewürzen versetzt wurden.
- **Alkoholische Destillate** enthalten die aus der entsprechenden Droge destillierten ätherischen Öle und stellen ethanolische bzw. wässrig-ethanolische Lösungen ätherischer Öle dar. Damit die Öle klar gelöst bleiben, müssen alkoholische Destillate einem Alkoholgehalt von mindestens 40 Vol.% Alkohol aufweisen. Sie werden als „Geist" oder „Spiritus" bezeichnet und sind zum inneren oder äußerlichen Gebrauch bestimmt (z.B. Melissengeist, Rosmarinspiritus).

4.2.4 Arzneiformen zur äußerlichen Anwendung – Externa

Wässrige und wässrig-ethanolische Drogenauszüge werden äußerlich als Lösungen zu Umschlägen, Waschungen und Bädern verwendet oder dienen in Form von Tinkturen, Flüssig- oder Trockenextrakten der Herstellung von Salben.

Umschläge

Umschläge wirken aufgrund der Verdunstungskälte kühlend, antiphlogistisch und juckreizstillend. Wegen der raschen Austrocknung müssen sie regelmäßig angefeuchtet werden. Umschläge unterstützen die Reinigungs- und Granulationsphase oberflächlicher Wunden und sind bei akuten, entzündlichen oder nässenden Hauterkrankungen und Ulzerationen indiziert. Alkoholische Lösungen mit einem Gehalt von 50–70 Vol.% Ethanol kühlen stärker als wässrige Lösungen, trocknen und entfetten aber auch mehr.

Halbfeste Arzneiformen – Salben

Salben im weiteren Sinne sind halbfeste Zubereitungen zur Anwendung auf der Haut oder Schleimhaut. Sie bestehen aus einer Grundlage, in der die Wirkstoffe gelöst oder dispergiert (fein verteilt) sind. Eine topische Applikationsform sollte immer auf den Hautzustand und das Entzündungsstadium bzw. das Erscheinungsbild der Effloreszenzen abgestimmt werden. Die Salbengrundlage besitzt selbst heilungsfördernde Eigenschaften. Abhängig von ihrer Zusammensetzung aus Fetten, Ölen, Wachsen, Vaseline, Glyzerin und anderen Substanzen beeinflusst sie als hydrophiles oder lipophiles System die Wirkstofffreisetzung und die therapeutische Wirksamkeit. Wasserhaltige Zubereitungen werden zur Behandlung akuter Entzündungen bevorzugt, da sie kühlend und in gewissem Maß trocknend wirken. Fetthaltige Zubereitungen bilden einen zusammenhängenden Lipidfilm auf der Haut, der die Abdunstung verhindert, den Feuchtigkeitsgehalt und die Elastizität der oberen Hautschichten erhöht. Verhärtete Hornschichten weichen auf und die Wirkstoffe können in tiefere Hautschichten eindringen. Fettreiche Salben eignen sich zur Behandlung von chronischen Hautveränderungen. Halbfeste Arzneiformen werden entsprechend ihrem Wassergehalt und der Hydrophilie der Grundlage eingeteilt in Cremes, Salben, Pasten und Gele.

Cremes

Cremes sind mehrphasige Systeme von weicher Konsistenz, die aus einer lipophilen und einer wässrigen Phase bestehen. Je nach Emulsionstyp unterscheidet man die abwaschbare, hydrophile Creme als O/W = Öl-in-Wasser-Emulsion (d.h. die äußere, mengenmäßig größere Phase ist Wasser) und die fettende, hydrophobe W/O = Wasser-in-Öl Emulsion (in eine äußere, ölige Phase ist Wasser eingearbeitet). Cremes wirken durch den Wassergehalt und die schnellere Abdunstung kühlend und entzündungsmildernd, gleichzeitig aber auch trocknend. Sie haben eine mittlere Tiefenwirkung und sind bei (sub)akuten, entzündlichen Dermatosen indiziert.

Salben

Salben sind hydrophob und enthalten im Allgemeinen kein Wasser. Fettsalben sind wasserabstoßend, emulgierende Salben können unter Bildung einer Wasser-in-Öl-Emulsion Wasser aufnehmen. Durch den Okklusiveffekt wird eine Wasser- und Wärmeabdunstung verhindert, daher sind Salben nicht zur Behandlung akut-entzündlicher oder nässender Hauterkrankungen geeignet. Durch ihre ausgeprägte Tiefenwirkung werden Salben bei chronischen Entzündungen und trockenen Hautveränderungen bevorzugt.

Pasten

Pasten enthalten in der Salbengrundlage einen Feststoffanteil von 20–50%. Sie können Wasser binden, wirken trocknend und werden als vorübergehende Maßnahme bei nässenden Hauterkrankungen eingesetzt (z.B. Zinkpaste bei Windeldermatitis).

Gele

Gele sind durchsichtige, fett- und emulgatorfreie Zubereitungen auf der Basis von quellfähigen Grundstoffen (z.B. Polyacrylsäure, Hydroxyethylcellulose). Sie bilden einen kühlenden, juckreizstillenden Film auf der Haut und eignen sich v.a. zur Behandlung von allergischen Hauterscheinungen, Insektenstichen und Sonnenbrand. Emulgatorfreie Hydrogele sind speziell bei der so genannten Mallorca-Akne indiziert, die durch UV-A-Strahlung im Zusammenspiel mit Emulgatoren in Sonnenschutzmitteln und Kosmetika ausgelöst wird. Weitere Anwendungsgebiete für Gele sind Venenentzündungen und stumpfe Verletzungen.

5 Rechtliche Bestimmungen, Arzneimittelgesetz

Die rechtlichen Bestimmungen des 2. Arzneimittelgesetzes (AMG) von 1976 gelten in gleicher Weise für Phytopharmaka wie für chemisch-synthetische Arzneimittel. § 21 AMG 76 schreibt die Zulassungspflicht für alle Arzneimittel fest, die mit einem klaren Indikationsanspruch versehen sind. Voraussetzung für ihre Verkehrsfähigkeit ist der Nachweis der pharmazeutischen Qualität, Wirksamkeit und Unbedenklichkeit.

5.1 ■ Pharmazeutische Qualität

Die Qualitätsanforderungen des Arzneimittelgesetzes sind national in den Arzneimittelprüfrichtlinien nach § 26 AMG 76, sowie im Bereich der EU in der Richtlinie 75/318 EWG festgelegt und gelten uneingeschränkt für pflanzliche und chemisch-definierte Arzneimittel. Die Sicherstellung einer gleich bleibenden Qualität gestaltet sich bei Phytopharmaka, bedingt durch deren besondere Wirkstoffdefinition, wesentlich aufwändiger und gleichzeitig kostenintensiver. Nach § 10 AMG 76 wird der pflanzliche Extrakt in seiner natürlichen stofflichen Gesamtheit als wirksamer Bestandteil betrachtet, auch wenn für einige wenige Drogen bestimmte Inhaltsstoffe als allein für die Wirksamkeit verantwortlich akzeptiert werden.
Der pflanzliche Extrakt stellt immer ein komplex zusammengesetztes Vielstoffgemisch dar, das natürlichen Schwankungen unterliegt. Um die Qualität des Extrakts als Ganzes zu gewährleisten, sind daher erheblich mehr Herstell- und Kontrollmaßnahmen erforderlich. Abhängig von der Auswahl des Drogenmaterials – Pflanzenteil, Zerkleinerungsgrad – und der Art des Herstellungsverfahrens – Elutionskraft des Lösungsmittels, Extraktionszeit und -temperatur – können aus einer Arzneipflanze Extrakte mit unterschiedlichem Inhaltsstoffmuster entstehen, die sich dementsprechend auch in ihrem Wirkungs- und Nebenwirkungsprofil unterscheiden. Ein möglichst konstantes Spektrum der Inhaltsstoffe ist jedoch die Voraussetzung für einen zuverlässigen und von Charge zu Charge reproduzierbaren therapeutischen Erfolg eines Phytopharmakons.
Im Qualitätssicherungssystem kommt der **Ausgangsdroge** eine zentrale Bedeutung zu, da die Zusammensetzung des Extrakts bei definiertem Auszugsmittel und Herstellungsverfahren im Wesentlichen von der Qualität des pflanzlichen Rohmaterials bestimmt wird. Zur Optimierung der Ausgangsdroge tragen Empfehlungen einer „Good Agricultural Practice (GAP)" und „Good Collecting Practice (GCP)" bei, die die Qualität von Saatgut oder Stecklingen, Kultivierungstechniken, Bewässerung und Düngematerial, den Ernteprozess, sowie Trocknungs-, Lagerungs- und Transportbedingungen betreffen. Heute sind Drogen erhältlich, die in ihren Spezifikationen weit über die Rahmenbedingungen der Arzneibuchmonographien hinausgehen. Andererseits ist die quantitative und qualitative Zusammensetzung der Inhaltsstoffe zahlreichen äußeren Einflüssen unterworfen, wie z.B. Klima, Dauer der Sonneneinstrahlung, Standort und Bodenbeschaffenheit, so dass die Ausgangsdroge von Charge zu Charge und v.a. von Erntejahr zu Erntejahr in einer naturgemäßen Variabilität anfällt. Diese

natürliche Schwankungsbreite der Inhaltstoffe kann auch in einem kontrollierten Arzneipflanzenanbau nicht ausgeschaltet werden.

Das gesamte Inhaltsstoffspektrum einer Droge und des daraus resultierenden Extrakts wird entsprechend pharmazeutischen und therapeutischen Gesichtspunkten nach folgendem **Klassifizierungsschema** unterteilt:

- **Wirksamkeitsbestimmende Inhaltsstoffe oder Stoffgruppen:** mehr oder weniger chemisch definierte oder definierbare Komponenten, z.B. Aescin in Rosskastaniensamen, Silymarin in Mariendistelfrüchten. Diese Substanzen tragen entscheidend zur Wirksamkeit einer Droge oder Zubereitung bei und können in einer Gehaltsprüfung erfasst werden.
- **Wirksamkeitsmitbestimmende/pharmakologisch relevante Inhaltsstoffe oder Stoffgruppen:** für die Gesamtwirkung der Droge bzw. des Extraktes mitverantwortlich, z.B. Hypericin im Johanniskraut, Procyanidine in Weißdornblättern mit Blüten, Caffeoylchinasäuren in Artischockenblättern.
- **Leitsubstanzen** sind charakteristische, drogenspezifische Inhaltsstoffe, die für die Identitätsprüfung der Droge und für die Qualitätskontrolle während der Extraktherstellung von Bedeutung sind, z.B. Valerensäure in Baldrianwurzel.
- **Begleitstoffe oder Coeffektoren:** können als Lösungs- und/oder Resorptionsvermittler die Pharmakokinetik der wirksamkeits(mit)bestimmenden Inhaltsstoffe beeinflussen und somit die Hauptwirkung unterstützen, z.B. Saponine im Goldrutenkraut.
- **Unerwünschte Begleitstoffe:** wie Allergene (z.B. Helenalin in Arnikablüten) oder toxische Substanzen (z.B. Ginkgolsäuren in Ginkgoblättern, Pyrrolizidinalkaloide in Huflattichblättern) sollten bei der Extraktion im Rückstand verbleiben oder werden durch entsprechende Modifikation des Extraktionsverfahrens aus dem Extrakt entfernt, um seine Unbedenklichkeit zu garantieren.
- **Ubiquitäre Begleitstoffe:** z.B. Kohlenhydrate, Proteine, fettes Öl, gehen abhängig von der Polarität des Auszugsmittels in den Extrakt über.
- **Gerüstsubstanzen** (Cellulose, Pektine, Lignin): verbleiben bei der Extraktion im Rückstand.

In die Qualitätsprüfung hinsichtlich Reproduzierbarkeit des Inhaltsstoffspektrums von Droge und Extrakt werden nur Substanzen der ersten fünf Gruppen mit einbezogen, d.h. Inhaltsstoffe mit pharmazeutischer, pharmakologischer oder toxikologischer Relevanz. Im Rahmen der Extraktherstellung findet eine Bewertung der einzelnen Inhaltsstoffe einer Droge statt und es werden Qualitätsstandards erstellt, die in die jeweiligen Extrakt-Spezifikationen eingehen.

Die qualitative und quantitative **Überprüfung** der **Extraktivstoffe** erfolgt mit modernen Untersuchungsmethoden durch HPLC (High Performance Liquid Chromatography)- oder Gaschromatographie. Die analytische Auftrennung und Erfassung einzelner Komponenten ergibt ein so genanntes Fingerprintchromatogramm, das den Extrakt eindeutig kennzeichnet und als Beleg der Chargenkonformität gewertet werden kann. Eine genaue phytochemische Charakterisierung des Extrakts durch drogenspezifische Parameter gilt als Grundvoraussetzung für valide Aussagen zur Wirksamkeit, denn nur von Extrakten konstanter Zusammensetzung und Qualität ist eine reproduzierbare therapeutische Wirksamkeit und Unbedenklichkeit zu erwarten.

Um Phytopharmaka mit einheitlichen Qualitätsprofilen zu erhalten, stehen Standardisierungsmaßnahmen von der Stufe der Drogengewinnung bis zur anschließenden pharmazeutisch-technologischen Weiterverarbeitung des Extrakts zum Fertigarzneimittel in einem optimierten und validierten Herstellungsverfahren an erster Stelle.

5.1.1 Standardisierung

Standardisierung wird definiert als **Qualitätsvereinheitlichung** von der **Droge** zum **Extrakt** über sämtliche Herstellungsstufen hinweg. Sie umfasst alle Maßnahmen, die nötig sind, um eine von Charge zu Charge wiederholbare Qualität des Extrakts und daraus resultierender Phytopharmaka zu garantieren.

Standardisierung beginnt bereits bei der Drogenselektion gemäß Arzneibuch-Monographie oder nach firmeneigener Spezifikation und schließt das Mischen von Drogenchargen verschiedener Ernten und Standorten mit ein. Zur quantitativen Überprüfung der Extraktivstoffe werden **wirksamkeitsmitbestimmende Inhaltsstoffe**, von denen ein Beitrag zur Gesamtwirkung belegt ist (z.B. α-Bisabolol in Kamillenblüten), im allgemeinen als konstanter Mindestgehalt bzw. Bereich angegeben, für **unerwünschte Begleitstoffe** (z.B. Ginkgolsäuren im Gingko-biloba-Spezialextrakt) wird ein Höchstgehalt festgelegt. Sind wirksamkeitsbestimmende oder pharmakologisch relevante Inhaltsstoffe einer Droge nicht bekannt, wird eine Standardisierung mittels **Leitsubstanz** vorgenommen. Leitsubstanzen sind chemisch-definierte, charakteristische Inhaltsstoffe von Drogen und Extrakten, die keinen unmittelbaren Beitrag zur beanspruchten Wirksamkeit leisten, sondern ausschließlich als analytische Hilfsgröße eingesetzt werden. Mit Hilfe der Leitsubstanz werden laufende Inprozesskontrollen zur Qualität und Stabilität des Extrakts auf den verschiedenen Herstellungsstufen durchgeführt, die gegebenenfalls Korrekturmaßnahmen erfordern.

Als Ergebnis aller Standardisierungsmaßnahmen erhält man einen qualitativ hochwertigen „standardisierten" Extrakt, der durch seine Spezifikation näher charakterisiert wird. Die Menge an Gesamtextraktivstoff wird über das **native Droge-Extrakt-Verhältnis** $\mathbf{DEV_{nativ}}$ in seiner natürlichen Schwankungsbreite erfasst.

5.1.2 Normierung

Sind wirksamkeitsbestimmende Inhaltsstoffe bekannt, schließt sich an die Standardisierung eine Normierung an. Nach HEFENDEHL und LANDER bedeutet Normierung die *„Einstellung eines Drogenpulvers oder Extrakts auf einen festgelegten Normwert mit Angabe des Mindest- und Höchstgehalts, bezogen auf eine Substanz oder Substanzgruppe, die als wirksamkeitsbestimmend gilt".*

Gemäß Arzneibuch wird eine Normierung mit inerten Trägermaterialien, z.B. Maltodextrin oder Laktose durchgeführt oder sie erfolgt durch Mischen mit Drogen bzw. Extrakten höheren oder niedrigeren Gehalts.

Eine Normierung ist bei Drogen mit stark wirksamen Inhaltsstoffen mit geringer therapeutischer Breite unerlässlich, um mit der Vorgabe einer definierten Menge an wirksamer Substanz eine exakte Dosierung zu gewährleisten. Das Arzneibuch schreibt eine Normierung für Drogen mit stark wirksamen Alkaloiden (z.B. eingestellte Belladonnatinktur) oder Herzglykosiden (z.B. eingestelltes Adonispulver) vor.

Deklaration

Phytopharmaka auf der Basis eines normierten Extraktes sind an ihrer Deklaration zu erkennen, da die zur Normierung eingesetzten wirksamkeitsbestimmenden Inhaltsstoffe immer deklariert werden. Die Angabe von qualitäts- und wirksamkeits**mit**bestimmenden Inhaltsstoffen auf dem Etikett und der Verpackung des Arzneimittels ist nach Meinung des BfArM nicht erlaubt. Gehaltsangaben zu diesen Bestandteilen sind aber zum Teil in den jeweiligen

Fachinformationen nach § 11a AMG 76 zu finden. Leitsubstanzen werden nach den derzeit geltenden Vorgaben der europäischen Leitlinien nicht genannt. Dies entspricht den Aussagen des „Bühler Papiers" aus dem Jahre 1995, nach dem eine Normierung auf pharmakologisch relevante Substanzen – und damit auch deren Deklaration auf der Verpackung – nicht zulässig ist. Damals wurde Hypericin in Johanniskrautextrakten von einer wirksamkeitsbestimmenden zu einer pharmakologisch relevanten Substanz zurückgestuft und die Angabe „eingestellt/standardisiert auf ... mg Gesamthypericin" im Pflichttext auf der Verpackung musste entfallen. Die Einstellung eines Extrakts auf einen definierten Gehalt an wirksamkeits**mit**bestimmenden Inhaltsstoffen oder Leitsubstanzen könnte eine reproduzierbare Wirksamkeit vortäuschen, die nicht gegeben sein muss. Solange nicht eindeutig geklärt ist, welche Inhaltsstoffe allein für die Wirksamkeit einer Droge verantwortlich sind, lautet die Wirkstoffdeklaration entsprechender Produkte nur auf die Menge des zugrunde liegenden Extrakts und enthält keine Angaben zum Gehalt einzelner Inhaltsstoffe. Ein Wegfall der Deklaration ist aber nicht dahingehend zu verstehen, dass Leitsubstanzen und pharmakologisch relevante Inhaltsstoffe nicht mehr ausreichend in der Qualitätssicherung berücksichtigt und dokumentiert werden.

5.1.3 Extraktdefinition nach dem Europäischen Arzneibuch

Gemeinsame Anstrengungen von Phytopharmaka-Herstellern und Gesetzgeber haben in den letzten 20 Jahren dazu geführt, dass heute in Deutschland Phytopharmaka verfügbar sind, die nach Qualität und Herstellung den strengen Anforderungen der Arzneimittelprüfrichtlinien, der GAP (Good Agricultural Practice)- und GMP (Good Manufacturing Practice)-Richtlinien, sowie der europäischen Leitlinie „Quality of Herbal Medicinal Products" genügen und weltweit Vorbildcharakter haben.

Die neue Rahmenmonographie „Extrakte" im Ergänzungsband der 4. Auflage des Europäischen Arzneibuchs 2002 unterscheidet drei Kategorien von Extraktqualitäten, in die nunmehr auch Tinkturen als eine Form flüssiger Extrakte mit eingeschlossen sind:

- **Standardisierte (standardised) Extrakte** werden auf einen bestimmten Gehalt an (einem) Inhaltsstoff(en) mit bekannter therapeutischer Wirksamkeit (innerhalb eines akzeptierten Intervalls) eingestellt und gegebenenfalls mit inertem Material ohne therapeutische Aktivität verdünnt oder durch Verschneiden von Extraktchargen unterschiedlichen Gehalts durchgeführt (z.B. Senna-, Rosskastanien- oder Mariendistel-Extrakt). Nach bisheriger Sprachregelung in Deutschland entspricht diese Definition einem „normierten" Extrakt, im englischen Sprachgebrauch existiert keine Differenzierung der Begriffe „Standardisierung" und „Normierung". Derzeit erfolgt die Anpassung an die europäische Definition.
- **Quantifizierte (quantified) Extrakte** werden durch Mischen verschiedener Extraktchargen gleicher Herstellung und mengenmäßig unterschiedlichen Gehalts auf (eine) Spanne(n) von Inhaltsstoffen, die zur Wirksamkeit beitragen, eingestellt (z.B. Johanniskraut-, Weißdorn-oder Ginkgo-Extrakt). In den letzten Jahren (seit dem Bühler-Brief aus dem Jahr 1995) war diese Vorgehensweise in Deutschland nicht mehr zulässig, eine Anpassung an die europäische Definition erfolgt.
- **„Andere" (other) Extrakte** definieren ihre Qualität ausschließlich über das Herstellungsverfahren. Nach bisheriger Sprachregelung in Deutschland entsprechen diese Extrakte dem „standardisierten" Extrakt (z.B. Baldrian- oder Brennnesselwurzelextrakt).

Dem Expertengremium der Europäischen Arzneibuchkommission obliegt die Aufgabe, Zuordnungen bestehender Extraktmonographien zu einer der Kategorien vorzunehmen, was in manchen Fällen nicht eindeutig zu realisieren sein wird. Nach dem jeweiligen Stand der Wissenschaft, z.B. durch neue Erkenntnisse zu wirksamkeitsbestimmenden Inhaltsstoffen, können sich Zuordnungen ändern und Umorientierungen von einem ursprünglich „anderen" Extrakt zum „quantifizierten" bzw. „standardisierten" Extrakt möglich werden.

5.2 ■ Wirksamkeit und Unbedenklichkeit

5.2.1 Wirksamkeit

Nachdem durch Standardisierungsmaßnahmen qualitativ hochwertige Phytopharmaka als Basis eines reproduzierbaren therapeutischen Erfolgs verfügbar sind, konzentriert sich die wissenschaftliche Forschung zunehmend auf die Aufklärung von Wirkmechanismen und den Nachweis der klinischen Wirksamkeit von Phytopharmaka.

Die Wirkungen einer Droge und ihrer Inhaltsstoffe werden in pharmakologischen und biochemischen In-vitro-Modellen erfasst. Experimentell ermittelte Daten zur Pharmakodynamik lassen auf mögliche Wirkmechanismen des Extrakts oder seiner Einzelbestandteile schließen, daraus lässt sich jedoch nicht zwangsläufig die therapeutische Wirksamkeit des fertigen Phytopharmakons ableiten. Aussagen zur Wirksamkeit beziehen den Krankheitsprozess mit ein und stehen in Relation zum erwarteten Heilungserfolg. Die Wirksamkeit eines Arzneimittels ist als Verbesserung des Befindens, als Heilung oder Linderung von Symptomen, als Vermeidung einer Krankheit oder Verhinderung von Komplikationen zu erkennen und nur in kontrollierten klinischen Studien am Menschen sicher nachzuweisen.

Pflanzliche Extrakte stellen immer komplexe Vielstoffgemische dar, ein allein für die Wirksamkeit verantwortlicher Inhaltsstoff ist meist nicht bekannt. Nach wie vor ist es schwierig, pharmakologische und molekularbiologische In-vitro- und In-vivo-Daten mit den einzelnen Komponenten eines Extrakts qualitativ und quantitativ zu korrelieren. Pharmakologisch relevante Substanzen tragen zur Gesamtwirkung bei, Begleitsubstanzen können die Löslichkeit, das Freisetzungs- und Resorptionsverhalten verschiedener Komponenten beeinflussen und somit die Bioverfügbarkeit erheblich verändern. Selbst bei Drogen und Extrakten, für die ein definierter Inhaltsstoff bzw. eine Stoffgruppe als wirksamkeitsbestimmend anerkannt wird, können die isolierten Inhaltsstoffe im Vergleich zum gesamten Pflanzenextrakt unterschiedliche therapeutische Effekte hervorrufen.

Beim Nachweis von Wirksamkeit und Unbedenklichkeit eines Phytopharmakons geht man daher nicht von einzelnen Wirksubstanzen, sondern vom gesamten Extrakt als Wirkstoff aus und spricht vom aktiven Prinzip oder Wirkprinzip des Pflanzenextraktes. Auf diese Weise wird eine Prüfung mit wissenschaftlichen Methoden, u.a. die Erfassung von Dosis-Wirkungs-Beziehungen, auch ohne Kenntnis der wirksamkeitsbestimmenden Inhaltsstoffe ermöglicht. Dem Arzneimittelgesetz und den geltenden Arzneimittelprüfrichtlinien entsprechend sind zum Nachweis von Wirksamkeit und Unbedenklichkeit toxiokologische, pharmakologische und klinische Unterlagen gefordert. Mit der vierten Novelle zum Arzneimittelgesetz wurde zusätzlich eingefügt: *„zu berücksichtigen sind ferner die medizinischen Erfahrungen der jeweiligen Therapierichtungen"*. Damit wird zum Ausdruck gebracht, dass die therapeutischen Besonderheiten dieser Therapierichtungen in angemessener Weise in die Beurteilung mit eingehen sollen. Nach den derzeitigen regulativen Vorgaben in Deutschland kann der Wirksamkeitsnachweis für Phytopharmaka außer durch klinische Studien auch in Form anderen wissenschaftlichen Erkenntnismaterials erbracht werden. Für eine Vielzahl von Drogen besteht bezüglich ihrer Wirksamkeit eine langjährige und umfangreiche Erfahrung, die noch nicht anhand klinischer Studien nachgewiesen ist. Folglich werden in der Gruppe der Phytopharmaka Arzneimittel mit sehr unterschiedlich dokumentierter Wirksamkeit subsumiert, was auch aus dem jeweiligen Zulassungsstatus (☞ 5.3) ersichtlich wird. Insgesamt werden zum **Wirksamkeitsnachweis** akzeptiert:

- **Kontrollierte klinische Studien:** als wissenschaftliches Standardverfahren gilt die randomisierte, doppelblinde und placebokontrollierte Studie nach den Empfehlungen der Europäischen Kommission (GCP-konform, GCP = Good Clinical Practice)
- **Nicht kontrollierte Studien**
- **Anwendungsbeobachtungen**
- Bezugnahme auf die **Aufbereitungsmonographien der Kommission E**, auf **ESCOP- und WHO-Monographien**

Die Aufbereitungstätigkeit der Kommission E wurde mit Inkrafttreten der 5.AMG-Novelle im Jahre 1994 eingestellt, daher sind die Monographien im Einzelfall hinsichtlich ihrer Aktualität zu überprüfen:

- Bezugnahme auf wissenschaftliche Veröffentlichungen oder nicht veröffentlichte Gutachten wissenschaftlicher Fachgesellschaften, Meinungen von Expertenkommissionen
- Sammlung von Einzelfallberichten, die eine wissenschaftliche Auswertung ermöglichen

Der Nachweis durch klinische Studien gestaltet sich bei Phytopharmaka häufig schwieriger, da es sich im Allgemeinen um Arzneimittel mit großer therapeutischer Breite und milder Wirksamkeit handelt, die vorwiegend bei leichteren Erkrankungen eingesetzt werden. Mittlerweile liegen ca. 1000 randomisierte placebokontrollierte klinische Studien mit Phytopharmaka vor, die den internationalen GCP-Kriterien entsprechen und valide Daten zur Wirksamkeit liefern. Dies gilt nicht nur für Zubereitungen aus Drogen mit bekannten wirksamkeitsbestimmenden Inhaltsstoffen (z.B. Rosskastaniensamen, Mariendistelfrüchte), sondern auch für Extrakte, deren Wirksamkeit keinem einzelnen pharmakologisch aktiven Inhaltsstoff zugeordnet werden kann (z.B. Sägepalmenfrüchte, Ginkgoblätter, Johanniskraut).

Zum überwiegenden Teil (ca. 80%) beziehen sich die Studienergebnisse auf standardisierte Monoextraktpräparate. Einige Studien wurden bei gleicher Indikation gegen ein synthetisches Referenzpräparat durchgeführt, wobei vielfach die therapeutische Äquivalenz des Phytopharmakons nachgewiesen werden konnte. Inzwischen liegen bereits Daten aus Bioverfügbarkeits- und Pharmakokinetik-Studien vor, die vorwiegend mit normierten Extrakten auf der Basis bekannter wirksamkeitsbestimmender Drogeninhaltsstoffe durchgeführt wurden.

5.2.2 Unbedenklichkeit

Der Aspekt der Unbedenklichkeit eines Arzneimittels ist eng mit seiner Qualität und Wirksamkeit verknüpft und schlägt sich in einer Nutzen-Risiko-Abwägung als Voraussetzung für seine Verkehrsfähigkeit nieder. Die Beurteilung, inwieweit ein Arzneimittelrisiko toleriert werden kann, ist von der Art der zu behandelnden Krankheit und der Schwere der Nebenwirkungen abhängig. Die Toleranzgrenze ist bei Phytopharmaka, die vorwiegend zur Behandlung leichter bis mittelschwerer Erkrankungen eingesetzt werden, daher wesentlich höher anzusetzen. Zum Beleg der Unbedenklichkeit sind pharmakologisch-toxikologische Prüfungen anhand international anerkannter Standards gefordert, die Untersuchungen zur akuten und chronischen Toxizität, den Nachweis von Karzinogenen oder Allergenen, sowie Angaben über unerwünschte Neben- und Wechselwirkungen mit einschließen. Für die Zulassung zum Markt sind Mutagenitätsstudien erforderlich, die das Potential eines Pflanzenextrakts, Gen- und/oder Chromosomenmutationen zu induzieren, erkennen lassen. Die so erhaltenen Daten

bilden die Grundlage für eine Bewertung des Risikos durch das BfArM und können zur Einleitung eines Stufenplans bis hin zum Verbot bestimmter Arzneimittel führen.
Pflanzliche Drogen und Arzneimittel sind per se nicht nebenwirkungsfrei, aufgrund der meist langjährigen Anwendung sind sie jedoch im Allgemeinen nicht mit einem großen Sicherheitsrisiko behaftet. Zur akuten Toxizität von Pflanzen und Arzneidrogen liegen experimentelle Ergebnisse und ein großes Erfahrungsmaterial vor. Stark wirksame Inhaltsstoffe vieler (Gift-)pflanzen werden vorwiegend als Reinstoffpräparate eingesetzt, die eine exakte Dosierung ermöglichen. Somit sind akut-toxische Wirkungen bei bestimmungsgemäßem Gebrauch in der Regel nicht zu befürchten. Bei der Aufbereitungstätigkeit der Kommission E wurden Pflanzen mit unvertretbarem Risiko mit einer Negativmonographie bewertet und nachfolgend aus dem Arzneischatz eliminiert. Nebenwirkungen bestimmter Drogen sind im Allgemeinen gut dokumentiert und führen zur Anordnung von Anwendungsbeschränkungen und Kontraindikationen (z.B. Süßholzwurzel, Anthrachinon-Drogen). Der langjährige Gebrauch einer Pflanze oder Zubereitung allein stellt jedoch keine absolute Garantie für eine unbedenkliche Anwendung dar, wie Meldungen der Vergangenheit zu aristolochia- oder pyrrolizidinhaltigen Arzneimitteln gezeigt haben. Im Zusammenhang mit der Aufklärung neuer Wirkprinzipien und Inhaltsstoffe können selbst bei altbewährten Pflanzen Substanzen mit möglichem Allergie- oder Nebenwirkungspotential entdeckt werden. Gleichzeitig wurde in den letzten Jahren die Nachweisgrenze für karzinogene oder toxische Substanzen durch immer genauere chemische Analysenmethoden erheblich gesenkt. Berichte der jüngsten Zeit zu leberschädigenden Wirkungen von Schöllkraut und Kava-Kava-Rhizom oder zu Wechselwirkungen mit Johanniskraut deuten in diese Richtung. Insbesondere für Drogen mit nicht tradierter Anwendung sind daher toxikologische Prüfungen gemäß Arzneimittelprüfrichtlinien unerlässlich.

Pflanzliche Karzinogene

Karzinogene sind definitionsgemäß Substanzen, die beim Mensch oder Tier die Inzidenz maligner Tumoren erhöhen, die Latenzzeit der Entstehung verkürzen oder das Tumorspektrum im Gewebe erweitern können.
Zu den bekannten pflanzlichen Karzinogenen zählen die lebertoxischen Pyrrolizidin-Alkaloide der Huflattichblätter, Farfarae folium (*Tussilago farfara* L.) oder der Beinwellwurzel, Symphyti radix (*Symphytum officinale* L.) und das Asaron im ätherischen Öl des Kalmusrhizoms, Calami rhizoma (*Acorus calamus* L.). Das ehemalige BGA veröffentlichte 1992 eine Anwendungsbeschränkung für die innerliche Anwendung von Pyrrolizidinalkaloid-haltigen Zubereitungen hinsichtlich Dosierung (Tageshöchstmenge bei Teemischungen nicht mehr als 10µg Gesamtalkaloide, heute unabhängig von der Darreichungsform auf 1µg pro deklarierter Tagesdosis beschränkt) und Anwendungsdauer (nicht mehr als 4 bis 6 Wochen im Jahr). Durch züchterische Maßnahmen und spezielle Extraktionsverfahren sind heute pyrrolizidinfreie Zubereitungen und Phytopharmaka verfügbar.

Pflanzliche Allergene

Pflanzliche Allergene kommen als Inhalations-Allergene, Nahrungsmittel- und Kontaktallergene vor und rufen vorwiegend Allergien vom Typ I oder IV hervor.

Inhalations-Allergene

Unter Inhalations-Allergenen versteht man Substanzen in der Atmosphäre, die beim Einatmen mit der Nasen- und Mundschleimhaut in Berührung kommen und Symptome eines

Heuschnupfens oder Entzündungsreaktionen auslösen. Zu dieser Gruppe zählen in erster Linie die Pollenkörner der Gräser, Bäume und Blüten, aber auch Pilzsporen und Bestandteile ätherischer Öle.

Nahrungsmittelallergene
Inhaltsstoffe bestimmter Früchte (Erdbeeren, Zitrusfrüchte), Gemüse- (Tomaten) oder Gewürzpflanzen (Ingwer, Koriander, Majoran, Pfeffer, Senf, Vanille) können Nahrungsmittelallergien unterschiedlicher Symptomatik hervorrufen. Die Beschwerden reichen von Magen-Darm-Störungen, Hautausschlägen oder Migräne bis hin zum anaphylaktischen Schock.

Kontaktallergene
Kontaktallergene führen zu Hautreaktionen in Form von Dermatitiden und Pustelbildung. Zu den stärksten Kontaktallergenen zählen phenolische Inhaltsstoffe und bestimmte Sesquiterpenlactone aus der Familie der Asteraceae (Chrysanthenum-, Parthenum- und andere Arten). Potentielle Allergene sind das Sesquiterpenlacton Helenalin und seine Derivate aus den *Arnikablüten*, Arnicae flos (Arnica montana L.), aber auch Bestandteile ätherischer Öle, u.a. von Nelken- und Zimtöl oder Perubalsam.

5.3 ■ Zulassung von Phytopharmaka

Nach der europäischen Richtlinie 65/65/EWG zur Angleichung der Rechts- und Verwaltungsvorschriften für Arzneimittel in der EU, die in allen Mitgliedstaaten in die nationale Gesetzgebung implementiert ist, dürfen Fertigarzneimittel nur dann in Verkehr gebracht werden, wenn sie durch die zuständige Bundesoberbehörde überprüft und zugelassen sind oder wenn die Kommission der Europäischen Gemeinschaft eine entsprechende Genehmigung erteilt hat. Die Regelungen der Richtlinie 65/65/EWG wurden in Deutschland mit dem 2. Arzneimittelgesetz aus dem Jahr 1976 in nationales Recht umgesetzt und traten im Jahr 1978 in Kraft. Seither müssen alle Arzneimittel bevor sie als verkehrsfähig gelten, ein Zulassungsverfahren durchlaufen, in dem das Bundesinstitut für Arzneimittel und Medizinprodukte (BfArM) die vom pharmazeutischen Unternehmer eingereichten Unterlagen und Sachverständigengutachten zur Herstellung, analytischen, pharmakologisch-toxikologischen und klinischen Prüfung präparateindividuell bewertet. Die Zulassung wird erteilt und auf Antrag des Herstellers nach erneuerter Überprüfung alle fünf Jahre verlängert, wenn die Qualitätsanforderungen erfüllt sind und der Nachweis der Wirksamkeit und Unbedenklichkeit, bezogen auf den Indikationsanspruch, in klinischen Studien erbracht ist.
Mit Inkrafttreten des 2. Arzneimittelgesetzes im Jahr 1978 wurde somit erstmals der Nachweis der Wirksamkeit gefordert. Bis zu diesem Zeitpunkt wurden Fertigarzneimittel nach den Vorgaben des ersten Arzneimittelgesetzes von 1961 lediglich passiv registriert und mit einer Registriernummer versehen, jedoch nicht aktiv durch die Behörde zugelassen. Für die bereits im Verkehr befindlichen registrierten „Altarzneimittel" wurde gemäß EG-Richtlinien eine Übergangsfrist von 12 Jahren eingeräumt, in der sie als fiktiv zugelassen gelten und verkehrsfähig bleiben sollten. Diese Präparate werden im Rahmen des Nachzulassungsverfahrens nach § 105 AMG hinsichtlich ihrer Übereinstimmung mit den Anforderungen des 2. AMG 76 geprüft, damit eine Zulassung erteilt werden kann.

5.3.1 Nachzulassungsverfahren

Für Phytopharmaka als Arzneimittel einer „besonderen Therapierichtung" nach § 25 AMG 76 gilt, dass für eine Nachzulassung der Nachweis der Wirksamkeit und Unbedenklichkeit außer durch klinische Studien auch durch Bezugnahme auf anderes wissenschaftliches Erkenntnismaterial, z. B. die Aufbereitungsmonographien der Kommission E oder ESCOP-Monographien erfolgen kann. Lässt sich aus dem entsprechenden Erkenntnismaterial eine Wirksamkeit nicht ableiten, ist eine präparatespezifische klinische Prüfung erforderlich. Die pharmazeutische Qualität muss in jedem Fall belegt werden. Viele Arzneimittel im Nachzulassungsverfahren genügen hohen Qualitätsansprüchen, auch wenn die Nachzulassung behördlicherseits noch nicht erteilt wurde. Diese Präparate unterliegen in gleicher Weise der behördlichen Arzneimittelsicherheitsüberwachung und sind daher in Hinblick auf mögliche Arzneimittelrisiken wie zugelassene Arzneimittel zu bewerten.

5. Novelle zum Arzneimittelgesetz

Die 5. Novelle zum Arzneimittelgesetz vom 17. August 1994 brachte weitreichende Veränderungen in der Nachzulassung mit sich. Der gesetzliche Auftrag zur Aufbereitung des wissenschaftlichen Erkenntnismaterials und die Erstellung von Monographien an die Kommission E ist entfallen, sie ist nunmehr als Zulassungskommission tätig. Der Rechtsstatus der Aufbereitungsmonographien als Grundlage für eine Beurteilung der Wirksamkeit und Unbedenklichkeit bleibt im Grundsatz erhalten, die Beweislast für die Wirksamkeit seines Produkts wurde jedoch sehr viel deutlicher auf den pharmazeutischen Unternehmer übertragen. Gleichzeitig ist bei der Neuordnung der zentralen Einrichtungen des Gesundheitswesens aus dem ehemaligen Bundesgesundheitsamt (BGA) das Bundesinstitut für Arzneimittel und Medizinprodukte (BfArM) hervorgegangen, das nun als Bundesoberbehörde für die Zulassung von Arzneimitteln zuständig ist. Ende 2000 wurde die interne Struktur des BfArM geändert und drei neue Abteilungen – für europäische Verfahren, für Nachzulassung, für besondere Therapierichtungen (Phytopharmaka und traditionelle Arzneimittel) – kamen hinzu.

Im Zuge der 5. Novellierung des AMG wurden mit § 109a Bedingungen für eine vereinfachte Zulassung traditionell bekannter und bewährter Phytopharmaka geschaffen, die sich auf eine langjährige Erfahrung beziehen und nicht den vollen Wirksamkeitsnachweis anhand klinischer Studien nach international gültigen Richtlinien erbringen können. Weiter wurde dem pharmazeutischen Unternehmer die Möglichkeit eingeräumt, den Nachzulassungsantrag zurückzunehmen mit der Konsequenz, dass das entsprechende Arzneimittel bis zum 31. Dezember 2004 verkehrsfähig bleiben sollte („2005er Regel"). Eine spezielle Kennzeichnung dieser Produkte war nicht vorgesehen. Da mit dem Verzicht auf Nachzulassung gleichzeitig die Überprüfung durch das BfArM entfiel, war die Qualität dieser Arzneimittel für den Verbraucher oft nicht transparent.

Deklaration von Phytopharmaka

Phytopharmaka, für die der Hersteller die Aufnahme in das Nachzulassungsverfahren beantragt, müssen sich in ihrer Deklaration an bestimmten Richtlinien orientieren. Kriterien für eine korrekte und zulassungskonforme Deklaration ergeben sich aus der besonderen Wirkstoffdefinition der Phytopharmaka, nach der der gesamte Pflanzenextrakt als wirksamer Bestandteil gemäß § 10 AMG zu betrachten ist. Um den Gesamtextrakt näher zu charakterisieren, sind folgende Angaben unerlässlich:

- **Art des Wirkstoffs** und Bezeichnung der **Ausgangsdroge** z.B. Trockenextrakt aus Johanniskraut
- **Menge des Wirkstoffs/Extrakts** pro abgeteilter Form bei festen Arzneiformen oder pro Packung bei flüssigen Arzneiformen; z.B. 1 Filmtablette enthält 600 mg Trockenextrakt aus Johanniskraut, 100 g Lösung enthalten 50 g Flüssigextrakt aus Thymiankraut
- **Droge-Extrakt-Verhältnis DEV** in seiner natürlichen Schwankungsbreite z.B. 2,5 – 5 : 1 Das Droge-Extrakt-Verhältnis ist eine essenzielle Kenngröße der Deklaration und beschreibt die Extraktausbeute in einem reproduzierbaren Herstellungsprozess (☞ 4.2.2 Extrakte). Das DEV ist abhängig vom Extraktionsverfahren und vom Extraktionsmittel, je niedriger die DEV-Werte, desto ergiebiger ist das verwendete Lösungsmittel.
- **Art und Konzentration des Extraktionsmittels**, z.B. Ethanol 60 % (m/m). In Abhängigkeit ihrer Lipophilie werden unterschiedliche Inhaltsstoffe extrahiert, die Deklaration des Lösungsmittels ist daher für eine Qualitätsbeurteilung essenziell.
- **Indikation:** die Indikation muss mit den Angaben in der Aufbereitungsmonographie der jeweiligen Droge bzw. mit dem aktuellen Wissensstand übereinstimmen, keine „Indikationslyrik" oder Aufzählung möglicher Wirkungen. Im Rahmen der Zulassung kann präparatespezifisch eine über die Vorgaben der Monographie hinausgehende Indikation aufgrund klinischer Daten vergeben werden.
- **Empfohlene Tagesdosierung**

Traditionelle Arzneimittel

Eine gewisse Sonderstellung nehmen Arzneimittel ein, die sich in ihrem Wirksamkeitsanspruch auf den Erfahrungsschatz einer volksheilkundlich tradierten Anwendung beziehen. Für diese Präparate kann der pharmazeutische Hersteller eine Zulassung nach § 109a unter erleichterten Bedingungen beantragen, wobei die traditionelle und langjährige Verwendung der Droge oder Drogenkombination im Einzelfall belegt werden muss. Der Nachweis der Wirksamkeit leitet sich allein durch das Inverkehrbringen vor Inkrafttreten des 2. Arzneimittelgesetzes und der jahrelangen Anwendung ab, eine präparatespezifische klinische Prüfung ist nicht erforderlich. Nach § 109a können zugelassene Arzneimittel ein hohes Maß an pharmazeutischer Qualität aufweisen. Mit Einreichung der Zulassungsunterlagen ist eine korrekte Qualitätsdokumentation erforderlich, die jedoch nur stichprobenartig vom BfArM überprüft wird. Als Qualitätsgarantie gilt die eidesstattliche Erklärung des Unternehmers. Die Zulassung wird ohne klinischen Wirksamkeitsbeleg und unter Verzicht auf die Angabe einer Indikation erteilt. Voraussetzung für die Nutzung der Zulassung nach § 109a ist die Unbedenklichkeit der entsprechenden Droge oder Drogenkombination, die sich meist ebenfalls aus der langjährigen Anwendung ergibt.

Anwendungsgebiete

Traditionelle Arzneimittel haben nicht den Anspruch auf Heilung oder Linderung einer Krankheit, sondern werden zur Stärkung, Vorbeugung oder Unterstützung therapeutischer Maßnahmen eingesetzt. Sie können nur Anwendungsgebiete beanspruchen, die von der zuständigen Bundesoberbehörde unter Berücksichtigung der Besonderheiten dieser Arzneimittel und der tradierten und dokumentierten Erfahrung festgelegt wurden (§ 109 AMG Absatz 3). Traditionelle Arzneimittel sind an der pflichtmäßigen Kennzeichnung „Traditionell angewendet bei/zur ..." auf dem Behältnis, und soweit verwendet auf der äußeren Umhüllung und in der Packungsbeilage, zu erkennen. Anstelle einer krankheitsbezogenen Indikation sind sie mit der Angabe von einem oder mehreren der folgenden Anwendungsgebiete versehen:

- „zur Stärkung oder Kräftigung"
- „zur Vorbeugung"
- „zur Besserung des Befindens"
- „zur Unterstützung der Organfunktion"
- „als mild wirkendes Arzneimittel bei ..."

Obligatorisch ist bei den meisten Präparaten weiter der Hinweis: „Diese Angabe beruht ausschließlich auf Überlieferung und langjähriger Erfahrung".
Traditionelle Arzneimittel unterscheiden sich in der Dosierung von den Monographieempfehlungen der Kommission E. Als qualitative Mindestanforderung sind lediglich 10% der vorgegebenen mittleren therapeutischen Dosierung erforderlich, sie kann jedoch bis zu 90% erreichen. Aufgrund des niedrigen Indikationsanspruchs und der relativ geringen Wirkstoffkonzentration sind traditionelle Arzneimittel in der Regel für den Verkehr außerhalb der Apotheken freigegeben.
Gründe für eine vereinfachte Zulassung als traditionelles Arzneimittel nach § 109a sind in unzureichenden wissenschaftlichen und klinischen Daten für einen Wirksamkeitsbeleg nach gültigen Standards, in der Berücksichtigung nationaler Gegebenheiten und dem politischen Willen zum Erhalt langjähriger Tradition und Erfahrung, sowie der Notwendigkeit einer beschleunigten Aufarbeitung im Rahmen der Nachzulassung zu sehen.

10. Novelle zum Arzneimittelgesetz

Nach europäischem Recht sollte das Nachzulassungsverfahren für alle Mitgliedsstaaten innerhalb von 12 Jahren nach Inkrafttreten des 2. AMG bis Mai 1990 abgeschlossen sein. Anfang 1998 erging deshalb ein Mahnschreiben der EU-Kommission an die Bundesregierung, in dem das deutsche Nachzulassungsverfahren als schwerer Verstoß gegen das Gemeinschaftsrecht gewertet wurde. Beanstandet wurde v.a., dass Arzneimittel ohne Antrag auf Nachzulassung – und dadurch ohne Überprüfung nach EU-Richlinien – bis zum 31. Dezember 2004 als fiktiv zugelassen gelten und damit verkehrsfähig bleiben sollten.
Im Zuge der EU-Harmonisierung wurde aus diesen Gründen eine erneute Novellierung des Arzneimittelgesetzes erforderlich. Mit der 10. AMG-Novelle vom 4. Juli 2000 soll die Nachzulassung deutlich beschleunigt und innerhalb von fünf Jahren abgeschlossen werden.
Weiter traten **folgende Neuerungen** in Kraft:

- Arzneimittel, für die der Antrag auf Verlängerung der Zulassung gemäß § 105 Abs. 5c zurückgenommen wurde, können wieder in das reguläre Nachzulassungsverfahren überführt werden.
- Darüber hinaus hat der pharmazeutische Hersteller die Möglichkeit, innerhalb einer bestimmten Frist für diese Präparate die vereinfachte Nachzulassung als traditionelles Arzneimittel unter Nutzung des § 109a zu beantragen.
- Für Arzneimittel, die keines der genannten Verfahren nutzen, erlosch die Zulassung zum 31. Januar 2001.
  Um einen geordneten Rückzug vom Markt zu ermöglichen, wurde eine Abverkaufsfrist von 2 Jahren eingeräumt. Damit wird die 2005-Regelung außer für Homöopathika gestrichen. Pharmazeutische Unternehmer mussten sich bis Ende Januar 2001 definitiv entscheiden, ob sie für ihr Produkt die minimale Zulassung als traditionelles Arzneimittel beantragen oder ganz auf eine Zulassung verzichten wollten.

Mit Inkrafttreten der 10. AMG-Novelle sind vom Antragsteller für alle Arzneimittel, die sich in der Nachzulassung befinden, in jedem Einzelfall Unterlagen zu pharmakologisch-toxikologischen und klinischen Prüfungen mit einzureichen. Weitere Änderungen betreffen die

Fristen, in denen bei Beanstandung der vorgelegten Unterlagen Mängel zu beheben sind. Gleichzeitig gilt für fiktiv zugelassene Arzneimittel im Nachzulassungsverfahren nach § 105 und für Präparate, die keine Nachzulassung beantragen, eine eigene Kennzeichnungspflicht. Um den Zulassungsstatus transparent zu machen ist in die Packungsbeilage und die Fachinformation nach § 11a der Hinweis aufzunehmen: „dieses Arzneimittel ist nach den gesetzlichen Übergangsvorschriften im Verkehr. Die behördliche Prüfung auf pharmazeutische Qualität, Wirksamkeit und Unbedenklichkeit ist noch nicht abgeschlossen".

Zulassungsstatus von Phytopharmaka
Entsprechend den Bestimmungen des Arzneimittelgesetzes sind derzeit Phytopharmaka mit **unterschiedlichem Zulassungsstatus** im Verkehr

- Präparate mit Zulassung nach § 21 AMG, erkenntlich an der Zulassungsnummer auf der Verpackung (Zul.-Nr. bzw. EU-Nr.)
- Präparate mit Nachzulassung nach § 105 AMG (Zul.-Nr.)
- Präparate im Nachzulassungsverfahren gemäß § 105 AMG
  Kennzeichnung „dieses Arzneimittel ist nach den gesetzlichen Übergangsvorschriften im Verkehr. Die behördliche Prüfung auf pharmazeutische Qualität, Wirksamkeit und Unbedenklichkeit ist noch nicht abgeschlossen"
- Traditionell angewendete/zugelassene Phytopharmaka nach § 109a (Zul.- Nr. und Angabe „traditionell angewendet zur .../ bei...")
- Präparate mit Verzicht auf fiktive Zulassung bzw. auf Nachzulassung nach § 105 Abs. 5c AMG mit zweijähriger Abverkaufsfrist (Registriernummer Reg.-Nr. oder keine Angabe).
  Die Verkehrsfähigkeit dieser Präparate endet definitiv zum 30.06.2003 oder 31.12.2003

Ende 2002 war das Nachzulassungsverfahren v.a. für Phytopharmaka, die eine Zulassung nach § 109a anstreben nahezu abgeschlossen, wobei in ca. 75% der Anträge positiv entschieden wurde.

5.3.2 Standardzulassung

Nach den Bestimmungen des 2. Arzneimittelgesetzes von 1976 müssen alle **Fertigarzneimittel** amtlich zugelassen sein. Im Sinne des Gesetzes versteht man unter Fertigarzneimittel alle im Voraus abgefüllten und in einer zur Abgabe an den Verbraucher bestimmten Verpackung in den Verkehr gebrachten Arzneimittel, also auch fertig abgepackte Teedrogen, Teemischungen und pflanzliche Zubereitungen (Tinkturen).
Standardzulassungen sind allgemein gültige Zulassungen für häufig gebrauchte Arzneimittel, die von zahlreichen pharmazeutischen Unternehmern in gleicher Zusammensetzung in den Verkehr gebracht werden und von der Pflicht der Einzelzulassung befreit sind. Sie stellen für Apotheken die gesetzliche Grundlage zur Herstellung, zum Abfüllen und Inverkehrbringen von Fertigarzneimitteln (z.B. Teemischungen) dar. Standardzulassungen sind nur für Arzneimittel zulässig, von denen keine Gesundheitsgefährdung zu befürchten ist.
Die Qualität dieser Drogen und Zubereitungen ist in den jeweiligen Arzneibuchmonographien festgelegt, die Wirksamkeit und Unbedenklichkeit ergibt sich aus der meist langjährigen Erfahrung. Standardzulassungen existieren für eine große Zahl von Einzeldrogen, sowie für Teemischungen zu den wichtigsten Indikationsgebieten. Die Vorschriften der Standardzulassungen orientieren sich an der Arzneibuchmonographie und enthalten neben qualitativen und quantitativen Merkmalen der Droge Angaben zur Darreichungsform, Art der Anwendung, Haltbarkeit, Verpackung, Kennzeichnung und Packungsbeilage.

5.3.3 Zulassung auf europäischer Ebene

1995 wurde im Zuge der europaweiten Vereinheitlichung ein zweistufiges System der Arzneimittelzulassung eingerichtet, das aus dem zentralen und dem dezentralen Verfahren besteht. Wegen der engmaschigen Überwachung sollen Zulassungen in Zukunft unbegrenzt gelten, die bisherige Fünf-Jahres-Verlängerung soll entfallen.

Zentrales und dezentrales Verfahren

Beim **zentralen Verfahren** erteilt die Europäische Agentur für die Beurteilung von Arzneimitteln EMEA mit Sitz in London – formaljuristisch allerdings die Europäische Kommission – die Zulassung für ein Arzneimittel für alle 15 Mitgliedstaaten der Union, sowie für Norwegen und Island, die seit 1. Januar 2000 dem Arzneimittelsystem der EU beigetreten sind. Die Zulassung gilt EU-weit, d.h. das Arzneimittel ist im gesamten Bereich der Europäischen Union einschließlich Norwegen und Island verkehrsfähig. Die zentrale Zulassung ist für biotechnologische Produkte verpflichtend, nach Plänen der EU-Kommission soll sie künftig auch für innovative Arzneimittel zwingend sein und für weitere Produkte geöffnet werden. Arzneimittel mit bekannten Substanzen und nicht verschreibungspflichtige Arzneimittel haben bislang keinen Zugang zum zentralen Verfahren.

Das **dezentrale Verfahren** beruht auf dem Prinzip gegenseitiger Anerkennung nationaler Zulassungsentscheidungen. Arzneimittel-Herstellern wird aufgrund einer bereits vorliegenden nationalen Erstzulassung ihres Produkts ermöglicht, die Anerkennung in bis zu 14 weiteren Mitgliedsstaaten, sowie in Norwegen und Island zu beantragen. Innerhalb von 90 Tagen können daraufhin die entsprechenden Staaten für ihr Hoheitsgebiet die nationale Zulassung erteilen. Die Anerkennung kann versagt werden, wenn eine Gefahr für die öffentliche Gesundheit vorliegt (Sicherheitsklausel). Bestehen unterschiedliche Auffassungen über die Qualität, Wirksamkeit und Unbedenklichkeit des betreffenden Arzneimittels oder liegen begründete Bedenken vor, wird von zentraler Stelle ein Schiedsverfahren eingeleitet, das bei negativem Bescheid auch die bereits erteilte Zulassung im Erstland gefährden kann. Die Schiedsentscheidung muss von den Mitgliedstaaten umgesetzt werden und führt entweder zur Anerkennung der Zulassung oder zum Widerruf der Erstzulassung.

Phytopharmaka werden im Geltungsbereich der EU seit 1998 grundsätzlich nach dem dezentralen Verfahren zugelassen. Wegen unterschiedlicher Bewertungskriterien für pflanzliche Arzneimittel in den Mitgliedsstaaten liegen jedoch kaum Erfahrungen oder erfolgreich abgeschlossene Verfahren vor. Mit der Entscheidung für eine Ausweitung der nationalen Zulassung auf andere Mitgliedsstaaten werden gleichzeitig die Kernaussagen zur Qualität, Wirksamkeit und Unbedenklichkeit der jeweiligen Arzneidroge in Form von Core-SPCs (SPC = Summary of Product Characteristics, Kernbereich einer europäisch harmonisierten Fachinformation in englischer Sprache) auf der Grundlage der ESCOP- Monographien anerkannt.

Rechtliche Rahmenbedingungen

An der Ausarbeitung der rechtlichen Rahmenbedingungen für eine gegenseitige Anerkennung im dezentralen EU-Zulassungsverfahren ist das offizielle Kommitee für pflanzliche Arzneimittel der EMEA – Herbal Medicinal Products Working Party des Commitee for Proprietary Medicinal Products CPM/ HMPWP – wesentlich beteiligt. Ein wichtiger Schritt war die Ergänzung der Richtlinie 65/65/EWG durch neue Direktiven und gesetzgeberische Regelungen. Seit November 2001 ist für die Belange der Phytopharmaka die Richtlinie 2001/83/EG des Europäischen Parlaments und des Rates (Richtlinie zur Schaffung eines

Gemeinschaftscodexes für Humanarzneimittel) verbindlich, in die alle wesentlichen Inhalte der Richtlinie 65/65/EWG integriert sind und die mit ihrer Veröffentlichung alle vorangegangenen Richtlinien für Arzneimittel außer Kraft setzt. Für Phytopharmaka mit langjähriger Anwendungserfahrung wurde auf der Basis von „allgemein medizinisch verwendet" („well established medicinal use") der Wirksamkeitsbeleg ohne präparateindividuelle klinische Studie ermöglicht. Der Begriff „well established use" bezieht sich dabei immer auf die Anwendung einer bestimmten Substanz für einen speziellen therapeutischen Zweck. Ein Bezug ist nicht möglich, wenn bekannte Substanzen für eine vollständig neue Indikation zur Anwendung kommen. Im Zuge der Harmonisierung europäischer Rahmenbedingungen für ein Zulassungsverfahren wurden Anforderungen an bibliographische Unterlagen formuliert und regulatorisch festgelegt, dass ESCOP- und WHO-Monographien als Zulassungsdokumentation herangezogen werden können.

Richtlinie traditionelle pflanzliche Arzneimittel

Im Januar 2002 wurde von der Europäischen Kommission ein Richtlinien-Entwurf über traditionelle pflanzliche Arzneimittel vorgelegt, der nach Durchlaufen des europäischen Gesetzgebungsverfahrens in 2 bis 3 Jahren in Kraft treten soll. Nach derzeitigem Stand wird der Vorschlag der EU-Kommission keine eigenständige Richtlinie ergeben, sondern in die Richtlinie 2001/83/EG integriert werden. Der geplanten Richtlinie entsprechend wird einer bestimmten Gruppe traditioneller pflanzlicher Zubereitungen, die in einer noch zu erstellenden Liste aufgeführt werden, die vereinfachte Registrierung eröffnet. Ähnlich den Zulassungsbedingungen in Deutschland ist für diese traditionellen Arzneimittel der Nachweis der pharmazeutischen Qualität nach EU-rechtlichen Vorgaben (u.a. Herstellung nach GMP-Regeln) und der Unbedenklichkeit erforderlich. Die Überprüfung der Wirksamkeit ist als Plausibilitätsprüfung der traditionellen Anwendung ausgestaltet, wobei eine mindestens 30-jährige Erfahrung in der Europäischen Gemeinschaft – ersatzweise 15 Jahre in der EU und mindestens 15 Jahre in einem Gebiet außerhalb der EU – vorausgesetzt wird. Mit dieser Richtlinie wird gleichzeitig klargestellt, dass pflanzliche Arzneimittel europaweit nicht nur nach traditionellem Registrierungsverfahren, sondern im Sinne von „well-established-use" anhand bibliographischen wissenschaftlichen Erkenntnismaterials zugelassen werden können.

Damit wurde ein europäischer Rechtsrahmen entwickelt, nach dem es in Zukunft zwei Wege der Zulassung bzw. Registrierung für pflanzliche Arzneimittel geben soll:

- Zulassung nach der Richtlinie 2001/83/EG entweder auf Basis präparatespezifischer Studien und/oder bibliographischer Daten, z.B. ESCOP- oder WHO-Monographien
- Registrierung als traditionelles Arzneimittel („traditional use")

Durch die Abgrenzung von „well-established-use" und „traditional use" wird sichergestellt, dass die in Deutschland auf der Basis bibliographischer Daten, Kommission E- und ESCOP-Monographien gut dokumentierten und zugelassenen Phytopharmaka ihren hohen Indikationsanspruch beibehalten und zugleich den schwächer dokumentierten traditionellen pflanzlichen Arzneimitteln eine weitere Verkehrsfähigkeit ermöglicht.

5.4 ■ Verordnungsfähigkeit von Phytopharmaka

Der Versorgungsanspruch des Patienten und der Versorgungsauftrag des Vertragsarztes sind im 5. Sozialgesetzbuch (SGB V) niedergelegt, das in seinen Paragraphen Regelungen zum Wesen der gesetzlichen Krankenversicherung (GKV) fest schreibt. Nach § 2 SGB V stellen die Krankenkassen „den Versicherten ... Leistungen unter Beachtung des Wirtschaftlichkeitsgebotes zur Verfügung, soweit diese Leistungen nicht der Eigenverantwortlichkeit der Versicherten zugerechnet werden". Der Versorgungsanspruch umfasst Leistungen zur Verhütung, Früherkennung und Behandlung von Krankheiten. Behandlungsmethoden, Arznei- und Heilmittel der besonderen Therapierichtungen sind explizit nicht ausgeschlossen. Damit gehören Phytopharmaka eindeutig zum normalen und regulären Leistungsumfang der GKV und sind gleichberechtigt neben Arzneimitteln anderer Kategorien in die vertragsärztliche Versorgung mit einbezogen.

5.4.1 Kriterien

Basis der Verordnungsfähigkeit von Arzneimitteln zu Lasten der GKV ist ihre Apothekenpflicht. Arzneimittel, die über andere Vertriebswege an den Verbraucher gelangen, fallen nicht unter die Leistungspflicht der gesetzlichen Krankenkassen. Dies setzt gleichzeitig die Verkehrsfähigkeit im deutschen Markt voraus, d.h. das Arzneimittel muss zugelassen, fiktiv zugelassen oder registriert sein. Art und Umfang der Versorgungsleistung werden in den §§ 12 (Wirtschaftlichkeitsgebot) und 70 SGB V geregelt. Demzufolge muss die **Verordnung von Arzneimitteln** dem allgemeinen **Stand der medizinischen Erkenntnisse** entsprechen, sie muss **ausreichend, zweckmäßig und wirtschaftlich** sein und darf das **Maß des Notwendigen nicht überschreiten**. Die Zweckmäßigkeit eines Arzneimittels geht aus seiner Begriffsbestimmung hervor. § 2 AMG 76 definiert Arzneimittel als Stoffe und Zubereitungen, die dazu bestimmt sind, Krankheiten, Leiden, Körperschäden und krankhafte Beschwerden zu heilen, zu lindern, zu verhüten und zu erkennen. Das medizinisch Notwendige orientiert sich am individuellen Behandlungsbedarf und schließt auch eine Versorgung bei leichten bis mittelschweren Erkrankungen mit ein. Eine Differenzierung nach Art des Arzneimittels kennt das Gesetz nicht. Folglich ist die indikationsgerechte Verordnung von Phytopharmaka nach den gültigen rechtlichen Bestimmungen zulässig und hat v.a. unter dem Aspekt der Wirtschaftlichkeit einen hohen Stellenwert.

Ausschlusskriterien

Im konkreten Einzelfall sind bei der Prüfung der Verordnungsfähigkeit die Ausschlusskriterien und Einschränkungen nach § 34 SBG V zu beachten, die ohne Unterschied für chemisch-synthetische und pflanzliche Arzneimittel gelten. § 34 Absatz 1 bezieht sich auf Arzneimittel in vier Anwendungsgebieten – Arzneimittel zur Anwendung bei Erkältungskrankheiten und grippalen Infekten, Mund- und Rachentherapeutika, Abführmittel, Arzneimittel gegen Reisekrankheit – für Versicherte nach Vollendung des 18. Lebensjahrs. Weitere Arzneimittel können vom Bundesminister für Gesundheit im Einvernehmen mit dem Bundesminister für Wirtschaft und mit Zustimmung des Bundesrates durch Rechtsverordnung generell von der Leistungspflicht der GKV ausgeschlossen werden. Hiervon betroffen sind in erster Linie Arzneimittel, die ihrer Zweckbestimmung nach üblicherweise bei **geringfügigen Gesundheitsstörungen** eingesetzt werden, z.B. Geriatrika und Atherosklerosemittel, Tonika und appetitanregende Mittel, oder deren Verwendung **unwirtschaftlich** ist (§ 34 Absatz 2 und 3). Als unwirtschaftlich gelten Arzneimittel, die „für das Therapieziel oder zur Minderung von Risiken nicht erforderliche Bestandteile enthalten oder deren Wirkungen wegen der Vielzahl der enthaltenen Wirkstoffe nicht mit ausreichender Sicherheit beurteilt werden können oder deren therapeutischer Nutzen nicht nachgewiesen ist". In jedem Fall ist laut Gesetz bei der Beurteilung und Verordnung von Arzneimitteln der besonderen Therapierichtungen Phytotherapie, Homöopathie und Anthroposophie deren besondere Wirkungsweise zu berücksichtigen. Das bedeutet unter anderem, dass der grundsätzliche Ausschluss von Arzneimitteln mit mehr als drei arzneilich wirksamen Bestandteilen von der Verordnungsfähigkeit auf Phytopharmaka nicht zutreffend ist.

Arzneimittelrichtlinien

Das **Wirtschaftlichkeitsgebot** in der Verordnung mit Arzneimitteln und damit Umfang und Grenzen des Leistungsanspruches werden in den Arzneimittelrichtlinien (AMR) des Bundesausschusses der Ärzte und Krankenkassen konkretisiert. Arzneimittel sind nur dann erstattungsfähig – und das gilt für alle Kategorien – wenn die jeweils gültigen Arzneimittelrichtlinien eine Erstattung nicht ausschließen. Anfang 1999 wurde dem Bundesministerium für Gesundheit ein Entwurf zur Neufassung der Arzneimittel-Richtlinien vorgelegt, der bisher noch nicht veröffentlicht wurde. Bis auf weiteres gilt daher die seit dem 1. Januar 1994 in Kraft befindliche und laufend aktualisierte Fassung. Die Arzneimittel-Richtlinien greifen die im SGB V festgelegten gesetzlichen Verordnungsausschlüsse und -einschränkungen auf und geben Hinweise für eine zweckmäßige und wirtschaftliche Arzneimittelversorgung. Basierend auf § 34 SGB V wurde eine Liste von Fertigarzneimitteln erstellt (Negativliste), die nicht zu Lasten der GKV verordnet werden können. Mit Ergänzung des SGB V durch § 33a im Dezember 1999 war beabsichtigt, die Negativliste durch eine Positivliste zu ersetzen. Zu diesem Zweck wurde ein neues Institut für die Arzneimittelversorgung in der GKV eingerichtet mit dem Ziel, eine Vorschlagsliste mit erstattungsfähigen Wirkstoffen und Wirkstoffkombinationen zu erarbeiten. Nach dem Willen des Gesetzgebers soll die Positivliste Arzneimittel enthalten, die für eine zweckmäßige, ausreichende und notwendige Behandlung, Prävention oder Diagnostik von Krankheiten oder erheblichen Gesundheitsstörungen geeignet sind. Arzneimittel der besonderen Therapierichtungen sollen in einem Anhang aufgelistet werden. Phytopharmaka, die den geltenden Beurteilungsstandards entsprechend den Wirksamkeitsnachweis anhand kontrollierter klinischer Studien erbracht haben, können in den Hauptteil aufgenommen werden.

Klassifizierung der Phytopharmaka

Bei der Beurteilung der Verordnungsfähigkeit von Phytopharmaka ist zu unterschieden zwischen Arzneimitteln einer rationalen Phytotherapie und den nicht nach wissenschaftlichen Kriterien zu bewertenden Behandlungsverfahren, die ebenfalls pflanzliche Arzneimittel einsetzen, wie z.B. die Hildegard-Medizin, die Bachblütentherapie oder die Traditionelle Chinesische Medizin. Phytopharmaka, die den Anforderungen des Arzneimittelgesetzes nach Qualität, Wirksamkeit und Unbedenklichkeit entsprechen und im Rahmen einer rationalen Therapie indikationsgerecht verordnet und dokumentiert werden, erfüllen den Versorgungsauftrag des Vertragsarztes.

- **Verordnungsfähig sind alle rationalen Phytopharmaka,** d.h.:
  - Phytopharmaka mit Zulassung nach § 21 AMG oder Nachzulassung nach § 105 AMG, erkenntlich an der Zulassungsnummer auf der Verpackung. Eine unterschiedliche Bewertung von zugelassenen chemisch-definierten und zugelassenen pflanzlichen Arzneimitteln hinsichtlich ihrer Erstattungsfähigkeit zu Lasten der GKV ist nicht begründet.
  - monographiekonforme Monoextrakt- und Kombinationspräprate im Nachzulassungsverfahren, die eine korrekte, zulassungskonforme Deklaration aufweisen
  - standardisierte Phytopharmaka (Monoextraktpräparate oder Kombinationspräparate) mit eigenem, präparatespezifischem Wirksamkeitsnachweis durch klinische Studien und zulassungskonformer Deklaration

- **Nicht erstattungsfähig sind:**
  - traditionell angewandte/zugelassene pflanzliche Arzneimittel nach § 109a: diese Arzneimittel sind in der Regel nicht apothekenpflichtig, sie werden nicht zur Linderung und Heilung von Krankheiten eingesetzt, sondern dienen der Vorbeugung, Besserung des Befindens oder Unterstützung der Organfunktionen
  - Fertigarzneimittel aus Drogen, die mit einer Negativ-Monographie bewertet wurden
  - Phytopharmaka, die nach § 34 Absatz 1 und 3 SGB V bzw. gemäß gültiger Arzneimittelrichtlinien aus der Leistungspflicht der gesetzlichen Krankenkassen ausgeschlossen sind.

5.4.2 Neue Entwicklungen

Transparenzkriterien

Mit dem Ziel, die Rationalität in der Verordnung pflanzlicher (homöopathischer und anthroposophischer) Arzneimittel zu fördern wurde im Jahr 2000 vom Bundesverband der Pharmazeutischen Industrie BPI und der Barmer Ersatzkasse BEK ein Modellvorhaben eingeleitet, in dessen Verlauf von einer unabhängigen Expertenkommission für beispielhafte Indikationsbereiche Transparenzkriterien zur Auswahl geeigneter Arzneimittel erarbeitet wurden. Auf dieser Grundlage sollte gezeigt werden, dass der Einsatz von Phytopharmaka zur Verbesserung der Wirtschaftlichkeit und Qualität in der Arzneimittelversorgung beitragen kann. In der Zwischenzeit haben zahlreiche Hersteller ihre Produkte den Vorgaben des Expertengremiums angepasst, um durch Erfüllung der Transparenzkriterien eine Aufnahme in die geplante Positivliste zu bewirken.

GKV-Modernisierungsgesetz – GMG

Im September 2003 wurde ein Entwurf des Gesetzes zur Modernisierung der gesetzlichen Krankenversicherung (GKV-Modernisierungsgesetz – GMG) vorgelegt. Vorgesehen ist eine Änderung von § 34 Absatz 1 SGB V, nach der künftig nicht verschreibungspflichtige Arzneimittel von der vertragsärztlichen Versorgung ausgeschlossen werden sollen. Ausgenommen sind Arzneimittel für Kinder bis zu 12 Jahren und für Jugendliche mit Entwicklungsstörungen bis zum vollendeten 18. Lebensjahr. Das Gesetz sieht einen Ausnahmekatalog für Arzneimittel bei bestimmten Indikationen vor, die weiterhin verordnungsfähig bleiben sollen. Dazu wird ein gemeinsamer, neu zu benennender Bundesausschuss der Ärzte und Apotheker erstmals bis 31. März 2004 festlegen, welche nicht verschreibungspflichtigen Arzneimittel, die bei der Behandlung bestimmter Erkrankungen als Therapiestandard gelten, ausnahmsweise und mit schriftlicher Begründung des Vertragsarztes weiterhin verordnet werden können. Laut Gesetz ist dabei der Therapievielfalt Rechnung zu tragen. Durch das GKV-Modernisierungsgesetz wird § 33a aufgehoben, da angesichts der Auswirkungen einer neuen Festbetragsregelung, der Nutzenbewertung von Arzneimitteln und dem grundsätzlichen Ausschluss nicht verschreibungspflichtiger Arzneimittel aus der Erstattungspflicht der gesetzlichen Krankenkassen sowohl eine neue Negativliste, als auch eine Positivliste entbehrlich werden.

Auswirkungen für Phytopharmaka

Für Phytopharmaka wird der Gesetzentwurf weitreichende Veränderungen bringen, da pflanzliche Arzneimittel fast ausnahmslos nicht unter die Verschreibungspflicht fallen. Künftig werden Phytopharmaka generell in die Eigenverantwortung der Versicherten über 18 Jahren übertragen und nur in Ausnahmefällen von den gesetzlichen Krankenkassen erstattet werden. Führende Ärzteverbände aus dem naturmedizinischen Bereich sprechen sich dafür aus, durch Korrektur der Neufassung des § 34 SBG V die Erstattungsfähigkeit der Arzneimittel der besonderen Therapierichtungen zu erhalten. Phytopharmaka, die durch § 34 ausgeschlossen werden sollen, sind nach Qualität, Wirksamkeit und Unbedenklichkeit geprüft und zugelassen. Bewertungskriterium sollte auch künftig der Zulassungsstatus eines Arzneimittels unter entsprechenden medizinischen und wirtschaftlichen Aspekten bleiben. Verschreibungspflicht wird bedingt durch häufig erhebliche Nebenwirkungen und geringe therapeutische Breite des betreffenden Arzneimittels. Laut Gesetz werden Arzneimittel durch Rechtsverordnung als gefährlich eingestuft und der Verschreibungspflicht unterstellt, wenn sie ohne ärztliche Überwachung die Gesundheit auch bei bestimmungsgemäßem Gebrauch unmittelbar oder mittelbar gefährden könnnen. Verschreibungspflichtige Arzneimittel von der Verordnungsfähigkeit auszuschließen, könnte mit einer Verschlechterung des Krankheitsbildes im Sinne einer Chronifizierung verbunden sein, da Patienten mit „Nicht-Erstattungsfähigkeit" Unwirksamkeit verbinden und möglicherweise notwendige Therapien unterlassen könnten.

5.4.3 Vergleichbarkeit von Phytopharmaka

Im Rahmen einer bezugnehmenden Zulassung, sowie unter dem Gesichtspunkt einer Austauschbarkeit von Phytopharmaka im Sinne einer Aut-idem-Regelung kommt der Vergleichbarkeit analog zusammengesetzter Arzneimittel derselben Pflanze eine zentrale Bedeutung zu. Um den Wirksamkeitsnachweis zu ermöglichen, ohne für jede einzelne Zubereitung eigene klinische Studien zu fordern, wurden in den letzten Jahren verschiedene Modelle diskutiert. Grundvoraussetzung für eine Vergleichbarkeit unterschiedlicher Arzneimittel ist die Äquivalenz des Wirkstoffs, in diesem Fall des Extrakts, sowie eine Übereinstimmung bezüglich Darreichungsform, Einzel- und Tagesdosierung. Sind wirksamkeitsbestimmende Inhaltsstoffe nicht bekannt, ist eine Vergleichbarkeit nur durch Verwendung der gleichen Ausgangsdroge unter Einsatz eines Auszugsmittels vergleichbarer Polarität und Konzentration in einem ähnlichen Herstellungsverfahren gewährleistet. Pharmazeutische Äquivalenz inhaltsstoffgleicher Phytopharmaka bedeutet jedoch nicht zwangsläufig deren therapeutische Äquivalenz und kann In-vivo-Untersuchungen nicht grundsätzlich ersetzen.

In der Beurteilung einer Vergleichbarkeit pflanzlicher Extrakte und daraus hergestellter Phytopharmaka ist zu unterscheiden zwischen wirkstoffspezifischen (d.h. extraktspezifischen) und präparatespezifischen Parametern. Wirkstoffspezifische Aussagen beziehen sich auf die Qualität der Ausgangsdroge, die Elutionskraft des Auszugsmittels, die Art des Herstellungsverfahrens und gehen als Ergebnis in das native Droge-Extrakt-Verhältnis in seiner natürlichen Schwankungsbreite ein. Präparatespezifische Parameter betreffen die Art und die Zusammensetzung der Darreichungsform, die durch die Masse an nativem Extrakt, wirksamkeitsbestimmenden bzw. pharmazeutisch relevanten Inhaltsstoffen und Hilfsstoffen pro Arzneiform charakterisiert wird, und die Dosierung nach Einzel- und Tagesdosis.

Klassifizierung nach Standard-Präparate-Typen

Für eine Bewertung der Vergleichbarkeit von Phytopharmaka wird eine Klassifizierung entsprechend zweier Standard-Präparate-Typen vorgeschlagen, die sich vorwiegend an pharmazeutisch-technologischen Gesichtspunkten orientiert und eine Unterteilung in alt bewährte und neu entwickelte Phytopharamka vornimmt.

Alt bewährte Phytopharmaka auf der Basis von Gesamtextrakten

Zu alt bewährten Phytopharmaka besteht eine langjährige Erfahrung. Die eingesetzte Droge ist in Europa bekannt, die Herstellung erfolgt mit herkömmlichen Auszugsmitteln – in der Regel Wasser, Ethanol oder Methanol bzw. Ethanol- oder Methanol-Wassermischungen – nach einem Standardextraktionsverfahren (Perkolation, Mazeration) gemäß Arzneibuch. Das Inhaltsstoffmuster des fertigen Extrakts entspricht weitgehend dem der Ausgangsdroge, Angaben zur Indikation und Dosierung beziehen sich auf die Monographien der Kommission E, der ESCOP oder WHO. Der Beleg der Wirksamkeit und Unbedenklichkeit wird stoffbezogen vorwiegend aus „anderem wissenschaftlichem Erkenntnismaterial", z.B. den Monographien der Kommission E für die jeweilige Droge abgeleitet und schließt verschiedene Zubereitungsarten mit ein. Teilweise sind die langjährigen Anwendungserfahrungen dieser Droge bzw. Präparate bereits durch neuere pharmakologisch-toxikologische und klinische Daten bestätigt.

Neu entwickelte Phytopharmaka auf der Basis von Gesamt- oder (überwiegend) Spezialextrakten

Neu entwickelte Phytopharmaka sind in der Regel nicht monographiekonform. Sie unterscheiden sich von lang bewährten Phytopharmaka entweder durch Verwendung einer nicht in der Europäischen Union bekannten Ausgangsdroge, durch Extraktion mit anderen als herkömmlichen Auszugsmitteln (z.B. Aceton, Heptan, überkritisches CO_2) oder durch Herstellung in einem von den üblichen Standardverfahren abweichendem Produktionsprozess. Die Zuordnung zu dieser Kategorie von Phytopharmaka ist erfüllt, wenn bereits eines der genannten Kriterien zutrifft. Durch Reinigungs- und Konzentrierungsschritte im Laufe der Extraktherstellung entspricht das Inhaltsstoffspektrum der unter diesen Bedingungen gewonnenen Extrakte nicht mehr dem der Ausgangsdroge. Angaben zur Indikation oder Dosierung weichen von den Aussagen der Monographien ab bzw. gehen über diese hinaus. Neu entwickelte Phytopharmaka stützen sich nicht auf lang bewährtes Erkenntnismaterial, sie stellen sozusagen einen neuen Stoff dar. Dementsprechend muss der Nachweis der Wirksamkeit und Unbedenklichkeit präparateindividuell für den jeweiligen Extrakt in der betreffenden Darreichungsform und Dosierung mit eigenen klinischen Studien erbracht werden.

Relevanz für die Zulassung

Die Unterscheidung nach dem Extrakt- bzw. Präparatetyp hat Konsequenzen hinsichtlich der Zulassung. Während für eine Vergleichbarkeit zweier Arzneimittel der ersten Kategorie weniger strenge Maßstäbe anzulegen sind, muss bei neu entwickelten Phytopharmaka eine weitgehende Identität gewährleistet sein. Bezieht sich ein Hersteller zum Nachweis der Wirksamkeit für ein seit Jahren im Verkehr befindliches Produkt auf ein lang bewährtes, monographiekonformes Standardpräparat der ersten Kategorie, so muss es diesem hinsichtlich der pharmazeutischen Qualität ähnlich (= similar) sein. Das bedeutet, das zu beurteilende Arzneimittel basiert auf derselben, im (Europäischen) Arzneibuch monographierten Droge und wurde mit einem Extraktionsmittel vergleichbarer Elutionskraft nach einem Standardverfahren gemäß Arzneibuch hergestellt. Indikation und Dosierung entsprechen den Vorgaben der Monographie.

Bei Zulassungen von Phytopharmaka, bei denen auf ein neu entwickeltes, bereits zugelassenes Originalpräparat der zweiten Kategorie mit präparatespezifischem Wirksamkeitsnachweis Bezug genommen wird, muss das neu zu bewertende Produkt dem Vergleichspräparat im Wesentlichen gleich (= essentially similar) sein. Voraussetzung ist eine identische Drogenspezifikation, identisches Auszugsmittel und ein in elementaren Schritten gleichartiges Herstellungsverfahren, sowie gleiche Einzel- und Tagesdosierung und eine weitgehende Übereinstimmung im Freisetzungs- und Bioverfügbarkeitsverhalten. Nur bei möglichst vollständiger Identität kann eine vergleichbare Wirksamkeit und v.a. die Unbedenklichkeit des neu zu bewertenden Arzneimittels sichergestellt werden. Phytopharmaka der zweiten Kategorie basieren oftmals auf einem Spezialextrakt, der sich auch in der Indikation und Dosierung von den Vorgaben der Monographie unterscheidet.

Aut-idem-Regelung

Im Rahmen der Aut-idem-Regelung kann ein Originalpräparat gegen ein wirkstoffgleiches, kostengünstigeres Arzneimittel (Reimport oder Generikum: Nachahmerpräparate ohne geschützten Namen, meist mit dem Namen des Wirkstoffs:) eingetauscht werden.
Die Vergleichbarkeit von Phytopharmaka hat auch hinsichtlich ihrer Austauschbarkeit im Sinne einer Aut-idem-Regelung große Bedeutung. Grundsätzlich sind der Übertragbarkeit von Daten eines Phytopharmkons auf ein anderes wegen der Komplexität der Vielstoffgemische enge Grenzen gesetzt. Für die Entscheidung, ob pflanzliche Arzneimittel **wirkstoffgleich** und damit gegenseitig auszutauschen sind, genügt es nicht, dass beide auf derselben Droge basieren.

Bewertungskriterien identischer Phytopharmaka

Die **pharmazeutische Äquivalenz** der zugrunde liegenden Extrakte wird von wesentlichen Parametern (Drogenqualität, Art und Konzentration des Auszugsmittels, Droge-Extrakt-Verhältnis, Herstellungsverfahren) bestimmt, die bei den im Markt befindlichen Phytopharmaka deutlich variieren können. Extrakte, die nur in einem Punkt ihrer Spezifikation und Deklaration voneinander abweichen, sind auch bei gleicher Ausgangsdroge nicht mehr als wirkstoffidentisch zu betrachten. Sie unterscheiden sich im Spektrum der Inhaltsstoffe, teilweise in den pharmakologischen Wirkungen und sind folglich nicht austauschbar. Erschwerend für eine Beurteilung ist, dass firmeneigene Spezifikationscharakteristika zur Ausgangsdroge und Extraktherstellung meist nicht bekannt und weder der Fachliteratur noch der Deklaration zu entnehmen sind. Entsprechend einem Leitlinien-Entwurf zur „Guten Substitutionspraxis" der Deutschen Pharmazeutischen Gesellschaft ist nur dann sicher davon auszugehen, dass zwei Alternativpräparate tatsächlich auf pharmazeutisch äquivalente Extrakte zurückzuführen sind, wenn die firmenspezifische Extraktbezeichnung (z.B. BNO 1055, EGb 761, WS 1442) in der Fachinformation oder einer anderen Informationsquelle auf ein identisches Herstellungsverfahren hinweist.
Stimmen zwei Phytopharmaka bei identischer Extraktspezifikation und identischem Herstellungsprozess in der Arzneiform überein, kommt als weiteres Kriterium in der Bewertung einer Austauschbarkeit im Sinne der Aut-idem-Regelung die **Indikation** hinzu. Wirkstoffgleiche Arzneimittel, die für unterschiedliche Indikationen zugelassen sind, sind gegenseitig nicht austauschbar. Als Beispiel ist Johanniskraut anzuführen: Monographiekonforme Johanniskrautpräparate mit den Anwendungsgebieten „psychovegetative Störungen, Angst und nervöse Unruhe" sind keineswegs mit Phytopharmaka zu vergleichen, die aufgrund präparateindividueller Studien die Neuzulassung mit der Indikation „leichte bis mittelschwere Depressionen" erhalten haben.

5.4.4 Evidenz-basierte Medizin (EBM)

Als wichtige Entscheidungshilfe für eine rationale und kostengünstige Diagnostik und Therapie hat die methodische Vorgehensweise einer Evidenz-basierten Medizin (Evidence-based Medicine EBM) auch in der Phytotherapie ihre Bedeutung erlangt. EBM wird nach Sackett (...) definiert als „der gewissenhafte, ausdrückliche und vernünftige Gebrauch der gegenwärtig besten, externen wissenschaftlichen Evidenz für Entscheidungen in der medizinischen Versorgung individueller Patienten". Ziel einer EBM ist, auf der Basis des aktuellen Wissensstands aus experimentellen Daten, pharmakologischen und klinischen Untersuchungen präventive oder therapeutische Verfahren zu bewerten und Kenntnisse über die Wirksamkeit dieser Maßnahmen zu gewinnen. Zur Bewertung wird das wissenschaftliche Erkenntnismaterial qualitativ sortiert und in einer abgestuften Evidenz hierarchisch geordnet. Goldstandard ist die doppelblinde, randomisierte und kontrollierte klinische Studie. Auf höchster Evidenzstufe steht demnach eine Meta-Analyse solcher unter GCP-Bedingungen durchgeführten Studien, während Überzeugungen von Experten die schwächste Aussagekraft besitzen. Diese Klassifizierung beschreibt vorrangig die formale Studienqualität. In die Nutzenbewertung einer Therapie und die Entscheidung über die Anwendbarkeit der externen Evidenz auf den einzelnen Patienten muss jedoch auch die Erfahrung und individuelle Sachkenntnis (individual evidence) des behandelnden Arztes oder beratenden Apothekers, sowie die Erfahrung und/oder Erwartung des Patienten mit eingehen. Evidenz-basierte Medizin kann die Wirtschaftlichkeit der Versorgung verbessern und die Therapiefreiheit unterstützen. Sie ist aber in jedem Fall als Gesamtheit aller Maßnahmen zu sehen, die dem Patienten zur Gesundung verhelfen. In der Phytotherapie sind die Anforderungen einer Evidenz-basierten Medizin anders zu gewichten und das Stufenschema der Evidenz daher zu modifizieren oder zu erweitern. Zwar sind für rationale Phytopharmaka, die identische Indikationsgebiete beanspruchen wie chemisch-synthetische Arzneimittel, in gleicher Weise randomisierte, kontrollierte klinische Studien zu fordern. Diese Kriterien werden bereits von einer Reihe qualitativ hochwertiger (Spezial)-Extrakte erfüllt. Meta-Analysen stehen wegen der Komplexität der zugrunde liegenden Extrakte jedoch nicht in ausreichendem Maß zur Verfügung. Jeder in einem bestimmten Herstellungsverfahren produzierte Extrakt stellt einen eigenen Wirkstoff dar, der sich sowohl pharmazeutisch, als auch im Inhaltsstoffmuster erheblich von anderen Zubereitungen derselben Pflanze unterscheiden kann. Pharmakologische und klinische Daten unterschiedlicher Extrakte derselben Arzneipflanze können daher nicht ohne weiteres in Meta-Analysen zusammengefasst werden. Zudem werden pflanzliche Arzneimittel vorwiegend bei leichten bis mittelschweren Erkrankungen mit einer Vielfalt von Einzelsymptomen eingesetzt, bei denen harte, objektive Parameter schwerer verfügbar sind. Eine zu enge Festlegung auf ein entsprechendes Studiendesign wird den Besonderheiten der Phytopharmaka in Bezug auf Sicherheit, Verträglichkeit und Compliance nicht gerecht. Selbst die Arzneimittelprüfrichtlinien akzeptieren bei den Anforderungen für Arzneimittel mit bekanntem Wirkstoff neben kontrollierten und nicht kontrollierten Studien auch gut dokumentierte Anwendungsbeobachtungen. Meinungsumfragen der letzten Jahre belegen eine hohe Akzeptanz pflanzlicher Arzneimittel in der Bevölkerung, eine Tatsache, die als Patientenwille in der EBM-Bewertung stärker berücksichtigt werden sollte. Der einzelne Patient erwartet eine effiziente Therapie zur Linderung und Heilung seiner Beschwerden, die sich jedoch nicht dogmatisch an den höchsten Evidenz-Kriterien orientieren muss.

Tab. 5.2: Gesetzliche Verordungsausschlüsse und -einschränkungen von Phytopharmaka zu Lasten der GKV gemäß den gültigen Arzneimittelrichtlinien vom 1. Januar 1994 (Stand Okt. 2003)

Ziffer 6 AMR	
Ausschlüsse	**Ausnahmen**
Erkältungs- und Grippemittel für Erwachsene einschließlich Schnupfenmittel, hustendämpfende und hustenlösende Mittel	◆ Erlaubt bei Kindern und Jugendlichen bis 18 J. ◆ Qualifizierte Erkrankungen der Atemwege, z.B. Sinusitis, Bronchitis
Mund- und Rachentherapeutika	◆ Bei Pilzinfektionen, geschwürigen Erkrankungen der Mundhöhle, nach chirurgischen Eingriffen ◆ Erlaubt bei Kindern und Jugendlichen bis 18 J.
Laxanzien	Erlaubt vor diagnostischen Eingriffen, bei Tumorleiden, Megakolon
Ziffer 8 AMR (Wirtschaftlichkeitsgebot)	
Ausschlüsse	**Ausnahmen**
◆ Traditionell zugelassene Arzneimittel nach § 109 Abs. 3 und § 109a AMG ◆ Tees und Teezubereitungen ◆ Amara, Carminativa, Cholagoga ◆ Geriatrika und Atherosklerosemittel ◆ Geriatrika und Atherosklerosemittel ◆ Umstimmungsmittel und Immunstimulanzien zur Stärkung der Abwehrkräfte – Fixe Kombinationen von Antitussiva und Expektorantien Hämorrhoidenmittel zur lokalen Anwendung	Keine Ausnahmen
Antidysmenorrhoika	Ausnahme Agnus-castus als Monopräparat zur Behandlung von Regelanomalien
Ziffer 8 AMR (Dokumentationspflicht)	**Erläuterungen**
Antidementiva	12-Wochen-Versuch, bei Erfolg längerfristig
Durchblutungsfördernde Mittel	wenn nichtmedikamentöse Maßnahmen erfolglos bzw. nicht durchführbar, Regeldokumentation
Venentherapeutika	Nach Ausschöpfung physikal. Maßnahmen
Antidiarrhoika	Diarrhö länger als 3 Tage Regeldokumentation
Lebertherapeutika	Bei chronischen und toxischen Lebererkrankungen nach Ausschöpfung nicht medikamentöser Maßnahmen, Regeldokumentation
Klimakteriumstherapeutika	12-Wochen-Versuch, bei Erfolg längerfristig, Regeldokumentation
Prostatamittel	12-Wochen-Versuch, bei Erfolg längerfristig

6 Wichtige Arzneipflanzen in der Dermatologie

Die den Pflanzenporträts vorangestellte Bewertung der dermatologischen Indikationen entspricht folgenden Kriterien:

++ gute, durch mehrere Studien gesicherte Indikationen
+ durch Einzelstudien oder gute klinische Erfahrungen belegte Indikationen
? in der Literatur erwähnte, nicht geprüfte Indikation.

6.1 ■ Aloe (Aloe barbadensis)

M. Asefi

Übersicht: Dermatologische Indikationen

++	Erosive Wunden, Verbrennungen, akute Dermatitiden
+	Psoriasis vulgaris
?	Leichte bakterielle Hautinfektionen, Herpes-Infektionen

Botanische Beschreibung

Arzneipflanze:	Aloe vera – Aloe barbadensis MILLER
Pflanzenfamilie:	Asphodelaceae
Englischer Name:	aloe vera, sinkle bible, sempervivum
Volkstümliche Namen:	Bärengalle
Arzneidroge:	Aloe barbadensis – Curacao-Aloe (Saft der Blattbasis), Aloe-vera-Gel („Gelfilets" der Blätter)

Aloe barbadensis (Synonym: A. vera) ist eine der über 360 Aloe-Arten [19]. Sie ist der Familie Asphodelaceae [32] zugeordnet. Der Name Aloe bezeichnet neben der Pflanzengattung auch die durch Eintrocknen des Saftes aus den Blättern verschiedener Aloe-Arten gewonnenen Drogen [18]. Die ursprünglich in Ost- und Südafrika heimische Aloe kommt heute in den Tropen wild wachsend vor und wird weltweit kultiviert. Vermehrt wird sie durch Ableger [6].

Aloe ist eine ausdauernde Pflanze mit ca. 20 grau-grünen sukkulenten und 40–50 cm großen Blättern in aufrechter Rosette. Das Blatt enthält ein klares Gel und die Blattbasis einen bitteren gelben Saft. Der Geruch der Schnittdroge ist penetrant und an Jodoform erinnernd. Der Blattrand zeigt eine leicht rosa Kante mit kleinen derben Zähnen im Abstand von 10–20 mm. Der Blütenstand ist 60–90 cm hoch, und die 3 cm langen Blüten sind gelb [25, 41].

Das Aloe-vera-Gel wird durch Abschneiden der Blätter, „Filetieren" (Entfernen der äußeren Blattpartien) und Auspressen oder Extraktion gewonnen. Curacao-Aloe bezeichnet den beim Eindampfen der Flüssigkeit entstehenden Rückstand [18].

Inhaltsstoffe und Wirkprinzipien

Aloe enthält folgende Inhaltsstoffe:

- Anthrachinone, die Anthron-Glykoside **Aloin A** und **B** (35–38%) und Anthrachinone vom Aloe-Emodin-Typ (0,05–05%)
- Harze, Bitterstoffe
- Flavonoide
- Polysaccharide (vor allem Mannose)
- Aloeresin B aus der Gruppe der 2-Alkylchromone

Die Wirkstoffe gelangen unverändert in den Dickdarm und werden dort durch Enzyme der Darmbakterien in Zucker und freie Anthrachinone gespalten. Diese wirken hydragog, d.h. die Sekretion von Wasser und Elektrolyten in das Darmlumen wird erhöht und deren Rückresorption gleichzeitig gehemmt. Volumenzunahme und Steigerung des Füllungsdrucks regen die Peristaltik an. Aloe wirkt laxierend, peristaltikanregend, antiabsorbtiv, hydragog und aufgrund der Bitterstoffe choleretisch. Die Anthranoide erhöhen auch die Durchblutung im kleinen Becken und regen die Muskulatur der Gebärmutter an. Bei einer bestehenden Schwangerschaft können Wehen mit der Gefahr eines Aborts auftreten [56]. Die Gerbstoffe und die Flavonoide wirken antiphlogistisch und antimikrobiell.

Monographiesammlungen

Drogenmonographien: Curacao-Aloe DAB 10 (Eur); Aloe USP XXII; Aloe barbadensis ÖAB 90 (Eur), Helv VII (Eur); Barbados Aloes BHP 90; Aloes BPC 79, Mar 29 [18].
Aufbereitungsmonographie der Kommission E: Positivmonographie für die Indikationen Obstipation.

Toxizität und Karzinogenität

Toxizität

Verantwortlich für die akuten und chronischen Toxizitätssymptome sind v.a. die z.T. unbekannten Abbauprodukte der Anthron-C-Glykosyle durch die Darmflora. Für die akute Toxizität fehlen konkrete Fallberichte [18], bei hohen Dosen soll es jedoch zu vermehrter Diurese, Hämaturie, Nephritis, schweren hämorrhagischen Durchfällen, Uterusblutungen, Tenesmen, Abort bzw. Fehlgeburt kommen [18]. In-vitro-Versuche an Artemia salina, der Larve der Salzwasserkrabbe, zeigten einen LC50-Wert von 3,59 µg/ml (mittlere letale Konzentration). Dies korreliert mit den Ergebnissen der in-vivo-Testung desselben Blattextraktes an Albinomäusen: LD50 120 mg/kg (mittlere letale Dosis). Beide Werte lassen auf eine vergleichsweise hohe Zytotoxizität schließen [26]. Aloe-vera-Gel enthält zytotoxische niedermolekulare Komponenten, deren toxische Wirkung mit der von Sodiumdodecylsulfat verglichen wird [3]. Für chronische Toxizitätssymptome von Aloe-Drogen beim Menschen liegen bisher keine Studien vor [17].
Tödliche Dosis: 1 g über mehrere Tage [18].

Karzinogenität

In-vivo- oder In-vitro-Untersuchungen zur Abklärung einer möglichen kanzerogenen Wirkung der Droge liegen nicht vor. Die genotoxische Wirkung von Emodin und Aloe-Emodin auf Säugetierzellen wurde 1996 untersucht. Beobachtet wurden u.a. eine Induktion von tk-Mutationen und Micronuclei in Lyphomzellen von Mäusen, sowie eine Hemmung der Topoisomerase II-vermittelten Entkettung der DNA [35]. Berichtet wird von einem Leber-transplantierten Patienten, der schon nach 10-wöchiger Selbstmedikation mit einem

Aloe-haltigen Produkt eine Melanosis coli entwickelte. Histologisch wurde ein tubulovillöses Adenom mit Dysplasien gefunden [57].
Die Überlebensrate menschlicher Hautfibroblasten nimmt unter UV-Bestrahlung in Anwesenheit von Aloe-Emoidin ab. Dieses erzeugt nach Bestrahlung mit UV-Licht Monosauerstoff, welcher für **phototoxische Schäden** verantwortlich gemacht wird [53]. Entgegen dieser Ergebnisse wurde in einem Tierversuch an Mäusen gezeigt, dass lebenslange Aufnahme von Aloe vera nicht zu schädlichen Veränderungen führt [24].

Anwendungsgebiete

Dermatologische Anwendungen

☞ auch 7.1 (Übersicht), 7.2 (Wundbehandlung), 7.3 (Pruritus), 7.4 (Schmerzen), 7.5 (Akne vulgaris), 7.6 (Ekzeme), 7.7 (Psoriasis vulgaris), 7.11 (Hämorrhoiden), 7.14 (Kosmetik).

Aloe-Extrakt

Ein methanolischer Extrakt von Aloe-barbadensis-Blättern (1:1000) soll in vitro **Herpes-simplex-Viren** Typ 1 und 2 inaktivieren [49]. Ferner kann durch die wässrige Lösung eines kurzzeitig erhitzten und gefriergetrockneten frischen Blattsaftes (20 mg/ml) die **bakteriostatische** Wirkung im Agar-Diffusionstest gegen Staphylococcus aureus, Streptococcus pyrogenes, Corynebakterium xerose und Salmonella paratyphie erzielt werden [29]. Verschiedene Aloe-Spezies wurden auf ihre **antifungale Wirkung** in Zusammenhang mit der Extraktionsart untersucht. Ethanolische Extrakte der getrockneten Blätter sind am stärksten antifungal gegen die untersuchten Fungi Aspergillus niger, Cladosporium herbarum und Fusarium moniliforme [33]. Der Immunstimulant Acemannan aus der Aloe vera spielt bei diesen Prozessen wahrscheinlich eine wichtige Rolle. Nach 10-minütiger Inkubation von Mäuse-Peritonealmakrophagen mit Acemannan ist ihr respiratorischer Burst auf das Doppelte erhöht. Die Phagozytoserate in Candida-albicans- Kulturen nimmt um 45% zu (gegenüber 25% in unbehandelten Kulturen) [48].

Aloe-vera-Gel

Die **antiphlogistische** Wirkung konnte durch topische Anwendung in mehreren In-vivo-Untersuchungen [9, 11, 13] belegt werden. Es hemmt das Rattenpfotenödem und das Krotonöl-induzierte Mausohrödem [9, 12]. In-vitro-Studien beweisen neben Radikalfängereigenschaften des Gels eine Hemmung der Cyclooxigenase-2 (COX 2) und Thromboxan-A2-Synthetase [58]. Die **antioxidative Wirkung** des Aloe-vera-Gels trägt zum Schutz der Haut bei [15]. Ferner wird eine positive Wirkung bei der **Wundheilung** beschrieben [10, 43, 8]. In-vivo-Studien zeigen, dass Aloe-vera-Gel direkt die Wirkung von Makrophagen und Fibroblasten stimuliert, was zu einer vermehrten Bildung von Kollagen und Proteoglykanen führt. Acemannan bindet an Wachstumsfaktoren, wodurch deren Stimulation des Granulationsgewebes verstärkt wird [52]. Des Weiteren hemmt Aloe-vera-Gel Thromboxan A2, welches bei der Entstehung von Gewebsdefekten eine große Rolle spielt [31]. Bei **Verbrennungen** zweiten Grades am Ratten-Modell konnte ein Einfluss von Aloe vera auf die Durchblutung und die Leukozytenadhäsion nachgewiesen werden. Der Heilungsbereich wurde deutlich verbessert [45]. In mehreren Fällen wurde die Wirksamkeit von Aloe-vera-Gel bei **strahlungsbedingten Hautschäden** beobachtet [7, 30]. In einer placebokontrollierten Studie an 27 Patienten heilten die Läsionen signifikant schneller als bei der Placebogruppe [54].
Es enthält niedermolekulare Immunmodulatoren, die UVB-induzierter Immunsuppression vorbeugen, indem sie u.a. **UVB-Schäden** an epidermalen Langerhanszellen aufheben [27].

Die Hemmung dieser so genannten Photosuppression kann durch weitere Studien belegt werden [5, 46, 47]. Insbesondere das Mucopolysaccharid Acemannan hat eine **immunstimulierende** Wirkung. Es induziert bei unreifen dendritischen Zellen aus Mäuse-Knochenmark eine phenotypische und funktionelle Reifung, welche sich in einer verstärkten Lymphozytenreaktion und einer Erhöhung der IL-12-Produktion zeigt [28].
Aktuelle in-vitro-Studien weisen auf eine **antikarzinogene Wirkung** hin. Aloe vera fördert durch eine Beeinflussung sowohl hepatischer als auch extrahepatischer Enzyme die Entgiftung von reaktiven Metaboliten einschließlich chemischer Karzinogene und Medikamente [44]. Aloe vera hemmt die Naphtochinon-induzierte Toxizität in Rattenhepatozyten durch Aufrechterhaltung der Glutathion- und Protein-SH-Spiegel [36]. Aloe-Emodin hemmt in vitro das Wachstum von Tumorzellen eines Merkelzellkarzinoms [55]. Auf Fibroblasten und hämopoetische Vorläuferzellen hat es jedoch keine Wirkung, es ist selektiv für neuroektodermale Tumorzellen [55, 39]. Eine zytoprotektive Wirkung auf neuronale Zellen des Hippocampus wurde beobachtet [40]. Für Aloe-vera-Gel konnte in einer randomisierten Studie eine im Vergleich zur Grundlage signifikant bessere Wirksamkeit bei Psoriasis nachgewiesen werden [50]. Die Wirksamkeit von Aloe-vera-Gel-Verbänden bei Druckulzera ist in einer klinischen Studie an 30 Patienten belegt worden [51]. Die Testung eines bioadhäsiven Pflasters mit Aloe-vera-Hydrogel an 31 pädiatrischen Patienten mit aphtöser Stomatitis zeigte eine allgemeine Verbesserung der Compliance und des Schmerzausmaßes, sowie eine Verbesserung der Symptomatik bei 74% der Patienten [1]. Für die Wirksamkeit topisch applizierter Gel-Produkte bei entzündlichen Hauterkrankungen, Wunden, Verbrennungen, Erfrierungen und Akne finden sich Hinweise in klinischen Studien [20, 31].
Aloe-Gel hilft bei Hautbeschwerden, bei denen eine **adstringierende** und **kühlende Wirkung** erforderlich ist. Aloe-vera-Gel wird in der Kosmetikindustrie als „feuchtigkeitsspendend" und „weichmachend" in zahlreichen Produkten eingesetzt [4, 38].

Weitere Anwendungen

Aloe-Pulver (Saft aus der Blattbasis; Trockenextrakt) wird als Laxans zur kurzfristigen Behandlung der Obstipation, zur Defäkationserleichterung bei Analfissuren, Hämorrhoiden und nach rekto-analen Eingriffen eingesetzt. Anthranoide der Aloe wirken laxativ infolge ihrer antiabsorptiven und hydragogen Eigenschaften. Sie induzieren eine aktive Sekretion von Elektrolyten und Wasser aus dem Dickdarm. Über die so erzeugte Volumenzunahme des Darminhaltes wird der Füllungsdruck im Darm verstärkt und die Darmperistaltik angeregt [16]. Diskutiert wird eine Anwendung von Acemannan bei chronisch-entzündlichen Darmerkrankungen [42]. Durch Tierversuche an diabetischen Ratten mit Typ-I- und Typ-II-Diabetes wurde eine **hypoglykämische** Wirkung von Breiextrakten der Aloe-vera-Blätter nachgewiesen. Diese Wirkung war bei Ratten mit Typ-II- Diabetes (insulin-unabhängiger Diabetes) sogar stärker als durch Glibenclamid [37].

Hinweise zur Therapie

Dosierung

Tagesdosis: 0,05–0,2 g. Die Behandlungsdauer sollte 2 Wochen nicht überschreiten.
Darreichungsform: Nicht zur Teezubereitung geeignet. Die topische Behandlung erfolgt meist mit Aloe-Gelen.

Tipp Zur Behandlung von Verbrennungen und Ekzemen kann ein Aloe-Blatt abgebrochen, aufgeschlitzt und anschließend das ausgetretene Gel 2 x täglich dick aufgetragen werden [6].

Fertigarzneimittel
Rheogen® Dragees, Kräuterlax® Dragees, Dr. Janssen's Teebohnen.

Rezepturen
Aloe-vera-Gel 25,0
Eucerin cum aqua ad 100,0 m.f.ungt.

Nebenwirkungen
Aloe barbadensis: Bei kurzfristiger Anwendung sind keine bekannt. Bei chronischem Gebrauch/Missbrauch können Elektrolytverluste, insbesondere Kaliummangel, induziert werden. Die Hypokaliämie führt u.a. zu Muskelschwäche und Erhöhung der Digitalis-Empfindlichkeit [2]. Es wird eine gutartige Pigmenteinlagerung in die Darmschleimhaut (Melanosis coli) beobachtet. Ferner kann im Laufe der Behandlung eine harmlose Rotfärbung des Harns auftreten. Durch die Durchblutungserhöhung im kleinen Becken kann es zu Verstärkung der Menstruationsblutung und im Falle einer Schwangerschaft zu Abort oder Fehlgeburt kommen [2, 56].
Aloe-vera-Gel: Allergische Wirkungen.
Bei topischer Anwendung von Aloe vera kann es zu Brennen der Haut und Juckreiz kommen [14].

Kontraindikationen
Aloe barbadensis: Ileus jeder Genese, akut-entzündliche Darmerkrankungen. Schwangerschaft (mögliche abortive Wirkung), Stillzeit [16], Kinder unter 12 Jahren, abdominale Schmerzen unbekannter Ursache; Hämorrhoiden und Nierenerkrankungen [18].
Aloe-vera-Gel: Aufgrund einer möglichen Entwicklung ernster Dermatitiden sollten Gel-Produkte in den ersten Wochen nach Dermabrasion oder einem chemischen Peeling nicht angewendet werden [23].

Wechselwirkungen
Bei chronischem Gebrauch ist eine durch Kaliummangel induzierte Verstärkung der Herzglykosidwirkung sowie eine Beeinflussung der Wirkung von Antiarrhythmika möglich. Durch gleichzeitige Einnahme von Thiazid-Diuretika, Nebennierenrindenhormonen oder Süßholzwurzel kann es zu einer Erhöhung des Kaliumverlustes kommen [2].

Sensibilisierungspotenzial
Es wird von Fällen allergischer Kontaktdermatitis durch Aloe-vera-Gel nach Dermabrasio [43, 22], disseminierter Dermatitis nach Behandlung einer Stauungsdermatitis [21], bläschenartiger allergischer Reaktion und Kontakturtikaria [34] berichtet. Die allergenen Inhaltsstoffe sind unbekannt [18].

Literatur

[1] Andriani E, Bugli T, Aalders M, Castelli S, De Luigi G, Lazzari N, Rolli GP: The effectiveness and acceptance of a medical device for the treatment of aphthous stomatitis. Clinical observation in pediatric age. Minerva Pediatr. 2000; 52(1-2): 15-20
[2] Augustin M, Schmiedel V: Leitfaden Naturheilkunde. 4. Aufl. Urban & Fischer, München 2003
[3] Avila H, Rivero J, Herrera F, Fraile G: Cytotoxicity of a low molecular weight fraction from Aloe vera gel. Toxicon. 1997; 35(9): 1423-30
[4] Baruzzi MC, Rovesti P: Riv Ital Essenze Prolumi Piante Offic Aromi Saponi Cosmet Aerosol. 1971; 52:37-9

[5] Byeon SW, Pelley RP, Ullrich SE, Waller TA, Bucana CD, Strickland FM: Aloe barbadensis extracts reduce the production of interleukin-10 after exposure to ultraviolet radiation. J Invest Dermatol. 1998; 110(5): 811-7
[6] Chevallier A: Die Enzyklopädie der Heilpflanzen. 2. Aufl. BLV, München 2000
[7] Collin C: Roentgen dermatitis treated with fresh whole leaf of Aloe vera. Am J Roengten. 1935; 33:396-7
[8] Davis RH et al: Anti-inflammatory and wound healing of groth substance in Aloe vera. J Am Pediatr Med Assoc. 1994; 84:77-81
[9] Davis RH, Leitner MG, Russo JM, Byrne ME: Anti-inflammatory activity of Aloe vera against a spectrum of irritants. J Am Pediatr Med Assoc. 1989; 79(6): 263-76
[10] Davis RH, Leitner MG, Russo JM, Byrne ME: Wound healing. Oral and topical activity of Aloe vera. J Am Pediatr Med Assoc. 1989; 79(11): 559-62
[11] Davis RH, Leitner MG, Russo JM: Topical anti-inflammatory activity of Aloe vera as measured by ear swelling. J Am Pediatr Med Assoc. 1987; 77(11): 610-2
[12] Davis RH, Parker WL, Samson RT, Murdoch DP: The isolation of an active inhibitory system from an extract of aloe vera. J Am Podiatr Med Assoc. 1991; 81(5): 258-61
[13] Davis RH, Rosenthal KY, Cesario LR, Rouw GA: Processed Aloe vera administered topically inhibits inflammation. J Am Pediatr Med Assoc. 1989; 79(8): 395-7
[14] Ernst E: Adverse effects of herbal drugs in dermatology. Brit J Dermatol. 2000; 143(5): 923
[15] Esteban A, Zapata JM, Casano L, Martin M, Sabater B: Peroxidase activity in Aloe barbadensis commercial gel: probable role in skin protection. Planta Med. 2000; 66(8): 724-7
[16] Fintelmann V, Menßen HG, Siegers CP: Phytotherapie Manual. 2. Aufl. Hippokrates, Stuttgart 1993
[17] Hänsel R.: Phytopharmaka. Grundlagen und Praxis. 2. Aufl. Springer, Berlin, 1991
[18] Hänsel R, Keller K, Rimpler H, Schneider G: Hagers Handbuch der pharmazeutischen Praxis. Band 4 (Drogen A-D), 5. Aufl. Springer, Berlin 1992
[19] Harding TBC. Aloes of the world: a checklist, index, and code. In: Excelsa. 1979; 9: 57-94
[20] Heggers JP, Robson MC, Manavalen K, Weingarten MD, Carethers JM, Boertman JA, Smith DJ Sachs RJ: Experimental and clinical observations on frostbite. Ann Emmerg Med 16(9): 1056-62
[21] Horgan DJ: Widespread dermatitis after topical treatment of chronic leg ulcers and stasis dermatitis. Canadian Med Assoc J. 1988; 138: 336-8

[22] Hormann HP, Korting HC: Evidence for the efficacy and safety of topical herbal drugs in dermatology, Part 1: Anti-inflammatory agents. Phytomedicine. 1994; 1:161-171
[23] Hunter D, Frumkin A: Adverse reactions to vitamin E and aloe vera preparations after dermabrasion and chemical peel. Cutis. 1991; 47(3): 193-6
[24] Ikeno Y, Hubbard GB, Lee S, Yu BP, Herlihy JT: The influence of long-term Aloe vera ingestion on age-related disease in male Fischer 344 rats. Phytother Res. 2002; 16(8): 712-8
[25] Jacobsen H. In: Das Sukkulentenlexikon. 2. Aufl. Gustav Fischer, Stuttgart, 1981; S. 57-95
[26] Lagarto Parra A et al: Comparative study of the assay of Artemia salina L and the estimate of the medium lethal dose (LD50 value) in mice, to determine oral acute toxicity of plant extracts. Phytomedicine. 2001; 8(5): 395-400
[27] Lee CK, Han SS, Shin YK, Chung MH, Park YI, Lee SK, Kim YS: Prevention of ultraviolet radiation-induced suppression of contact hypersensitivity by Aloe vera gel components. Int J Immunopharmacol. 1999; 21(5): 303-10
[28] Lee JK et al: Acemannan purified from Aloe vera induces phenotypic and functional maturation of immature dendritic cells. Int Immunopharmacol. 2001; 1(7): 1275-84
[29] Lorenzetti LJ, Salisbury R, Beal JL, Baldwin JN: Bacteriostatic Property of Aloe Vera. J Pharma Sci. 1964; 53:1287
[30] Loveman AB: Leaf of aloe vera in treatment of roentgen ray ulcers. Archives of dermatology and syphilogy. 1937; 36: 838-43
[31] Mc Cauley RI, Heggers JP, Robson MC: Frostbite. Methods to minimize tissue loss. Postgrad Med. 1990; 88 (8): 67-8, 73-7
[32] Melchior H: In: Englers Syllabus der Pflanzenfamilien 12. Auflage Bd.II, S. 519., Gebrüder Bornträger, Berlin, 1964
[33] Mohamed IA et al: Antifungal effects of different plant extracts and their major components of selected aloe species. Phytotherapy Res. 1999; 13: 401-7
[34] Morrow DM, Rappaport MJ, Strick RA: Hypersensitivity to aloe. Archives of dermatology. 1980; 116: 1064-5
[35] Muller SO, Eckert I, Lutz WK, Stopper H: Genotoxicity of the laxative drug components emodin, aloe-emodin and danthron in mammalian cells: topoisomeraseII mediated?. Mutat Res. 1996; 371(3-4): 165-73

[36] Norikura T et al: Protective effect of aloe against the cytotoxicity of 1,4-naphthoquinone in isolated rat hepatocytes involves modulations in cellular thiol levels. Pharmacol Toxicol. 2002; 90(5): 278–84
[37] Okyar A, Can A, Akev N, Baktir G, Sutlupinar N: Effect of aloe vera leaves on blood glucose level in type I and type II diabetic rat models. Phytother Res. 2001; 15(2): 157–61
[38] Patri G, Silano V. Plant preparations used as ingredients of cosmetic products. Monographie des Europarates, Straßburg,1989
[39] Pecere T, Gazzola MV et al: Aloe-emodin is a new type of anticancer agent with selective activity against neuroectodermal tumors. Cancer Res. 2000; 60(11): 2800–4
[40] Perihar MS, Hemnani T: Phenolic antioxidants attenuate hippocampal neuronal cell damage against kainic acid induced excitotoxicity. J Biosci. 2003; 28(1): 121–8
[41] Reynolds GW: The Aloes of Tropical Africa and Madagascar, The Trustees. The Aloes Book Fund, Mbanane, Swaziland. 1966
[42] Robinson M: Medical therapy of inflammatory bowel disease for the 21st century. Eur J Surg Suppl. 1998; (582): 90–8
[43] Shelton RM: Aloe vera – its chemical and therapeutic properties. Int J Dermatol. 1991; 30: 679–83
[44] Singh RP, Dhanalakshmi S, Rao AR: Chemomodulatory action of Aloe vera on the profiles of enzymes associated with carcinogen metabolism and antioxidant status regulation in mice. Phytomedicine. 2000; 7(3): 209–19
[45] Somboonwong J et al: Therapeutic effects of Aloe vera on cutaneous microcirculation and wound healing in second degree burn model in rats. Med Assoc Thai. 2000; 83(4): 417–25
[46] Strickland FM, Darvill A, Albersheim P, Eberhard S, Pauly M, Pelley RP: Inhibition of UV-induced immune suppression and interleukin-10 production by plant oligosaccharides and polysaccharides. Photochem Photobiol. 1999; 69(2): 141–7
[47] Strickland FM, Pelley RP, Kripke ML: Prevention of ultraviolet radiation-induced duppression of contact and delayed hypersensitivity by Aloe barbadensis gel extract. J Invest Dermatol. 1994; 102(2): 197–204
[48] Stuart RW, Lefkowitz DL, Lincoln JA, Howard K, Gelderman MP, Lefkowitz SS: Upregulation of phagozytosis and candidicidal activity of macrophages exposed to the immunostimulant acemannan. Int J Immunopharmacol. 1997; 19(2): 75–82
[49] Sydiskis RJ, Owen DG. Aloe Emodin and other Anthraquinones and Anthraquinone-Like Compounds From Plants Virucidal Against Herpes Simplex Viruses. In: Patent-US-4 (1987) 670: 265-232
[50] Syed TA, Ahmad SA, Holt AH, Ahmad SH, Afzal M: Management of Psoriasis with Aloe vera extract in a hydrophilic cream: A placebo-controlled, double blind study. Trop Med. Int Health. 1996; 1:505–9
[51] Thomas DR, Goode PS, LaMaster K, Tennyson T: Acemannan hydrogel dressing versus saline dressing for pressure ulcers. A randomized, controlled trial. Adv Wound care. 1998; 11(6): 273–6
[52] Tizard AU et al: Effects of acemannan, a complex carbohydrate, on wound healing in young and aged rats. Wounds, a compendium of clinical research and practice. 1995;6: 201–9
[53] Vath P, Wamer WG, Falvey DE: Photochemistry and phototoxicity of aloe emodin. Photochem Photobiol. 2002; 75(4): 346–52
[54] Visuthikosol V et al: Effect of aloe vera gel on healing of burn wounds: a clinical and histological study. J Med Assoc Thailand. 1995; 78: 403–9
[55] Wasserman L, Avigad S, Beery E, Nordenberg J, Fenig E: The effect of aloe emodin on the proliferation of a merkel carcinoma cell line. Am J Dermatopathol. 2002; 24(1): 17–22
[56] Wenigmann M: Phytotherapie – Arzneipflanzen, Wirkstoffe, Anwendung. Urban & Fischer, München 1999
[57] Willems M, van Buuren HR, de Krijger R: Anthranoid self-medication causing rapid development of melanosis coli. Neth J Med. 2003; 61(1): 22–4
[58] Yagi A, Kabash A, Mizuno K, Moustafa SM, Khalifa TI, Tsuji H: Radical scavenging glycoprotein inhibiting cyclooxygenase-2 and thromboxane A2 synthase from aloe vera gel. Planta Med. 2003; 69(3): 269–71

6.2 ■ Ananas (Ananas comosus)

F. Bross

Botanische Beschreibung

Arzneipflanze:	Ananas – Ananas comosus
Pflanzenfamilie:	Bromeliacease, Ananasgewächse
Volkstümliche Namen:	–
Arzneidroge:	Frucht- und Presssaft aus den grünen Pflanzenteilen, Bromelainum crudum

Die Ananas ist eine 0,6 – 1,2 m hohe, mehrjährige Rosettenpflanze mit schwach ausgebildeten Wurzelsystem, schmal-linealen, stachelspitzigen oft gezähnten Blättern, bis zu 1 m lang und 6 cm breit und mit zahlreichen weißen oder blauen bis purpurfarbenen Blüten in 30 cm langen Ähren. Die Früchte sind Beeren, die mit den fleischigen Teilen ihrer Tragblätter und der verdeckten Blütenstandachse zu einem saftigen Fruchtstand verwachsen. Die Ananas ist in Südamerika und der Karibik, in subtropischen und tropischen Gebieten Asiens (Malaysia, China, Thailand), Afrikas (Südafrika, Kenia, Zaire) und Amerikas (Florida, Hawaii) verbreitet. Weltweit werden jährlich ca. 7 Mio. Tonnen Ananasfrüchte für Frischverzehr, Saft- und Konservengewinnung produziert.
Die Droge Bromelainum crudum (Rohbromelain) wird aus dem Presssaft der Mutterstümpfe durch Aceton als genuines Gemisch proteolytischer Enyzme gewonnen.

Inhaltsstoffe und Wirkprinzipien

Die frische Frucht enthält durchschnittlich 85,3% Wasser, 13,2% Kohlenhydrate, 0,46% Eiweiß, 0,15% Fett, 0,45% Rohfaser und 0,39% Mineralstoffe. Fruchtsaft und Presssaft aus den grünen Pflanzenteilen enthalten Bromelaine, ein Gemisch aus mindestens fünf sehr ähnlichen proteolytischen Enzymen. Dazu enthält die Droge Pflanzensäuren, z.B. Zitronen und Ascorbinsäure, Zucker und wenig ätherisches Öl mit Vanillin.
Bromelaine entsprechen in ihrer Wirkung der von **Pankreasenzymen**, von denen sie sich nur hinsichtlich der Wirkintensität, Substratspezifität und des pH-Wirkungsoptimums (zwischen pH 6 und 7,5 → werden erst im Darm aktiv) unterscheiden. Bromelaine wirken auch **antiphlogistisch**. Auch eine Hemmung der Prostaglandinsynthese wird diskutiert.

Monographiesammlung

Aufbereitungsmonographie der Kommission E: Bromelainum crudum (Rohbromelain) für die Indikationen akute und posttraumatische Schwellungszustände v.a. der Nase und Nasennebenhöhlen.

Toxizität und Karzinogenität

Bromelain zeigte im Tierversuch keine akuten oder chronischen toxischen Effekte.

Anwendungsgebiete

Dermatologische Anwendungen

☞ auch 7.1 (Übersicht), 7.2 (Wundbehandlung), 7.3 (Pruritus).

Die antiphlogistische Wirkung von Bromelain konnte am Carageenin-Ödem der Rattenpfote gezeigt werden. Nach oraler Gabe von 25 – 100 mg/kg Bromelain war ein signifikanter, dosisabhängiger **antiödematöser Effekt** zu verzeichnen. Am traumatischen Ödem der Ratte konnte dieser Effekt nach enteraler Gabe von 80 mg/kg Bromelain bestätigt werden. Nach

oraler Gabe wurde am Kanninchen eine Erhöhung der Prothrombin- und Antithrombinzeit sowie des Serumplasmins festgestellt. An Ratten wurde zusätzlich ein dosisabhängiger Rückgang des Fibrinogenspiegels und Faktor X gefunden.
Mittels einer placebo-kontrollierten Doppelblindstudie konnte bei kieferchirurgischen Eingriffen für Bromelain (3 x 80 mg/Tag) kein signifikanter antiödematöser, wundheilungsfördernder Effekt nachgewiesen werden.
Die Kommission E wertete 1993 insgesamt neun kontrollierte klinische Studien aus, die bei Patienten mit posttraumatischen und postoperativen Ödemen durchgeführt worden sind. Fünf dieser Studien waren statistisch bewertbar, davon ergaben drei ein positives und zwei ein negatives Resultat hinsichtlich der therapeutischen Wirksamkeit bei akut postoperativen und posttraumatischen Schwellungszuständen, insbesondere der Nase und der Nasennebenhöhlen.

Weitere Anwendungen

Ebenfalls Anwendung findet Bromelain bei Verdauungsbeschwerden und zur Enzymsubstitution im Rahmen von Pankreaserkrankungen mit unzureichender Fermentproduktion.

Hinweise zur Therapie

Dosierung

Mittlere Tagesdosis 80–320 mg Rohbromelain entsprechend 200–800 FIP-Einheiten. Die Dauer der Anwendung sollte im Regelfall 8–10 Tage nicht überschreiten.
Darreichungsform: Galenische Zubereitungen (Tabletten, Dragees).

Fertigarzneimittel

Phlogenzym® Filmtabletten; Bromelain-POS® Tabletten; Traumanase forte® Dragees.

Nebenwirkungen

Gelegentlich Magenbeschwerden oder Durchfall. Die unreife Frucht soll giftig sein und heftigen Durchfall hervorrufen. Bei oraler Applikation von Bromelain kommt es vereinzelt zu allergischen Reaktionen, nach Hautkontakt mit Ananassaft bzw. Bromelain tritt selten eine allergische Dermatitis auf. Auch nach inhalativer Gabe von Bromelain wurden vereinzelt allergische Rhinitis und Asthma bronchiale ausgelöst. Mit Papain können Kreuzreaktionen auftreten.

Kontraindikationen

Blutungsneigung, Schwangerschaft. Bei eingeschränkter Leber- und Nierenfunktion.

Wechselwirkungen

Bei gleichzeitiger Therapie mit Antikoagulanzien muss mit einer Verstärkung der Blutungsneigung gerechnet werden. Bei gleichzeitiger Therapie mit Antibiotika (Tertrazykline, Cephalosporine, Penicilline oder Ethambutol) ist eine Wirkungsverstärkung zu erwarten.

Literatur

[1] BAnz (Bundesanzeiger) Nr. 48 vom 10.03.1994
[2] Chevallier A: Die Enzyklopädie der Heilpflanzen. 2. Aufl. BLV, München 2000
[3] Ennet D, Reuter H: Lexikon der Pflanzenheilkunde. Hippokrates, Stuttgart, 1998
[4] Hänsel R, Keller K, Rimpler H, Schneider G: Hagers Handbuch der pharmazeutischen Praxis. Band 4 (Drogen A–D), 5. Aufl. Springer, Berlin 1992
[5] Schulz V, Hänsel R: Rationale Phytotherapie. Ratgeber für die Praxis. 3. Aufl. Springer, Berlin 1999
[6] Reuter HD: Therapie mit Phytopharmaka. Gustav Fischer, Stuttgart 1997

6.3 ■ Arnika (Arnica montana)

F. Bross

Übersicht: Dermatologische Indikationen

++	Verletzungs- und Unfallfolgen wie Hämatome, Zerrungen, Prellungen, rheumatische Muskel- und Gelenkschmerzen, Furunkulose, Entzündungen der Mund- und Rachenschleimhaut, Oberflächenphlebitis

Botanische Beschreibung

Arzneipflanze:	Arnika – Arnica montana
Pflanzenfamilie:	Asteraceae (Compositae), Korbblütler
Englischer Name:	mountain arnica, leopard's bane, mountain tobacco
Volkstümliche Namen:	Bergdotterblume, Bergwohlverleih, Fallkraut, Kraftwurz, Wundkraut, Wundblum, Schnupftabaksblume, Kraftrose, Wohlverleih
Arzneidroge:	Arnikablüten – Arnica flos; Arnikaöl – Arnicae aetheroleum; Arnikakraut – Aenicae herba; Arnikawurzel – Arnicae radix

Arnika (Arnica montana) ist eine 0,2–0,6 m hoch wachsende krautige Staude mit zwei- bis dreiköpfigen Wurzelstöcken und vielen, bis 1 mm dicken Nebenwurzeln. Sie ist der Familie der Korbblütler (Asteraceae) zugeordnet. Der behaarte Pflanzenstängel wächst aus einer flachen, grundständigen Blattrosette und ist mit zwei bis drei gegenständigen länglichen, eiförmig bis lanzettlichen, ganzrändigen oder etwas gezähnelten Blattpaaren besetzt. Die 6–8 cm großen Blütenkörbchen befinden sich endständig, sind dotter- bis orangengelb und weisen einen angenehmen charakteristischen Duft auf [7]. Blütezeit ist Juni bis August.

Arnika ist in ganz Europa und hier vor allem in den höheren Gebirgslagen der Alpen und des Alpenvorlandes, in den Balkanländern, Südrussland sowie Mittelasien verbreitet [3, 7]. Sie wächst bevorzugt auf kalkarmen, torfigen und sonnigen Wiesen. Hauptlieferländer sind Spanien, Italien und die Schweiz.

Als Arzneidroge werden die ganzen oder zerfallen Blütenkörbchen der Arnikablüten, Arnica flos, verwendet. Den höchsten Gehalt an ätherischem Öl weisen die Blätter von Arnica montana zum Zeitpunkt der beginnenden Blüte auf. Die Zubereitung der Extrakte erfolgt durch hydroalkoholische Mazeration oder durch sanfte Zersetzung in Sojabohnenöl. Arnikakraut bezeichnet die im Mai vor der Blüte gesammelten, getrockneten, grundständigen Blätter [7].

Inhaltsstoffe und Wirkprinzipien

Die wichtigsten Inhaltsstoffe der Arnika sind: Bitterstoffe (Sesquiterpenlaktone: Helenaline 0,2–0,8%), Flavonoide (0,4–0,6%), Phenylcarbonsäuren, ätherisches Öl (Thymolderivate, Mono- und Sesquiterpene 0,2–0,35%).

Die v.a. **antiseptische und antibakterielle Wirkung** der Droge beruht in erster Linie auf dem Vorkommen der Sesquiterpenlactone Helenalin und seiner Verbindungen (Helenalinacetat 11,13 Dihydroheleninacetat). Helenalin, Helenalinacetat und 11,13 Dihydrohelenalinacetat zeigen in vitro antimikrobielle Aktivität gegen verschiedene, besonders grampositive Bakterien und verschiedene Dermatophyten. Helenalin hat eine starke Hemmwirkung auf Trypanosoma brucei und Trypanosoma cruzi [17]. Als weitere **bakterizid** und **fungizid** wirkende Inhaltsstoffe sind Thymol und seine Derivate zu nennen. Die für die **antiphlogistische Wirkung** verantwortlichen Hauptwirkstoffe sind ebenfalls die Sesquiterpenlaktone. Sie

beeinflussen: eine Reihe von biochemischen Parametern im Rahmen des Entzündungsprozesses, wie z.B. die Unterdrückung der oxidativen Phosphorylierung in neutrophilen Ganulozyten, die Hemmung der Prostaglandin-Biosynthese, die Hemmung der lysosomalen Enzymaktivität, Hemmung der Neutrophilen-Chemotaxis und Hemmung der Ausschüttung von IL-1 und TNF-α. Neuerdings ist bekannt geworden, dass die Sesquiterpenlactone der Arnika auch auf Transkriptionsebene hemmend eingreifen. Sie hemmen in μM-Konzentrationen die Transkriptionsfaktoren NF-kappaB und NF-AT, die für die Expression von Entzündungsmediatoren verantwortlich sind [10, 13].
Die Inhaltsstoffe der Arnika wirken **durchblutungsfördernd** und **schmerzlindernd.** In einem wässrigen Extrakt der Arnikablüten sind Polysaccharide enthalten, die das Immunsystem stimulieren [18].

Monographiesammlungen

Drogenmonographien für Arnikablüten: Arnikablüten DAB 10; Arnica PFX, BHP 83; Flos arnicae ÖAB 90; Arnicae flos Helv VII, Belg V, Ned 6, Hisp IX, BPC 49; Flores arnicae AB-DDR; Arnica Flower Mar 29.
Drogenmonographien für Arnikawurzel: Radix Arnicae ÖAB 90; Arnicae Rhizoma Hisp IX.
Aufbereitungsmonographie der Kommission E: Positivmonograpie für die äußere Anwendung von Arnikablüten bei Verletzung- und Unfallfolgen, rheumatischen Muskel- und Gelenkbeschwerden, Entzündungen des Mund- und Rachenschleimhaut, Furunkulose, Entzündungen als Folge von Insektenstichen, Oberflächenphlebitis.

Toxizität und Karzinogenität

Studien über die akute Toxizität von Arnika-Extrakten an Kaninchen, Mäusen und Ratten wurden durchgeführt und kamen zu einem negativen Ergebnis. Im Ames-Test erwiesen sich die Extrakte jedoch als mutagen, was auf den an Flavonoidgehalt zurückzuführen ist [14].

Anwendungsgebiete

Dermatologische Anwendungen

☞ auch 7.1 (Übersicht), 7.2 (Wundbehandlung), 7.4 (Schmerzen), 7.5 (Akne vulgaris), 7.9.1 (Abszesse und Furunkel), 7.11 (Hämorrhoiden), 7.12 (Venenleiden), 7.13 (Hyperhidrosis), 7.14 (Kosmetik).
Arnika wird wegen ihrer **entzündungshemmenden und antibakteriellen Wirkung** seit dem Mittelalter geschätzt und kam sowohl innerlich als auch äußerlich zur Anwendung. Innerlich wurde sie besonders bei Herzerkrankungen wir Angina pectoris sowie bei Uterusblutungen während der Geburt und bei Menstruationsbeschwerden eingesetzt. Vielfach wurde Arnika auch in der Volksmedizin als Abortivum benutzt, erklärlich durch die nachgewiesene Uteruswirksamkeit ihrer Sesquiterpenlaktone.
Die Anwendungsgebiete der äußerlichen Anwendung sind **Verletzungs- und Unfallfolgen** wie z.B. Hämatome, Prellungen, Quetschungen, Distorsionen. Ebenfalls Anwendung findet Arnika bei Entzündungen des Mund- und Rachenraums, bei rheumatischen Muskel- und Gelenkschmerzen, bei Furunkulose und Insektenstichen und bei oberflächlicher Thrombophlebitis [2, 6]. In einer Studie an 79 Patienten mit leichter bis mittelschwerer Osteoarthritis des Knies wurde nach 3–6-wöchiger Auftragung eines Arnika-Gels eine deutliche Reduktion von Schmerz und Gelenksteifigkeit beobachtet [11]. Auch bei Patienten mit Karpaltunnelsyndrom konnte durch Arnika-Salbe nach chirurgischer Behandlung eine deutliche Schmerz-Verminderung im Vergleich zum Placebo erzielt werden. Auf Greifkraft und Hand-

gelenksumfang hatte die Salbe keinen Einfluss [9]. Ebensowenig auf die Prävention und Heilung von Verletzungen nach Laser-Behandlung mit einem 585nm Dye-Laser [1].
In einer in-vitro-Studie zeigte sich Arnika nicht wirksam gegen die 15 getesteten Mikroorganismen (Candida albicans, Staphylococcus aureus, Enterococcus faecalis u.a.) [12]. Andere Studien jedoch bestätigen die Wirksamkeit von Helenalin und seinen Derivaten vor allem gegen **grampositive Bakterien** und gegen einige **Dermatophyten** (siehe unter Inhaltsstoffe und Wirkprinzipien) [7]. Die antibakterielle Wirksamkeit gegen verschiedene **periodontopathogene Mikroorganismen** (Porphyromonas gingivalis, Prevotella ssp., Fusobacterium nucleatum, Actinomyces odontolyticus u.a.) eines methanolischen Arnika-Extraktes wurde in vitro nachgewiesen [8].
Bei Anwendung von Arnika als homöopathisches Präparat konnte eine Wirkung in allen verfügbaren Studien nicht nachgewiesen werden.

Hinweise zur Therapie

Dosierung

Arnika wird nur äußerlich in folgenden Formen angewendet:

- **Tinktur:** 1 Teil Droge und 10 Teile 70%iger Ethanol
  - Umschlag: Arnika-Tinktur 3–10fach mit Wasser verdünnt
  - Mundspülung: Tinktur 10fach verdünnt
- **Aufguss:** Bei äußerlicher Anwendung: 2,0 g Droge auf 100 ml Wasser zur Bereitung von Umschlägen und Kompressen.
- **Salben:** Diese sollten max. 25% Tinktur und max. 15% Arnikaöl enthalten.

Darreichungsform: Als Tinktur, Salbe, Aufguss.

Fertigarzneimittel

DOC® Salbe, Kneipp® Arnika Gel, Kneipp® Arnika Salbe S, Arnica Hevert® Injektionslösung, Arnica comp. Gel (DHU), Arnica comp./Apis Salbe (DHU) Arnikamill® Salbe (+ Kamillenblüten), Arthrosenex® AR Salbe, Arnikatinktur „Hetterich".

Rezepturen

Einreibemittel bei kleinen Hautverletzungen

Arnika-Ölauszug: 5,0 getrocknete Arnikablütenblätter, 100,0 Sojabohnenöl. Arnikablüten in dunkles Gefäß mit Öl geben und verschließen. Mehrmals leicht schütteln und an einen warmen Ort stellen. Nach 3 Wochen Öl abgießen.
Arnika-Tinktur: 5,0 getrocknete Arnikablütenblätter, 100,0 Alkohol 70%. Getrocknete Arnikablütenblätter in dunkle Apothekerflasche geben und mit Alkohol auffüllen. Gut verschlossen an einem warmen Platz 4 Wochen stehen lassen, dann Alkohol abgießen. Dunkel und kühl aufbewahren.

Nebenwirkungen

Bei längerer Anwendung an geschädigter Haut, z.B. bei Verletzungen oder Ulkus cruris, kann es zu allergischen Wirkungen (Kontaktallergie durch *Helenalin*) wie ödematöser Dermatitis mit Bläschenbildung und Ekzemen kommen. Bei hohen Konzentration sind auch primär toxisch bedingte Hautreaktionen mit Bläschenbildung bis zur Nekrotisierung möglich [18, 7]. Innere Anwendung von Arnika kann zu Vergiftungserscheinungen, starker Blutdruckerhöhung [5], schwerer Gastroenteritis, Nervosität, erhöhter Herzfrequenz, Muskelschwäche und Tod führen [14]. Es wird von Fällen mit Multiorgansystem-Versagen berichtet [4].

Arnika gehört zu den Pflanzen mit antikoagulativer Wirkung und kann die Blutungsneigung erhöhen [5].

Kontraindikationen

Bekannte Überempfindlichkeit gegen Korbblütler (z.B. Arnika, Ringelblume, Kamillenblüten, Löwenzahn, Gänseblümchen, Sonnenblume oder Schafgarbe), Schwangerschaft [5]. Zubereitungen aus Arnikablüten sollten nicht innerlich angewandt werden. Arnikatinktur nicht auf offene Wunden und nicht unverdünnt anwenden.

Wechselwirkungen

Es sind keine Wechselwirkungen bekannt.

Sensibilisierungspotenzial

Allergische Reaktionen (Kontaktallergie durch Sesquiterpenlactone wie Helenalin) sind möglich und relativ häufig [15]. Von 443 getesteten Personen reagierten fünf (1,13%) allergisch auf Arnika. Die Sensibilisierung gegen Arnika wird oft von allergischen Reaktionen auf Nickel, Myroxylon, Pereirae-Harz, Duftstoff-Mix und Kolophonium begleitet [16].

Literatur

[1] Alonso D, Lazarus MC, Baumann L: Effects of topical arnica gel on post-laser treatment bruises. Dermatol Surg. 2002; 28(8): 686-8

[2] Augustin M, Schmiedel V. In: Leitfaden Naturheilkunde. 4. Aufl. Urban & Fischer Verlag, München, 2003; S. 1016

[3] Chevallier A: Die Enzyklopädie der Heilpflanzen. 2. Aufl. BLV, München 2000

[4] Ciganda C, Laborde A: Herbal infusions used for induced abortion. J Toxicol Clin Toxicol. 2003; 41(3): 235-9

[5] Daane SP: Potential for danger with Arnica montana. Ann Plast Surg. 2001; 46(3): 349-50

[6] Fischer G, Krug E: Heilkräuter und Arzneipflanzen. 7. überarb. Aufl. Haug-Verlag, Heidelberg, 1984; S. 242

[7] Hänsel R, Keller K, Rimpler H, Schneider G: Hagers Handbuch der pharmazeutischen Praxis. Band 4 (Drogen A-D), 5. Aufl. Springer, Berlin 1992

[8] Iauk L, Lo Bue AM, Milazzo I, Rapisarda A, Blandino G: Antibacterial activity of medicinal plant extracts aganist periodontopathic bacteria. Phytother Res. 2003; 17(6): 599-604

[9] Jeffrey SL, Belcher HJ: Use of Arnica to relieve pain after carpal-tunnel release surgery. Altern Ther Health Med. 2002; 8(2): 66-8

[10] Klaas CA, Wagner G, Laufer S, Sosa S, Della Loggia R, Bomme U, Pahl HL, Merfort I: Studies on the anti-inflammatory activity of phytopharmaceuticals prepared from Arnica flowers. Planta Med. 2002; 68(5): 385-91

[11] Knuesel O, Weber M, Suter A: Arnica montana gel in osteoarthritis of the knee: an open, multicenter trial. Adv Ther. 2002; 19(5): 209-18

[12] Koo H, Gomes BP, Rosalen PL, Ambrosano GM, Park YK, Cury JA: In vitro antimicrobial activity of propolis and Arnica montana against oral pathogens. Arch Oral Biol. 2000; 45(2): 141-8

[13] Merfort I: Arnica: new insights on the molecular mode of action of a traditional medicinal plant. Forsch Komplementarmed Klass Naturheilkd. 2003; 10Suppl1: 45-8

[14] No authors listed: Final report on the safety assessment of Arnica montana extract and Arnica montana. Int J Toxicol. 2001; 20 Suppl 2: 1-11

[15] Paulsen E: Contact sensitization from Compositae-containing herbal remedies and cosmetics. Contact Dermatitis. 2002; 47(4): 189-98

[16] Reider N, Komericki P, Hausen BM, Fritsch P, Aberer W: The seamy side of natural medicines: contact sensitization to arnica and marigold. Contact Dermatitis. 2001; 45(5): 269-72

[17] Schmidt TJ, Brun R, Willuhn G, Khalid SA: Anti-trypanosomal activity of helenalin and some structurally related sesquiterpene lactones. Planta Med. 2002; 68(8): 750-1

[18] Wenigmann M: Phytotherapie - Arzneipflanzen, Wirkstoffe, Anwendung. Urban & Fischer, München 1999

6.4 ■ Ballonrebe (Cardiospermum halicacabum)

U. Buhrke

Übersicht: Dermatologische Indikationen

++	Atopische Dermatitis
?	Schuppende Dermatosen

Botanische Beschreibung

Arzneipflanze:	Ballonrebe – Cardiospermum halicacabum
Pflanzenfamilie:	Sapindaceae, Seifenbaumgewächse
Englischer Name:	balloon vine, heart pea
Volkstümliche Namen:	Ballonwein, Herzsame
Arzneidroge:	Blätter – Cardiospermum halicacabum, Samen – Cardiospermum-halicacabum, Cardiospermum-halicacabum hom

Cardiospermum halicacabum ist eine krautige Schlingpflanze aus der Familie der Seifenbaumgewächse und stammt aus Südamerika, Indien und dem tropischen Afrika [14].
Der Artname ist griechischen Ursprungs, bedeutet „Salzfass" und wurde 1753 erstmalig beschrieben.
Der Ballonwein kann bis zu 3 m hoch werden. Die gefurchten Triebe werden von Ranken, welche an Blütenständen entstehen, an Klettergerüsten festgehalten. Die grünlichen Blüten sind unscheinbar. Die auffallenden Früchte gaben der Ballonrebe den Namen: Sie sind 4–5 cm groß, hellgrün und ballonartig geformt und enthalten kugelartige schwarze Samen mit einem herzförmigen weißen Fleck [7].
Für die therapeutische Zubereitung finden die oberirdischen Teile der Pflanze Verwendung, die getrockneten Blätter oder das Öl der Samen [7, 10, 12, 14].

Inhaltsstoffe und Wirkprinzipien

Die wichtigsten Inhaltsstoffe sind:

- Triterpensaponine
- Quebrachitol (Zuckeralkohol)
- Halicarsäure
- Catechingerbstoffe (Tannine)
- Pentacyclische Terpene (Glutinon, β-Amyrenon, β-Amyrin)
- Pflanzliche Sterine (Phytosterole: β-Sitosterin, Campesterin, Stigmasterin)
- Flavonoide
- Samenöl: u.a. Arachidonsäure, 11-Eicosensäure, Linolensäure, Linolsäure, Ölsäure und andere [6].

Die antiphlogistische Wirkung ist auf die Phytosterole zurückzuführen, die die Synthese der Arachidonsäure und damit der Entzündungsmetaboliten normalisieren. Die Phytosterole wirken auch antipruriginös (juckreizlindernd).

Monographiesammlungen

Es gibt nur eine positive Monographie der Kommission D (Kommission für Homöopathika) für die Indikationen Dermatitis, Pruritis, Intervallbehandlung bei Neurodermitis, allergisches Kontaktekzem, seborrhoisches Ekzem, Insektenstich.

Toxizität und Karzinogenität

In der Literatur sind keine Hinweise auf Toxizität bzw. Tumorgenität beschrieben.

Anwendungsgebiete

Dermatologische Anwendungen

☞ auch 7.6 (Ekzeme).

Cardiospermum halicacabum wird insbesondere als homöopathisches Therapeutikum in der externen Therapie chronischer Dermatosen wie z.B. atopische Dermatitis, kumulativ-toxisches Kontaktekzem, abklingende Phase des allergischen Ekzems eingesetzt.

Ergebnissen von mehreren Studien zufolge ist die lokale **antiinflammatorische Wirkung** von Cardiospermum halicacabum vergleichbar mit Hydrocortison [9, 10, 12]. Im „Granuloma pouch"-Test der Ratte und im Carrageenan-Rattenpfotenödem wurde diese Wirkung belegt und mit der von Phenylbutazon verglichen [6,13]. Die antiphlogistische Wirkung ist wahrscheinlich auf eine Hemmung der Phospholipase A2 und damit eine verminderte Prostaglandin- und Leukotriensynthese, sowie auf die Stabilisierung des lysosomalen Membransystems, was die Freisetzung entzündungsfördernder Enzyme verhindert, zurückzuführen. Im Wattebausch-Granulom-Test senkt Cardiospermum halicacabum den Gehalt an zellschädigenden Lipid-Peroxiden und die Aktivität der γ-Glutamyltranspeptidase und vermindert allgemein die transsudativen, exsudativen und proliferativen Komponenten der chronischen Entzündungsreaktion. In vitro konnte außerdem eine Stabilisierung der menschlichen Erythrozytenmembran gegenüber hypotonischer Lyse nachgewiesen werden [13].

In einer Beobachtungsstudie an **Neurodermitis-**Patienten nahm unter Cardiospermum-Behandlung die Rötung als Maß für die Erythemstärke schneller ab als unter Behandlung mit der wirkstoffreien Salbengrundlage. Ebenso der transepidermale Wasserverlust (TEWL), der bei Entzündungsreaktionen ansteigt [11]. Die Wirksamkeit und Verträglichkeit von Cardiospermum-Salbe bei ekzematösen Hauterkrankungen und Neurodermitis wurde auch in kontrollierten, doppelblinden klinischen Studien nachgewiesen. Sie erwies sich als der Salbengrundlage überlegen [9] sowie dem Wirkstoff Bufexamac gleichwertig [2].

Wässrige Extrakte zeigen in vitro eine **macrofilaricide Wirkung** gegen Brugia panangi (**Helminthia**). Dabei hemmt Cardiospermum halicacabum sowohl die Beweglichkeit der adulten Würmer als auch die Microfilarien-Freisetzung der Weibchen bei Konzentrationen von mehr als 500 µg/ml konzentrations- und zeitabhängig [8].

Weitere Anwendungen

Systemische Anwendung in der traditionellen Medizin bei: Rheuma, Erkrankungen der oberen Atemwege, Obstipation.

Eine antipyretische Wirkung eines ethanolischen Extraktes wurde im Rattentierversuch nachgewiesen [1]. Der alkoholische Blätterextrakt bewirkt eine Lähmung des Zentralnervensystems und hat einen analgetischen Effekt bei Ratten und Mäusen [7]. Das Samenöl zeigt bei anästhesierten Hunden (2 mg/kg KG) einen sofortigen, 1,5 Std. anhaltenden Blutdruckabfall. Am isolierten Kaninchendarmtrakt bewirkt es einen Tonusanstieg (5–40 mg), höhere Dosen (100 mg) führen zu völliger Entspannung [7].

Hinweise zur Therapie

Dosierung

Die Zubereitungen bestehen aus 10%iger homöopathischer Urtinktur. Salbe mehrmals tägl. dünn auftragen.

Fertigarzneimittel

Halicar® Creme (DHU), Halicar® Salbe (DHU). In 100 g sind 10 g Urtinktur aus Cardiospermum halicacabum enthalten.

Nebenwirkungen, Kontraindikationen und Wechselwirkungen

Keine bekannt. In einer randomisierten, plazebokontrollierten Doppelblindstudie an hautgesunden Probanden trat weder ein Blanchingeffekt, noch eine Erythembildung nach 16-stündiger Applikation auf [5].

Sensibilisierungspotenzial

Ein allergisierendes Potenzial ist nicht bekannt. In einem Patchtest an hautgesunden Probanden wurden Cardiospermum-Salbe und Cardiospermum-Urtinktur auf ihre Verträglichkeit untersucht. Es wurden zu keinem Zeitpunkt allergische Reaktionen oder toxische Irritationen festgestellt.

Literatur

[1] Asha W, Pushpangadan P: Antipyretic activity of Cardiospermum halicacabum. Indian J Exp Biol. 1999; 37(4): 411–4

[2] Brüggemann B, Rudolph R: Lokale Therapie der atopischen Dermatitis: Cardiospermum halicacabum und Bufexamac im Vergleich. Haut. 1995; 6: 2818–22

[3] Chevallier A: Die Enzyklopädie der Heilpflanzen. 2. Aufl. BLV, München 2000

[4] Deutsche Homöopathie Union (DHU): Wissenschaftliche Information Halicar. Karlsruhe 2002

[5] Gehring W, Gloor M: Cardiospermum – Ein neuer pflanzlicher Wirkstoff in der Dermatologie? Z Hautkr. 1989; 21: 274–8

[6] Gopalakrishnan C, Dhananjayan R, Kameswaran L: Studies on the pharmacological actions of Cardiospermum halicacabum. Ind J Physiol Pharmacol. 1976; 20: 203–8

[7] Hänsel R, Keller K, Rimpler H, Schneider G: Hagers Handbuch der pharmazeutischen Praxis. Band 4 (Drogen A–D), 5. Aufl. Springer, Berlin 1992

[8] Khunkutti W, Fujimaki Y, Aoki Y: In vitro antifilarial activity of extracts of the medicinal plant Cardiospermum halicacabum against Brugia panangi. J Helmithol. 2000; 74(3): 241–6

[9] Merklinger S, Messemer C, Niederle S: Ekzembehandlung mit Cardiospermum halicacabum. Zeitschrift für Phytotherapie. 1995; 16: 263–6

[10] Rudolph R: Cardiospermum halicacabum bei Ekzemerkrankungen und atopischer Dermatitis – Therapie mit homöopathischen Externa. In: Homöopathie in der Dermatologie. Deutsche Homoöpathische Union, Karlsruhe, 1993; S. 90–101

[11] Rudolph R, Benthien H, Jappe U, Kunz B: Lokaltherapie der atopischen Dermatitis mit Cardiospermum halicacabum. Haut. 1994; 1:63–6

[12] Rudolph R, Brüggemann B, Schenk WH, Wandel G: Klinische Erfahrungen in der Therapie berufsbedingter Abnutzungsekzeme mit Cardiospermum-Halicacabum-Salbe. Allergologie. 1995; 18(5): 216–7

[13] Sadique J, Chandra T, Thenmozhi V, Elango V: Biochemical modes of action of Cassia occidentalis and Cardiospermum halicacabum in inflammation. J Ethnopharmacol. 1987; 19(2):201–12

[14] Wenigmann M: Phytotherapie – Arzneipflanzen, Wirkstoffe, Anwendung. Urban & Fischer, München 1999

6.5 ■ Beinwell (Symphytum officinale L.)

C. M. Schempp

Übersicht: Dermatologische Indikationen

++	Springgelenkszerrungen
+	Prellungen, Verstauchungen
?	Ulcus cruris

Botanische Beschreibung

Arzneipflanze:	Beinwell – Symphytum officinale L.
Pflanzenfamilie:	Boraginaceae, Borretschgewächse
Volkstümliche Namen:	Wallwurz
Arzneidroge:	Beinwellwurzel – Symphyti radix, Beinwellkraut – Symphyti herba

Beinwell ist eine 30–100 cm hohe Staude mit rübenförmiger Wurzel und borstiger Behaarung. Die Blätter sind breitlanzettlich und laufen am Stängel herab. Die Blüten sind röhrig in Wickeln angeordnet und gelblich oder rötlich-violett. Ähnlich ist *Symphytum* x *uplandicum*, der Komfrey, der von Vegetariern gerne gegessen wird. Beinwell ist im größten Teil Europas, in Westasien und Kleinasien verbreitet. Er kommt an feuchten Stellen wie Bachufern und Feuchtwiesen vor [6, 10, 13]. Der Name Beinwell deutet darauf hin, dass es durch die Pflanze zum Zusammenheilen (Wallen) von Knochen nach Frakturen kommt – eine Indikation, die bereits im Mittelalter bekannt war [1].

Inhaltsstoffe und Wirkprinzipien

Beinwellkraut und -wurzeln enthalten Allantoin, Schleimstoffe, Gerbstoffe und Pyrrolizidinalkaloide. Allantoin ist ein mit der Harnsäure verwandtes Purinderivat. Es wirkt wundsekretsteigernd, wodurch es zu einer Reinigung der Wunde kommt, die lokale Durchblutung wird gesteigert. Außerdem weist Allantoin eine die Kallusbildung fördernde Wirkung auf [4, 12, 13]. Die enthaltenen Pyrrolizidinalkaloide sind toxisch [2, 3, 7].
Die Gerbstoffe unterstützen die wundheilende Wirkung des Allantoins. Die Schleimstoffe wirken lokal reizmildernd, sie können Wasser binden und eignen sich aus diesem Grund als Trägersubstanz wärmespeichernder Umschläge.

Monographiesammlungen

Drogenmonographien: Symphyti folium (DAB), Symphyti radix (DAB).
Aufbereitungsmonographie der Kommission E: Positivmonographie für die äußere Anwendung bei Zerrungen, Quetschungen und Sportverletzungen.

Toxizität und Karzinogenität

Bei Ratten trat nach längerer Anwendung von Beinwell eine erhöhte Rate an Lebertumoren auf. Außerdem kam es zu einer erhöhten Rate an Blasenkarzinomen. Die karzinogene Wirkung beruht auf dem Hauptalkaloid Symphytin [7, 10]. Allerdings gibt es keine Hinweise, dass Komfrey-Esser oder mit Komfrey gefütterte Tiere häufiger an Krebs erkranken als Normalpersonen. Dennoch hat die Kommission E entschieden, dass Symphytum nur für die äußere Anwendung zugelassen wird. Bei lokaler Anwendung kommt es zu keiner nennenswerten Resorption von Pyrrolizidinalkaloiden durch die Haut.

Anwendungsgebiete

Dermatologische Anwendungen

☞ auch 7.1 (Übersicht), 7.2 (Wundbehandlung), 7.4 (Schmerzen).

Für einen Komfrey-Extrakt wurde gezeigt, dass er ein Cyclooxygenaseinhibitor ist [11]. In Beinwell enthaltene Schleimstoffe wirken lokal **reizmildernd**. Die Wirkstoffe des Beinwells, die die Wundheilung und Gewebsregeneration fördern, sind noch nicht vollständig bekannt. Allantoin und Rosmarinsäure spielen hierbei wahrscheinlich eine zentrale Rolle [5, 12]. Rosmarinsäure ist eine Phenolkarbonsäure mit **entzündungshemmenden Eigenschaften**, die wahrscheinlich auf einer Komplementinaktivierung beruhen [5].

Klinische Anwendungen

Die Aufbereitungsmonographie der Kommission E weist als Indikationen für die externe Anwendung Prellungen, Zerrungen und Verstauchungen aus [4]. Externe Beinwellzubereitungen werden besonders in der Sport- und Unfallmedizin eingesetzt. Die häufigste Anwendung für Beinwellpräparate sind Sprunggelenkszerrungen [9]. Die klinische Wirksamkeit von Beinwell bei Erkrankungen des Stütz- und Bewegungsapparates wurde mehrfach belegt [9]. In einer randomisierten, placebokontrollierten Doppelblindstudie wurden 42 Patienten mit Sprunggelenksdistorsion mit einem Beinwellextrakt behandelt. Der Beinwellextrakt reduzierte signifikant Schmerz und Schwellung [8]. Nach Weiss wurde Beinwell topisch auch zur Behandlung von Ulcus cruris eingesetzt [13]. Dokumentierte Beispiele oder klinische Studien hierzu liegen bisher nicht vor.

Hinweise zur Therapie

Dosierung

Aufgrund der toxischen Wirkung der Pyrrolizidinalkaloide darf die applizierte Tagesdosis nicht mehr als 1 µg Pyrrolizidinalkaloide enthalten. Die Anwendung sollte nicht mehr als 4–6 Wochen pro Jahr betragen. Inzwischen stehen weitgehend Pyrrolizidinalkaloid-freie Präparate zur Verfügung [4, 9].

Darreichungsform: Es wird empfohlen, ausschließlich geprüfte Präparate mit einem möglichst geringen Gehalt an Pyrrolizidinalkaloiden zu verwenden.

Fertigarzneimittel

Kytta-Salbe® f, Kytta-Plasma® Umschlagpaste, Traumaplant® Salbe.

Nebenwirkungen und Wechselwirkungen

Keine bekannt.

Kontraindikationen

Schwangerschaft, Stillzeit, Kindesalter.

Sensibilisierungspotenzial

Kontaktsensibilisierungen durch Beinwell wurden bisher nicht bekannt.

Literatur

[1] Benedum J, Loew D, Schilcher H: Arzneipflanzen in der Traditionellen Medizin. Kooperation Phytopharmaka. Krahe Druck, Unkel, Bonn, 2000

[2] Betz JM, Eppley RM, Taylor WC, Andrzejewski D: Determination of pyrrolizidine alkaloids in commercial comfrey products (Symphytum sp.). J Pharm Sci 1994; 83(5): 649–53

[3] Couet CE, Crews C, Hanley AB: Analysis, separation, and bioassay of pyrrolizidine alkaloids from comfrey (Symphytum officinale). Nat Toxins. 1996; 4: 163 – 7
[4] Fintelmann V, Menßen HG, Siegers CP: Phytotherapie Manual. 2. Aufl. Hippokrates, Stuttgart 1993
[5] Gracza L, Koch H, Loffler E: Biochemical-pharmacologic studies of medicinal plants. Isolation of rosmarinic acid from Symphytum officinale L. and its anti-inflammatory activity in an in vitro model. Arch Pharm. 1985; 318(12): 1090 – 5
[6] Hänsel R, Keller K, Rimpler H, Schneider G: Hagers Handbuch der pharmazeutischen Praxis. Band 4 (Drogen A–D), 5. Aufl. Springer, Berlin 1992
[7] Hirono I, Mori H, Haga M: Carcinogenic activity of Symphytum officinale. J Nat Canc Inst. 1978; 61: 865 – 9
[8] Koll R, Buhr M, Dieter R, Pabst H, Predel HG, Petrowicz O, Gianetti B, Wagener S: Wirksamkeit und Verträglichkeit von Beinwellwurzelextrakt (Extr. Rad. Symphyti) bei Sprunggelenksdistorsionen. Ergebnisse einer multizentrischen, randomisierten, placebo-kontrollierten Doppelblindstudie. Z Phytother. 2000; 21: 127 – 34
[9] Loew D, Habs M, Klimm HD, Trunzler G: Phytopharmaka-Report. Rationale Therapie mit pflanzlichen Arzneimitteln. Steinkopff, Darmstadt, 1999; S. 231
[10] Roth L, Daunderer M, Kormann L: Giftpflanzen – Pflanzengifte. Vorkommen, Wirkung, Therapie; allergische und phototoxische Reaktionen. Ecomed, Landsberg, 1994; S. 687 – 8
[11] Tunon H, Olavsdotter C, Bohlin L: Evaluation of anti-inflammatory activity of some Swedish medicinal plants. Inhibition of prostaglandin biosynthesis and PAF-induced exocytosis. J Ethnopharmacol. 1995; 48: 61 – 76
[12] Wagner H, Wiesenauer M: Phytotherapie. Phytopharmaka und pflanzliche Homöopathika. Gustav Fischer, Stuttgart 1995; S. 340
[13] Weiss RF, Fintelmann V: Lehrbuch der Phytotherapie. 9. Aufl. Hippokrates, Stuttgart, 1999

6.6 ■ Bittersüß (Solanum dulcamara L.)

M. Asefi

Übersicht: Dermatologische Indikationen

++	Chronisches Ekzem
+	Herpes simplex
?	Psoriasis, Warzen

Botanische Beschreibung

Arzneipflanze:	Bittersüßer Nachtschatten – Solanum dulcamara L.
Pflanzenfamilie:	Solanaceae, Nachtschattengewächse
Englischer Name:	climbing nightshade, european bittersweet
Volkstümliche Namen:	Bittersüßer Nachtschatten, Teufelsklatten, Alpranke, Hirschkraut, Zaunrebe, Mausholz, Natterholz, Je-länger-je-lieber, Rote Hundsbeere
Arzneidroge:	getrocknete Stängelstücke – Dulcamarae stipites (Bittersüßstengel)

Es handelt sich um einen Halbstrauch, der bis zu 2 m hoch werden kann. Den giftigen scharlachroten Beeren, die zunächst bitter, dann süß schmecken, verdankt die Pflanze Ihren Namen [6]. Die kletternden oder niederliegenden Stängel tragen Laubblätter, die gestielt, gewöhnlich eiförmig-lanzettlich, und beidseits behaart sind [7]. Die 5-zipfligen Blüten haben eine violette Farbe und gelbe Staubbeutel.
Solanum dulcamara ist in Europa, Nordafrika, Ost- und Westasien, Indien und Nordamerika verbreitet [7, 15]. Die Blütezeit ist von Juni bis August, die Erntezeit der Stängelstücke im Frühjahr oder Herbst [3].

Inhaltsstoffe und Wirkprinzipien

Die wichtigsten Inhaltsstoffe der Bittersüßstengel sind Steroidalkaloide (bis 0,4%), Steroidsaponine (0,18%) sowie Gerbstoffe (ca. 10%). Es werden in Europa drei verschiedene Varietäten mit unterschiedlichem Steroidalkaloidgehalt unterschieden: der westeuropäische Tomatidenol-Typ mit Solamarin, der osteuropäische Soladulcidin-Typ mit Soladulcidintetraosid und der Solasodin-Typ mit Solasonin [15, 7].

Steroidalkaloide haben eine milde **kortisonartige Wirkung**; sie wirken entzündungshemmend, juckreizstillend und antiallergisch. Die Gerbstoffe bilden mit der obersten Schicht von Haut und Schleimhaut eine unlösliche Membran, sie dichten das Gewebe ab und verhindern das Eindringen von Schadstoffen und Erregern. Die Alkaloide wirken **anticholinerg** (parasympathikolytisch) und in hoher Konzentration zytotoxisch, sie sind allerdings nur in den grünen, unreifen Beeren in höherer Konzentration enthalten [15].

Die Saponine sind seifenähnliche Naturstoffe, die sich von den Terpenen ableiten und die Oberflächenspannung von Wasser herabsetzen. Sie bilden mit Cholesterin und Lipiden von Membranen stabile Komplexe und schädigen auf diese Weise die Zellmembran. Es kommt zur Hämolyse von Erythrozyten. Sie wirken lokal gewebereizend und reflektorisch **auswurffördernd** [15]. Sie wirken **antimykotisch, antibakteriell und antiphlogistisch** [17]. Pektine sind hochmolekulare Verbindungen aus Zuckerbaustoffen, die durch ihre Gelierfähigkeit einen Schutzfilm auf der Schleimhaut bilden und das pH-Milieu der unteren Darmabschnitte verändern [15].

Monographiesammlungen

Drogenmonographien: Solanum dulcamara EB 6, Stipites Dulcamarae EB 6.
Aufbereitungsmonographie der Kommission E: Positivmonographie als Adjuvans bei chronischem Ekzem.

Toxizität

Vergiftungen kommen insbesondere bei Kindern mit den giftigen grünen und unreifen Beeren vor. Die ganze Pflanze ist aufgrund des Alkaloidgehaltes giftig [4], als Haupttoxin wurde das Solanin erkannt [2]. Die perorale Aufnahme von Steroidalkaloidglykosiden in Dosen >2–5 mg/kg KG wirken toxisch, Dosen >3–6 mg/kg KG können zum Tode führen [7]. Im Falle eines 4-jährigen Mädchens mit akuter anticholinerger Krise durch eine Vergiftung mit Nachtschattenbeeren war eine Behandlung mit Physostigmin (i.v. 0,02 mg/kg) erfolgreich [2]. Unreife Früchte (jedoch nicht reife Früchte) führen zu Veränderungen des gastrointestinalen Gewebes oder des Verhaltens bei Mäusen, was den Symptomen einer Solaninvergiftung entspricht [8].

Vergiftungssymptome sind Halsbrennen, Kopfschmerzen und Durchfälle [1]. Vergiftungen durch die Droge (Stipites dulcamarae) selbst sind allerdings bisher noch nicht beobachtet worden und aufgrund des geringen Gehaltes an toxischen Alkaloiden auch nicht zu erwarten.

Anwendungsgebiete

Dermatologisch Anwendungen

☞ auch 7.1 (Übersicht), 7.2 (Wundbehandlung), 7.6 (Ekzeme), 7.7 (Psoriasis vulgaris).

Der in der Kommission E positiv bewertete Bittersüßstengel gehörten zu den alten „dermatotropen Antidyskratika", die traditionell seit Jahrhunderten auch äußerlich bei chronischen, mit Juckreiz verbundenen Ekzemen angewendet wurden. Die Pflanze wird auch in China

und Indien im selben Indikationsgebiet therapeutisch genutzt. In der Volksmedizin wird Bittersüßstengel äußerlich bei Hauterkrankungen, wie Ekzemen, Warzen, Psoriasis verwendet [3].
Die **kortisonähnliche** Wirkung speziell von Solasodin wurde am Modell der Kaolin-induzierten Arthritis, des Ammoniumchlorid-induzierten Lungenödems bei Ratten [12] sowie durch die Ausbildung einer Nebennierenrindenhypertrophie nachgewiesen [9]. Zubereitungen aus Bittersüßstengel wirken in vitro antimikrobiell (z.B. Stimulierung der Phagozytose von Escherichia coli [7]) und im Tierversuch z.T. antiphlogistisch [6]. Über den genauen Mechanismus ist nichts bekannt, nachgewiesen ist, dass Solanum dulcamara die PAF-(platelet activating factor-)induzierte Exozytose in vitro hemmt [14].
Eine multizentrische Studie an 536 ambulanten Patienten konnte die antiphlogistische Wirkung des ethanolischen Extrakts von Dulcamara in der topischen Ekzemtherapie nachweisen [10]. In einer seitenvergleichenden Studie an 23 Kindern über 15 Tage war eine Zubereitung bei atopischer Dermatitis besser wirksam als Bufexamac bzw. die Salbengrundlage. In einer an 30 Neurodermitis-Patienten mit Tropfen über einen Zeitraum von 6 Wochen durchgeführten Studie fand sich die Angabe, dass die Patienten weder kortikoidbedürftig waren noch einer externen Behandlung bedurften. Es fehlen jedoch hier Angaben zum Beschwerdegrad bzw. Symptomenbild der in die Studie einbezogenen Patienten [16]. YAMASHITA et al. [18] konnten in ihrer Untersuchung an Solanum dulcamara zwei neue Steroidalkaloidglykosiden mit den Namen Soladulcosides A und B nachweisen.
Eine in-vitro-Studie an tierischen Zellen konnte zeigen, dass die Infektiosität von **Herpes-Viren** erheblich herabgesetzt wird. [7]
Die Steroidalkaloide der Droge werden zur halbsynthetischen Herstellung von Arzneistoffen (Kortikoide und Sexualhormone) benutzt [4].

Weitere Anwendungen
In der Homöopathie wird Solanum dulcamara bei Fieber, Atemwegs-, Harnwegs- und gastrointestinalen Infekten sowie Gelenks- und Hautentzündungen eingesetzt.

Hinweise zur Therapie
Dosierung
Tagesdosis: 1 – 3 g Droge [5]. Teeaufgüsse oder Abkochungen entsprechend 1 – 2 g Droge auf ca. 250 ml Wasser. Nach Abkühlung Umschläge (mehrmals täglich) zur Therapie von Ekzemherden.
Darreichungsform: Tee, Dekokt, Salbe.

Fertigarzneimittel
Cefabene® Salbe; Cefabene® Filmtabletten, Cefabene® Tropfen.

Rezepturen
1 – 2 g Droge auf ca. 250 ml Wasser als Aufguss oder Abkochung. Zu empfehlen ist die Anwendung in Form standardisierter Fertigarzneimittel [1].

Nebenwirkungen
Bei topischer Anwendung nicht bekannt. Die Verträglichkeit der Cefabene-Salbe ist sehr gut. Bei hohen Dosen durch systemische Einnahme sind Intoxikationserscheinungen möglich. Eine Hemmung der Plasma-Acetylcholinesterase führt zu neurologischen Symptomen [7].

Kontraindikationen und Wechselwirkungen

Obwohl bisher keine eindeutigen Ergebnisse über eine eventuelle teratogene Wirkung vorliegen, ist die Anwendung während der Schwangerschaft und Stillzeit zu vermeiden [15] Die Schlafzeit bei Ratten wird durch Hemmung der Barbiturat-Biotransformation verlängert [13].

Sensibilisierungspotenzial

Eine Sensibilisierungsgefahr ist nicht bekannt.

Literatur

[1] Augustin M, Schmiedel V: Leitfaden Naturheilkunde. 4. Aufl. Urban & Fischer, München 2003

[2] Ceha LJ, Presperin C, Young E, Allswede M, Erickson T: Anticholinergic toxicity from nightshade berry poisoning responsive to physostigmine. J Emerg Med.1997; 15(1): 65–9

[3] Chevallier A: Die Enzyklopädie der Heilpflanzen. 2. Aufl. BLV, München 2000

[4] Ennet D, Reuter HD: Lexikon der Pflanzenheilkunde. Hippokrates, Stuttgart 1998; S. 48

[5] Fintelmann V, Menßen HG, Siegers CP. Phytotherapie Manual. 2. Aufl. Hippokrates, Stuttgart 1993

[6] Frohne D: Solanum dulcamara L. Der bittersüße Nachtschatten - Portrait einer Arzneipflanze. Z Phytotherapie. 1993; 14: 337–42

[7] Hänsel R, Keller K, Rimpler H, Schneider G: Hagers Handbuch der pharmazeutischen Praxis. Band 4 (Drogen A–D), 5. Aufl. Springer, Berlin 1992

[8] Hornfeldt CS, Collins JE: Toxicity of nightshade berries (Solanum dulcamara) in mice. J Toxicol Clin Toxicol. 1990; 28(2): 185–92

[9] Müller-Dietz H: Arzneipflanzen in der Sowjetunion. 6.Folge. Bericht des Osteuropa-Institutes an der FU Berlin; Heft 44: 43–48

[10] Oestreich W, Stoeter M: Topische Ekzemtherapie mit einem Phytopharmakon - eine multizentrische Studie. Hautnah derm. 1995; 11: 184–9

[11] Rudolph R. Brüggemann, Schenk W.H.: Solanum-dulcamara-Extrakt bei Kinder mit atopischer Dermatitis. Z Päd.1996; 2: 426–7

[12] Sejfulla CI: Farmakol Toksiol. 1965; 28: 575–6

[13] Sharma RP, Salunk DK: Solanum glykoalkaloids. In: Toxicants of plant origin. Volume I. CRC Press, Boca Raton, Florida, 1989; 179–236

[14] Tunon H, Olavsdotter C, Bohlin L: Evaluation of anti-inflammatory activity of some Swedish medicinal plants. Inhibition of prostaglandin biosynthesis and PAF-induced exocytosis. J Ethnopharmacol. 1995; 48(2): 61–76

[15] Wenigmann M: Phytotherapie – Arzneipflanzen, Wirkstoffe, Anwendung. Urban & Fischer, München 1999

[16] Willuhn G: Der „Bittersüße Nachschatten" kann chronische Ekzeme bessern. Klinikzeitung der Alexanderhausklinik. 1998; 4

[17] Willuhn G: Pflanzliche Dermatika – eine kritische Übersicht. Deutsche Apothekerzeitung. 1992; 37: 1873–83

[18] Yamashita T, Matsumoto T, Yahara S, Yoshida N, Nohara T: Structures of two new steroidal glycosides, Soladulcosidea A and B from Solanum dulcamara. Chem Pharm Bull. 1991; 39(6): 1626–8

6.7 ■ Bockshornklee (Trigonella foenum-graecum)

S. Lange

Übersicht: Dermatologische Indikationen

?	Entzündungen von Haut und Schleimhäuten, Furunkel, Abszesse, Hämorrhoiden

Botanische Beschreibung

Arzneipflanze:	Bockshornklee – Trigonella foenum-graecum L.
Pflanzenfamilie:	Fabaceae
Volkstümliche Namen:	Ägyptischer Heusamen, Griechisches Heu, Kuhhorn, Kuhbohnen, Rehkörner, Siebenzeitsamen, Ziegenhornkleesamen, Stundenkraut, Faule (Feine) Grete
Arzneidroge:	Samen – Semen Foenugraeci

Der Bockshornklee gehört zur Familie der Schmetterlingsblütler (Fabaceae). Die aromatische, einjährige, ca. 80 cm hohe Pflanze mit dreizähligen Blättern und gelblichweißen Schmetterlingsblüten ist in Indien ursprünglich beheimatet [3]. Das heutige Verbreitungsgebiet liegt im Mittelmeerraum sowie in Osteuropa, Indien und China. Kultivierter Anbau erfolgt in Marokko und Indien. Bekannt ist die Pflanze daher unter den volkstümlichen Bezeichnungen ägyptischer Heusamen oder griechisches Heu. Eingesetzt werden die Samen [6].

Inhaltsstoffe und Wirkprinzipien

Bockshornklee enthält Schleimstoffe (30–38%), Proteine (ca. 27%), bis zu 3% Steroidsaponine, Trigonellin (ca. 0,4%), Nicotinsäure, Flavonderivate, Vitamine, Asche (3–9%).

Der Samen des Bockshornklees soll wegen des saponinhaltigen Extraktes eine hemmende Wirkung auf das Pilzwachstum haben. Beschrieben wird eine antidiabetische und hypolipidämische Wirkung. Diskutiert wird ursächlich eine Verlangsamung der Kohlenhydratresorption und Verhinderung der Cholesterolresorption aus dem Darm sowie eine verstärkte fäkale Ausscheidung von Gallensäuren [5].

Innerlich angewendet soll Bockshornklee appetitanregend, äußerlich angewendet antiphlogistisch wirken. Der genaue Wirkmechanismus ist bis heute unklar [1]. Die Wirksamkeit bei äußerlicher Anwendung sowie innerlich bei Katarrhen ist bedingt durch den Gehalt an Aroma- bzw. Schleimstoffen plausibel, jedoch nicht wissenschaftlich belegt [5].

Monographiesammlungen

Drogenmonographien: Trigonella foenum-graecum HAB 1. Bockshornsamen DAB 10; Semen Foenugraeci ÖAB 90; Foenugraeci semen ad usum veterinarium Helv VII [5].

Aufbereitungsmonographie der Kommission E: Positivmonographie für lokale Entzündungen (äußere Anwendung) und Appetitlosigkeit (innerliche Anwendung).
„Foenugraeci semen (Bockshornsamen)" [1].

Negativmonographie der Kommission D (Kommission für Homöopathie) [2].

Toxizität und Karzinogenität

Die in der Droge enthaltenen Proteinaseinhibitoren und Saponine könnten toxisch wirken. Toxizitätsangaben beider Substanzklassen sind nicht bekannt. Proteinaseinhibitoren sind ebenfalls in vielen Gemüsen enthalten und werden durch Kochen i.d.R. inaktiviert [5].

Anwendungsgebiete

Dermatologische Anwendungen

Die äußere Anwendung zur Therapie von Ekzemen, Furunkeln und Abszessen wird beschrieben [3,8]. Weitere Anwendungen in der Dermatologie sind erweichende Breiumschläge bei Furunkeln [3].

Weitere Anwendungen

Bereits in der ältesten Kräuterliteratur werden der Droge stärkende, blutbildende und blutreinigende Wirkungen zugeschrieben. Zur Beruhigung des Magens findet die Droge Erwähnung [6]. Bockshornklee wird in Nordafrika, dem mittleren Osten und Indien auch zur Geburtseinleitung und zur Steigerung der mütterlichen Milchbildung verwendet [3]. Für eine laktationsfördernde Wirkung gibt es bislang keinen Nachweis [5].

Hinweise zur Therapie

Dosierung

Innere Anwendung: Tagesdosis 6 g Droge.
Äußere Anwendung: 50 g gepulverte Droge mit $^1/_4$ l Wasser 5 min lang kochen und als feuchtwarmen Breiumschlag verwenden.
Darreichungsform: Gurgelwasser, Kataplasma (heißer Umschlag), Waschungen, Teilbäder, Klistier. Man verwendet den Aufguss (0,25–1,25 g) als Gurgelwasser bei Halsentzündungen oder in Form von heißen Umschlägen (Kataplasma) zur Behandlung von Geschwüren. Waschungen bzw. Teilbäder werden unterstützend bei Hautjucken angewendet. Bei Hämorrhoidalbeschwerden kommt die Anwendung als Klistier in Betracht.

Fertigarzneimittel

Keine Literaturangaben.

Risiken und Nebenwirkungen

Bei wiederholter äußerer Anwendung Auftreten unerwünschter Hautreaktionen möglich [1]. Eine Anwendung während der Schwangerschaft wird wegen möglicher Gebärmutterkontraktionen nicht empfohlen [3].

Sensibilisierungspotenzial

Eine Sensibilisierungsgefahr ist nicht bekannt.

Literatur

[1] BAnz Nr. 22a vom 01.02.1990
[2] BAnz Nr. 104a vom 07.06.1990
[3] Chevallier A: Die Enzyklopädie der Heilpflanzen. 2. Aufl. BLV, München 2000
[4] Fischer G, Krug E: Heilkräuter und Arzneipflanzen. 7. überarb. Aufl. Haug, Heidelberg 1984; S. 56
[5] Hänsel R, Keller K, Rimpler H, Schneider G: Hagers Handbuch der pharmazeutischen Praxis. Band 4 (Drogen A–D), 5. Aufl. Springer, Berlin 1992; S. 994–1004
[6] Krug E: Lexikon der Naturheilkunde. Haug, Heidelberg 1989; S. 551
[7] Weiss RF: Lehrbuch der Phytotherapie. 7. Aufl. Hippokrates, Stuttgart, 1990; S. 420f
[8] Willuhn G: Bockshornsamen. In: Wichtl M (Hrsg.): Teedrogen und Phytopharmaka. Ein Handbuch für die Praxis auf wissenschaftlicher Grundlage. 2. Aufl. Wissenschaftliche Verlagsgesellschaft, Stuttgart 1989. S. 79–80

6.8 ■ Borretsch (Borago officinalis)

U. Buhrke

Übersicht: Dermatologische Indikationen

++	Atopische Dermatitis
+	Ekzeme

Botanische Beschreibung

Arzneipflanze:	Borretsch – Borrago officinalis
Pflanzenfamilie:	Boraginaceae
Volkstümliche Namen:	Gurkenkraut, Borretsch, Liebäuglein, Blauhimmelstern, Borgelkraut, Herzblümchen, Augenzier, Wohlgemut
Arzneidroge:	Blätter und Samen – Borago officinalis

Borago officinalis ist eine einjährige, krautige, rauhaarige, bis 80 cm hohe Pflanze, die einen verzweigten Stängel besitzt. Sie ist im östlichen Mittelmeer beheimatet und heute in Europa und Nordamerika weit verbreitet. Die himmelblauen bis rötlichen und selten weißen Blüten sind lang gestielt, besitzen einen fünfzähligen Kelch und vereinen sich zu verzweigten Blütenständen.
Die Pflanze besitzt ovale große Blätter, welche wechselständig sind und beinahe ganzrandig. Sie gehen in einen geflügelten Blattstiel über und bilden eine Rosette. Die unteren Stängelblätter sind kurz gestielt. Für therapeutische Zwecke werden junge Triebe und Blätter sowie das Öl der Samen verwendet [7].

Inhaltsstoffe und Wirkprinzipien

Die Hauptwirkstoffe des Borretschs sind die langkettigen, ungesättigten Fettsäuren Linol- und γ-Linolensäure. Weitere Inhaltsstoffe sind Gerbstoffe, Schleimstoffe sowie Kaliumoxalat, Kaliumnitrat, N-Nonadien-2,6-a1-1, N-Nonadin-2,6-o1-1, Pyrrolizidin-Alkaloid, Lycosamin, Intermedin, Thesinin.
Linolsäure und γ-Linolensäure (20%) sind Vorstufen der Arachidonsäure, aus der die Prostaglandine E_1 und E_2 gebildet werden. Diese fördern die Reifung und Differenzierung der T-Lymphozyten und hemmen die Bildung von IgE in den B-Lymphozyten. Prostaglandin E_1 wirkt juckreizstillend und hat zusätzlich eine antiinflammatorische Wirkung und ist ein Gegenspieler des entzündungsfördernden Leukotriens B_4.

Monographiesammlungen

Aufbereitungsmonographie der Kommission D
Aufbereitungsmonographie der Kommission E: Negativmonographie.

Toxizität und Karzinogenität

Die Blüten und das Kraut enthalten lebertoxische Alkaloide (Pyrrolizidinalkaloide mit 1,2-ungesättigtem Nectingerüst und N-Oxide). Der Samen enthält keine Alkaloide.

Anwendungsgebiete

Dermatologische Anwendungen

☞ auch 7.1 (Übersicht), 7.6 (Ekzeme), 7.7 (Psoriasis vulgaris).

Borretschöl wird zu dermatologisch therapeutischen Zwecken äußerlich als Umschlag oder Badezusatz verwendet. Das Öl der Samen wird als Kapsel eingenommen. Gamma-Linolensäure beeinflusst entzündliche Prozesse der Haut.

Borretschöl wirkt entzündungshemmend [2, 4, 5], insbesondere werden Rötung und Juckreiz beim atopischen Ekzem gemindert [7].

Weitere Anwendungen

Innerlich angewendet, wirkt Borretsch blutreinigend, fiebersenkend, herzstärkend, nervenstärkend, schleimlösend, auswurffördernd, harntreibend, schweißtreibend.

Hinweise zur Therapie

Dosierung

Innere Anwendung: Einzeldosis: 1 g Droge zu einer Tasse Aufguss. 1–2 g bis zu 3 x täglich, entspricht 250–1500 mg Gamma-Linolensäure täglich.

Darreichungsform: Topische und orale Anwendung (Tee, Kapseln).

Fertigarzneimittel

Epogam®, Epogam® 1000 Kapseln, Quintesal® Kapseln (alle Präparate enthalten Nachtkerzenöl und somit die auch in Borretsch enthaltene Gamma-Linolensäure).

Nebenwirkungen, Kontraindikationen und Wechselwirkungen

Keine bekannt.

Sensibilisierungspotenzial

Eine Sensibilisierungsgefahr ist nicht bekannt.

Literatur

[1] Braun H, Frohne D: Heilpflanzen-Lexikon. Wirkungen, Verordnungen, Selbsmedikation. 6. Aufl. Fischer, Stuttgart, 1994

[2] Bahmer FA, Schafer J: Treatment of atopic dermatitis with borage seed oil (Glandol)–a time series analytic study. Kinderärztl. Praxis. 1992; 60(7): 199–202

[3] Chevalier A: BLV Enzyklopädie der Heilpflanzen. BLV Verlagsgesellschaft, München, 1998

[4] Fiocchi A, Sala M, Signoroni P, Banerali G, Agostoni V, Criva E: The efficacy and safety of gamma-linolenic acid in the treatment of infantile atopic dermatitis, 1994; 22(1) 24–32

[5] Hederos CA, Berg A: Epogam evening primrose oil treatment in atopic dermatitis and asthma, Arch Dis Child. 1996; 75(6): 494–7

[6] Hänsel R, Keller K, Rimpler H, Schneider G: Hagers Handbuch der pharmazeutischen Praxis. Band 4 (Drogen A–D), 5. Aufl. Springer, Berlin 1992

[7] Wenigmann M: Phytotherapie – Arzneipflanzen, Wirkstoffe, Anwendung. Urban & Fischer, München 1999

[8] www.bbg.hrz.hs-anhalt.de

6.9 ■ Brombeere (Rubi fruticosus L.)

N. Domínguez, Y. Hoch

Übersicht: Dermatologische Indikationen

\+ Entzündungen der Mund- und Rachenschleimhaut

Botanische Beschreibung

Arzneipflanze:	Brombeere – Rubi fruticosus L.
Pflanzenfamilie:	Rosaceae, Rosengewächse
Volkstümliche Namen:	Bramel, Feldschwarzbeere, Hundsbeere, Moren
Arzneidroge:	Brombeerblätter – Rubi fruticosi folium

Die Brombeere (Rubus fruticosus L.) tritt in sehr vielen unterschiedlichen Arten auf. Sie zählt zu den Rosengewächsen (Rosaceae) und stammt aus Europa, wo sie an Hecken, Wald- und Feldrändern wächst. Die Pflanze blüht von Mai bis in den Winter hinein [4, 6].
Die weiße bis hellrosa Blüte bildet Steinfrüchte, die sich zu der anfangs roten, später reifen schwarzroten Sammelfrucht entwickeln. Der dornige Busch kann bis zu 3 m hoch werden und besteht aus stacheligen Stielen, die mit drei- bis fünfpaarig gefiederten Blättern besetzt sind [5]. Zur Drogenherstellung werden die voll entwickelten Blätter gesammelt, getrocknet und fermentiert. Aus den reifen Früchten kann man Brombeer-Saft gewinnen [6].
Der Name „rubus" wird vom indogermanischen Wort „reub = reißen" abgeleitet und bezieht sich auf die stacheligen Stiele. „Fruticosus" leitet sich vom lateinischen Wort „frutex = Strauch" ab [6].

Inhaltsstoffe und Wirkprinzipien

Die Brombeere enthält Gerbstoffe, Fruchtsäuren (Zitronen- und Isozitronensäure), Flavonoide, Vitamin C und in Spuren ätherisches Öl. Als Gerbstoffdroge wirkt die Brombeere **adstringierend**. Gerbstoffe bilden in höheren Konzentrationen mit den Eiweißstoffen der obersten Gewebeschicht von Haut und Schleimhaut unlösliche Verbindungen und wirken zudem **schwach antibakteriell**, in niedrigen Konzentrationen **entzündungswidrig** sowie **blutstillend und reizmildernd**.

Monographiesammlungen

Aufbereitungsmonographie der Kommission E: Positivmonographie für Entzündungen der Mund- und Rachenschleimhaut sowie für leichte unspezifische Durchfallerkrankungen.

Toxizität und Karzinogenität

Bei bestimmungsgemäßem Gebrauch in therapeutischen Dosen konnte bislang keine Toxizität bzw. Tumorgenität aufgezeigt werden.

Anwendungsgebiete

Dermatologische Anwendungen

Die in den Brombeerblättern enthaltenen Gerbstoffe haben eine **adstringierende Wirkung** an Schleimhäuten [3]. Zubereitungen der Droge finden somit Verwendung als Mundspülung bei Entzündungen der Mund- und Rachenschleimhaut.

Weitere Anwendungen

Innerlich angewandt, eignet sich die Droge besonders gut zur Behandlung von unspezifischen akuten Durchfällen wie der Reise- und Sommerdiarrhö. In der Volksmedizin wird die Droge unter anderem auch zur Steigerung der Körperabwehr angewandt [6].

Hinweise zur Therapie

Dosierung

Die mittlere Tagesdosis liegt bei 4–5 g Droge [3, 6].
Darreichungsform: Zur lokalen Anwendung wird aus der fein geschnittenen Droge ein Teeaufguss (s. u.) zubereitet. Der Teeaufguss kann zum Gurgeln oder auch als Mundspülung mehrmals angewandt werden.

Fertigarzneimittel

Keine dermatologischen Handelspräparate vorhanden.

Rezepturen

Teeaufguss als Mundspülung: 3–4 g fein geschnittene Droge mit 150 ml kochendem Wasser übergießen, 10–15 Min. ziehen lassen und danach durch ein Teesieb abgießen [3, 9].

Nebenwirkungen, Kontraindikationen und Wechselwirkungen

Keine bekannt.

Sensibilisierungspotenzial

Eine Sensibilisierungsgefahr ist nicht bekannt.

Literatur

[1] Braun H, Frohne D (Hrsg.): Heilpflanzenlexikon. Gustav Fischer, Stuttgart, 1994
[2] Brendler T, Grünwald J, Jänicke C (Hrsg.): Heilpflanzen / Herbal Remedies, medpharm Scientific Publishers, Stuttgart, 1999
[3] Fintelmann V, Menßen HG, Siegers CP: Phytotherapie Manual. 2. Aufl. Hippokrates, Stuttgart 1993
[4] Laux HE, Tode A: Wachstum-Wirkung-Blüte. Umschau Verlag Breidenstein, Frankfurt a. M., 1990; S. 40–3
[5] Madaus G: Lehrbuch der biologischen Heilmittel. Band 7. Mediamed Verlag, Ravensburg, 1989; S. 2359–364
[6] Pahlow M: 1993 Heilpflanzen. Gräfe und Unzer, München, 1993; S. 96–8
[7] Steigerwald PA: 1999 Naturheilmittel Pocket. Börm Bruckmeier, Grünwald 1999
[8] Weiß RF: 1990 Lehrbuch der Phytotherapie. 7. überarb. u. erweiterte Aufl. Hippokrates, Stuttgart, 1990, S. 391–2
[9] Wichtl M.: Brombeere. In: Wichtl M (Hrsg.): Teedrogen und Phytopharmaka. Ein Handbuch für die Praxis auf wissenschaftlicher Grundlage. 2. Aufl. Wissenschaftliche Verlagsgesellschaft, Stuttgart 1989, S. 118–320

6.10 ■ Efeu (Hedera helix)

H. Khan Durani

Botanische Beschreibung

Arzneipflanze:	Efeu – Hedera helix
Pflanzenfamilie:	Araliaceae, Efeugewächse
Volkstümliche Namen:	Baumtod, Gemeiner Efeu
Arzneidroge:	Efeublätter – Hederae helicis folium, Folia Hederae, Folia Hederae Communis, Folia hederae maioris, Folia hederae nigrae

Der bis zu 20 m hohe Efeu, eine immergrüne Kletterpflanze, zählt zur Familie der Efeugewächse. Im unteren Teil des Stamms ist sie verzweigt und verholzt. Die Blätter sind in der Jugend behaart, im Alter kahl. An der Oberseite sind sie dunkelgrün, unterseits hellgrün, insgesamt lang gestielt, 4–8 cm lang und etwa ebenso breit, drei- bis fünfeckig gelappt mit herzförmigem Grund oder etwa 5–10 cm lang, ca. 6 cm breit, ei-lanzettlich und ganzrandig. Die kleinen Blüten sind in halbkugeligen Dolden angeordnet. Sie besitzen lange behaarte Stängel sowie 5 Staubblätter und einen halbunterständigen Fruchtknoten. Die Pflanze bildet 8–10 mm dicke, kugelige, blauschwarze Beeren aus und blüht von September bis Dezember [4].

Efeu gedeiht in Wäldern, Gärten, an Felsen, Hauswänden und Mauern, v.a. in West-, Mittel- und Südeuropa. Die Blätter und Triebspitzen werden ganzjährig gesammelt und mit künstlicher Wärme bis 50°C getrocknet.

Efeu wurde als Heilpflanze in den Kräuterbüchern des 16. und 17. Jahrhunderts erwähnt. Im Altertum und der Antike war Efeu eine heilige Pflanze. Die Ägypter weihten mit Efeu ihren Osiris, die alten Griechen taten dies bei Bacchus, Demeter und Pan.

Inhaltsstoffe

- Triterpene: 5% Saponine
- Polyine
- Phenolische Inhaltsstoffe
- Ätherische Öle
- Alkaloide
- Vitamine: Vitamin E, Provitamin A

Efeublätter enthalten **Triterpen-Saponine** (5%) **ätherisches Öl, Flavonoide** und Spuren des Alkaloids Emetin. Die Saponine besitzen eine **entzündungshemmende Eigenschaft**, sie hemmen das Wachstum von Bakterien, Viren und Pilzen und können Würmer abtöten. Die Triterpensaponine sind auch für die **schleimlösende, auswurffördernde** und **krampflösende** Wirkung der Efeublätter verantwortlich.

Monographiesammlungen

Aufbereitungsmonographie der Kommission E: Positivmonographie für Katarrhe der Luftwege sowie für diesymptomatische Behandlung chronisch-entzündlicher Bronchialerkrankungen.

Toxizität und Karzinogenität

Verlässliche Angaben zum toxischen Prinzip von Efeublättern fehlen. Tödliche Vergiftungsfälle von Efeublättern sind nicht beschrieben.

Die enthaltenen Saponine können zu gastrointestinalen Reizungen führen, größere Mengen wohl auch zu Magen- und Darmentzündungen und Kopfschmerzen. Als hautreizendes Agens wurden die Polyacetylene ermittelt, welche zu Dermatitiden und Erythemen führen können.

Anwendungsgebiete

Dermatologische Anwendungen

Antibakterielle, antimykotische und antivirale Wirkungen sind für Efeublätter beschrieben und wissenschaftlich belegt [1]. Volkstümlich wurden Efeublätter bei Geschwüren, Entzündungen, Brandwunden, Schwielen, Clavi, parasitären Erkrankungen und Folgen von Venenentzündungen angewendet [2].
Efeuextrakte finden sich in Kosmetika, die gegen Zellulitis wirksam sein sollen, und in Shampoos.

Weitere Anwendungen

Efeuextrakte werden aufgrund ihrer spasmolytischen, antitussiven und expektorierenden Eigenschaften zur Behandlung rezidivierender spastischer und chronisch obstruktiver Bronchitiden eingesetzt [3].
Bei chronischen Atemwegserkrankungen kenn Efeu begleitend (Dosierung: 30–80 mg Trockenextrakt/die verteilt auf 2–3 Einzeldosen) angewendet werden. Efeu wirkt aufgrund des Saponingehaltes schleim- und krampflösend auf die Bronchialmuskulatur.

Hinweise zur Therapie

Dosierung

Kurzzeitige Anwendung.
Darreichungsform: Zerkleinerte Droge zum Einnehmen sowie topische Anwendungen

- Frische Blätter: Eiternde Wunden, Brandwunden
- Abkochung von frischen Blättern (200 g/l Wasser): Rheumatische Beschwerden
- Kataplasmen (1/4 frische Blätter + 3/4 Leinmehl): Rheuma
- Salben (alkohol. Extrakte in Vaseline): Rheuma
- Tinktur: Schwielen, Clavus

Tipp Vorsicht bei externer Anwendung, da Sensibilisierung möglich.

Fertigarzneimittel

Monopräparate: Bronchoforton® Saft, Bronchoforton® Tropfen, Bronchoforton® Kapseln Bronchoforton® Salbe; Hedelix® Hustensaft, Hedelix® Tropfen; Prospan® Hustensaft, Prospan® Hustentabletten, Prospan® Hustentropfen, Prospan® Hustenzäpfchen; Sedotussin® Efeu Saft, Sedotussin® Efeu Tropfen; Sinuc® Dragees, Sinuc® Tropfen, Sinuc® Saft, Sinuc® akut Brausetabletten.
Kombinationspräparate: Bronchipret® Saft, Bronchipret® (Thymian und Efeublätter); Bronchosyx N Lösung (Efeutinktur, Süßholzfluidextrakt und Thymianfluidextrakt); Muc Sabona Lösung (Efeublätter, Süßholzwurzel und Thymian).

Rezepturen

Es wird empfohlen, Efeu nicht als Droge zu verordnen, sondern nur als standardisierten Extrakt einzusetzen.

Nebenwirkungen

Über ein allergenes Potenzial der Droge liegen keine Angaben vor. Frische Efeublätter hingegen können schwere Kontaktallergien auslösen.

Kontraindikationen und Wechselwirkungen

Keine bekannt.

Sensibilisierungspotenzial

Extrakte aus frischen Efeublättern, besonders ätherische Auszüge wirken sensibilisierend (mittelstarke Sensibilisierungstendenz). Die Irritationsgrenze liegt sehr niedrig.

Literatur

[1] Wichtl M.: Efeu. In: Wichtl M (Hrsg.): Teedrogen und Phytopharmaka. Ein Handbuch für die Praxis auf wissenschaftlicher Grundlage. 2. Aufl. Wissenschaftliche Verlagsgesellschaft, Stuttgart 1989, S. 140

[2] www.apotheker-zeitung.de/pza/1999-35/titel.htm

[3] www.tee.org/BHSD/efeu.html

6.11 ■ Eichenrinde (Quercus cortex)

H. Khan Durani

Übersicht: Dermatologische Indikationen

+	Entzündungen im Mund- und Rachenraum, Analfissur, Hämorrhoiden, nässende Ekzeme, Intertrigo, Hyperhidrosis und Austrocknung von infizierten oder infektionsgefährdeten Hautbereichen, Frostbeulen
?	Krampfadern, Scheidenausfluss

Botanische Beschreibung

Arzneipflanze:	Eiche, Stieleiche – Quercus robur
Pflanzenfamilie:	Asphodelaceae
Englischer Name:	common oak
Volkstümliche Namen:	Buscheiche, Eichelbaum, Heherbaum, Masteiche
Arzneidroge:	Eichenrinde – Quercus cortex

Die Eiche ist ein bis ca. 50 m hoher, mächtiger Laubbaum mit breiter, starkästiger Krone. Die Rinde ist anfangs glatt, grün bis grau und glänzend und geht allmählich in eine graubraune bis schwärzliche, tief rissige Borke über. Die 8–15 cm langen Blätter sind schwach herzförmig. Die männlichen Blüten (Kätzchen) sind 2–4 cm lang, hängend und gelblich-grün. Die weiblichen Blüten sitzen entfernt zu 2 bis 5 auf einem kahlen Stiel. Die Eichel ist eine längliche, eiförmige Frucht und ca. 20–30 mm lang [6].

Nicht nur die Rinde der Eiche wird marktwirtschaftlich verwendet, auch der Stamm hat aufgrund seiner Härte große Bedeutung als Konstruktionsholz und durch den hohen Heizwert als Brennholz. Die Früchte (Eicheln) sind hervorragendes Mastfutter für Schweine, die Blätter dagegen werden nur in Notzeiten vom Vieh gegessen, Kuhmilch wird nach dem Verzehr der Blätter ungenießbar [16].

Hauptlieferländer der Eichenrinde sind die ost- und südosteuropäischen Länder, insbesondere Ungarn und das ehemalige Jugoslawien. Von März bis April, also vor der Entwicklung der Blätter, wird die borkenfreie, glatte und nichtrissige Glanz- oder Spiegelrinde von den Stämmen und Zweigen gesammelt und getrocknet. Geschnittene dünne Zweige und die Rinde älterer Äste oder Stämme mit Borkenbildung sind aufgrund des geringen Gerbstoffes für pharmazeutische Zwecke nicht geeignet. Die 9- bis 10-jährige, bis 4 mm dicke Rinde weist mit 12–16% den höchsten Gerbstoffgehalt auf [6].

Inhaltsstoffe

Die wesentlichen Inhaltsstoffe der Eichenrinde sind kondensierte (Proanthocyanidine, Catechingerbstoffe) und hydrolysierbare (Gallotannine) **Gerbstoffe** (12–16%.) Der Anteil nichthydrolisierbarer und damit leicht resorbierbarer Catechingerbstoffe dominiert [17]. Die Gerbstoffe wirken **adstringierend, entzündungshemmend** und zeigen eine **antivirale Aktivität** [10]. Sie reagieren mit Proteinen der obersten Haut- und Schleimhautschichten unter Bildung einer unlöslichen Membran und verhindern das Eindringen von Erregern. Die Flavonoide wirken entzündungshemmend. Eichenrinde hat sekretionshemmende, **gewebeverdichtende, juckreizlindernde** und mild **oberflächenanästhesierende** Eigenschaften [1].

Monographiesammlungen

Drogenmonographien: Cortex Quercus ÖAB 90; Quercus cortex, Helv VII; Eichenrinde DAC 86 [6].

Aufbereitungsmonographie der Kommission E: Positivmonographie für folgende Indikationen:

- Entzündungen im Mund- und Rachenraum sowie im Genital- und Analbereich sowie unspezifische akute Durchfallerkrankungen.
- Nässende Ekzeme, Intertrigo, Hyperhidrosis, Wundbehandlungen und Wundnachbehandlungen und zur Trockenlegung von infizierten oder infektionsgefährdeten Hautbereichen (BAnz Nr. 203 vom 30.10.1991).
- Entzündliche Hauterkrankungen [1].

Toxizität und Karzinogenität

Der Tanninanteil am Gesamtgerbstoff ist sehr gering, daher dürfen die mit Tanninlösung erhaltenen toxikologischen Befunde für die orale und lokale Anwendung von Zubereitungen aus Eichenrinde ohne praktische Bedeutung sein. Für Tannin wird eine orale LD50 von 3,5 g/kg bei der Maus angegeben [17].

Für eine kanzerogene oder mutagene Wirkung von Zubereitungen aus Eichenrinde gibt es keine Hinweise [17]. Eichenstaub dagegen ist nach der MAK-Werteliste ein epidemiologisch eindeutig krebserzeugender Stoff [15].

Anwendungsgebiete

Dermatologische Anwendungen

☞ auch 7.1 (Übersicht), 7.2 (Wundbehandlung), 7.3 (Pruritus), 7.6 Ekzeme, 7.8.1 (Herpes-simplex-Infektionen), 7.8.2 Herpes zoster, 7.9.1 (Abszesse und Furunkel, 7.9.2 (Impetigo contagiosa), 7.10 (Dermatomykosen), 7.11 (Hämorrhoiden), 7.13 (Hyperhidrosis).

Adstringierende und antioxidative Wirkung

Lokal wird Eichenrinde zur unterstützenden Behandlung **entzündlicher** und **nässender Hauterkrankungen** eingesetzt. Es werden leichte Entzündungen im Mund- und Rachenraum (Gingivitis) sowie im Genital- und Analbereich (Analfissur, Hämorrhoiden) behandelt. Auch nässende Ekzeme, Intertrigo, Hyperhidrosis und Trockenlegung von infizierten oder infektionsgefährdeten Hautbereichen sowie Frostbeulen werden mit Eichenrinde therapiert [14]. Sie enthält eine große Menge antioxidativ wirksamer Substanzen [12], z.B. das lipophile α-Tocopherol [7, 12].

Virustatische und antibakterielle Wirkung
Eichenrinde wirkte in vitro zytotoxisch (Hemmhöfe < 15 mm) bzw. virustatisch (Hemmhöfe 15-30 mm) gegen Herpes Hominis (Typ 2), Influenza-Virus A2 und Vaccine-Virus [8]. Diese Wirkung wird auf eine Bindung der Gerbstoffe an die Proteine der Zellmembran und der Virushülle und einer hieraus resultierenden Hemmung der Adsorption des Virus an die zu infizierende Zelle zurückgeführt [17]. Ein Wasser-Alkohol-Glycerol-Extrakt der Eichenrinde hat eine starke antibakterielle Wirkung gegen Stämme von Staphylococcus aureus, S. epidermidis und S. saprophyticus. Die von Patienten mit **eitrigen Hauterkrankungen** isolierten Stämme waren jedoch weniger sensibel [9]. Die Injektion von Eichenrindenextrakt führt bei Mäusen zu einer erhöhten Resistenz gegenüber Infektionen mit Staphylococcus aureus und Bordetella pertussis. Weitere immunologische Veränderungen wurden dabei beobachtet: Erhöhung des Lysozym-Blutspiegels und Hemmung der 5-Nucleotidase in Peritonealmakrophagen der Mäuse [18].
In der Volksmedizin wird Eichenrinde zudem als Zusatz zum Bad oder zu Spülungen bei blutenden Hämorrhoiden, Krampfadern, Gebärmutterblutungen und Scheidenausfluss verwendet [6, 11].

Weitere Anwendungen
Zu den systemischen Anwendungsgebieten gehören unspezifische, akute Durchfallerkrankungen und der Magenkatarrh [13].
An Leukämiezellen der Maus wurde eine **antikanzerogene** Wirkung eines methanolischen Extraktes nachgewiesen.

Hinweise zur Therapie
Dosierung
Innere Anwendung: Tagesdosis 3 g Droge. Allgemein 2–3 Wochen, Ausnahme: bei andauernden Durchfällen maximal 3–4 Tage.
Äußere Anwendung:
- **Spülungen, Umschläge, Gurgellösung:** 20 g Droge auf 1 l Wasser: Mehrmals täglich.
- **Voll- und Teilbäder:** 5 g Droge auf 1 l Wasser, Badetemperatur 32–37 °C, Badedauer 20 Minuten: Anfangs 1 x mal täglich, später 2–3 x /Woche.

Darreichungsform: Zerkleinerte Droge für Abkochungen sowie andere galenische Zubereitungen zur Einnahme und lokalen Anwendung [6].

Tipp Lagerung in gut schließenden und vor Licht geschützten Behältnissen [6].

Fertigarzneimittel
Topisch: Eichenrinde in Packungsgrößen: 75 g (N1); Eichenrinden-Extrakt FS Flüssiger Badezusatz (Schupp); Eichenrindenextrakt Spitzner®.
Systemisch: Traxaton® (Trockenextrakt aus Eichenrinde (5–6,5:1) 140 mg; Tonsilgon® N Dragees (Rad. Althaeae 8 mg, Flor. Chamomillae 6 mg, Herba Equiseti 10 mg, Fol. Juglandis 12 mg, Herba Millefolii 4 mg, Cort. Quercus 4 mg, Herba Taraxaci 4 mg).

Rezepturen

Quercus cortex: Spülung: 20 g auf 1 l Wasser. Voll-/Teilbäder: 5 g auf 1 l Wasser.

Nebenwirkungen

Die enthaltenen Saponine können zu gastrointestinalen Reizungen führen, größere Mengen wohl auch zu Magen- und Darmentzündungen. Ansonsten keine bekannt.

Kontraindikationen

Äußere Anwendung: Großflächiger Hautschaden.
Vollbäder: Großflächige Hautschäden, fieberhafte und infektiöse Erkrankungen, Herzinsuffizienz Stadium III+IV (NYHA), Hypertonie Stadium IV (WHO) [1].
Innere Anwendung: Keine bekannt.

Wechselwirkungen

Innere Anwendung: Die Resorption von Alkaloiden und anderen basischen Arzneistoffen kann verringert oder verhindert werden [6].

Sensibilisierungspotenzial

An zwei von drei Patienten mit akuter Dermatitis oder Ekzemen nach Kontakt mit Holz wurde durch Epikutantestung mit einem Auszug aus Eichenrinde eine Überempfindlichkeit nachgewiesen [3]. Als hautreizendes Agens wurden die Polyacetylene ermittelt, welche zu Dermatitiden und Erythemen führen können.

Literatur

[1] Augustin M, Schmiedel V: Leitfaden Naturheilkunde. 4. Aufl. Urban & Fischer, München 2003
[2] Berger F: Handbuch der Drogenkunde. Bd. 6. Verlag für medizinische Wissenschaften Wilhelm Maudrich, Wien, 1967; S. 364–5
[3] Campolmi P, Lotti T, Francalanci S, Sertoli A: Contact sensitivity to oak. Contact Dermatitis. 1986; 14: 314
[4] Frohne D: In: Wichtl M (Hrsg.): Teedrogen und Phytopharmaka. Ein Handbuch für die Praxis auf wissenschaftlicher Grundlage. 2. Aufl. Wissenschaftliche Verlagsgesellschaft, Stuttgart 1989. S. 148–9
[5] Goun EA, Petrichenko VM, Solodnikov SU, Suhinina TV, Kline MA, Cunningham G, Nguyen C, Miles H: Anticancer and antithrombin activity of Russian plants. Sci Total Environ. 2002; 293(1-3): 85–96
[6] Hänsel R, Keller K, Rimpler H, Schneider G: Hagers Handbuch der pharmazeutischen Praxis. Band 5 (Drogen E-O), 5. Aufl. Springer, Berlin 1993
[7] Hansen U, Schneiderheinze J, Stadelmann S, Rank B: The alpha-tocopherol content of leaves of pedunculate oak-variation over the growing season and along the vertical light gradient in the canopy. J Plant Physiol. 2003; 160(1): 91–6
[8] May G, Willuhn G: Antiviral effect of aqueous plant extracts in tissue culture. Arzneim Forsch. 1978; 28: 1–7
[9] Molochko VA, Lastochkina TM, Krylov IA, Brangulis KA: The antistaphylococcal properties of plant extracts in relation to their prospective use as therapeutic and prophylactic formulations for the skin. Sci Total Environ. 2002; 293(1-3): 85–96
[10] Pallenbach E, Scholz E, König M, Hunkler D, Rimpler H: Proanthocyanidins from Quercus petraea bark. Planta Med. 1993; 59 (3): 264–268
[11] Valnet J: Phytotherapie. 6. Aufl. Maloine, Paris, 1992; S. 296–7
[12] Vovk I, Simonovska B, Andrensek S, Vuorela H, Vuorela P: Rotation planar extraction and rotation planar chromatography of Oak (Quercus roburL.) bark. J Chromatogr A. 2003; 991(2): 267–74
[13] Wagner H (Hrsg.): Pharmazeutische Biologie. Drogen und ihre Inhaltsstoffe. 5. Aufl. Gustav Fischer Verlag, Stuttgart, New York, 1993; S. 275–6
[14] Weiss RF, Fintelmann V: Lehrbuch der Phytotherapie. 9. Aufl. Hippokrates, Stuttgart 1999
[15] Weißmann G, Kubel H, Lange W, Bauch, J, Hundt, H: On the causes of yellow discolorations of oak heartwood (Quercus sect. Robur) during drying. In: Holzforschung 1991, 45 (2):79–95

[16] www.dueppel.de/lexikon/holzart.htm
[17] www.hepatitis-c.de/eiche.htm
[18] Zakharova NS, Remova TN, Shepeleva IB, Bazhanova IG, Britsina MV: Action of plant extracts on the natural immunity of animals. Sci Total Environ. 2002; 293(1-3): 85-96

6.12 ■ Erdrauch (Fumaria officinalis)

H. Khan Durani

Übersicht: Dermatologische Indikationen

?	Chronische Ekzeme, Psoriasis, Herpes

Botanische Beschreibung

Arzneipflanze:	Erdrauch – Fumaria officinalis
Pflanzenfamilie:	Papaveraceae
Volkstümliche Namen:	Ackerrautenkraut, Grindkraut, Erdrautenkraut, Taubenkerbel
Arzneidroge:	getrocknetes Kraut – Fumaria herba

Erdrauch zählt zu den Erdrauchgewächsen und ist eine 30–50 cm hohe kahle, einjährige ein- oder mehrstängelige Pflanze. Der Stängel ist etwas gerillt. Die Blattspreite der wechselständigen, gestielten Laubblätter ist doppelt gefiedert und hat 2–3 mm breite Zipfel. Charakteristisch sind die in Trauben angeordneten hell- bis dunkelvioletten Blüten mit dunkelpurpurfarbenem oder braunem Fleck an der Spitze und einer rosa Krone. Die Blüten sind in mehreren 10- bis 50-blütigen, blattachselständigen Trauben angeordnet, die den Blättern gegenüberstehen. Die Kelchblätter sind 2–3 mm lang, eiförmig-lanzettlich und gezähnt. Blütezeit ist von Mai bis Oktober, dann werden die oberirdischen Teile abgeschnitten und getrocknet.

Wildbestände sind in Europa, Asien und Osteuropa zu finden, verbreitet ist die Pflanze auch in Äthiopien, auf den Kanaren, in Nord- und Südamerika. Der Import erfolgt v.a. aus osteuropäischen Ländern.

Der Erdrauch wurde bereits im 16. und 17. Jahrhundert als schweißtreibendes und blutreinigendes Mittel beschrieben. Aber auch als „Liebeszauber" wurde er eingesetzt.

Fumaria leitet sich von dem lateinischen Wort „fumus" = Rauch ab, da beim Verbrennen des Krautes die Augen gereizt werden.

Inhaltsstoffe

Erdrauch ist eine spasmolytisch wirksame Alkaloiddroge und enthält ca. 1% Alkaloide (v.a. Fumarin), Flavonolglykoside sowie Carbonsäuren, Fumarsäure und Vitamin C (0,0025%). Neben der spasmolytischen Wirkung hat die Pflanze auch antiphlogistische und cholekinetische Eigenschaften.

Monographiesammlungen

Drogenmonographie: Herba Fumariae EB 6.

Aufbereitungsmonographie der Kommission E: Postivmonographie für krampfartige Beschwerden im Bereich der Gallenblase, Gallenwege und des Magen-Darm-Trakts.

Toxizität und Karzinogenität

Untersuchungen über die Toxizität oder Karzinogenität bei Menschen liegen nicht vor. Die Toxizität bei Tieren wurde als sehr gering eingestuft. Verantwortlich für die Toxizität des Erdrauchkrautes sind die Alkaloide.

Anwendungsgebiete

Dermatologische Anwendungen

☞ auch 7.1 (Übersicht), 7.7 (Psoriasis vulgaris).

In der Volksheilkunde wird ein „günstiger Einfluss" auf Hauterkrankungen beschrieben. So erfolgt der Einsatz bei **chronischen Ekzemen** in Form von Extrakten oder Tinkturen [7]. In Spanien werden Behandlungen von Herpesinfektionen, Psoriasis, Ekzeme mit Fumaria herba durchgeführt.

Weitere Anwendungen

Der Droge werden leichte spasmolytische Wirkungen im oberen Verdauungstrakt zugeschrieben, welche in Tierversuchen überprüft wurden [1]. Daher wird sie bei krampfartigen Beschwerden im Bereich der Gallenblase und der Gallenwege sowie des Magen-Darm-Traktes eingesetzt [6].

Weitere Einsatzgebiete in der Volksmedizin sind Atherosklerose, Rheumatismus, Arthritis, Hypertonus, Verstopfung und bei Blasenleiden als Diuretikum [2, 3, 5].

Hinweise zur Therapie

Dosierung

Tagesdosis: 6 g Droge. Die Zubereitungen müssen über einen Zeitraum von mehreren Wochen angewendet werden. Erdrauch schmeckt etwas bitter und leicht salzig. Bei topischer Anwendung 1 Teelöffel Frischpflanzenverreibung 3 x täglich [4].

Darreichungsform: Zerkleinerte Droge und deren galenische Zubereitungen zum Einnehmen.

Fertigarzneimittel

Monopräparate: Bilobene Tbl. (Trockenextrakt aus Erdrauchkraut); Bomagall mono Tropfen (Erdrauchkraut-Fluidextrakt).

Kombinationspräparate: Dercut spag. Tropfen (Cistus canadensis D 3 12,5 g, Hydrocotyle D 4 14 g, Mezereum spag. D 3 14,5 g, Ranunculus bulbosus D 4 15 g, Sarsaparilla D 2 14 g, Fumaria off. spag 14 g, Ledum palustre 2 g, Viola tricolor spag 14 g); Verintex spag. Intern Tropfen (Acidum nitricum D 4 15 g, Antimon crudum D 9 11,5 g, Causticum Hahnemanni D 6 14,5 g, Clematis recta D 2 12,5 g, Ranunculus bulbosus D 6 11,5 g, Fumaria off. spag. 13 g, Glechoma hederacea Spag. 11 g, Taraxacum off. spag. 11 g).

Rezepturen

Teeaufguss: spastisch bedingte Gallenbeschwerden: 2–4 g der zerkleinerten Droge werden mit siedendem Wasser (ca. 150 ml) übergossen und nach 10 Min. abgeseiht. Den noch warmen Teeaufguss 30 Min. vor den Mahlzeiten trinken, ggf. über einen Zeitraum von mehreren Wochen anwenden. Mittlere Tagesdosis 6 g (Standardzulassung [2]).

Nebenwirkungen, Kontraindikationen und Wechselwirkungen

Keine bekannt [1]. Die Aufnahme größerer Alkaloidmengen kann zu Vergiftungserscheinungen führen, daher keine Anwendung in höheren Dosen oder über längere Zeit [8].

Literatur
[1] BAz Nr. 173 vom 18.09.1986
[2] Http://pharm1.pharmazie.uni-greifs...de/systematik/6_droge/fumari-h.htm
[3] Leporatti ML, Pavesi A, Posocco E: Phytotherapy in the Valnerina Marche (Central Italy). EJ Ethnopharmacol. 1985; 14: 53–63
[4] Madaus G: Lehrbuch der biologischen Heilmittel. Georg Thieme Verlag, Leipzig, 1938; Bd.II, S. 1.396
[5] Petkov V: Bulgarian traditional medicine: a source of ideas for phytopharmacological investigations. J Ethnopharmacol. 1986; 15: 121–32
[6] www.augendiagnostik.de/Lexikon/erdrauch.htm
[7] www.healthlink.us-inc.com/publiclibrary/htm-data/htm-herb/bhp633.htm
[8] http://heilpflanzen-suchmaschine.de/erdrauch.shtml

6.13 ■ Fußblatt (Podophyllum peltatum)

V. Weickmann

Übersicht: Dermatologische Indikationen

++	Condylomata acuminata (Feigwarzen)
+	Verrucae vulgares

Botanische Beschreibung

Arzneipflanze:	Fußblatt – Podophyllum peltatum
Pflanzenfamilie:	Berberidaceae, Berberitzen-Gewächse
Volkstümliche Namen:	Maiapfel
Arzneidroge:	Podophyllum-Harz – Podophyllin (Resina Podophylli)

Der Podophyllumwurzelstock besteht aus dem getrockneten Wurzelstock von Podophyllum peltatum. Podophyllum peltatum aus der Familie der Berberitzen-Gewächse (Berberidaceae) ist in den Laubwäldern des östlichen Nordamerika zuhause [1]. Das Podopyllumharz (Podophyllin bzw. Resina Podophylli) wird durch Ethanolextraktion aus dem Rhizom und anhängenden Wurzeln gewonnen. Die bis zu 1 m langen Wurzeln enthalten mindestens 4% Harz mit Podophyllotoxin als Hauptinhalts- und Wirkstoff [4].

Inhaltsstoffe

Die wichtigsten Inhaltsstoffe sind die Lignane *Podophyllotoxin* und *Peltatine* (40–50%), Flavonoide und Harze. Podophyllotoxin als Hauptinhaltsstoff besitzt **zytostatische, antimimotische** und **virustatische** Eigenschaften [7].
Der genaue Wirkmechanismus der Inhaltsstoffe ist nicht bekannt. Postuliert wird eine Immunstimulation.

Monographiesammlungen

Drogenmonographien: Podophyllumwurzelstock [3].
Aufbereitungsmonographie der Kommission E: Positivmonographie für die Indikation Condylomata acuminata (äußere Anwendung).

Toxizität und Karzinogenität

Podophyllin zeigte im Tierexperiment eine stark embryotoxische, aber keine teratogene Wirkung. Eine systemische Anwendung ist aufgrund der Toxizität des Podophyllins obsolet.

Anwendungsgebiete

Dermatologische Anwendungen

☞ auch 7.1 (Übersicht), 7.8.5 (Feigwarzen).

Podophyllum-Harz dient in der Dermatologie zur Entfernung von spitzen **Kondylomen** (Condylomata acuminata) [4]. Aufgrund der Eigenschaften des Hauptinhaltsstoff Podophyllotoxin wird Podophyllum zur erfolgreichen Behandlung von Kondylomen eingesetzt. Aufgrund der nicht unproblematischen Anwendung von Podophyllum-Harz (Gefahr von systemischen Nebenwirkungen bei relativ großflächiger Anwendung) werden seit einigen Jahren reine Podophyllotoxin-Lösungen verwendet. Klinische Studien konnten zeigen, dass die Verwendung einer reinen 0,5%igen Podophyllotoxin-Lösung zu einer schnelleren Abheilungsrate als die früher verwendete 20%ige Podophyllin-Lösung (Podophyllum-Harz-Lösung) führt.
Ebenso kann die zu applizierende Wirkstoffmenge bei Verwendung der reinen Toxin-Lösung stark reduziert werden. Damit verringert sich gleichzeitig das Risiko systemisch toxischer Effekte, wenn auch weiterhin unerwünschte Wirkungen nicht auszuschließen sind [8].

Weitere Anwendungen

Podophyllin ist ein stark wirksames **Laxans**, dessen Gebrauch allerdings aufgrund der systemisch toxischen Nebenwirkungen obsolet ist. Somit kann die **zytostatische Wirkung** von Podophyllotoxin auch in der Chemotherapie verschiedener Tumorerkrankungen nicht eingesetzt werden. Aus diesem Grund wurden halbsynthetische Abwandlungsprodukte des Podophyllotoxins (Etoposid, Teniposid, Mitopodozid) entwickelt, die mittlerweile zu den Basistherapeutika in der Therapie von malignen Lymphomen, Bronchial-, Hoden-, Ovarial- und Chorionkarzinomen zählen [9].

Hinweise zur Therapie

Dosierung

Podophyllum-Harz (Podophyllin): Die Anwendung sollte ein- bis zweimal wöchentlich in Form einer 5–25%igen alkoholischen Lösung, einer 5–25%igen Suspension oder in Form entsprechender Salben durch lokale Auftragung erfolgen. Die behandelte Hautfläche darf 25 cm^2 nicht überschreiten [7]. Vor der Anwendung sind die angrenzenden Hautpartien mit Zinkpaste oder einer Fettcreme sorgfältig abzudecken [10].
Podophyllotoxin: Die reine Podophyllotoxin-Lösung ist bei der Behandlung von kleinen umschriebenen, nicht entzündeten Condylomata acuminata im äußeren Genitalbereich indiziert. An drei aufeinander folgenden Tagen werden 2-mal täglich maximal 25 cm^2 betupft, wobei die Einzeldosis nicht mehr als 0,25 ml betragen sollte. Die 3-Tage-Therapie/Woche kann bis zu einer Dauer von 4 Wochen wiederholt werden [1].

Fertigarzneimittel

Wartex® Creme 0,15%; Condylox® Lösung (Podophyllotoxin).
Podophyllin: Fertigarzneimittel sind nicht bekannt, nur als freie Rezeptur zu empfehlen.

Rezepturen

Alkoholische Lösung: Eine 5–25%ige alkoholische Lösung (mit 90%igem Ethanol oder 70%igem Isopropanol) des Harzes wird 1–2-mal wöchentlich auf die Condylomata aufgetragen.
Öl: Eine 5–25%ige Suspension des Harzes in Öl wird ebenfalls 1–2-mal wöchentlich aufgetragen.

> **! CAVE**
> **Kontraindikationen und Nebenwirkungen beachten! Die Behandlungsdauer sollte 4 Wochen nicht überschreiten.**

Nebenwirkungen

Podophyllinlösung kann bei topischer Anwendung zu Brennen, Schmerzen und Entzündungen der Haut führen. Bei unsachgemäßer Behandlung kann es zu einer toxischen Dermatits mit Nekrosebildung kommen. Eine erhöhte Resorption der Droge über entzündetes Gewebe kann zu toxischen Effekten in Form von Neuropathien, Verwirrung und Koma führen. Der Genuss von Alkohol sollte während der Therapie vermieden werden, da es bei Alkoholgenuss zu einer Verstärkung der Nebenwirkungen kommen kann.

Kontraindikationen

Aufgrund der im Tierexperiment nachgewiesenen stark embryotoxischen Wirkung stellt eine Schwangerschaft eine absolute Kontraindikation dar.
Weitere Kontraindikationen: Stillzeit, Kinder unter 12 Jahren, Immunschwäche, rezidivierende Herpesinfektionen, pos. Luesserologie, offene Wunden, blutende oder entzündete Kondylome und Warzen.

Wechselwirkungen

Wechselwirkungen mit anderen Arzneimitteln sind nicht bekannt.

Sensibilisierungspotenzial

Podophyllotoxin ist ein primär hautreizender Inhaltsstoff des Podophyllum peltatum.

Literatur

[1] Braun H, Frohne D: Heilpflanzenlexikon. Gustav Fischer, Stuttgart 1994
[2] Chevallier A: Die Enzyklopädie der Heilpflanzen. 2. Aufl. BLV, München 2000
[3] Deutscher Arzneimittelcodex
[4] Fintelmann V, Menßen HG, Siegers CP: Phytotherapie Manual. 2. Aufl. Hippokrates, Stuttgart 1993
[5] Hausen BM, Vieluf IK: Allergiepflanzen, Pflanzenallergene, 2. Aufl. ecomed, Landsberg, 1997
[6] Schneider G, Hiller K: Arzneidrogen. 4. Aufl. Specktrum, Akademischer Verlag GmbH, Heidelberg, 1999
[7] Schulz V, Hänsel R: Rationale Phytotherapie. Ratgeber für die Praxis. 3. Aufl. Springer, Berlin 1999
[8] Wagner H, Wieseauer M: Phytotherapie. Gustav Fischer, Stuttgart 1995
[9] www.pharm1.pharmazie.uni-greifswald.gemei/pb-vor/phenprop/phprop06.htm
[10] www.uni-duesseldorf.de/WWW/AWMF/11/derm-p02.htm

6.14 ■ Ginkgo (Ginkgo biloba)

N. Domínguez, Y. Hoch

Übersicht: Dermatologische Indikationen

++	Periphere arterielle Verschlusskrankheit (pAVK)

Botanische Beschreibung

Arzneipflanze:	Ginkgo – Ginkgo biloba
Pflanzenfamilie:	Ginkgoaceae, Ginkgogewächse
Volkstümliche Namen:	Tempelbaum, Fächerblattbaum, Entenfußbaum, Mädchenhaarbaum
Arzneidroge:	Ginkgo(baum)blätter, Ginkgo bilobae folium

Der Ginkgobaum ist die letzte überlebende Art der Familie der Ginkgoaceae (Ginkgogewächse). In China, Japan und Korea ist er weit verbreitet, seit 200 Jahren wird er auch in Europa und Nordamerika kultiviert. Der sehr widerstandsfähige Baum kann bis zu 40 m hoch und mehrere hundert Jahre alt werden. Die weiblichen Bäume haben eine breite und ausladende Form. Die Blätter haben eine charakteristische fächerartige Form mit einem tiefen Einschnitt und gabelförmig geteilten Nerven. Sie sind zunächst frischgrün, im Herbst goldgelb [12].
Die Aufbereitung der Droge erfolgt mit getrockneten Blättern, die, zu großen Ballen gepresst, Feuchtigkeitszutritt und Fermentation verhindern [6].
Die Bezeichnung „biloba" kommt von „bi = zwei" und „lobus = Lappen", und bezieht sich auf die zweilappige Form der Blätter.

Inhaltsstoffe

- Flavonoide (0,5 - 1,8 %)
- Biflavonoide (0,4 - 1,9 %)
- Proanthocyanidine (8 - 12 %)
- Diterpene: (0,06 - 0,23 %)
- Terpenlaktone

Hauptwirkstoffe der hergestellten Trockenextrakte sind die Flavonoide und Terpenlaktone [6].

Monographiesammlungen

Drogenmonographie: HAB 1 für Kopfschmerzen, Tonsillitis.
Aufbereitungsmonographie der Kommission E: Positivmonographie (Ginkgo-biloba-Blätter) für die symptomatische Behandlung der peripheren arteriellen Verschlusskrankheit (pAVK), Schwindel und Tinnitus, hirnorganisch bedingte Leistungsstörung.

Toxizität und Karzinogenität

Studien an Mäusen und Hunden ergaben histologisch, biochemisch und hämatologisch keinerlei Anzeichen für chronische Toxizität [6].
Untersuchungen, die eine mögliche Tumorgenität aufzeigen, liegen bislang nicht vor.

Anwendungsgebiete

In zahlreichen Studien wurde die Wirksamkeit von Ginkgo biloba mit vorrangig zwei Extrakten zur inneren Anwendung aufgezeigt. Diese Extrakte enthalten hauptsächlich Flavonglykoside und Terpenlaktone (Zubereitung 1 = Egb 761, und Zubereitung 2 = LI 1370) [6].

Dermatologische Anwendungen

☞ auch 7.1 (Übersicht).
Ginkgo biloba verbessert die Fließeigenschaften des Blutes, stabilisiert die Kapillarmembranen und fördert damit die zerebrale und periphere Durchblutung. Die Behandlung mit einem Ginkgo-biloba-Extrakt führt zu einer Verlängerung der schmerzfreien Gehstrecke bei peripherer **arterieller Verschlusskrankheit** im Stadium II nach Fontaine (Claudicatio intermittens) [14]. Angewandt wird in diesem Fall die Zubereitung 1 als Trockenextrakt aus Ginkgo-biloba-Blättern [6].

Weitere Anwendungen

Die Ginkolide wirken PAF-antagonistisch (PAF=Plättchen-aktivierender Faktor) [11], was zur Hemmung der Thrombozytenaggregation führt. Die Flavonglykoside haben Radikalfängereigenschaften und führen zu einer Verbesserung des Energiestoffwechsels im Gehirn. Aufgrund einer neuroprotektiven Wirkung findet die Droge Anwendung bei Hirnleistungsstörungen. Tierexperimentell konnte eine Erhöhung der Hypoxietoleranz durch Ginkgo biloba nachgewiesen werden [7]. Studien belegen die hirnödemhemmenden Eigenschaften [6]. Weitere Anwendungsgebiete von Ginkgo biloba sind Ohrensausen, Schwindel und Sehstörungen.

Hinweise zur Therapie

Dosierung

Tagesdosis: 50–100 mg [5, 16].

- Feste Formen: 2–3 x täglich 1–2 Tabletten oder Kapseln nach den Mahlzeiten einnehmen.
- Flüssige Formen: 2–3 x täglich 20 Tropfen in etwas Wasser nach dem Essen einnehmen.

Darreichungsform: In flüssigen oder festen Darreichungsformen zum Einnehmen. Eine Anwendung ist nur in Form von Fertigpräparaten mit standardisierten Extrakten, die mind. 25% Ginkgo-Flavonglykoside und mind. 6% Terpenlactone (Ginkgolide) enthalten, sinnvoll.

Fertigarzneimittel

Monopräparate auf Basis des Spezialextrakts Egb 761: Rökan® Filmtabletten, -Trpf., Rökan® plus, -Filmtabletten, Rökan® Novo Filmtabletten, Tebonin® forte Lösung, -Filmtabletten, Tebonin® spezial 80 mg Filmtabletten, -intens 120 Filmtabletten; Gingium®-Lösung, Hexal; Ginkgobil-ratiopharm® N Filmtabletten, -Tropfen; Ginkgo-Heumann® Tropfen, -Filmtabletten; Isoginkgo® Filmtabletten.

Monopräparate auf Basis nicht näher deklarierter Ginkgoblattextrakte: Ginkgo Dragées Salus; Ginkgo 405 Duopharm Dragées.

Kombinationspräparate: Perivar N forte Filmtabletten (Troxerutin, Hepaminol, und Ginkgoextrakt) bei varikösem Symptomenkomplex.

Rezepturen

Auf der Basis dieser Zubereitungen (Egb 761) beruhen auch die oben aufgeführten Präparate [6]. Eingestellt ist das Extrakt (50:1) auf: 24% Ginkgoflavonglykosid (HPLC-Bestimmung); 6% Terpenlactone (davon 3,1% Ginkgolide A, B, C und 2,9% Bilobalid) und eine Begrenzung der Ginkgolsäure auf < 5 ppm.

Nebenwirkungen

Bei oraler Anwendung kam es sehr selten zu leichten Magen-Darm-Beschwerden, Kopfschmerzen oder allergischen Hautreaktionen [6].

Kontraindikationen

Keien bekannt.

Sensibilisierungspotenzial

Für Ginkgolsäure sind allergene Eigenschaften beschrieben [13]. Starke Sensibilisierungsgefahr. Durch das Herstellungsverfahren werden unerwünschte Begleitstoffe wie die Ginkgolsäuren weitgehend eliminiert [6].

Wechselwirkungen

Es sind bislang keine Wechselwirkungen mit anderen Arzneimitteln bekannt.

Literatur

[1] Blume, J, M Kieser and U. Holscher (1996). Placebo-controlled double-blind study of the effectiveness of Ginkgo biloba special extract EGb 761 in trained patients with intermittent claudication. Vasa 25(3): 265-74

[2] Braun H, Frohne D (Hrsg.): Heilpflanzenlexikon. Gustav Fischer-Verlag, Stuttgart, New York, 1994; S. 285-7

[3] Brendler T, Grünwald J, Jänicke C (Hrsg.): Heilpflanzen / Herbal Remedies, medpharm Scientific Publishers, Stuttgart, 1999

[4] DeFeudis FV: Ginkgo biloba extract. Ullstein Medical, Wiesbaden 1998

[5] Fintelmann V, Menßen HG, Siegers CP: Phytotherapie Manual. 2. Aufl. Hippokrates, Stuttgart 1993

[6] Hänsel R, Keller K, Rimpler H, Schneider G: Hagers Handbuch der pharmazeutischen Praxis. Band 5 (Drogen E-O), 5. Aufl. Springer, Berlin 1993

[7] Karcher L, Zagermann P, Krieglstein J: Effect of an extract of Ginkgo biloba on rat brain energy metabolism in hypoxia. Naunyn-Schmiedeberg's Arch pharmacol. 1984; 327(1):31-5

[8] Krieglstein J, Oberpichler H: Testung protektiver Arzneistoffeffekte an kultivierten Neuronen in Hypoxie. Pharm Ztg Wiss 1990; 135: 9-14

[9] Loew D, Rietbrock N.: Phytopharmaka in Forschung und klinischer Anwendung. Steinkopff, Darmstadt 1998 S. 45-50

[10] Oberpichler H, Beck T, Abdel-Rahman MM, Bielenberg GW, Krieglstein J: Effects of Ginkgo biloba constituents related to protection against brain damage caused by hypoxia. Pharmacol Res Commun. 1988; 20: 349-68

[11] Oberpichler H, Sauer D, Rossberg C, Mennel HD, Krieglstein J: PAF antagonist ginkgolide B reduces postischemic neuronal damage in rat brain hippocampus. 9 J Cereb Blood Flow Metabol.1990; 10:133-5

[12] Pahlow M: Heilpflanzen. Gräfe und Unzer, München, 1993

[13] Paulus E, Yu-he D: Handbuch der traditionellen chinesischen Heilpflanzen. Karl F. Haug, Heidelberg, 1987

[14] Schulz V: Rationale Phytotherapie. Ratgeber für die Praxis. 3. Aufl. Springer, Berlin, 1999

[15] Spinnewyn B, Blavet N, Clostre F, Bazan N, Braquet P: Involvement of platelet-activating factor (PAF) in cerebral post-ischemic phase in Mongolian gerbils. Prostaglandins.1987; 34: 337-49

[16] Steigerwald PA: Naturheilmittel Pocket. Börm Bruckmeier, Grünwald 1999

[17] Weiss RF: Lehrbuch der Phytotherapie. 7. Aufl. Hippokrates, Stuttgart, 1990; S.238-9

[18] Wenigmann M: Phytotherapie - Arzneipflanzen, Wirkstoffe, Anwendung. Urban & Fischer, München 1999

6.15 ■ Haferstroh (Avena stramentum)

U. Buhrke

Übersicht: Dermatologische Indikationen

? Entzündliche Hauterkrankungen, seborrhoische Hauterkrankungen, Pruritus

Botanische Beschreibung

Arzneipflanze:	Haferstroh - Avena stramentum
Pflanzenfamilie:	Poaceae (Gramineae)
Volkstümliche Namen:	Haferstroh
Arzneidroge:	Laubblätter und Stängel von Avena sativa L.

Es handelt sich bei Avena um einjährige in Büscheln oder mit einzelnen Halmen wachsende Gräser. Die Halme werden 20-150 cm hoch, sind hohl und unverzweigt. Die Rispe steht aufrecht, ist weit ausgebreitet und locker. Die Seitenäste stehen weit ab und sind wenig verzweigt, dünn, mit hängenden 2-6-blütigen zwittrigen Ähren. Die Frucht ist dicht und lang behaart [3].

Die getrockneten Halme bestehen aus längs geteilten Stängelstückchen und eingerollten Stücken der Blattscheiden sowie den flachen Stücken der Blattspreiten.
Polen, Deutschland, Frankreich, England und Russland sind Hauptlieferanten für Haferstroh.

Inhaltsstoffe und Wirkungsprinzipien

Die wichtigsten Inhaltsstoffe sind Kieselsäure (in der Asche 55–75%), Flavonoide und Triterpensaponine (Avenacosid A und B). Ferner enthalten sind Kohlenhydrate (β-Glukane, Cellulose, Xylane, Kestose, Neokestose, Bifurcose, Neobifurcose, Avenarin, Pektine) sowie Kalzium und Vitamin D.
Aufgrund ihres hohen Kieselsäuregehalts wirkt die Pflanze vorrangig auf die Haut und die Hautanhangsgebilde antiphlogistisch und adstringierend.

Monographiesammlungen

Aufbereitungsmonographie der Kommission E: Positivmonographie (Avena stramentum) für entzündliche und seborrhoische Hauterkrankungen, speziell mit Juckreiz einhergehend.
Aufbereitungsmonographie der Kommission B8 (Haferstroh-Bäder).

Toxizität und Karzinogenität

Nicht bekannt.

Anwendungsgebiete

Dermatologische Anwendungen

☞ auch 7.1 (Übersicht).
Als Teil- und Vollbäder bei **entzündlichen** Hauterkrankungen und **seborrhoischen Hauterkrankungen;** speziell bei pruriginösen Dermatosen.

Weitere Anwendungen

In der Erfahrungsheilkunde wird Hafer äußerlich bei Hautflechten, Grind, Frostbeulen, erfrorenen Gliedern, Unterleibsschwäche der Frau, Blasenleiden, Gicht, Rheuma und Stoffwechselerkrankungen angewendet. Als Fußbäder bei chronisch kalten oder übermüdeten Füßen. Innere Anwendung als Tee bei Grippe und Husten [3].

Hinweise zur Therapie

Dosierung

Zerkleinerte Droge äußerlich als Voll- oder Teilbad. 100 g Droge für ein Vollbad.

Fertigarzneimittel

Haferstrohextrakt naturrein Dr. Schupp.

Rezepturen

Haferstrohbad: 100 g zerkleinerte Droge mit 3 l Wasser 20 Min. kochen. Diesen Absud nach dem Abkühlen dem Bad zusetzen. Dem Badewasser werden für ein Voll- oder Teilbad so viel wässriges Extrakt von Haferstroh zugesetzt, dass eine Konzentration von mindestens 0,3 g Extrakt pro Liter Wasser erreicht wird [3].

Nebenwirkungen und Wechselwirkungen

Nicht bekannt.

Kontraindikationen

Bei größeren Hautverletzungen, akuten oder unklaren Hauterkrankungen. Kontraindikationen bei Vollbädern sind fieberhafte, infektiöse Erkrankungen, Herzinsuffizienz, Hypertonie.

Literatur

[1] Chevallier A: Die Enzyklopädie der Heilpflanzen. 2. Aufl. BLV, München 2000
[2] Hänsel R, Keller K, Rimpler H, Schneider G: Hagers Handbuch der pharmazeutischen Praxis. Band 5 (Drogen E–O), 5. Aufl. Springer, Berlin 1993

6.16 ■ Hefe, medizinische (Faex medicinalis)

V. Weickmann

Übersicht: Dermatologische Indikationen

+	Akne, Furunkulose

Botanische Beschreibung

Arzneipflanze:	Saccharomyces cerevisiae
Pflanzenfamilie:	Saccharomycetaceae (Hefepilze)
Volkstümliche Namen:	–
Arzneidroge:	Medizinische Hefe – Faex medicinalis

Medizinische Hefe (Faex medicinalis) ist eine untergärige Hefe, bestehend aus den frischen oder getrockneten Zellen von Saccharomyces cerevisiae [2]. Diese Zellen sind nicht mehr teilungsfähig, besitzen jedoch noch weitgehend ihre Enzymaktivitäten. Sie haben einen echten Zellkern und werden den Pilzen und damit dem Pflanzenreich zugeordnet. Hefen finden sich in der Natur überall, wo zuckerreiche Säfte vorhanden sind. Vor der Weiterverarbeitung für medizinische Zwecke muss die rohe untergärige Hefe allerdings entbittert werden, da sie reichlich Hopfenbestandteile enthält [7].

Inhaltsstoffe

Die Hefe enthält Proteine (50%), Kohlenhydrate (36%), Lipide (2–3%), Mineralstoffe (bis 25%), sowie Vitamine (speziell der B-Gruppe). Sie wirkt **antibakteriell**, indem sie das Keimwachstum hemmt und Phagozytose-stimulierend durch die Erhöhung der sekretorischen Immunglobuline (sIgA) im Gastrointestinaltrakt.

Indikationen (nach Kommission E): Appetitlosigkeit; adjuvant bei chronischen Formen von Akne und Furunkulose.

Monographiesammlungen

Aufbereitungsmonographie der Kommission E: Positivmonographie (Faex medicinalis siccata) für chronische Formen der Akne und Furunkulose, Appetitlosigkeit [4].

Toxizität und Karzinogenität

In der aktuellen Literatur sind keine Angaben zur Toxizität bzw. Kanzerogenität der medizinischen Hefe aufgeführt.

Anwendungsgebiete und Wirkungen

Dermatologische Anwendungen

Die antibakterielle und Phagozytose-stimulierende [2] Wirkung konnte von pharmakologischen Untersuchungen an Mäusen und Rhesus-Affen nachgewiesen werden. Die therapeutische Anwendung beruht allerdings im Wesentlichen auf Volksmedizin und Erfahrungsheilkunde [7]. In der Dermatologie wird die medizinische Hefe als Adjuvans bei der Therapie von **chronischen Formen** der **Akne** und der **Furunkulose** verwendet. Da die Hefe auch eine experimentell nachgewiesene immunstimulierende Wirkung hat, kommt sie ebenso bei Hautkrankheiten (Akne, Furunkulose) als Folge von Immunmangelzuständen zum Einsatz [8].

Weitere Anwendungen

Konfektionierte Zubereitungen der medizinischen Hefe haben sich bei Appetitlosigkeit bewährt [1]. Aufgrund des hohen Vitamin-B-Gehalts der Hefe können hefehaltige Präparate als Substitutionstherapie bei Vitamin B-Mangelzuständen verordnet werden. Auch die Therapie von akuten Durchfallerkrankungen ist in der Literatur beschrieben worden [7]. Die erfolgreiche Therapie bei Diarrhöe wird auf die antibakterielle und immunstimulierende Wirkung der Hefe zurückgeführt [8].

Hinweise zur Therapie

Dosierung

Die mittlere Tagesdosis sollte 6 g betragen.
Darreichungsform: Medizinische Hefe sowie galenische Zubereitungen zum Einnehmen.

Fertigarzneimittel

Keine bekannt.

Nebenwirkungen

Es können migräneartige Kopfschmerzen und Blähungen nach der Einnahme gärfähiger Hefe auftreten. Außerdem können Hefepräparate aufgrund ihres hohen Anteils an B-Vitaminen selten eine Akne provozieren.

Kontraindikationen

Es sind keine Kontraindikationen zu beachten.

Wechselwirkungen

Bei gleichzeitiger Einnahme von Monoaminoxidase-Hemmstoffen ist eine Blutdruckerhöhung beschrieben worden.

Sensibilisierungspotenzial

In der verwendeten Literatur wird auf kein allergisierendes Potenzial hingewiesen.

Literatur

[1] Braun H, Frohne D: Heilpflanzenlexikon. Gustav Fischer, Stuttgart 1994
[2] Fintelmann V, Menßen HG, Siegers CP: Phytotherapie Manual. 2. Aufl. Hippokrates, Stuttgart 1993
[3] Hausen BM, Vieluf IK: Allergiepflanzen, Pflanzenallergene, 2. Aufl. ecomed, Landsberg 1997
[4] Österreichisches Arzneibuch 1990
[5] Schmiedel V, Augustin M: Handbuch Naturheilkunde. Haug, Heidelberg 1997

[6] Schneider G, Hiller K: Arzneidrogen. 4. Aufl. Spektrum Akademischer Verlag, Heidelberg, 1999
[7] Schulz V, Hänsel R: Rationale Phytotherapie. Ratgeber für die Praxis. 3. Aufl. Springer, Berlin 1999
[8] Wagner H, Wiesenauer M: Phytotherapie. Gustav Fischer, Stuttgart, 1995
[9] www.tee.org/BHSD/bierhefe.html
[10] www.mz-verlag.de/Lexikon/faex_medicinalis.htm

6.17 ■ Johanniskraut (Hypericum perforatum L.)

C. M. Schempp, J. C. Simon

Übersicht: Dermatologische Indikationen

+	Wunden, Quetschungen, Brandverletzungen, Ulcus cruris (Öl)
?	Neurodermitis (Öl, Creme, Lotion)

Botanische Beschreibung

Arzneipflanze:	Johanniskraut – Hypericum perforatum L.
Pflanzenfamilie:	Hypericaceae, Johanniskrautgewächse, Hartheugewächse
Englischer Name:	St. John's wort
Volkstümliche Namen:	Herrgottsblut, Johannisblut, Tüpfel-Hartheu, Konradskraut (Übersicht bei [39, 65]).
Arzneidroge:	Frische Johanniskrautblüten – Hyperici flos recens, Johanniskraut – Hyperici herba

Weltweit sind heute über 370 Johanniskraut-Arten bekannt, die meist in subtropischen und tropischen Regionen verbreitet sind. Vertreten sind Stauden, seltener Halbsträucher, Sträucher oder einjährige Kräuter [32]. In Mitteleuropa gibt es 9 einheimische Arten. Mehrere ausländische Arten werden als Gartenpflanzen verwendet und sind gelegentlich auch verwildert. Die einheimischen Arten sind krautige Pflanzen. Als Heilpflanze wird lediglich das Tüpfel-Johanniskraut (Hypericum perforatum L.) verwendet. Das Johanniskraut ist in ganz Europa, Westasien und Nordafrika verbreitet und kommt vom Flachland bis in die subalpine Region vor. Es wächst auf Brachen, an Bahndämmen, Wegrändern, Ufern, Rainen, Wiesen, Äckern und in lichten Wäldern. Wegen des großen Bedarfs wird das Johanniskraut heute auch angebaut, größere Anbaugebiete befinden sich in Deutschland, in Osteuropa und auf Mallorca.

Hypericum perforatum L. ist eine ausdauernde, bis 1 m hohe, aufrechte Pflanze. Der Stängel ist stielrund mit zwei Längskanten. Die Blätter sind elliptisch oder länglich, sitzend, kahl, durchscheinend punktiert, am Rande teilweise auf der Fläche mit schwarzen Drüsen. Die Blüten sind goldgelb, in trugdoldigem Blütenstand. Die Blütenblätter sind bis 12 mm lang, die Staubblätter kürzer. Die Fruchtkapseln sind bis 10 mm lang und schließen kleine, zylindrische dunkelbraune Samen ein [32]. Die Pflanze blüht von Juni bis September, der Wirkstoffgehalt ist um Johanni, kurz vor der Blüte, am höchsten [65].

Als Ausgangsmaterial für die verschiedenen pharmazeutischen Zubereitungen dient das Kraut mit den Blüten, die meist kurz vor der vollen Blüte geerntet werden. Soll eine besonders hohe Ausbeute an Hyperforin erfolgen, werden auch Blütenstände mit reifen Fruchtkapseln verwendet. Die traditionellen Zubereitungsformen sind das Johanniskrautöl (siehe unten) und Johanniskrauttee. Heute existiert eine Vielzahl verschiedener Zubereitungsformen, die sich durch Erntezeit, verwendete Pflanzenteile und Extraktionsverfahren unterscheiden. Durch Wasserdampfdestillation lassen sich ca. 0,1 – 1% ätherisches Öl aus der Droge gewinnen [32].

Inhaltsstoffe und Wirkprinzipien

Der auffälligste Inhaltsstoff des Johanniskrautes ist der rote Farbstoff Hypericin, der in den Sekretbehältern der Pflanze angereichert ist und beim Zerreiben zum Austreten eines blutroten Saftes führt. Insgesamt werden ca. 0,1 – 0,3 % Hypericin und Pseudohypericin und ähnliche Verbindungen im getrockneten Kraut gefunden [18, 25, 64, 65], außerdem 0,5 – 1,0 % Flavonoide mit dem Hauptbestandteil Hyperosid, 0,05 – 0,3 % ätherisches Öl, 3,0 – 6,0 % Catechingerbstoffe, ca. 0,1 % Xanthone in der Wurzel [32, 65] und das Phloroglucinderivat Hyperforin [12, 48] (ca. 4,5 %). Hyperforin erreicht die höchste Konzentration in den reifen Früchten [32, 39, 48, 65]. Eine aktuelle Analyse von 2002 gibt für Flavonoide einen Gehalt von 4,8 – 11,4 % an und erwähnt des Weiteren Zitronensäure (0,9 – 2,3 %), Malonsäure (2,3 – 3,1 %), den Gesamtzuckergehalt (19 – 25 %) und den Gesamtproteingehalt (3,9 – 8,3 %) [79]. Fast alle der oben genannten Inhaltsstoffe sind pharmakologisch wirksam (☞ Wirkprinzipien).

Wirkprinzipien

Hypericin

Das Hypericin, ein rot fluoreszierender Farbstoff mit einem Absorptionsmaximum bei 580 nm, ist ein starker Photosensibilisator, der für die **phototoxische Wirkung** des Johanniskrautes verantwortlich ist [27, 32, 65, 69]. Hypericin ist mit Sicherheit an der **antidepressiven** Wirkung von Johanniskrautextrakten beteiligt [10, 50], ist aber nicht allein der Träger dieser Wirkung (s.u.).

Bei entsprechender Dosierung und Bestrahlung kann Hypericin **Tumorzellen** abtöten, indem es in diesen den programmierten Zelltod (Apoptose) induziert [24, 31, 78]. Dieser Effekt beruht unter anderem auf einer Blockierung der Proteinkinase C [77].

Aufsehen erregte die **antivirale** Wirkung von Hypericinen, insbesondere gegen HIV [43, 51]. Allerdings zeigte die erste publizierte klinische Studie mit reinem Hypericin keinen Effekt auf die Viruslast von HIV-Patienten, hingegen kam es bei den meisten der Patienten zu schweren phototoxischen Reaktionen [29].

Hypericin hemmt in vitro dosisabhängig die **Zytokinsynthese** (IL-12-Produktion) in LPS-aktivierten Mäusemakrophagen, wahrscheinlich auf Transkriptionsebene [38].

Hyperforin

Das Hyperforin ist der zweite wichtige Metabolit von Hypericum perforatum L. In letzter Zeit mehren sich die Hinweise darauf, dass Hyperforin entscheidend an der antidepressiven Wirkung von Johanniskraut beteiligt ist [50, 54, 55].

Kürzlich wurde gezeigt, dass Hyperforin in vivo und in vitro die Antigen-präsentierende Funktion epidermaler **Langerhans-Zellen** beeinflusst und die Proliferation von Lymphozyten inhibiert [71]. Diese Effekte kommen unter Umständen bei der dermatologischen äußerlichen Anwendung zum Tragen. Es hemmt in vitro die 5-Lipoxygenase in stimulierten Leukozyten, sowie die Cyclooxygenase 1 in stimulierten Thrombozyten [1]. Die **anti-inflammatorische** Wirkung von Johanniskrautextrakten wird unten beschrieben.

Seit Mitte des letzten Jahrhunderts ist die Wirksamkeit von Johanniskraut gegen Staphylococcus aureus und andere grampositive Keime bekannt [26, 57], fand allerdings wenig Beachtung. Später fanden Gurevich und Mitarbeiter heraus, dass die **antibakterielle Wirkung** auf Hyperforin beruht [30]. Neuerdings wurde nachgewiesen, dass Hyperforin auch gegen multiresistente Staphylokokken wirksam ist [68] (MHK = minimale Hemmkonzentration = 1,0 µg/ml) [63]. Eine Resistenzentwicklung gegenüber Staphylococcus aureus wurde bei höheren Konzentrationen (> 900 mg Extrakt/Tag) beobachtet, welche aber nicht zu einer Kreuzresistenz gegen andere Antibiotika führte [35]. Butanol-Extrakte von Hypericum perforatum wirken hemmend auf Helicobacter pylori (MHK = 15,6–31,2 μg/ml) [63].

Monographiesammlungen

Drogenmonographien: Hyperici herba Ross 9, DAC 86, BHP 83, Mar 28; Flores hyperici recentes EB 6; Hyperici oleum DAB 9.
Aufbereitungsmonographie der Kommission E: Positivmonographie für die Indikation leichte bis mittelschwere Depressionen.

Toxizität und Karzinogenität

Photosensibilisierung

Wegen des Gehaltes an *Hypericin* kann es zu einer **Photosensibilisierung** kommen. Diese zeigt sich in Form von sonnenbrandähnlichen Entzündungen der Hautpartien, die stärkerer Sonnenbestrahlung ausgesetzt waren. So können Weidetiere, die größere Mengen von Johanniskraut gefressen haben, an einem phototoxischen Syndrom mit Rötung, Schwellung und Nekrosen an nicht behaarter Haut, Konvulsionen und Hämolyse erkranken, ein Krankheitsbild, das als Hypericismus bezeichnet wird [3, 7, 27, 59].
Photosensibilisierung durch bloßes Berühren der Pflanze wurde bisher nicht beschrieben. Photosensibilisierung nach oraler Einnahme von Johanniskraut zur Behandlung von Depressionen sind sehr selten [28] und beruhen unter Umständen auf einer abnorm hohen Resorption von Hypericin. In zwei Studien wurde die photosensibilisierende Wirkung durch orale Einnahme von Johanniskrautextrakt untersucht. Hierbei zeigten sich nur marginale bzw. keine Einflüsse auf die Lichtempfindlichkeit [9, 67]. Hingegen kam es in einer Studie, bei der HIV-positive Patienten mit reinem, synthetisch hergestelltem Hypericin oral oder intravenös behandelt wurden, bei fast allen Patienten zu schweren phototoxischen Symptomen, ohne dass eine Reduktion der Viruslast beobachtet wurde [29]. Pharmakokinetische Untersuchungen lassen darauf schließen, dass der phototoxische Schwellenwert von Hypericin durch orale Einnahme antidepressiver Johanniskrautextrakte bei weitem nicht erreicht wird [9, 40, 73, 69]. Johanniskraut verstärkt jedoch synergistisch die photosensibilisierende Wirkung von δ-Aminolaevulinsäure, welches als Induktor von ProtoporphyrinIX in der Tumordiagnostik eingesetzt wird. Bei einem Patienten führte dies trotz Verwendung niedriger Dosen beider Wirkstoffe zu einer schweren phototoxischen Reaktion [42].
Über die Photosensibilisierung durch lokal angewendete Johanniskrautpräparate ist bisher nur wenig bekannt. Kürzlich wurde für ein Johanniskrautöl, nicht aber für eine Johanniskrautcreme eine leichte photosensibilisierende Wirkung nachgewiesen [72]. Die topische Anwendung von Johanniskrautpräparaten mit einem höheren Hypericingehalt scheint also ein gewisses Risiko der Photosensibilisierung mit sich zu bringen, so dass auch nach topischer Anwendung von Johanniskrautpräparaten ein Aufenthalt in der Sonne oder eine UV-Bestrahlung vermieden werden sollte.
Eine neue Studie wies in vitro eine Linsentrübung durch Hypericin unter Lichteinwirkung nach, ohne dass klar ist, ob in vivo unter antidepressiver Dosierung entsprechende Hypericinkonzentrationen im Auge erreicht werden [74].

Karzinogenität

Trotz des Gehaltes an potenziell karzinogenem Quercetin gibt es keinen Hinweis für einen karzinogenen Effekt von Johanniskraut in therapeutischer Dosierung. Der Ames-Test zum

Nachweis einer potenziellen mutagenen Wirkung fiel in den meisten Studien negativ aus. Überdosierungen nach oraler Einnahme können aufgrund des Gerbstoffgehaltes der Droge zu Diarrhö führen [39, 64, 65].

Anwendungsgebiete und Wirkungen

Dermatologische Anwendungen

☞ auch 7.1 (Übersicht), 7.2 (Wundbehandlung), 7.4 (Schmerzen), 7.6 (Ekzeme), 7.8.1 (Herpes simplex-Infektionen), 7.9.1 (Abszesse und Furunkel), 7.9.2 (Impetigo contagiosa)

Johanniskrautöl ist ein altes Hausmittel, das zur Behandlung und Nachbehandlung von Traumen und Myalgien eingesetzt wird. Die Anwendung des Johanniskrautöls geht auf HIPPOKRATES zurück, den berühmtesten Arzt der Antike. Auch PARACELSUS, BOCK und MATTHIOLUS loben das Johanniskrautöl als wirksam bei der Behandlung von schlecht heilenden Wunden und Schmerzen [6, 32]. Bis heute gibt es allerdings nur eine klinische Studie zur Anwendung von Johanniskrautöl bei der Behandlung von Dekubital-Ulzera älterer Menschen [47]. Unter Umständen spielt der Gehalt des antibakteriellen Hyperforins in Johanniskrautölen hierbei eine entscheidende Rolle. Ein Extrakt aus der Johanniskrautart *Hypericum patulum* THUMB. erwies sich im Tiermodell als wundheilungsfördernd bei Exzisions- und Inzisionswunden [53].
Traditionelle dermatologische Indikationen für Johanniskrautöl sind **schlecht heilende, infizierte Wunden**, auch Ulcus cruris, Quetschungen und **Brandverletzungen** [22, 32, 46, 65, 80, 81]. Johanniskrautöl ist auch in Kombinationspräparaten wie Sportsalben, Rheumasalben und Kosmetika (z.B. Befelka-Öl) enthalten.
Die **anti-inflammatorische Wirkung** von Hypericum-Extrakten wurde am Carrageenan-Rattenpfotenödem und am Wattebausch-Granulomtest ab Konzentrationen von ca. 100 mg/kg KG nachgewiesen. Sie potenzieren die Wirksamkeit von Indomethazin [41]. Orale Gabe von 100 mg/kg KG hemmt in vivo die Expression sowohl der LPS-/Interferon-γ-induzierten Cyclooxygenase2, als auch der induzierbaren NO-Synthase [61]. Hypericum perforatum hemmt stark und dosisabhängig die durch Substanz-P-induzierte Zytokinsynthese (vor allem IL-6) in menschlichen Astrozytomzellen, die Neurokinin (NK)-1-Rezeptoren exprimieren [21]. In einer randomisierten, plazebokontrollierten, doppelblinden Studie an 28 Patienten mit schwacher bis mittelstarker atopischer Dermatitis wurde die verbesserte Wirksamkeit einer Hypericum-Creme gegenüber der Vehikel-Creme im Halbseitenvergleich nachgewiesen. Die Hautverträglichkeit erwies sich als gut oder sehr gut [67].

Weitere Anwendungen

Hypericin ist in vitro **antiviral** wirksam [43, 51]. Die einzige publizierte klinische Studie zur antiviralen Wirkung von Hypericin bei HIV-Infizierten nach oraler oder intravenöser Applikation zeigte keinen Einfluss auf die Viruslast [29]. Klinische Studien über die Wirksamkeit topisch applizierter Johanniskrautpräparate bei Herpesinfektionen, HPV-Infektionen, Windpocken oder Zoster liegen nicht vor. Johanniskrautöl wird jedoch traditionell auch zur adjuvanten Behandlung des Herpes zoster eingesetzt [81].
In verschiedenen Tests konnte eine deutliche **analgetische Wirkung** und eine Potenzierung der Wirksamkeit analgetischer Medikamente wie Aspirin und Pentazocin nachgewiesen werden [41].
In aktuellen Studien wurde die **antikarzinogene Wirkung** von Hypericum perforatum untersucht. Hyperforin induziert synergistisch mit Hypericin eine Apoptose von malignen Zellen durch eine Stimulierung der Caspase-Aktivierung. Es hemmt in vitro das Wachstum von Leukämiezellen, Glioblastomzellen und normalen menschlichen Astrozyten [34]. Hyperi-

cin hemmt ebenfalls das Wachstum maligner Gliomzell-Linien durch Hemmung der Proteinkinase C. Die dafür benötigte Plasmakonzentration beträgt mindestens 10 μM [23]. Hypericin führt in Nasopharyngeal-Karzinomen und anderen Tumoren zum apoptotischen Zelltod [2]. Couladis et al wiesen starke **antioxidative** Eigenschaften und zytotoxische Wirkungen auf maligne Zelllinien verschiedener Hypericum-Species nach [15].
Eine **antidepressive** Wirkung von Johanniskraut war bereits den Ärzten des Mittelalters bekannt [6]. Inzwischen ist durch eine Vielzahl von Studien gut belegt, dass Johanniskrautextrakte bei der Behandlung leichter bis mittelschwerer Depressionen wirksam sind [22, 44, 45, 46, 75, 80]. Verwendet werden Tees, Tinkturen, Fluidextrakte, wässrige Extrakte, Trockenextrakte und Spezialextrakte. Indikationen sind leichte bis mittelschwere depressive Episoden. Folgende Eigenschaften spielen in der Therapie der Depression eine Rolle: schwache MAO A/ MAO B-Hemmung, Hemmung der synaptischen Aufnahme von Serotonin, Dopamin und Noradrenalin, eine in-vitro-Affinität für Adenosin-, GABA A/B- und Glutamat-Rezeptoren, eine Hochregulierung von β-adrenergen Rezeptoren und eine Niederregulierung von Serotonin-5HT-Rezeptoren im frontalen Kortex der Ratte [11]. Johanniskraut verringert die Abbaurate von Acetylcholin durch Beeinflussung der Ach-Esterase [62]. Hypericum perforatum schützt Ratten vor Konsequenzen durch unvermeidbaren Stress und verringert ihre Immobilität im Ratten-Schwimmtest, was auf eine **anxiolytische** Wirkung hinweist [11]. Hypericum perforatum verbessert in vivo Nikotinentzugssymptome in Mäusen [13]. Eine **antiepileptische** Wirkung vor allem der polaren Anteile eines Hypericum-Extraktes wird diskutiert [36].

Hinweise zur Therapie

Dosierung

Die orale Dosierung bei der Behandlung von depressiven Zuständen beträgt in der Regel 600–900 mg Gesamtextrakt pro Tag [50, 75, 80]. Für topisch angewendete Johanniskrautpräparate existieren bisher keine Empfehlungen zu Dosierung und Wirkstoffgehalt.
Darreichungsform: Weiss empfiehlt die unverdünnte Anwendung von Johanniskrautöl zur Behandlung von Wunden und Ulcus cruris. Bei nässenden, infizierten Dermatosen wird Johanniskrautöl 2,0–5,0% in Pasta Zinci empfohlen [81]. Tees, Tinkturen, verschiedene Extrakte, Salben.

Tipp Johanniskrautöl für fett-feuchte Umschläge bei Neurodermitis.
Nach Johanniskrautanwendung stärkere Sonneneinstrahlung vermeiden!

Fertigarzneimittel

Dermatologische Präparate: Kneipp-Johanniskrautöl, Befelka-Öl (mit Ringelblume, Kamille und Stiefmütterchen), Bedan®-Creme, Bedan®-Lotion.
Präparate zur Behandlung von Depressionen: Wegen der großen Vielzahl der Präparate wird auf die Rote Liste verwiesen.

Rezepturen (nach [54])

Johanniskraut-Paste: Oleum Hyperici 5,0, Pasta zinci mollis ad 100,0.
Johanniskraut-Salbe: Oleum Hyperici 5,0, Basiscreme DAC ad 100,0.
Johanniskraut-Tee: 2 Teelöffel Johanniskraut werden mit 150 ml siedendem Wasser überbrüht und nach 10 Minuten abgeseiht. Morgens und abends werden 1–2 Tassen des frisch zubereiteten Tees getrunken. Die mittlere Tagesdosis entspricht 2–4 Gramm Droge.

Nebenwirkungen

Die Inzidenz von Nebenwirkungen ist 1–3% der Behandelten, vor allem Photosensibilisierung (einer von 300.000 Behandelten) ab einer Schwellendosis von 2–4 g kommerzielles Johanniskrautextrakt/Tag, entsprechend 5–10 mg Hypericin [76]. Andere beobachtete Nebenwirkungen sind Hautrötungen, Juckreiz, Schwindel, Verstopfung, Müdigkeit und Angstzustände. Es wird von einer 28-jährigen Patientin mit Depression berichtet, bei der hohe Dosen Hypericum perforatum zu einer Manie führten [20].

Kontraindikationen

Bekannte Lichtempfindlichkeit, gleichzeitige Durchführung einer UV-Therapie. Hellhäutige Personen sollten sich während der Anwendung von Johanniskraut nicht der Sonne aussetzen.

! CAVE
Wechselwirkung mit anderen, teils lebenswichtigen Medikamenten (☞ unten).

Eine gleichzeitige Anwendung mit Antikoagulantien vom Cumarin-Typ sollte nur unter engmaschiger Kontrolle der Gerinnungsparameter erfolgen. Absolute Kontraindikation bei Therapie mit Cyclosporin, Indinavir und andere Proteaseinhibitoren in der HIV-Therapie [76].

Wechselwirkungen

In jüngster Zeit wurden nach systemischer Anwendung von Johanniskrautextrakt zum Teil gravierende Wechselwirkungen bekannt. So führte die Einnahme von Johanniskrautextrakt zu einer Verminderung der Plasmaspiegel von Herzmedikamenten wie Digoxin [14, 37], Warfarin, Phenprocoumon, Theophyllin [33], von antiviralen Medikamenten wie Indinavir, Lopinavir und Ritonavir bei der AIDS-Therapie [60, 16] und von Cyclosporin bei Organtransplantierten [4, 5, 8, 66]. Ein Einfluss auf den Metabolismus von oralen Kontrazeptiva wird diskutiert [56]. Auffälligkeiten bei der gleichzeitigen Anwendung von Buspiron wurden beobachtet [17]. Es gibt Hinweise, dass Johanniskrautextrakte das Cytochrom P-450-Enzymsystem (CYP 3A4-Induktion [49]), das Transportprotein P-Glykoprotein [33] und den Steroid-X-Rezeptor beeinflussen, wodurch andere Medikamente schneller abgebaut werden [52, 58, 82]. Selektive Serotonin-Wiederaufnahmehemmer und selektive Serotonin-Rezeptoragonisten werden beeinflusst [53]. Hypericum perforatum senkt bei Konzentrationen von 900 mg/Tag den Methadon-Plasmaspiegel um ca. 47% und führte bei den getesteten Patienten zu Entzugssymptomen [19].

Sensibilisierungspotenzial

Photosensibilisierung ist möglich, insbesondere bei hellhäutigen Personen. Kontaktsensibilisierungen durch Johanniskraut wurden bisher nicht bekannt.

Literatur

[1] Albert D, Zundorf I, Dingermann T, Muller WE, Steinhilber D, Werz O: Hyperforin in a dual inhibitor of cyclooxygenase-1 and 5-lipoxygenase. Biochem Pharmacol. 2002; 64(12): 1767–75

[2] Ali SM, Olivo M: Nitric oxide mediated photo-induced cell death in human malignant cells. Int J Oncol. 2003; 22(4): 751–6

[3] Araya OS, Ford EJH: An investigation of the type of photosensitization caused by the ingestion of St John's wort (Hypericum perforatum) by calves. J Comp Path. 1981; 91: 135–41

[4] Barone GW, Gurley BJ, Ketel BL, Lightfoot ML, Abul-Ezz SR: Drug interaction between St. John's wort and cyclosporine. Ann Pharmacother. 2000; 34: 1013–1016

[5] Bauer S, Stormer E, Johne A, Kruger H, Budde K, Neumayer HH, Roots I, Mai I: Alterations in cyclosporin A pharmacokinetics and metabolism during treatment with St John's wort in renal transplant patients. Br J Pharmacol. 2003; 55(2): 203 – 11
[6] Benedum J, Loew D, Schilcher H: Arzneipflanzen in der Traditionellen Medizin. 3., überarbeitete und erweiterte Aufl. Kooperation Phytopharmaka, 2000. Krahe Druck, Unkel, Bonn, 2000; S.105
[7] Bourke CA: Sunlight associated hyperthermia as a consistent and rapidly developing clinical sign in sheep intoxicated by St John's wort (Hypericum perforatum). Aust Vet J. 2000; 78: 483 – 8
[8] Breidenbach T, Hoffmann MW, Becker T, Schlitt H, Klempnauer J: Drug interaction of St John's wort with cyclosporin. Lancet. 2000; 355: 1912
[9] Brockmöller J, Reum T, Bauer S, Kerb R, Hübner WD, Roots I: Hypericin and pseudohypericin: pharmacokinetics and effects on photosensitivity in humans. Pharmacopsychiatry. 1997; 30: 56 – 63
[10] Butterweck V, Petereit F, Winterhoff H, Nahrstedt A: Solubilized hypericin and pseudohypericin from Hypericum perforatum exert antidepressant activity in the forced swimming test. Planta Med. 1998; 64: 291 – 94
[11] Butterweck V: Mechanism of action of St. John's wort in depression: what is known? CNS Drugs. 2003; 17(8): 539 – 62
[12] Bystrov NS, Chernov BK, Dobrynin VN, Kolosov MN: The structure of hyperforin. Tetrahedron Lett. 1975; 32: 2791 – 4
[13] Catania MA, Firenzuoli F, Crupi A, Mannucci C, Caputi AP, Calapai G: Hypericum perforatum attenuates nicotine withdrawal signs in mice. Psychopharmacology. 2003; 169(2):186 – 9
[14] Cheng TO: St. John's wort interaction with digoxin. Arch Intern Med. 2000; 160: 2548
[15] Couladis M, Badisa RB, Baziou P, Chaudhuri SK, Pilarinou E, Verykokidou E, Harvala C: Antioxidant and cytotoxic activities of Hypericum sp. On brine shrimps and human cancer cell lines. Phytother Res. 2002; 16(8): 719 – 22
[16] Cvetkovic RS, Goa KL: Lopinavir/ritonavir: a review of its use in the management of HIV infection. Drugs. 2003; 63(8): 769 – 802
[17] Dannawi M: Possible serotonin syndrome after combination of buspirone and St John's wort. J Psychopharmacol. 2002; 16(4): 401
[18] Duran N, Song PS: Hypericin and its photodynamic action. Photochem Photobiol. 1986; 43: 677 – 80
[19] Eich-Hochli D, Oppliger R, Golay KP, Baumann P, Eap CB: Methadone maintenance treatment and St. John's Wort – a case report. Pharmacopsychiatry. 2003; 36(1): 35 – 7

[20] Fahmi M, Huang C, Schweitzer I: A case of mania induced by hypericum. World J Biol Psychiatry. 2002; 3(1): 58 – 9
[21] Fiebich BL, Hollig A, Lieb K: Inhibition of substance P-induced cytokine synthesis by St. John's wort extracts. Pharmacopsychiatry. 2001; 34Suppl1: 26 – 8
[22] Fintelmann V, Menßen HG, Siegers CP: Phytotherapie Manual. 2. Aufl. Hippokrates, Stuttgart 1993
[23] Fox E, Murphy RF, McCully CL, Adamson PC: Plasma pharmacokinetics and cerebrospinal fluid penetration of hypericin in nonhuman primates. Cancer Chemother Pharmacol. 2001; 47(1): 41 – 4
[24] Fox FE, Niu Z, Tobia A, Rook AH: Photoactivated hypericin is an anti-proliferative agent that induces a high rate of apoptotic death of normal, transformed, and malignant T lymphocytes: implications for the treatment of cutaneous lymphoproliferative and inflammatory disorders. J Invest Dermatol. 1998; 111: 327 – 32
[25] Frohne D, Jensen U: Systematik des Pflanzenreiches unter besonderer Berücksichtigung chemischer Merkmale und pflanzlicher Drogen. 4. Aufl. Gustav Fischer, Stuttgart, 1992
[26] Gaind KN, Ganjoo TN: Antibacterial principle of Hypericum perforatum L. Ind J Pharm. 1959; 21: 172 – 5
[27] Giese AC: Hypericism. Photochem Photobiol Rev. 1980; 5: 229 – 55
[28] Golsch S, Vocks E, Rakoski J, Brockow K, Ring J: Reversible Erhöhung der Photosensivität im UV-B-Bereich durch Johanniskrautextrakt-Präparate. Hautarzt. 1997; 48: 249 – 52
[29] Gulick RM, Mc Auliffe V, Holden-Wiltse J, Crumpacker C, Liebes L, Stein DS, Meehan P, Hussey S, Forcht J, Valentine FT: Phase I studies of hypericin, the active compound in St. John's wort, as an antiretroviral agent in HIV-infected adults. Ann Int Med. 1999; 130: 510 – 4
[30] Gurevich AI, Dobrynin VN, Kolosov MN, Popravko SA, Ryabova ID, Chernov BK, Derbentseva NA, Aizenman BE, Garagulya AD: Hyperforin, an antibiotic from Hypericum perforatum L. Antibiotiki. 1971; 16: 510 – 3
[31] Hadjur C, Richard MJ, Parat MO, Jardon P, Favier A: Photodynamic effects of hypericin on lipid peroxidation and antioxidant status in melanoma cells. Photochem Photobiol. 1996; 64: 375 – 81
[32] Hänsel R, Keller K, Rimpler H, Schneider G: Hagers Handbuch der pharmazeutischen Praxis. Band 5 (Drogen E-O), 5. Aufl. Springer, Berlin 1993
[33] Henderson L, Yue QY, Bergquist C, Gerden B, Arlett P: St. John's wort: drug interactions and clinical outcomes. Br J Clin Pharmacol. 2002; 54(4): 349 – 56

[34] Hostanska K, Reichling J, Bommer S, Weber M, Saller R: Hyperforin a constituent of St John's wort extract induces apoptosis by triggering activation of caspases and with hypericin synergistically exerts cytotoxicity towards human malignant cell lines. Eur J Pharm Biopharm. 2003; 56(1): 121-32
[35] Hubner AT: Treatment with Hypericum perforatum L. does not trigger decreased resistance in Staphylococcus aureus against antibiotics and hyperforin. Phytomedicine. 2003; 10(2-3): 206-8
[36] Ivetic V, Popovic M, Mimika-Dukic N, Barak O, Pilija V: St John's wort and kindling epilepsy in rabbit. Phytomedicine. 2002; 9(6): 496-9
[37] Johne A, Brockmöller J, Bauer S, Maurer A, Langheinrich M, Roots I. Pharmacokinetic interaction of digoxin with an herbal extract from St John's wort (Hypericum perforatum). Clin Pharmacol Ther. 1999; 66: 338-45
[38] Kang BY, Chung SW, Kim TS: Inhibition of interleukin-12 production in lipopolysaccharide-activated mouse macrophages by hypericin, an active component of Hypericum perforatum. Planta Med. 2001; 67(4): 364-6
[39] Kaul R: Johanniskraut. Botanik, Inhaltsstoffe, Qualitätskontrolle, Pharmakologie, Toxikologie und Klinik. Wiss. Verlagsges., Stuttgart, 2000: 119-121
[40] Kerb R, Brockmöller J, Staffeldt B, Ploch M, Roots I: Single-dose and steady-state pharmacokinetics of hypericin and pseudohypericin. Antimicrob Ag Chemother. 1996; 40: 2087-93
[41] Kumar V, Singh PN, Bhattacharya SK: Anti-inflammatory and analgesic activity of Indian Hypericum perforatum L. Indian J Exp Biol. 2001; 39(4): 339-43
[42] Ladner DP, Klein SD, Steiner RA, Walt H: Synergistic toxicity of δ-Aminolaevulinic acid- induced protoporphyrin IX used for photodiagnosis and hypericum extract, a herbal antidepressant. Br J Derm. 2001; 144: 901-22
[43] Lavie G, Valantine F, Levin B, Mazur Y, Gallo G, Lavie D, Weiner D, Meruolo D: Studies of the mechanism of action of the antiretroviral agents hypericin and pseudohypericin. Proc Nat Acad Sci USA. 1989; 86: 5963-7
[44] Linde K, Mulrow CD: St John's wort for depression. Cochrane Database Syst Rev. 2000; 2: CD448
[45] Linde K, Ramirez G, Mulrow CD, Pauls A, Weidenhammer W, Melchart D: St John's wort for depression - an overview and metaanalysis of randomized clinical trials. Brit Med J. 1996; 313: 253-8
[46] Loew D, Habs M, Klimm HD, Trunzler G: Phytopharmaka-Report. Rationale Therapie mit pflanzlichen Arzneimitteln. 2. Aufl. Steinkopff, Darmstadt, 1999: 84-91
[47] Lomagno P, Lomagno RC: Activity of Hypericum perforatum oil in the treatment of the bedores in old people. Fitoterapia. 1979; 50: 201-5
[48] Maisenbacher P, Kovar KA: Analysis and stability of Hyperici oleum. Planta Med. 1992; 58: 351-4
[49] Markowitz JS, De Vane CL: The emerging recognition of herb-drug interactions with a focus on St. John's wort. Psychopharmacol Bull. 2001; 35(1): 53-64
[50] Melzer M, Fuhrken D, Kolkmann R: Hyperforin im Johanniskraut. Hauptwirkstoff oder nur Leitsubstanz? Dtsch Apoth Ztg. 1998; 138: 56-62
[51] Meruelo D, Lavie G, Lavie D: Therapeutic agents with dramatic antiretroviral activity and little toxicity at effective doses: aromatic polycyclic diones hypericin and pseudohypericin. Proc Natl Acad Sci USA. 1988; 85: 5230-4
[52] Moore LB, Goodwin B, Jones SA, Wisely GB, Serabjit-Singh CJ, Willson TM, Collins JL, Kliewer SA: St. John's wort induces hepatic drug metabolism through activation of the pregnane X receptor. Proc Natl Acad Sci USA. 2000; 97: 7500-2
[53] Mukherjee PK, Verpoorte R, Suresh B: Evaluation of in-vivo wound healing activity of Hypericum patulum (Family: hypericaceae) leaf extract on different wound model in rats. J Ethnopharmacol. 2000; 70: 315-21
[54] Müller A, Schiebel-Schlosser G: Buchweizen. Botanik, Inhaltsstoffe, Analytik, Pharmakologie, Toxikologie, Klinik. Wiss. Verlagsges., Stuttgart 1998
[55] Müller WE, Singer A, Wonnemann M, Hafner U, Rolli M, Schäfer C: Hyperforin represents the neurotransmitter reuptake inhibiting constituent of hypericum extract. Pharmacopsychiatry. 1998; 31: (Suppl 1) 16-21
[56] Murphy PA: St. John's wort and oral contraceptives: reasons for concern? J Midwifery Womens Health. 2002; 47(6): 447-50
[57] Neuwald F, Hagenström U: Untersuchungen über die antibakterielle Wirkung von Hypericum perforatum L. Arch Pharm. 1954; 287: 439-41
[58] Obach RS: Inhibition of human cytochrome P450 enzymes by constituents of St. John's Wort, an herbal preparation used in the treatment of depression. J Pharmacol Exp Ther. 2000; 294: 88-95
[59] Pace N: The etiology of hypericism, a photosensitivity produced by St. Johnswort. Am J Physiol. 1942; 136: 650-6

[60] Piscitelli SC, Burstein AH, Chaitt D, Alfaro RM, Falloon J: Indinavir concentrations and St John's wort. Lancet 2000; 355: 547–8
[61] Raso GM, Pacilio M, Di Carlo G, Esposito E, Pinto L, Meli R: In-vivo and in-vitro anti-inflammatory effect of Echinacea purpurea and Hypericum perforatum. J Pharm Pharmacol. 2002; 54(10): 1379–83
[62] Re L, Corneli C, Sturani E, Paolucci G, Rossini F, Leon OS, Martinez G, Bordicchia M, Tomassetti Q: Effects of Hypericum extract on the acetylcholine release: a loose patch clamp approach. Pharmacol Res. 2003; 48(1): 55–60
[63] Reichling J, Weseler A, Saller R: A current review of the antimicrobial activity of Hypericum perforatum L. Pharmacopsychiatry. 2001; 34Suppl1: 116–8
[64] Roth L, Daunderer M, Kormann K: Giftpflanzen – Pflanzengifte. Vorkommen, Wirkung, Therapie; allergische und phototoxische Reaktionen. 4. Aufl. ecomed, Landsberg, 1994: 415–419
[65] Roth L: Hypericum – Hypericin. Botanik, Inhaltsstoffe, Wirkung. Ecomed Arzneipflanzen-Monographie, Ecomed, Landsberg, 1990
[66] Ruschitzka F, Meier PJ, Turina M, Luscher TF, Noll G: Acute heart transplant rejection due to Saint John's wort. Lancet. 2000; 355: 548–9
[67] Schempp CM, Müller K, Winghofer B, Schulte-Mönting J, Simon JC: Effects of oral single-dose and steady-state administration of Hypericum perforatum extract (St. John's wort) does not influence skin sensitivity to UVB, UVA, visible light and solar simulated radiation. Arch Dermatol. 2001; 137: 512–13
[68] Schempp CM, Pelz K, Wittmer A, Schöpf E, Simon JC: Antibacterial activity of hyperforin from St John's wort, against multiresistant Staphylococcus aureus and gram-positive bacteria. Lancet. 1999; 353: 2129
[69] Schempp CM, Simon-Haarhaus B, Heine A, Schöpf E, Simon JC: In vitro and in vivo activation of hypericin with the incoherent light source PDT 1200 SOA (520–750 nm) and with solar simulated radiation (290–2500 nm). Photodermatol Photoimmunol Photomed. 1999; 15(1): 13–7
[70] Schempp CM, Windeck T, Hezel S, Simon JC: Topical treatment of atopic dermatitis with St. John's wort cream - a randomized, placebo-controlled, double blind half-side comparison. Phytomedicine. 2003; 10Suppl 4: 31–7
[71] Schempp CM, Winghofer B, Lüdtke R, Simon-Haarhaus, Schöpf E, Simon JC: Topical application of Hypericum perforatum extract (St. John's wort) and of its metabolite hyperforin inhibits the allostimulatory capacity of epidermal cells. Brit J Dermatol. 2000; 142: 979–84
[72] Schempp CM, Winghofer B, Lüdtke R, Simon-Haarhaus, Schöpf E, Simon JC: Effect of topical application of Hypericum perforatum extract (St. John's wort) on skin sensitivity to solar simulated radiation. Photodermatol Photoimmunol Photomed. 2000; 16: 125–8
[73] Schempp CM, Winghofer B, Schöpf E, Simon JC: Hypericin and pseudohypericin levels in human serum and skin blister fluid after systemic application of Hypericum perforatum extract (St. John's Wort). Skin Pharmacol. 1999; 12: 299–304
[74] Schey KL, Patat S, Chignell CF, Datillo M, Wang RH, Roberts JE: Photooxidation of lens alpha-crystallin by hypericin (active ingredient in St. John's Wort). Photochem Photobiol. 2000; 72: 200–3
[75] Schulz V, Hänsel R: Johanniskraut als Antidepressivum. In: Schulz V, Hänsel R (Hrsg.) Rationale Phytotherapie, Ratgeber für die ärztliche Praxis. 3. Aufl. Springer, Berlin, 1999; S. 56–71
[76] Schulz V: Incidence and clinical relevance of the interactions and side effects of Hypericum preparations. Phytomedicine. 2001; 8(2): 152–60
[77] Utsumi T, Okuma M, Utsumi T, Kanno T, Yasuda T, Kobuchi H, Horton HH, Utsumi K: Light-dependent inhibition of protein kinase C and superoxide generation of neutrophils by hypericin, an antiretroviral agent. Arch Biochem Biophys. 1995; 316: 493–7
[78] Vandenbogaerde AL, Delaey EM, Vantieghem AM, Himpens BE, Merlevede WJ, de Witte PA: Cytotoxicity and antiproliferative effect of hypericin and derivatives after photosensitization. Photochem Photobiol. 1998; 67: 119–25
[79] Von Eggelkraut-Gottanka SG, Abu Abed S, Muller W, Schmidt PC: Quantitative analysis of the active components and the by-products of eight dry extracts of Hypericum perforatum L. Phytochem Anal. 2002; 13(3): 170–6
[80] Wagner H, Wiesenauer M: Phytotherapie. Phytopharmaka und pflanzliche Homöopathika. Gustav Fischer, Stuttgart 1995
[81] Weiss RF, Fintelmann V: Lehrbuch der Phytotherapie. 9. Aufl. Hippokrates, Stuttgart 1999
[82] Wentworth JM, Agostini M, Love J, Schwabe JW, Chatterjee VK: St John's wort, a herbal antidepressant, activates the steroid X receptor. J Endocrinol. 2000; 166: R11–R16

6.18 ■ Kamille (Matricaria recutita L.)

S. Lange

Übersicht: Dermatologische Indikationen

+ Entzündungen der Haut und der Schleimhäute einschließlich der Mundhöhle und des Zahnfleisches, Entzündungen im Anal- und Genitalbereich, bakterielle Hauterkrankungen, Hämorrhoiden

Botanische Beschreibung

Arzneipflanze:	Matricaria recutita L., Matricaria chamomilla L., Chamomilla recutita
Pflanzenfamilie:	Asteraceae, Korbblütler
Englischer Name:	common chamomile, german chamomile
Volkstümliche Namen:	Feldkamille, Echte Kamille, Mägdeblumen, Apfelkraut, Hermännle, Helmchen, Kindbettblumen, Lungenblumen, Marienmagdalenchrut
Arzneidroge:	Blüten – Matricariae flos, Flores Chamomillae vulgaris (alte Bez.); Öl – Oleum Chamomillae aethereum, Matricariae aetheroleum; Tinktur – Tinctura Chamomillae

Die echte Kamille ist eine einjährige, bis 80 cm hohe, süßlich aromatische Pflanze mit aufrechtem, oben verzweigtem Stängel mit zwei- bis dreifach fiederteiligen, wechselständigen Blättern und weißen Blütenköpfchen. Die weißen, weiblichen Randblüten sind zungenförmig und nach unten zurückgeschlagen. Die grünlichen Hüllblätter umranden das Blütenköpfchen.

Der Name Matricaria leitet sich vom lateinischen „mater" = Mutter ab und weist auf ihre Verwendung bei Menstruationsbeschwerden hin. Die Kamille ist als wild wachsende Pflanze an Feldwegen und auf Äckern fast überall in Europa verbreitet [22]. In Deutschland hat die Kamille als Anbau-Pflanze geringe Bedeutung [47]. Die kultivierte Pflanze wird v.a. aus Argentinien, Ägypten, Spanien und osteuropäischen Staaten geliefert [48].

Die Kamille blüht von Mai bis August. Die Blüten werden im Sommer geerntet, wenn die Pflanze in voller Blüte steht [8]. Das ätherische Öl wird durch Wasserdampfdestillation der frischen oder getrockneten Blütenköpfchen und Stängel gewonnen [15]. Die vielseitige Verwendung der Kamille bei Magen-Darm-Störungen und Entzündungen der Haut konnte in ihrer Wirksamkeit durch klinische Studien weitgehend bestätigt werden [48].

Die echte Kamille ähnelt der römischen Kamille (Syn. Chamaemelum nobile, Anthemis nobilis) und der Hundskamille (Anthemis cotula). Die römische Kamille ist eine nahe Verwandte mit ähnlicher, jedoch schwächerer Wirkung, die ausschließlich aus der Kultur stammt. Die Hundskamille besitzt einen widerlichen Geruch. Sie ist als Heilkraut sehr viel weniger wirksam und wird heute kaum noch genutzt. Sie wurde früher als krampflösendes Mittel und zur Einleitung der Menstruation verwendet [8].

Inhaltsstoffe und Wirkprinzipien

Die Kamillenblüten enthalten als wesentlichen Inhaltsstoff [8, 10, 14] ein **ätherisches Öl** (0,5–1,5%) mit Matricin, α-Bisabolol und seinen Derivaten und Polyinen (Spiroether, bis 25% des Öls). Der Anteil des jeweils dominierenden Bisabololderivats (Sesquiterpene) am ätherischen Öl kann bis zu 33% betragen [15]. Das Matricin stellt eine Vorstufe des blau gefärbten Chamazulens (bis 15%) dar, das sich erst bei der Wasserdampfdestillation bildet. Je nach Gehalt an Chamazulen haben die Öle eine tiefblaue bis gelbgrüne Farbe.

Als weitere Inhaltsstoffe sind sind **Flavonoide** (Apigenin-7-glucosid, Luteolin, Quercetin), Cumarine (Herniarin 0,06% und Umbelliferon 0,01%), **aromatische Carbonsäuren** (Anissäure, Kaffeesäure, Vanillinsäure) und **Schleimstoffe** (Polysaccharide) enthalten [48].
Das ätherische Öl wirkt **entzündungshemmend, wundheilungsfördernd** und **krampflösend.** α-Bisabolol **hemmt** das **Wachstum** von **Bakterien** und **Pilzen**. Es vermindert die Pepsinsekretion im Magen und zeigt eine Schutzwirkung gegenüber der Entstehung von Magengeschwüren, die durch Arzneistoffe, Alkohol oder Stress ausgelöst werden. In wässrigen Zubereitungen sind die Flavonoide enthalten, die ebenfalls entzündungshemmend und krampflösend wirken.
Die Schleimstoffe (Polysaccharide) stimulieren das Abwehrsystem und führen zu einer **Steigerung der Phagozytosetätigkeit** von Makrophagen und Granulozyten. Der Hautstoffwechsel wird angeregt, Geweberegeneration und Entzündungshemmung werden unterstützt [48].

Monographiesammlungen

Drogenmonographien für Kamillenblüten: Matricariae flos (Kamillenblüten) DAB 10, ÖAB 90, Helv VII; Chamomillae vulgaris flos Ned 8; Flores Chamomillae AB-DDR, Ross 10; Flos chamomillae Dan IX, CsL4, Egypt 84; Anthodium Chamomillae Pol IV; Chamomillae Anthodium Hung VII; Chamomilla communis Arg 66; Chamomillae Flos Rom IX, JugIV; Camomila Portug 46; Camomila Vulgar Brasil 2; Matricaria BHP 83; Matricaria Flowers Mar 29.
Drogenmonographien für Kamillenöl: Aetheroleum Chamomillae ÖAB 90, Hung VII; Oleum chamomillae Helv VI; Oleum Chamomillae EB6; Matricaria oil Mar 29.
Monographien der Kommission D: Chamomilla recutita HAB1, Chamomilla vulgaris pour préparations homéopathiques PFX [15].

Aufbereitungsmonographie der Kommission E: Positivmonographie (Kamillienblüten) für folgende Indikationen:
- **Äußere Anwendung:** Haut- und Schleimhautentzündungen sowie bakterielle Hauterkrankungen, einschließlich der Mundhöhle und des Zahnfleischs. Entzündliche Erkrankungen und Reizzustände der Luftwege (Inhalationen) und im Anal- und Genitalbereich (Bäder, Salben).
- **Innere Anwendung:** Gastro-intestinale Spasmen und entzündliche Erkrankungen des Gastrointestinaltrakts.

Toxizität und Karzinogenität

In der Literatur sind keine toxischen oder karzinogenen Wirkungen der Droge erwähnt. Eine toxische und genotoxische Analyse von Kamillenöl zeigte keine Veränderungen [17].

Anwendungsgebiete und Wirkungen

Die Kamille ist eine der ältesten und allgemein bekanntesten Heilmittel. Unter den zahlreichen Anwendungsgebieten stehen die Linderung von Verdauungsbeschwerden und die Verwendung bei Entzündungen der Haut und der Schleimhäute im Vordergrund [10].

Dermatologische Anwendungen

☞ auch 7.1 (Übersicht), 7.2 (Wundbehandlung), 7.4 (Schmerzen), 7.5 (Akne vulgaris), 7.6 (Ekzeme), 7.8.1 (Herpes-simplex-Infektionen), 7.9.1 (Abszesse und Furunkel), 7.9.2 (Impetigo contagiosa), 7.10 (Dermatomykosen), 7.11 (Hämorrhoiden), 7.14 (Kosmetik).

Die Inhaltsstoffe der Kamillenblüten wirken entzündungshemmend, antibakteriell, wundheilungsfördernd und anregend auf den Energiestoffwechsel der Haut. Unter den antiphlogistisch wirkenden Bestandteilen sind besonders α-Bisabolol, das Sesquiterpenlakton Matricin, das Chamazulen, Sprioether und Flavonoide von großer Bedeutung. Flavonoide und Chamazulen wirken durch ihre **antioxidative** Eigenschaft als Radikalfänger [41, 36]. α-Bisabolol soll das Wachstum von Pilzen und **Bakterien** (Staphylococcus aureus, Streptokokken, Trichomonas [15]) hemmen [48]. Kamille stellte sich im in-vitro-Versuch als teilweise **antifungal** wirksam gegen Aspergillus flavus, A. parasiticus, A. ochraceus und Fusarium moniliforme heraus [44]. Ebenso gegen Candida albicans [15]. Tägliches Waschen mit Kamillentee zeigte gute **antiparasitäre** Effekte bei persistierendem Befall der Kopfhaut einer 69-jährigen Patientin mit einer Geflügelmilbe [31]. Eine antivirale in vitro-Aktivität der Flavonoide gegen Herpes-simplex-Virus 1 und 2 wird beschrieben. Dabei wurde Aciclovir durch Kamille in seiner Wirkung verstärkt [29].
Für Kamillenextrakte wurde eine Verminderung der Bildung und Freisetzung von Entzündungsmediatoren wie Histamin, Serotonin oder Prostaglandine nachgewiesen. Kamillenextrakte hemmen die Prostaglandin- und Leukotriensynthese über eine Aktivitätsverminderung der Enzyme Cyclooxygenase und 5-Lipoxygenase [25, 48, 23]. Chamazulen, aber nicht Matricin, hemmt über einen unbekannten Mechanismus die Leukotrien-B4-Synthese in neutrophilen Granulozyten und die Peroxidation von Arachidonsäure [41]. Es zeigte eine Wirkung am UV-induzierten Lichterythem, im Granulombeuteltest, im Rattenpfotentest nach Selye und am thermisch geschädigten Rattenschwanz [15]. Das Flavonoid Apigenin hemmt die Zytokin-induzierte Genexpression von Leukozyten-Adhäsions-Molekülen in Endothelzellen. Des Weiteren die IL-1-induzierte Prostaglandinsynthese, die TNF-α-induzierte Produktion von IL-6 und IL-8, das Carrageenan Rattenpfotenödem und die Hypersensitivitätsreaktion vom verzögerten Typ [12]. Im Crotonöl-induzierten Ödem des Mausohrs zeigten hydroalkoholische Kamillenextrakte bei topischer Applikation eine antiinflammatorische Aktivität. Apigenin und Luteolin übertrafen in diesem Tiermodell die Wirkstärke des Indometacins. Sie riefen eine starke Hemmung der Leukozyten-Infiltration hervor [15].

Topische Anwendung

In der Dermatologie werden Kamillen-Umschläge bzw. Kamillen-Teilbäder u.a. in der **antientzündlichen Therapie** von Nagelwallentzündungen, Ulzerationen, Fisteln und Verbrennungen eingesetzt [20].
Durch kontrollierte Therapiestudien konnte die therapeutische Wirksamkeit einer Creme-Zubereitung des standardisierten Präparates bei Patienten mit **Kontakt-Dermatitis, verschiedenen Ekzemen** und **Radio-Dermatitis** nachgewiesen werden [3, 4, 21, 26, 30].
In einer doppelblinden, randomisierten klinischen Studie an Patienten mit **atopischen Ekzemen** wurde die Wirksamkeit von Kamillenlösung (Kamillosan® Lösung) im Halbseitenvergleich nachgewiesen. Die Kamillenlösung (Kamillosan® Lösung) zeigte eine Verbesserung gegenüber 0,5% Hydrocortison, jedoch nur einen geringfügigen Unterschied zum Placebo [32]. In einer anderen Studie erwies sich ein patentiertes Kamillepräparat bei atopischer Dermatitis als genauso wirksam wie Hydrocortison, es verbessert Granulation und Epithelialisierung und lindert den Juckreiz [39].
Der Inhaltsstoff α-Bisabolol kann bei lokaler Anwendung das Penetrationsvermögen anderer Wirkstoffe durch die intakte Haut verstärken. Eine schnellere **Wundheilung** und Abtrocknung nässender Wundflächen wurde in klinischen Studien mit standardisiertem Kamillen-

extrakt nachgewiesen [48]. Als Gurgellösung wird die Kamille zur Behandlung entzündlicher oraler Schleimhautveränderungen verwendet.
Zur **Nachbehandlung** von **Operationswunden** und anderen entzündlichen Erkrankungen im Genital- und Analbereich eignen sich Sitzbäder oder Spülungen. Kamillen-Dampfbäder bzw. -Umschläge werden zur Beruhigung der Haut und aufgrund des antiphlogistischen Effektes u. a. in der Akne-Therapie eingesetzt. In biochemischen Untersuchungen konnte nachgewiesen werden, dass Kamillenextrakt günstig auf den Stoffwechsel der Haut wirkt und die Gewebsregeneration verbessert [18].

Weitere Anwendungen

Bei Koliken, Gastritis, Enteritis, Ulkusleiden und sonstigen **Magen-Darm-Störungen** sowie Menstruationsbeschwerden wirkt die Kamille beruhigend und krampfstillend [28, 22]. Der in der Kamille enthaltene Spiroether ist ein krampflösendes Mittel. Pektinartige Schleimstoffe, die zu 5–10 % in den Kamillenblüten enthalten sind, haben einen unmittelbar reizlindernden Effekt auf die Magenschleimhaut [43]. In der Kinderpflege ist ihre lindernde Wirkung bei Darmkatarrhen und Meteorismus beliebt. Kamillentinktur soll Hustenreiz mildern. Die Anwendung erfolgt zu diesem Zweck tropfenweise in Getränken, besonders Tees.
In der Geburtshilfe wird Kamillenöl als Aromatherapie zur Schmerzlinderung eingesetzt [7]. Im Rattentierversuch zeigte Kamillenöl keine anxiolytischen Effekte, durch eine Apigenin-Dosis von 1 mg/kg wurde jedoch die lokomotorische Aktivität der Ratten vermindert [49]. In einem weiteren Versuch wurden durch Zusatz von Kamillenextrakt zu Morphin bei den Ratten Gewichtsverlust und **Entzugssymptome**, welche durch eine Naloxon-induzierte Abstinenz entstehen, deutlich **vermindert** [13].
In aktuellen Studien wurde die **antimutagene und antikarzinogene Wirkung** der Kamille und ihrer Inhaltsstoffe untersucht. Das ätherische Öl hemmt den Austausch von Schwester-Chromatiden in Mäuseknochenmarkzellen, der durch Mutagene wie Daunorubicin oder Methylmethanesulfonat verursacht wird [17]. Geraniol ist ein starker Apoptose-Induktor [19], Apigenin hemmt die TPA-induzierte Expression nukleärer Oncogene und die TPA-stimulierte Phosphorylierung zellulärer Proteine [24] sowie die Transkriptionsaktivierung der Stickoxidsynthase [23]. Flavonoide schützen als Radikalfänger vor DNA-Schäden und wirken (vor allem bei basischem pH) antiproliferativ [38]. Im in-vitro-Versuch an Rattenhepatomzellen hemmen Apigenin und andere Flavonoide den Zellzyklus durch Angreifen an verschiedenen Checkpoints [35].
Die **immunstimulierende** Wirkung von intragastrisch und parenteral verabreichten Kamilleheteropolysacchariden lässt sich durch die Aktivierung von Makrocyten und peripheren immunregulierenden Zellen und durch die Erhöhung der Empfindlichkeit von Effektorzellen gegenüber Helfersignalen erklären [46].

Hinweise zur Therapie

Dosierung

Darreichungsform: Tee, Salben, Cremes, Teilbäder, Sitzbäder, Vollbäder, Umschläge, Einläufe.

- **Innere Anwendung:** Einzeldosis 3 g, Fluidextrakt 1–4 ml, Trockenextrakt 150–900 mg. Die Wirkung hängt stark von der Art des Extraktes ab. Im Kamillentee sind nur ca. 15 % des ätherischen Öls gelöst. Flavonoide sind in wässrigen und alkoholischen Extrakten enthalten. Bei Erkrankungen im Magen-Darm-Bereich 3–4 x tägl. 1 Tasse zwischen den Mahlzeiten trinken. Bei entzündlichen Veränderungen der Schleimhaut im Mund- und Rachenbereich mehrmals täglich spülen bzw. gurgeln.

- **Äußere Anwendung:** 3–10%ig als Aufguss für Umschläge und Spülungen, als Badezusatz 50 g Droge auf 10 l Wasser. Als Teeaufguss ein gehäufter Teelöffel (ca. 3 g) Droge auf ca. 150 ml Wasser. Die Anwendungsdauer ist unbegrenzt.
  - Kamillen-Dampfbäder: 2–3 Essl. Kamillenblüten oder 1 Teel. alkoholischen Kamillenextrakt (z.B. Kamillosan®) mit siedendem Wasser übergießen, die entstehenden Dämpfe unter einem Handtuch oder bei Rhinitis/Nasennebenhöhlenkatarrh durch einen Inhalator einatmen (Anwendungsdauer ca. 10 Min.).
  - Badezusatz für Vollbad/Sitzbad: 50 g Kamillenblüten auf 10 l Wasser.
  - Umschläge und Spülungen: 3- bis 10%ige Aufgüsse.

Tipp Bei Lidekzemen 2 x tgl. mit ausgekühlten, mit Kamillentee getränkten Kompressen Umschläge durchführen; 5–10 Min. Anschließend blande Augencreme oder Salbe auftragen.

Fertigarzneimittel

Monopräparate: Azulon® Kamillen Creme; Chamo® S Bürger Salbe; Chamo® S Bürger Lösung; Kamilloderm®-Salbe plus; Kamillan® Lösung supra; Kamillan® Tropfen supra Pumpspray; Kamillen-Salbe-Heel® S; Matmille® Salbe, Extrakt, Bad; Kamille Spitzner® Lösung; Kamillosan®Creme, Lösung, Salbe, Wund- und Heilbad, Kamillosan® Mundspray N.
Kombinationspräparate: Kamillan® Lösung plus (Kamillenblüten und Schafgarbenkraut); Kamistad, Mundgel (Thymol und Kamillenblüten).

Rezepturen

Flor. Chamomillae 100,0, M.f.spec. D.S. 2 Teel. auf 1 Tasse Wasser, heiß überbrühen, 5–10 Min. ziehen lassen, gut warm, langsam und schluckweise trinken.

Nebenwirkungen

Selten treten durch Anwendung von Echter Kamille Kontaktallergien auf. Häufiger werden Kontaktallergien durch Verfälschungen mit der Hundskamille hervorgerufen, in der ein Sesquiterpenlakton (Anthecotulid) als Kontaktallergen identifiziert wurde [16, 48]. Von 8058 gebärenden Müttern gaben nur ca. 1% leichte Nebenwirkungen durch die Aromatherapie an [7].

Kontraindikationen

Bei bekannter Korbblütlerallergie sollten keine Anwendungen von Kamillenblüten oder -extrakt erfolgen.

Wechselwirkungen

Bei gleichzeitiger Anwendung von Nicht-steroidalen-Antiphlogistika (NSAR), vor allem Aspirin, kann das Blutungsrisiko erhöht werden. Kamille verstärkt die ZNS-Depression durch Opioidanalgetika [1, 2]. Antiepileptika werden in ihrer sedativen Wirkung und der Wirkung auf die kognitiven Fähigkeiten verstärkt [45]. Die Aktivität von Cytochrom P450 1A4, von Chromoson P4503A4 und anderen Leberenzymen wird durch Kamille beeinflusst, was zu einer Veränderung des Medikamentenmetabolismus führen kann [27, 6].

Sensibilisierungspotenzial

Kamille gehört zu den sensibilisierenden Pflanzen in Kosmetika [42]. Während das Sensibilisierungspotenzial von einigen Autoren als relativ gering betrachtet wird [33], findet man jedoch in der Literatur zahlreiche Angaben über allergische Reaktionen durch Kamillentee [40, 37] und andere Anwendungsformen [11]. Eine Kreuzreaktivität mit dem Kraut Artemisia vulgaris [9] und mit Lebensmitteln sowie verschiedenen Pollen [34] wurde in klinischen Studien nachgewiesen. Von 14 Patienten mit bekannter Kamillenallergie und positivem Pricktest führte Kamille bei 10 Patienten zu zum Teil lebensbedrohlichen allergischen Reaktionen vom Sofort-Typ. Eine gleichzeitige Sensibilisierung durch Beifuß und Birke zeigte sich bei 11 bzw. 8 Patienten. Als Allergene wurden Bet v 1, das Hauptallergen der Birke, und eine nicht-kohlenhydratische Fraktion mit hohem Molekulargewicht indentifiziert [34]. Vor allem die in der Kamille enthaltenen Sesquiterpenlactone und Cumarine sind allergen [33].

Literatur

[1] Abebe W: An overview of herbal supplement utilization with particular emphasis on possible interactions with dental drugs and oral manifestations. J Dent Hyg. 2003; 77(1): 37–46

[2] Abebe W: Herbal medication: Potential for adverse interactions with analgetic drugs. J Clin Pharm Ther. 2002; 27(6): 391–401

[3] Aertgeerts P, Albring M, Klaschka F, Nasemann T, Patzelt-Wenczler, Rauhut K, Weigl B: Comparative testing of Kamillosan cream and steroidal and non-steroidal dermatologic agents in maintenance therapy of eczematous diseases. Z Hautkr. 1985; 60(3): 270–7

[4] Albring M, Albrecht H, Alcorn G, Lucker PW: The measuring of the antiinflammatory effect of a compound on the skin of volunteers. Methods Find Exp Clin Pharmacol. 1983; 5(8): 575–7

[5] Avallone R, Zanoli P, Puia G, Kleinschnitz M, Schreier P, Baraldi M: Pharmacological profile of apigenin, a flavonoid isolated from Matricaria chamomilla. Biochem Pharmacol. 2000; 59(11): 1387–94

[6] Budzinski JW, Foster BC, Vandenhoek S, Arnason JT: An in vitro evaluation of human cytochrome P450 3A4 inhibition by selected commercial herbal extracts and tinctures. Phytomedicine. 2000; 7(4): 273–82

[7] Burns E, Blamey C, Ersser SJ, Lloyd AJ, Barnetson L: The use of aromatherapy in intrapartum midwifery practice an observational study. Complement Ther Nurs Midwifery. 2000; 6(1): 33–4

[8] Chevallier A: Die Enzyklopädie der Heilpflanzen. 2. Aufl. BLV, München 2000

[9] De la Torre Morin F, Sanchez Machin I, Garcia Robaina JC, Fernandez-Caldas E, Sanchez Trivino M: Clinical cross-reactivity between Artemisia vulgaris and Matricaria chamomilla. J Investig Allergol Clin Immunol. 2001; 11(2): 118–22

[10] Fischer G, Krug E. Heilkräuter und Arzneipflanzen. 7. Aufl. Haug, Heidelberg, 1984; S.118

[11] Foti C, Nettis E, Panebianco R, Cassano N, Diaferio A, Pia DP: Contact urticaria from Matricaria chamomilla. Contact Dermatitis. 2000; 42(6): 360–1

[12] Gerritsen ME, Carley WW, Ranges GE, Shen CP, Phan SA, Ligon GF, Perry CA: Flavonoids inhibit cytokine-induced endothelial cell adhesion protein gene expression. Am J Pathol. 1995; 147(2): 235–7

[13] Gomaa A, Hashem T, Mohamed M, Ashry E: Matricaria chamomilla extract inhibits both development of morphin dependence and expression of abstinence syndrome in rats. J Pharmacol Sci. 2003; 92(1): 50–5

[14] Grifka J (Hrsg.): Naturheilverfahren: Urban & Schwarzenberg, München 1995

[15] Hänsel R, Keller K, Rimpler H, Schneider G: Hagers Handbuch der pharmazeutischen Praxis. Band 5 (Drogen E–O), 5. Aufl. Springer, Berlin 1993

[16] Hausen BM, Busker E, Carle R: The sensitizing capacity of composite plants. VII. Experimental studies with extracts and compounds of Chamomilla recutita (L.) Rauschert and Anthemis cotula L. Planta Med. 1984; 50: 229–34

[17] Hernandez-Ceruelos A, Madrigal-Bujaidar E, de la Cruz C: Inhibitory effect of chamomile essential oil on the sister chromatid exchanges induced by daunorubicin and methyl methanesulfonate in mouse bone marrow. Toxicol Lett. 2002; 135(1–2): 103–10

[18] Isaac D: Die Kamillentherapie – Erfolg und Bestätigung. Dtsch Apoth Ztg. 1980; 120: 567–70

[19] Izumi S, Takashima O, Hirata T: Geraniol is a potent inducer of apoptosis-like cell death in the cultured shoot primordia of Matricaria chamomilla. Biochem Biophys Res Commun. 1999; 259(3): 519–22

[20] Kass KA: Die Heilpflanzenapotheke. Herder, Freiburg 1986

[21] Korting HC, Schafer-Korting M, Hart H, Laux P, Schmid M: Anti-inflammatory activity of hamamelis distillate applied topically to the skin. Influence of vehicle and dose. Eur J Clin Pharmacol. 1993; 44(4): 315–8

[22] Krug E: Lexikon der Naturheilkunde. Haug, Heidelberg 1989

[23] Liang YC, Huang YT, Tsai SH, Lin-Shiau SY, Chen CF, Lin JK: Suppression of inducible cyclooxigenase and inducible nitric oxide synthase by apigenin and related flavonoids in mouse macrophages. Carcinogenesis. 1999; 20(10): 1945–52

[24] Lin JK, Chen YC, Huang YT, Lin-Shiau SY: Suppression of protein kinase C and nuclear oncogene expression as possible molecular mechanisms of cancer chemoprevention by apigenin and curcumin. J Cell Biochem Suppl. 1997; 28-29: 39-48
[25] Lutomski J, Alkiewicz J, Maiwald L: Phytotherapie in der Praxis: ein Abriss für Ärzte und Apotheker. Hippokrates Verlag, Stuttgart, 1987
[26] Maiche AG, Grohn P, Maki-Hokkonen H: Effect of chamomile cream and almond ointment on acute radiation skin reaction. Acta Oncol. 1991; 30(3): 395-6
[27] Maliakal PP, Wanwimolruk S: Effect of herbal teas on hepatic drug metabolizing enzxmes in rats. J Pharm Pharmacol. 2001; 53(10): 1323-9
[28] Möhring W.: Das große Buch der Heiltees. Südwest, München 1997
[29] Musci I, Gyulai Z, Beladi I: Combined effects of flavonoids and acyclovir against herpesviruses in cell cultures. Acta Microbiol Hung. 1992; 39(2): 137-47
[30] Nissen HP, Biltz H, Kreysel HW: Profilometry, a method for the assessment of the therapeutic effectiveness of Kamillosan ointment. Z Hautkr. 1988; 63(3): 184-90
[31] Pampiglione S, Pampiglione G, Pagani M, Rivasi F: Persistent scalp infestation by Dermanyssus gallinae in an Emilian country-woman. Parassitologia. 2001; 43(3): 113-5
[32] Patzelt-Wenczler R, Ponce-Poschl E: Proof of efficacy of Kamillosan® cream in atopic eczema. Eur J Med Res. 2000; 5(4): 171-5
[33] Paulsen E: Contact sensitization from Compositae-containing herbal remedies and cosmetics. Contact Dermatitis. 2002; 47(4): 189-98
[34] Reider N, Sepp N, Fritsch P, Weinlich G, Jensen-Jarolim E: Anaphylaxis to camomile: clinical features and allergen cross-reactivity. Clin Exp Allergy. 2000; 30(10): 1436-43
[35] Reiners JJ Jr, Clift R, Mathieu P: Suppression of cell cycle progression by flavonoids: dependence on the aryl hydrocarbon receptor. Carcinogenesis. 1999; 20(8): 1561-6
[36] Rekka EA, Kourounakis AP, Kourounakis PN: Investigation of the effect of chamazulene on lipid peroxidation and free radical processes. Res Commun Mol Pathol Pharmacol. 1996; 92(3): 361-4
[37] Rodriguez-Serna M, Sanchez-Motilla JM, Ramon R, Aliaga A: Allergic and systemic contact dermatitis from Matricaria chamomilla tea. Contact Dermatitis. 1998; 39(4): 192-3
[38] Romanova D, Vachalkova A: UV spectrometric and DC polarographic studies on apigenin and luteolin. Arch Pharm Res. 1999; 22(2): 173-8
[39] Ross SM: An integrative approach to eczema (atopic dermatitis). Holist Nurs Pract. 2003; 17(1): 56-62
[40] Rycroft RJ: Recurrent facial dermatitis from chamomile tea. Contact Dermatitis. 2003; 48(4): 229
[41] Safayhi H, Sabieraj J, Sailer ER, Ammon HP: Chamazulene: an antioxidant-type inhibitor of leukotriene B4 formation. Planta Med. 1994; 60(5): 410-3
[42] Schempp CM, Schopf E, Simon JC: Plant-induced toxic and allergic dermatitis (phytodermatitis). Hautarzt. 2002; 53(2): 93-7
[43] Schulz V, Hänsel R.: Rationale Phytotherapie: Ratgeber für die ärztliche Praxis. 3. Aufl. Springer, Berlin, 1999; S.174-6
[44] Soliman KM, Badeaa RI: Effect of oil extracted from some medicinal plants on different mycotoxigenic fungi. Food Chem Toxicol. 2002; 40(11): 1669-75
[45] Spinella M: Herbal medicines and Epilepsy: The potential for Benefit and Adverse Effects. Epilepsy Behav. 2001; 2(6): 524-32
[46] Uteshev BS, Laskova IL, Afanasev VA: The immunomodulating activity of the heteropolysaccharides from German chamomile during air and immersion cooling. Eksp Klein Farmakol. 1999; 62(6): 52-5
[47] Weiss RF: Lehrbuch der Phytotherapie. 7. Aufl. Hippokrate, Stuttgart, 1991
[48] Wenigmann M: Phytotherapie - Arzneipflanzen, Wirkstoffe, Anwendung. Urban & Fischer, München 1999
[49] Zanoli P, Avallone R, Baraldi M: Behavioral characterisation of the flavonoids apigenin and chrysin. Filoterapia. 2000; 71 Suppl1: 117-23

6.19 ■ Knoblauch (Allium sativum L.)

M. Mensing, Y. Hoch

Übersicht: Dermatologische Indikationen

+	Antimykotische Wirkung
?	Clavus, Verrucae

Botanische Beschreibung

Arzneipflanze:	Knoblauch – Allium sativum L.
Pflanzenfamilie:	Liliengewächse
Volkstümliche Namen:	Knoblauch
Arzneidroge:	Knoblauchzwiebel – Allii sativi bulbus

Ausdauernde, 25–70 cm hohe Pflanze mit aufrechtem, starren Stängel, der bis zur Mitte beblättert ist. Als Ursprungszentrum der Verbreitung gilt Zentralasien, als sekundäres Zentrum das Mittelmeergebiet, durch intensive Kultivierung weltweit verbreitet. Hauptanbauländer, geordnet nach Produktionsländern in sinkender Reihenfolge sind China, Indien, Thailand, Ägypten, Südkorea, Spanien, Türkei, USA, Argentinien, das ehemalige Jugoslawien und Italien [3].

Inhaltsstoffe und Wirkprinzipien

In der frischen Knoblauchzehe sind ca. 1% der **Aminosäure** L-Alliin, eine geruchlose Vorstufe und das **Enzym** Allinase in unterschiedlichen Zellkompartimenten lokalisiert. Erst bei Zerstörung der Zellstruktur, z.B. beim Zerreiben, treffen beide aufeinander, und es findet eine enzymatische Umsetzung statt. Dabei entsteht das Allicin, das in Gegenwart von Wasser oder Luftsauerstoff – und in gleicher Weise im Körper – zu schwefelhaltigen Verbindungen abgebaut wird, die für den typischen Knoblauchgeruch verantwortlich sind. Weitere Inhaltsstoffe sind Adenosin, Vitamine (A, B_1, Nikotinsäureamid und Vitamin C), Spurenelemente und Fruktane (Speicherkohlenhydrate).

Allicin hat **antibakterielle** und **antimykotische Eigenschaften**. Es hemmt das Wachstum pathogener Keime im Magen-Darm-Bereich, wirkt **verdauungsfördernd**, blähungstreibend und **anregend** auf die **Galleproduktion**. Nachgewiesen wurde eine gefäßerweiternde und **blutdrucksenkende Komponente** des Knoblauchs. Ebenso gesichert sind die lipidsenkende Wirkung, eine Hemmung der Thrombozytenaggregation und Verlängerung der Gerinnungszeit, die Steigerung der fibrinolytischen Aktivität sowie eine antibakterielle Wirkung auf grampositive und gramnegative Bakterien.

Monographiesammlungen

Aufbereitungsmonographie der Kommission E: Postivmonographie (Bulbus Alii sativi; Knoblauchzwiebel) zur Unterstützung diätetischer Maßnahmen bei Erhöhung der Blutfettwerte sowie zur Vorbeugung altersbedingter Gefäßveränderungen [2].

Toxizität und Karzinogenität

Über akute toxische Wirkungen des Knoblauchs gibt es in der Literatur keine Angaben. Verfüttert man über einen Zeitraum von 3 Wochen frisch gepressten Knoblauchsaft in einer Dosierung von 5ml/kg KG an Ratten, so sterben einzelne Tiere, bei überlebenden Tieren

beobachtete man eine reduzierte Gewichtsentwicklung und Magenschleimhautschädigungen [6].
Bezüglich einer potenziellen Karzinogenität sind in der Literatur keine Daten zu finden [9].

Anwendungsgebiete und Wirkungen

Dermatologische Anwendungen

☞ auch 7.1 (Übersicht), 7.8.3 (Vulgäre Warzen), 7.8.4 (Dellwarzen), 7.10 (Dermatomykosen).
Einzelfallbeschreibungen berichten von erfolgversprechenden Therapien bei der Behandlung von therapieresistenten Verrucae vulgares [10].

Weitere Anwendungen

Lipid- und blutdrucksenkende Wirkung
In mehreren kontrollierten, teils auch multizentrischen Studien konnten signifikante Senkungen sowohl der Gesamtcholesterin- als auch der Triglyceridwerte festgestellt werden. Es wurden 600–800 mg Trockenpulver pro Tag verabreicht. Entscheidend für die Wirksamkeit scheint insbesondere der Alliin-Gehalt zu sein, der bei 1,3 % lag.
In mehreren publizierten Studien wurden signifikante Senkungen zwischen 5 und 10 % sowohl des systolischen als auch des diastolischen Blutdrucks nachgewiesen [4].

Antibakterielle und antimykotische Wirkung
In vitro zeigte sich 19,9 mg Knoblauchsaft wirkungsäquivalent mit 30 µg Chloramphenicol, 5 µg Kanamycin und 10 µg Ampicillin gegenüber 12 grampositiven und gramnegativen Keimen [7]. In vivo zeigte sich 1 g Knoblauchextrakt äquivalent zu 8 mg Tetrazyklin bezüglich der Wirkung auf die bakterielle Mikroflora des Rattenblinddarms [8]. Der keimhemmende Effekt im Darm war bereits im alten Ägypten bekannt zur Behandlung der weit verbreiteten Amöbenruhr. Interessant ist in diesem Zusammenhang die gleiche Beobachtung, dass knoblauchessende Soldaten im 1. Weltkrieg gegen Ruhr und andere Infektionskrankheiten einen gewissen Schutz aufwiesen [10].
Ein Rohextrakt aus Knoblauch (Droge-Extrakt Verhältnis 1:1) hemmte das Wachstum von acht pathogenen Hautpilzen der Gattungen Microsporum, Trichophyton und Epidermophyten. Bei Nagetieren heilten kutane Pilzerkrankungen innerhalb von 14–17 Tagen völlig ab, wenn diese 7 Tage lang zweimal täglich mit einer Lösung von 13 mg Knoblauchextrakt (Droge-Extrakt Verhältnis 1:1, zur Bildung von Allicin 1 Stunde bei 37 °C inkubiert) in 1 ml Wasser bepinselt wurden [1].
Der flüssige Anteil eines Knoblauchhomogenisats (1 ml Homogenisat entspricht 5 g Frischknoblauch) in Verdünnungen bis 1:512 hemmte das Wachstum u.a. von C. albicans. Bei Erhöhung der Konzentration um den Faktor 4 war die Präparation fungizid wirksam [5].

Hinweise zur Therapie

Dosierung

Die empfohlene mittlere Tagesdosis beträgt 4 g/Tag [2] der frischen Knoblauchzwiebel. Hier ist vor allem der Gehalt an Alliin ausschlaggebend. Um die volle Wirksamkeit zu entfalten, sollte die frische Knoblauchzwiebel der getrockneten vorgezogen werden. Unabdingbar für die volle Wirksamkeit des Knoblauchs ist einerseits die regelmäßige dauernde Einnahme, andererseits die unangenehme geruchliche Nebenwirkung. Diese beruht auf dem wirksamen, schwefelhaltigen Allicin.

Darreichungsform: Zerkleinerte Droge und deren Zubereitungen zum Einnehmen. Aus der frischen oder getrockneten Droge werden Pulver, Ölmazerate und Destillate gewonnen, die phytochemisch sehr unterschiedlich sind und nicht miteinander verglichen werden können.

Tipp Für die Behandlung der Verrucae vulgares insbesondere im Bereich der Hände wird das Auflegen von Knoblauchscheiben empfohlen [10].

Fertigarzneimittel

Kwai® Dragees, Kwai® forte 300 mg überzog. Tabletten; Klosterfrau Aktiv, Kps. (mit Johanniskraut, Weizenkeimöl und Retinol); Knoblauchpflanzensaft Kneipp®, Sapec® Dragees.

Nebenwirkungen

Selten treten gastrointestinale Symptome wie Reizungen, Übelkeit und Erbrechen auf. Vereinzelt wurde auch über hypotone Kreislaufstörungen berichtet. Bei der äußerlichen Anwendung sind Hautirritationen möglich.

Kontraindikationen und Wechselwirkungen

Keine bekannt.

Literatur

[1] Amer M, Taha M, Tosson Z: The effect of aqueous garlic extract on the growth of dermatophytes. Int J Dermatol. 1980; 19: 285–7

[2] BAnz (Bundesanzeiger) Nr. 122 vom 06.07.1988

[3] Hänsel R, Keller K, Rimpler H, Schneider G: Hagers Handbuch der pharmazeutischen Praxis. Band 5 (Drogen E–O), 5. Aufl. Springer, Berlin 1993

[4] Kiesewetter H, Jung F, Pindur G, Jung EM, Mrowietz C, Wenzel E: Effect of garlic on thrombocyte aggregation, microcirculation, and other risk factors. Int Clin Pharmacol Ther Toxicol. 1991; 29(4): 151–5

[5] Moore GS, Atkins RD: The fungicidal and fungistatic effects of an aqueous garlic extract on medically important yeast-like fungi. Mycologica. 1977; 69(2): 341–8

[6] Nakagawa S, Koji M, Hiromichi S, Kazuo K, Tokru F: Effect of raw and extracted-aged garlic juice on growth of young rats and their organs after perioral administration. In: J Toxicol Sci. 1980; 5: 91–112

[7] Sharma VD, Sethi MS, Kumar A, Rarotra JR: Antibacterial property of Allium sativum Linn. in in vivo & in vitro studies. Indian J Exp Biol. 1977; 15(6): 466–8

[8] Shashikanth KN, Basappa SC, Sreenivasa Murthy S: A comparative study of raw garlic extract and tetracycline on caecal microflora and serum proteins of albino rats. Folia Microbiol. 1984; 29(4): 348–52

[9] Siegers CP. Allium sativum. De Smet PAGM, Keller K, Hänsel R, Chandler RF (Hrsg.): Adverse Effects of Herbal Drugs. Bd.1. Springer, Berlin, Heidelberg, New York, 1992; S. 73–77

[10] Weiss RF, Fintelmann V: Lehrbuch der Phytotherapie. 9. Aufl. Hippokrates, Stuttgart, 1999

6.20 ■ Koriander (Coriandrum sativum)

B. BRIESKORN

Übersicht: Dermatologische Indikationen

++	Antimikrobielle Wirkung, antifungale Wirkung
+	Schlecht heilende Wunden
?	Venentonisierende Wirkung

Botanische Beschreibung

Arzneipflanze:	Koriander – Coriandrum sativum
Pflanzenfamilie:	Apiaceae (Umbelliferae)
Englischer Name:	coriander, chinese parsley
Volkstümliche Namen:	–
Arzneidroge:	Korianderfrüchte – Coriandri fructus

Koriander zählt zur Familie der Apiaceae. Die bis 50 cm große, ein- bis zweijährige Pflanze mit dünner, spindelförmiger Wurzel hat hellgrüne, gefiederte Blätter, weiß-rosa Blüten und kleine bräunlich-kugelige Samen, die außen in frischem Zustand glatt sind und mit zunehmender Trocknung meridianförmige Rippen zeigen. Sie riecht unangenehm wanzenartig.
Koriander ist im gesamten Mittelmeergebiet, in Mittel- und Osteropa, Ostasien, Nord- und Südamerika verbreitet.
Das Korianderöl wird durch Wasserdampfdestillation aus den getrockneten reifen Früchten gewonnen [3].

Inhaltsstoffe und Wirkprinzipien

Die Koriandersamen enthalten 1,5 % ätherische Öle, die vor allem aus dem Monoterpenalkohol Linalool (70 %), aus α-Pinen und anderen Terpenen (Borneol, Campher, Geraniol u. a.) bestehen. Weitere Bestandteile der Samen sind fettes Öl (13 – 21 %), Cumarine, Flavonoide, Phtalide, Phenolcarbonsäuren und Tripene [4].
Ätherische Öle durchdringen wegen ihres stark lipophilen Charakters leicht Zellmembranen, können also auch perkutan appliziert Wirkungen entfalten. Sie besitzen antibakterielle und antifungale Wirkungen. Ätherischölbestandteile wirken im Magen-Darm-Trakt sekretionsfördernd, spasmolytisch und karminativ (blähungstreibend) und regen durch die Reizung der Chemorezeptoren den Geschmacks- und Geruchssinn an.
Cumarine sind gefäßaktiv, Flavonoide durch ihre Interaktion mit Enzymen und Membranen antiphlogistisch, antioxidativ, gefäßwirksam, venentonisierend und spasmolytisch. Phenolcarbonsäuren werden in der Pflanze enzymatisch zu Gerbstoffen umgewandelt und wirken antiphlogistisch, antimikrobiell und durch Bindung an Eiweißstrukturen adstringierend [21].
Als Aromatikum wirkt Koriander bakterizid und fungizid. Er fördert die Magensaftsekretion, er wirkt appetitanregend, karminativ und leicht spasmolytisch.

Monographiesammlungen

Drogenmonographien für Korianderöl: Coriander Oil BP 88, USP XX, Mar 29; Korianderfrüchte: Koriander DAB 10; Coriander, Powered Coriander BP88; Coriandre PFX ; Coriandri Fructus Hisp IX, Belg IV, Ned VI; Fructum Coriandri [12], Fructus Coriandri Dan IX, Norv V, ÖAB 90; Coriander Mar 29.

Aufbereitungsmonographie der Kommission E: Positivmonographie für Appetitlosigkeit und dyspeptische Beschwerden.

Toxizität und Karzinogenität

An chinesischen Hamsterfibroblasten zeigen sich bis zur zytotoxischen Konzentration von 0,125 mg/ml keine Chromosomenaberrationen [13].
Es liegen keine weiteren Untersuchungen zur Toxizität von Koriander vor.

Anwendungsgebiete und Wirkungen

Dermatologische Anwendungen

☞ auch 7.1 (Übersicht), 7.2 (Wundbehandlung), 7.6 (Ekzeme), 7.9.2 (Impetigo contagiosa), 7.10 (Dermatomykosen).
In der Dermatologie und Kosmetik wird Korianderöl bisher lediglich als Duftstoff oder Konservierungsmittel den Salbenpräparationen beigemischt. Der Europäische Rat erklärte eine Beimischung von 0,05% in Seifen, 0,06% in Cremes und Lotionen für unbedenklich [3].
In der volkstümlichen Medizin findet Korianderöl traditionell bei schlecht heilenden Wunden Anwendung.

Antimikrobielle Wirkung

In-vitro-Studien belegen die antimikrobielle Wirkung des Korianderöls und der Früchte. Maruzella [14] zeigte 1959 die antibakterielle Wirkung der **Korianderfrüchte** gegen E. coli, Erwinia caratovora, Mycobacterium smegmatis und Streptomyces venezuelae, sowie die antifungale Wirkung gegen verschiedene Pilze, wie Epidermophyton interdigitale, Microsporum canis u.a. [15].
Für **Korianderöl** ist ebenfalls eine antibakterielle Wirkung gegen verschiedene Keime, u.a. Pseudomonas aeruginosa bewiesen. Korianderöl-Dämpfe weisen eine antibakterielle Wirkung gegen Bacillus subtilis, Salmonella thyphosa und besonders Mycobacterium avium auf. Bei den Pilzen Aspergillus aegypticus, Penicillium cyclopium und Trichoderma viride wurde im Agar-Diffusionstest eine vollständige Wachstumshemmung beobachtet [18].
In einem Vergleich verschiedener Pflanzenextrakte zeigte Korianderöl im Agar-Diffusionstest eine starke Hemmung des Wachstums von Listeria monozytogenes, Staphylococcus aureus, Yersinia enterocolica, Lactobacillus plantarum, Aspergillus niger, Geotrichum, Rhodotorula u.a. auf [6]. Die antibakterielle Wirkung auf verschiedene gram-positive und gram-negative Keime, besonders aber auf Listeria monozytogenes, ist wahrscheinlich bedingt durch das Vorhandensein von Langketten-Alkoholen und -Aldehyden [5].
In einem weiteren Versuch zur Wachstumshemmung von Listeria monozytogenes (in vakuumverpacktem Schinken) erwies sich jedoch nur ein 6%-Gel aus Korianderblättern als effektiv [9].

Weitere Anwendungen

In der Volksheilkunde wird Koriander traditionell als krampflösendes Mittel sowie gegen Blähungen und Mundgeruch eingesetzt. Ebenso soll es nervöse Spannungen und rheumatische Schmerzen lindern.
Eine Studie, bei der Mäusen über Trinkwasser und Nahrung Korianderextrakte zugeführt wurden, beweist eine antihyperglykämische, insulinfreisetzende und insulinähnliche Aktivität von Coriandrum sativum [10]. Eine neuere Studie weist auf den schützenden Effekt von Korianderöl gegen Lipidperoxigenierung hin [20]. Außerdem sollen Bestandteile des Korian-

ders durch Chelatbildung einen hemmenden Einfluss auf die Ablagerung von Blei in Knochen und Organen von Mäusen haben [1].

Hinweise zur Therapie

Dosierung

Bei Einnahme Einzeldosis 0,1 g (Korianderöl) bzw. mittlere Tagesdosis 3 g (Korianderfrüchte). Zur Anwendungsdauer ist nichts bekannt.
Darreichungsform: Zerquetschte und pulverisierte Droge (z.B. als Tee) sowie andere galenische Zubereitungen zum Einnehmen.

Tipp Gute klinische Erfahrung gibt es für Externa, die bis zu 6% Korianderöl enthalten; insbesondere für superinfizierte Ekzeme.

Fertigarzneimittel

Koriander ist als Kombinationspräparat oder in Teemischungen bzw. als Korianderöl in Apotheken erhältlich.

Rezepturvorschlag

Korianderölhaltige Salbe: Oleum coriandri 6,0, Unguentum leniens ad 100,0; 2 x tgl. auf infizierte Ekzeme auftragen.

Nebenwirkungen

Bei Ratten, die eine fettreiche Ernährung mit Korianderöl erhalten, treten in der Leber degenerative Veränderungen (Fettzysten) und vergrößerte Nuclei der Hepatozyten auf, die durch eine unspezifische Stimulation der Hepatozyten durch die Zelldegeneration bedingt sind [17].

Kontraindikationen

Keine bekannt.

Wechselwirkungen

Wechselwirkungen mit anderen Arzneimitteln sind nicht beschrieben worden.

Sensibilisierungspotenzial

Korianderöl hat ein sehr geringes Kontakt- [5] und Photosensibilisierungspotenzial. Nach äußerlicher Applikation einer 6%-Paraffinzubereitung an 25 freiwilligen Probanden war keine Sensibilisierungsreaktion erkennbar [16].
Nur selten treten beim Koriander trotz positiven Haut-Prick-Tests [8, 19] klinische Symptome auf. Allerdings kann die Inhalation von Korianderpulver zu einer IgE-vermittelten Reaktion führen [19]. Es wird von Fällen berichtet, bei denen es nach jahrelanger ständiger Inhalation zu Rhinitis- und Gaumensymptomen kam [21].

Literatur

[1] Aga M, Iwaki K, Ueda Y, Ushio S, Masaki N, Fukuda S, Kimoto T, Ikeda M, Kurimoto M: Preventive effect of Coriandrum sativum (Chinese parsley) on localized lead deposition in ICR mice. J Ethnopharmacol. 2001 Oct; 77(2-3): 203-8

[2] Augustin M, Schmiedel V: Praxisleitfaden Naturheilkunde. 4. Aufl. Urban & Fishcer, München 2003

[3] Hänsel R, Keller K, Rimpler H, Schneider G: Hagers Handbuch der pharmazeutischen Praxis. Band 5 (Drogen E-O), 5. Aufl. Springer, Berlin 1993

[4] Chevallier A: Die Enzyklopädie der Heilpflanzen. 2. Aufl. BLV, München 2000
[5] Delaquis PJ, Stanich K, Girard B, Mazza G: Antimicrobial activity of individual and mixed fractions of dill, cilantro, coriander and eucalyptus essential oils. Int J Food Microbiol. 2002 Mar 25;74 (1-2): 101-9
[6] Elgayyar M, Draughon FA, Golden DA, Mount JR: Antimicrobial activity of essential oils from plants against selected pathogenic and saprophytic microorganisms. J Food Prot 2001 Jul; 64(7): 1019-24
[7] Fischer G, Krug E: Heilkräuter und Arzneipflanzen. 7. Aufl. Haug, Heidelberg, 1984
[8] Garcia-Gonzalez JJ, Bartolome-Zavala B, Fernandez-Melendez S Barcelo-Munoz JM, Miranda Paez A, Carmona-Bueno MJ, Vega-Chicote JM, Negro Carrasco MA, Ameal Godoy A, Pamies Espinosa R.: Occupational rhinoconjunctivitis and food allergy because of aniseed sensitization. Ann Allergy Asthma Immunol May. 2002; 88(5): 518-22
[9] Gill AO, Delaquis P, Russo P, Holley RA: Evaluation of antilisterial action of cilantro oil on vacuum packed ham. Int J Food Microbiol. 2002 Feb 25;73(1): 83-92
[10] Gray AM, Flatt PR: Insulin-releasing and insulin-like activity of the traditional anti-diabetic plant Coriandrum sativum (coriander). Br J Nutr Mar. 1999; 81(3): 203-9
[11] Griechische Pharmakopoe, 1974
[12] Hausen BM, Vieluf IK: Allergiepflanzen - Pflanzenallergene, Handbuch und Atlas der Allergie induzierenden Wild- und Kulturpflanzen. ecomed, Landsberg 1998
[13] Ishidate M Jr, Sofuni T, Yoshikawa K, Hayashi M, Nohmi T, Sawada M, Matsuoka A: Primary mutagenicity screening of food additives currently used in Japan. Food Chem Toxicol. 1984; 22 (8): 623-36
[14] Maruzella JC, Sicurella NA: Antibacterial activity of essential oil vapors. J. Am. Pharm. Assoc. 1960; 49 (11): 623-636
[15] Maruzella JC, Freundlich M: Antimicrobial substances from seeds. J Am Pharm Assoc 48(6): 356-358
[16] Opdyke DLJ: Coriander oil (Coriandrum sativum L.). Food and Cosmetics Toxicology, (1973) 11: 1077
[17] Richter KD, Mukherjee KD, Weber N: Fat infiltration in liver of rats induced by different dietary plant oils: high oleic-, medium oleic- and high petroselinic acid-oils. Z Ernahrungswiss Sep. 1996; 35(3): 241-8
[18] Sastre J, Olmo M, Novalvos A, Ibanez D, Lahoz C: Occupational asthma due to different spices. Allergy Feb. 1996; 51(2): 117-20
[19] Stashenko EE, Puertas MA, Martinez JR: SPME determination of volatile aldehydes for evaluation of in-vitro antioxidant activity. Anal Bioanal Chem May. 2002; 373(1-2): 70-4
[20] Suhonen R, Keskinen H, Björksten F, Vaheri E, Zitting A: Allergy to coriander. A case report. Allergy. 1979; 44: 60-5
[21] Wagner H, Wiesenauer M: Phytotherapie. Gustav Fischer, Stuttgart 1995

6.21 ■ Lavendel (Lavandula angustifolia)

V. Weickmann

Übersicht: Dermatologische Indikationen

+ Antifungale, antiphlogistische und antimikrobielle Wirkungen
? Schlecht heilende Wunden

Botanische Beschreibung

Arzneipflanze:	Lavendel - Lavandula angustifolia
Pflanzenfamilie:	Lamiaceae, Lippenblütler
Englischer Name:	common lavender, true lavender
Volkstümliche Namen:	Stöchaskraut, Kleiner Speik, Röm. Thymian
Arzneidroge:	Lavendelblüten - Lavandulae flos, Lavendelöl - Lavandulae aetheroleum

Der zur Familie der Lippenblütler zählende Lavendel ist ein bis zu 1 m hoher Halbstrauch mit blauen Blüten. Diese sitzen am Ende von 10-15 cm langen, flaumig-behaarten Stielen. Die grau-grünen Blätter sind linear-lanzettlich mit mehr oder wenig eingerolltem Rand [11]. Er ist im gesamten Mittelmeerraum beheimatet und wird dort auch in größerem Umfang und weltweit kultiviert [35, 6]. Therapeutisch werden die Blüten des Lavendels verwendet, die kurz vor der völligen Entfaltung gesammelt und getrocknet werden [9]. Die Blütezeit erstreckt sich von Juni bis August, die Sammelzeit für Kraut und Blüten von Juli bis August. Das ätherische Öl wird durch Wasserdampfdestillation gewonnen [11].

Inhaltsstoffe

Lavendel enthält **ätherisches Öl** (1–3%) aus Linalylacetat (30–55%), Linalool (20–35%), Kampfer, 1,8-Cineol (1–2%) und weiteren Komponenten, sowie **Gerbstoffe** (5–10%), Phenylcarbonsäuren (Rosmarinsäure und Derivate) und **Cumarine**. Das ätherische Öl besteht zu ca. 60% aus Alkohol- und zu ca. 33% aus Ester-Verbindungen [8]. Ein hoher Gehalt an Linalool und Linalylacetat und weniger Kampfer sprechen für eine hohe Qualität des Produktes [18].
Die Pflanze hat sedative, karminative und cholagoge Eigenschaften, äußerlich angewendet wirkt sie hyperämisierend. Der wirksamste Bestandteil ist das ätherische Öl mit den oben genannten Hauptkomponenten. Diese sind vor allem für die antimikrobielle und antiphlogistische Wirkung von Lavendel verantwortlich.

Monographiesammlungen

Drogenmonographien für Lavendelöl: Lavandulae aetheroleum DAB10, Helv VII; Huile essentielle de lavande PFX; Lavender Oil BP80, USPXXI; Aetheroleum Lavandulae ÖAB90.
Drogenmonographien für Lavendelblüten: Flores Lavandulae DAB6; Lavande PFX; Lavendelblüten DAC86; Lavandula BHP83 [11].
Aufbereitungsmonographie der Kommission E: Positivmonographie (Lavendelblüten) für die Indikationen Unruhezustände, Einschlafstörungen, nervöser Reizmagen, Roemheld-Syndrom, Meteorismus, nervöse Darmbeschwerden.
Negativmonographie der Kommission B 8 (Lavendelölbäder).

Toxizität und Karzinogenität

In der aktuellen Literatur sind keine Angaben zur Toxizität bzw. Kanzerogenität des Lavendels aufgeführt.

Anwendungsgebiete und Wirkungen

Dermatologische Anwendungen

☞ auch 7.1 (Übersicht), 7.2 (Wundbehandlung), 7.3 (Pruritus), 7.4 (Schmerzen), 7.5 (Akne vulgaris), 7.9.1 (Abszesse und Furunkel), 7.9.2 (Impetigo contagiosa), 7.10 (Dermatomykosen).
Bei äußerer Anwendung besitzen die Lavendelblüten eine Reizwirkung an der Haut im Sinne einer hyperämisierenden Wirkung. Dieser Effekt wird in der Balneotherapie zur Behandlung von funktionellen Kreislaufstörungen ausgenutzt [9]. In der Volksmedizin werden Lavendelbäder auch bei schlecht heilenden Wunden eingesetzt. Die Wirksamkeit der Droge ist allerdings bei dieser Indikation nicht ausreichend belegt [11].

Antifungale Wirkung

Eine antifungale Wirkung des ätherischen Öls konnte durch mehrere In-vitro-Studien nachgewiesen werden. Lavendelöl hemmt das Wachstum und die Konidienkeimung von Penicillium digitatum [8]. Bei Kontakt von Trichophyton mentagrophytes und Trichophyton rubrum mit Lavendeldampf in Konzentrationen von 40–160 µg/ml Luft kommt es zur Tötung der Konidien und zu einer Hemmung des Auskeimens und der Hyphenverlängerung. Lavendel zeigte in diesem Versuch trotz einer bescheidenen MID (minimalen Hemmdosis) eine bessere Wirkung als Thymian, Zitronengras und andere ätherische Öle [15]. Das ätherische Öl hemmt im Plattendiffusionstest und in der Brühverdünnungsmethode das Wachstum von Aspergillus niger und – etwas schwächer – von Aspergillus flavus [30]. Im Tierversuch an Mäusen wurde eine Wirksamkeit von Lavendelöl als Insektenschutzmittel nachgewiesen [7]. Auch gegen verschiedene Parasiten soll es wirksam sein [26]. Dies ist allerdings nicht ausreichend belegt.

Antimikrobielle Wirkung
Seine antimikrobielle Wirkung ist auf den Gehalt an Linalool zurückzuführen, das im Plattentest eine Hemmwirkung gegen eine Vielzahl von Mikroorganismen zeigt [19]. Im Agardiffusionstest zeigt reines Öl Wirkung auf Escherichia coli, Candida albicans, Bacillus subtilis und Staphylococcus aureus, nicht jedoch auf Pseudomonas aeruginosa [16].

Antiphlogistische Wirkung
Die antiphlogistische Wirkung von Lavendelöl kann durch In-vivo- und In-vitro-Studien belegt werden. Es hemmt bei topischer oder intradermaler Applikation allergische Reaktionen vom Soforttyp durch Hemmung der Ausschüttung von Histamin und TNF-α durch Peritonealmastzellen von Mäusen und Ratten, sowie das Mastzell-vermittelte Ohrödem der Maus [17]. Eine Mischung aus Salbei-, Rosen- und Lavendelwachs besitzt eine deutliche antiinflammatorische Wirkung auf Traumen der Mundschleimhaut durch Beeinflussung der Succinat- und Laktatdehydrogenaseaktivität in peripheren neutrophilen Granulozyten [32].

Weitere Anwendungen
Bei innerer Anwendung besitzt die Droge leicht sedierende [10] und cholagoge Eigenschaften. Deshalb werden die Lavendelblüten bei Befindungsstörungen wie Unruhezuständen, Einschlafstörungen und funktionellen Oberbauchbeschwerden (nervöser Reizmagen, Roemheld-Syndrom, Meteorismus, nervöse Darmbeschwerden) verwendet.

Spasmolytische Wirkung
Die spasmolytische Wirkung an der glatten Muskulatur wurde in vitro am Meerschweinchen-Ileum und am Ratten-Uterus belegt. Sie ist wahrscheinlich cAMP-vermittelt und greift postsynaptisch an. Des Weiteren verringert Lavendel den Tonus eines Skelettmuskelpräparats des Rattenzwerchfells [21]. In der Volksmedizin findet der Lavendel Anwendung bei Krämpfen, Migräne, Asthma bronchiale und bei rheumatischen Beschwerden. Diese Indikationen sind allerdings nicht ausreichend belegt [11]. Über die **antikonvulsive** Wirkung findet man allerdings in der Literatur einige Angaben [2].

Wirkung auf psychische Faktoren und Krankheiten
Die Wirkung von Lavendel auf psychische Faktoren und Krankheiten ist relativ gut untersucht. Bei der Behandlung einer **leichten** bis **mittelschweren Depression** zeigte sich eine Kombinationstherapie aus Imipramin und Lavendeltinktur wirksamer als Imipramin allein [1]. Lavendelöl als Badezusatz verbesserte in einer einfach-blinden, randomisierten Studie an 80 Probanden die Stimmung und verringerte Zukunftsängste [24]. Verwendung von Lavendel in der Aromatherapie führt zu einer leichten Verbesserung des Wohlbefindens und vitaler Funktionen wie Blutdruck und Puls, sowie zu einer Minderung von Schmerz, Ängstlichkeit und depressiver Stimmung [23]. Von 15 Patienten mit schwerer Demenz und motorischer Unruhe führte Aromatherapie mit Lavendelöl bei 9 Patienten (60%) zu einer Ver-

besserung der Symptome [14]. Bei 144 gesunden Probanden führte sie zu einer Zunahme der Zufriedenheit, aber auch zu einem Leistungsabfall in den Bereichen Arbeitsgedächtnis und Reaktionszeit [25].

Antioxidative Wirkung
Ein methanolischer Extrakt der Blüten – und darin vor allem die phenolischen Komponenten – hemmt konzentrationsabhängig die Lipidoxidation [13]. Die antioxidative Wirkung ist jedoch im Vergleich zu Thymian, Rosmarin und Kamille relativ gering [20].

Antikarzinogene Wirkung
Neuere Studien untersuchen die antikarzinogene Wirkung des Lavendels. Eine wichtige Rolle spielt dabei das Monoterpen Perillylalkohol. Es hemmt die Azoxymethan-induzierte Karzinogenese des Kolons, indem es die Apoptoserate der Tumorzellen erhöht. Sowohl die Inzidenz (Anteil der Ratten mit Tumor), als auch die Multiplizität (Tumore/Ratte) von Adenokarzinomen wurde im Tierversuch durch Konzentrationen von 1–2 g/kg vermindert. Eine chemoprotektive Wirkung auf Lunge, Leber, Brust und Pankreas ist bekannt [27, 22]. Ein wässriger Lavendelextrakt schützt in vitro Neuronen des Kleinhirns vor der toxischen Wirkung von Glutamat [5].

Hinweise zur Therapie

Dosierung

Innere Anwendung: 1–2 Teelöffel Droge pro Tasse als Teeaufguss mehrmals täglich.
Äußere Anwendung: Lavendelöl 1–4 Tropfen (20–80 mg), als Badezusatz 20–100 g Droge auf 20 l Wasser.
Darreichungsform: Teeaufguss, Öl oder Badezusatz.

Tipp Lavendelblüten / Lavendelöl bei leichten Hautentzündungen als Badezusatz verwenden.

Fertigarzneimittel

Monopräparat: Weleda® Lavendel-Bademilch (Lavendelöl, Wasser, Kaliseife, Wollwachs)
Kombinationspräparate: Aconit Schmerzöl (Eisenhut, Kampfer, Lavendel); Dolo-cyl® Öl – Muskel- und Gelenköl (Eukalyptus-, Latschenkiefern-, Lavendel-, Rosmarin-, Wacholder-, Arnikablüten-, Johanniskrautöl); Amol® Heilkräutergeist (u.a. Zimt, Lavendel, Levomenthol, Gewürznelke).

Rezepturen

Zur äußeren Anwendung als Badezusatz: 100 g Blüten mit 2 l Wasser kurz aufkochen und das Konzentrat ins Badewasser geben oder 20–100 g Droge auf 20 l Wasser.

Nebenwirkungen, Kontraindikationen und Wechselwirkungen

Keine bekannt. Es wird allerdings von einer Wirkungsverstärkung des Pentobarbitals berichtet [10].

Sensibilisierungspotenzial

Lavendel besitzt eine schwache Sensibilisierungspotenz. In einer klinischen 9-Jahres-Studie beobachteten japanische Forscher den Zusammenhang von kosmetischer Kontaktdermatitis mit einer positiven Pflastertestung auf Lavendel. Um 1997 kam die Lavendelaromatherapie mit getrockneten Blüten in Mode, was sich in einem Anstieg der Positivitätsrate für Lavendel verzeichnete [31]. Es wird berichtet von einem 53-jährigen Patienten mit therapieresistentem Ekzem an unbedeckten Körperstellen aufgrund von Sensibilisierung durch Lavendelöl in Duftlampen [28] und von einem Fall kombinierter Kontaktallergie auf Lavendelöl und Teebaumöl [33].

Literatur

[1] Akhondzadeh S et al: Comparison of Lavandula angustifolia Mill. Tincture and imipramine in the treatment of mild to moderate depression: a double-blind, randomized trial. Prog Neuropsychopharmacol Biol Psychiatry. 2003; 27(1): 123–7

[2] Atanassova-Shopova S, Roussinov KS. On certain central neurotropic effects of lavender essential oil. Izv Inst Fiziol (Sofiia). 1970;13: 69-77

[3] Augustin M, Schmiedel V: Leitfaden Naturheilkunde. 4. Aufl. Urban & Fischer, München 2003

[4] Braun H, Frohne D: Heilpflanzenlexikon. Gustav Fischer, Stuttgart 1994

[5] Buyukokuroglu ME et al: The effects of aqueous extract of Lavandula angustifolia flowers in glutamate-induced neurotoxicity of cerebellar granular cell culture of rat pups. J Ethnopharmacol. 2003; 84(1): 91–4

[6] Chevallier A: Die Enzyklopädie der Heilpflanzen. 2. Aufl. BLV, München 2000

[7] Choi WS, Park BS, Ku SK, Lee SE: Repellent activities of essential oils and monoterpenes against Culex pipiens pallens. J Am Mosq Control Assoc. 2002; 18(4): 348–51

[8] Daferera DJ, Ziogas BN, Polissiou MG: GC-MS analysis of essential oils from some Greek aromatic plants and their fungitoxicity on Penicillium digitatum. J Agric Food Chem. 2000; 48(6): 2576–81

[9] Fintelmann V, Menßen HG, Siegers CP: Phytotherapie Manual. 2. Aufl. Hippokrates, Stuttgart 1993

[10] Guillemain J, Rousseau A, Delaveau P: Neurodepressive effects of the essential oil of Lavandula angustifolia Mill. Ann Pharm Fr. 1989; 47(6): 337–43

[11] Hänsel R, Keller K, Rimpler H, Schneider G: Hagers Handbuch der pharmazeutischen Praxis. Band 5 (Drogen E–O), 5. Aufl. Springer, Berlin 1993

[12] Hausen BM, Vieluf IK: Allergiepflanzen, Pflanzenallergene. 2. Aufl. ecomed, Landsberg, 1997

[13] Hohmann J, Zupko I, Redei D, Csanyi M, Falkay G, Mathe I, Janicsak G: Protective effects of the aerial parts of Salvia officinalis, Melissa officinalis and Lavandula angustifolia and their constituents against enzyme-dependent and enzyme-independent lipid peroxidation. Planta Med. 1999; 65(6): 576–8

[14] Holmes C, Hopkins V, Hensford C, MacLaughlin V, Wilkinson D, Rosenvinge H: Lavender oil as a treatment for agitated behaviour in severe dementia: a placebo controlled study. Int J Geriatr Psychiatry. 2002; 17(4): 305–8

[15] Inouye S, Uchida K, Yamaguchi H: In-vitro and in-vivo anti- Trichophyton activity of essential oils by vapour contact. Mycoses. 2001; 44(3-4): 99–107

[16] Janssen AM, Chin NL, Scheffer JJ, Baerheim Svendsen A: Screening for antimicrobial activity of some essential oils by the agar overlay technique. Pharm Weekbl. 1986; 8: 289–92

[17] Kim HM, Cho SH, Lavender oil inhibits immediate-type allergic reaction in mice and rats. J Pharm Pharmacol. 1999; 51(2): 221–6

[18] Kim NS, Lee DS: Comparison of different extraction methods for the analysis of fragrances from Lavandula species by gas chromatography-mass spectrometry. J Chromatogr A. 2002; 982(1): 31–47

[19] Knobloch K, Pauli A, Iberl B, Weis N, Weigand H: Schreier P Bioflavour 87. Walter de Gruyter, Berlin 1988; S. 287–99

[20] Lee KG, Shibamoto T: Determination of antioxidant potential of volatile extracts isolated from various herbs and spices. J Agric Food Chem. 2002; 50(17): 4947–52

[21] Lis-Balchin M, Hart S: Studies on the mode of action of the essential oil of lavender. Phytother Res. 1999; 13(6): 540–2

[22] Liston BW, Nines R, Carlton PS, Gupta A, Aziz R, Frankel W, Stoner GD: Perillyl alcohol as a chemopreventive agent in N-nitrosomethylbenzyamine-induced rat esophageal tumorigenesis. Cancer Res. 2003; 63(10) 2399–403

[23] Louis M, Kowalski SD: Use of aromatherapy with hospice patients to decrease pain, anxiety, and depression and to promote an increased sense of well-being. Am J Hosp Palliat Care. 2002; 19(6): 381–6

[24] Morris N: The effects of lavender baths on psychological well-being: two exploratory randomised control trials. Complement Ther Med. 2002; 10(4): 223–8

[25] Moss M, Cook J, Wesnes K, Duckett P: Aromas of rosemary and lavender essential oils differentially affect cognition and mood in healthy adults. Int J Neurosci. 2003; 113(1): 15–38

[26] Perrucci S, Cioni PL, Flamini G, Morelli I, Macchioni G: Acaricidal agents of natural origin against Psoroptes cuniculi. Parassitologia. 1994; 36(3): 269–71
[27] Reddy BS, Wang CX, Samaha H, Lubet R, Steele VE, Kellhoff GJ, Rao CV: Chemoprevention of colon carcinogenesis by dietary perillyl alcohol. Cancer Res. 1997; 57(3): 420–5
[28] Schaller M, Korting HC: Allergic airborne contact dermatitis from essential oils used in aromatherapy. Clin Exp Dermatol. 1995; 20(2): 143–5
[29] Schulz V, Hänsel R: Rationale Phytotherapie. Ratgeber für die Praxis. 3. Aufl. Springer, Berlin 1999
[30] Shin S: Anti-Aspergillus activities of plant essential oils and their combination effects with ketoconazole or amphotericin B. Arch Pharm Res. 2003; 26(5): 389–93
[31] Sugiura M, Hayakawa R, Kato Y, Sugiura K, Hashimoto R: Results of patch testing with lavender oil in Japan. Contact Dermatitis. 2000; 43(3): 157–60
[32] Sysoev NP: The effect of waxes from essential-oil plants on the dehydrogenase acvtivity of the blood neutrophils in mucosal trauma of the mouth. Stomatologiia (Mosk). 1991; 70(1): 12–3
[33] Varma S, Blackford S, Statham BN, Blackwell A: Combined contact allergy to tea tree oil and lavender oil complicating chronic vulvovaginitis. Contact Dermatitis. 2000; 42(5): 309–10
[34] Weiss RF, Fintelmann V: Lehrbuch der Phytotherapie. 9. Aufl. Hippokrates, Stuttgart 1999
[35] Wichtl M: Lavendel: In: Wichtl M (Hrsg.): Teedrogen und Phytopharmaka. Ein Handbuch für die Praxis auf wissenschaftlicher Grundlage. 2. Aufl. Wissenschaftliche Verlagsgesellschaft, Stuttgart 1989

6.22 ■ Lebensbaum (Thuja occidentalis L.)

N. Domínguez, Y. Hoch

Übersicht: Dermatologische Indikationen

++	Warzen
?	Haut- und Schleimhauterkrankungen

Botanische Beschreibung

Arzneipflanze:	Lebensbaum – Thuja occidentalis L.
Pflanzenfamilie:	Cupressaceae, Zypressengewächse
Volkstümliche Namen:	Abendländischer Lebensbaum, Amerikanischer Lebensbaum, Heckenthuja
Arzneidroge:	Lebensbaumspitzen – Thujae summitates

Der immergrüne Lebensbaum (Thuja occidentalis L.) zählt zur Familie der Zypressengewächse (Cupressaceae), stammt aus dem östlichen Nordamerika und wird in Europa als Zierstrauch oder Baum gehalten. Er ist schmal-kegelförmig und wird bis zu 20 m hoch. Die Äste stehen waagerecht zum Stamm und tragen schuppenförmige Blätter, die regelmäßig angeordnet sind. Der Stamm ist meistens schon unten verästelt. Die kleinen zapfenförmigen Früchte sind aus lederartigen, ovalen Schuppen gebildet [5].
Verwendet werden das aus den Blättern und Zweigenden gewonnene Öl, die frischen, beblätterten, einjährigen Zweige (HAB 1) und die getrockneten, jüngeren Zweige, die im Spätfrühjahr geschnitten werden (EB 6) [5].
Der Name „Thuja" stammt vom griechischen Wort „thyein = räuchern" und bezieht sich auf das wohlriechende Holz der Pflanze. „Occidentalis" kommt vom lateinischen und bedeutet „westlich, abendländisch" [7].

Inhaltsstoffe und Wirkprinzipien

Die wesentlichen Inhaltsstoffe sind ätherisches Öl (1,4–4%), davon 85% als α- und 15% als β-Thujon, Polysaccharide (4%, bezogen auf die getrocknete Droge), Glykoproteine, Fla-

vonoide (u.a. Quercitrin, Mearusitrin) sowie Gerbstoffe (1,3 %, bezogen auf die getrocknete Droge) [5].
Hauptträger der antiviralen Wirkung sind die Polysaccharide [1]. Zudem wirkt Thuja immunmodulierend.

Monographiesammlungen

Drogenmonographien: EB 6 (Ergänzungsbuch zum DAB 6 /1941): Summitates Thujae (Lebensbaumspitzen). Positivmonographie für Verrucae planae.
Monographie der Kommission D: HAB 1 Droge: Frische, beblätterte einjährige Zweige (☞ auch unter Botanische Beschreibung), Positivmonographie für Verdauungsschwäche, Rheumatismus, Verstimmungszustände.

Toxizität und Karzinogenität

Die Droge ist toxisch. Die Vergiftung äußert sich durch Reizerscheinungen des Magen-Darm-Kanals; heftige, lang anhaltende klonisch-tonische Krämpfe, Stoffwechselstörungen; Schleimhautblutungen. Die toxische Wirkung ist auf den Gehalt an Thujon zurückzuführen. Die toxikologische Grenze für den Menschen, bis zu der Thujon ohne Gesundheitsrisiko peroral aufgenommen werden kann, liegt bei 1,25 mg/kg Körpergewicht. In therapeutischen Dosen von Arzneimitteln ist Thujon nur in Mengen enthalten, die die toxikologische Grenze weit unterschreiten [5].
Es liegen bislang keine Untersuchungen vor, die eine Tumorgenität aufweisen.

Anwendungsgebiete und Wirkungen

Dermatologische Anwendung

☞ auch 7.1 (Übersicht), 7.8.3 (Vulgäre Warzen), 7.8.4 (Dellwarzen), 7.9.1 (Abszesse und Furunkel), 7.9.2 (Impetigo contagiosa).
In zahlreichen in-vitro-Studien konnte eine auf der Polysaccharidfraktion der Droge beruhende **antivirale Wirkung** nachgewiesen werden [1, 5]. In klinischen Studien konnte dies bestätigt werden [5].
Eingesetzt wird Thujae als **Tinktur** äußerlich zur Behandlung von Verrucae vulgaris sowie als **Extrakt** zum Einnehmen zur Behandlung von Verrucae vulgaris.

Weitere Anwendungen

Verwendung der Droge bei chronischen Formen von Gicht, Rheumatismus, Pruritus sind, ebenso wie die äußere Anwendung von Thujazubereitungen bei Gelenkschmerzen, Arthritis, Muskelrheumatismus [5], nicht durch Studien belegt.

Hinweise zur Therapie

Dosierung

Die Tagesdosis liegt bei 1 – 2 g Droge. Es wird eine 3-malige Einnahme empfohlen.
Darreichungsform: Alkoholische Tinktur, die aus den Lebensbaumspitzen hergestellt werden kann (s.u.), mit der die betroffenen Hautstellen bepinselt werden. Zur inneren Anwendung liegen Rezepturen für zwei Extrakte vor.

Fertigarzneimittel

Keine dermatologischen Handelspräparate vorhanden.

Rezepturen

Tinktur zur äußeren Anwendung (Tinctura Thujae EB 6): Mischung aus 100 Teilen gepulverter Droge und 1000 Teilen verdünntem Weingeist. Pinselung: Maximal 0,5 g täglich [5].

Extrakte [5]:

- **Extrakt 1:** 1:1 mit Ethanol 50% (Hände, Füße)
- **Extrakt 2:** 1:10 mit Ethanol 60% (für empfindliche Hautbereiche, wie z.B. Gesicht)

Nebenwirkungen

Bei Einnahme der Droge unter Einhaltung der toxikologischen Grenze sind bislang keine Nebenwirkungen beschrieben worden.

Sensibilisierungspotenzial

Eine Sensibilisierungsgefahr ist nicht gegeben.

Literatur

[1] Beuscher N, Kopanski L: Purification and biological characterisation of antiviral subtsnaces from Thuja occidentalis. Planta medica; 1986; 52:555-556
[2] Brendler T, Grünwald J, Jänicke C (Hrsg.): Heilpflanzen/Herbal Remedies. Medpharm Scientific Publishers, Stuttgart,1999
[3] Brieskorn CH: Dtsch Apoth Ztg. 1981; 121:197
[4] Gross G: Papillomvirus-Infektionen der Haut. Med Welt. 1985; 36:437-40
[5] Hänsel R, Keller K, Rimpler H, Schneider G: Hagers Handbuch der pharmazeutischen Praxis. Band 6 (Drogen P-Z), 5. Aufl. Springer, Berlin 1994
[6] Leeser O: Lehrbuch der Homöopathie. K.F. Haug, Heidelberg 1989
[7] Madaus G: Lehrbuch der biologischen Heilmittel. Bd. II, Thieme, Leipzig 1938; S. 2698-701
[8] Morgenthal J: Die Nadelgehölze. G. Fischer Verlag, Stuttgart, 1984
[9] Pahlow M: Heilpflanzen. Gräfe und Unzer, München, 1993

6.23 ■ Leinsamen (Lini semen)

V. Weickmann

Übersicht: Dermatologische Indikationen

\+ Lokale Hautentzündungen (Follikulitis, Furunkel, Karbunkel)

Botanische Beschreibung

Arzneipflanze:	Lein – Linum usitatissimum
Pflanzenfamilie:	Linaceae
Volkstümliche Namen:	Flachssamen, Haarlinsen, Leinwanzen
Arzneidroge:	Leinsamen – Lini senem

Leinsamen (Lini semen) bestehen aus den getrockneten reifen Samen des Leins (Linum usitatissimum). Die reifen Samen werden durch Ausklopfen (Dreschen) der Kapseln gewonnen.

Der Lein wird als Kulturpflanze weltweit angebaut und ist mit seinen langen Stängeln auch als Lieferant des Faserleins für die Textilindustrie wertvoll [7].

Inhaltsstoffe und Wirkprinzipien

Die Hauptinhaltsstoffe des Leinsamen sind (etwa 30–45%) **fettes Öl** (mit 70% Linol- und Linolensäure), (20–27%) Rohprotein, 25% **Gesamtballaststoffe** (davon 3–6% Schleimstoffe und 4–7% Rohfaser), bis zu 1,5% Blausäureglykoside (Linamarin), sowie Enzyme, Vitamine und Mineralstoffe.
Die sauren und neutralen Schleimstoffe wirken **schleimhautschützend** und **darmregulierend**. Der Leinsamen quillt im Darm auf ein Mehrfaches seines ursprünglichen Volumens, der Dehnungsreiz stimuliert die Darmbewegung, und die Darmpassage wird verkürzt. Der Schleim bindet Wasser, und der Darminhalt wird weicher. Beide Effekte werden durch die Ballaststoffe unterstützt. Im Gegensatz zu den Anthranoid-Drogen kommt die abführende Wirkung auf physiologischem Wege zustande, und nicht durch eine Schleimhautreizung.

Monographiesammlungen

Aufbereitungsmonographie der Kommission E: Positivmonographie für folgende Indikationen:
- **Innere Anwendung:** habituelle Obstipation, Gastroenteritis, Divertikulitis und Colon iritabile
- **Äußere Anwendung:** Lokale Hautentzündungen (Anwendung als Kataplasma).

Toxizität und Karzinogenität

In der aktuellen Literatur sind keine Angaben zur Toxizität bzw. Kanzerogenität von Leinsamen bei äußerer Anwendung aufgeführt. Die Gefahr einer Blausäureintoxikation bei innerer Anwendung ist bei bestimmungsgemäßem Gebrauch ebenfalls nicht gegeben.

Anwendungsgebiete und Wirkungen

Dermatologische Anwendungen

☞ auch 7.1 (Übersicht), 7.9.1 (Abszesse und Furunkel), 7.11 (Hämorrhoiden).
Leinsamen kommen als Kataplasma (Umschläge) bei **lokalen Entzündungen** (Follikulitis, Furunkel, Karbunkel) zur Anwendung.

Weitere Anwendungen

Leinsamen werden innerlich angewendet bei habitueller Obstipation, Colon irritabile, Divertikulitis und als Schleimzubereitung auch bei Gastritis und Enteritis.

Hinweise zur Therapie

Dosierung

Tagesdosis 45 g. Bei äußerer Anwendung 30–50 g Leinsamenmehl als feucht-heißes Kataplasma bzw. als feucht-heiße Kompresse.
Darreichungsform: Bei innerer Anwendung als ganzer Samen, als geschroteter Samen, als „aufgebrochener" Samen bzw. als so genannter „aufgeschlossener" Samen, als Leinsamenschleimzubereitung und andere galenische Darreichungsformen. Bei äußerer Anwendung als Kataplasma wird Leinsamenmehl bzw. Leinsamenexpeller verwendet.

Tipp Bei innerer Anwendung ist auf eine ausreichende Flüssigkeitszufuhr zu achten.

Rezepturen

Äußere Anwendung als Kataplasma: 30–50 g Leinsamenmehl als feucht-heißes Kataplasma bzw. als feucht-heiße Kompresse.

Nebenwirkungen

Äußere Anwendung: Bei bestimmungsgemäßem Gebrauch keine bekannt.
Innere Anwendung: Bei nicht ausreichender Flüssigkeitszufuhr kann ein Ileus auftreten.

Kontraindikationen

Ein Ileus jeder Genese stellt eine absolute Kontraindikation für die innere Anwendung von Leinsamen dar.

Wechselwirkungen

Bei innerer Anwendung kann die Resorption anderer, gleichzeitig verabreichter Arzneistoffe behindert werden.

Sensibilisierungspotenzial

Der Lein zählt zu den Soforttyp-allergieauslösenden Arten. Die Samen können eine Nahrungsmittelallergie auslösen.

Literatur

[1] Braun H, Frohne D: Heilpflanzenlexikon. Gustav Fischer, Stuttgart 1994
[2] Fintelmann V, Menßen HG, Siegers CP: Phytotherapie Manual. 2. Aufl. Hippokrates, Stuttgart 1993
[3] Hänsel R, Keller K, Rimpler H, Schneider G: Hagers Handbuch der pharmazeutischen Praxis. Band 6 (Drogen P–Z), 5. Aufl. Springer, Berlin 1994
[4] Hausen BM, Vieluf IK: Allergiepflanzen, Pflanzenallergene, 2. Aufl. ecomed, Landsberg, 1997
[5] Schmiedel V, Augustin M: Handbuch Naturheilkunde. Haug, Heidelberg 1997
[6] Schulz V, Hänsel R: Rationale Phytotherapie. Ratgeber für die Praxis. 3. Aufl. Springer, Berlin 1999
[7] Weiss RF, Fintelmann V: Lehrbuch der Phytotherapie. 9. Aufl. Hippokrates, Stuttgart 1999
[8] Wichtl M (Hrsg.): Teedrogen und Phytopharmaka. Ein Handbuch für die Praxis auf wissenschaftlicher Grundlage. 2. Aufl. Wissenschaftliche Verlagsgesellschaft, Stuttgart 1989

6.24 ■ Mäusedorn (Ruscus aculeatus)

S. Lange

Übersicht: Dermatologische Indikationen

+	Beschwerden bei chronisch venöser Insuffizienz, Hämorrhoiden

Botanische Beschreibung

Arzneipflanze:	Mäusedorn – Ruscus aculeatus
Pflanzenfamilie:	Asparagaceae
Volkstümliche Namen:	Dornmyrte, Myrtendorn, Stechmyrte, rhizome de petit-houx (franz.), spazzacamin (ital.), il spazzocamino = Schornsteinfeger), butcher's broom (engl.; Metzgerbesen)
Arzneidroge:	Wurzelstock – Rusci aculeati rhizoma

Der stechende Mäusedorn (Ruscus aculeatus L.) ist ein immergrüner, im südeuropäischen Mittelmeerraum, an der atlantischen Küste von Frankreich bis England und in Nordafrika bis Vorderasien heimischer Strauch aus der Familie der Asparagaceae. Die Pflanze erreicht eine Höhe von 30–100 cm. Die Blätter von bräunlicher Farbe und lanzettenartiger Form fallen früh ab und werden durch Seitensprosse ersetzt, die der Pflanze aufgrund ihrer scharfen

Spitze den Namen gaben (aculeatus = stechend, dornig). Eine botanische Besonderheit sind die nur ca. 3 mm kleinen weißlichen Blüten, aus denen sich die roten Beerenfrüchte entwickeln. Sie sitzen den immergrünen Seitensprossen auf, was beim Betrachter den Eindruck erweckt, dass Blüten und Früchte „mitten auf dem Blatt sitzen" [12].
Die scharlachroten Beeren gaben der Pflanze ihren Namen (lat. russus, ruber = rot). Auf die Verwendung als Besen weist die volkstümliche Bezeichnung des südlichen Tessin als spazzacamin (ital. il spazzocamino = Schornsteinfeger) oder die englische Bezeichnung als butcher's broom (Metzgerbesen) hin. Der deutsche Name stechender Mäusedorn rührt daher, nach altem Brauch die Zweige der Pflanze zum Fleisch zu hängen, um durch die stacheligen Seitensprosse Mäuse und Ratten fernzuhalten [12].
Mäusedornwurzelstock ist ein 0,7–2 cm dicker, länglicher Wurzelstock mit zahlreichen, vielfach verschlungenen Adventivwurzeln. Der Geruch wird als schwach und eigenartig beschrieben, der Geschmack der Wurzel zuerst süßlich, dann scharf.
Die Droge besteht aus dem getrockneten Wurzelstock sowie dessen Zubereitungen.

Inhaltsstoffe

Hauptinhaltsstoffe der Pflanze sind (4–6% Steroidsaponine), aus denen durch Hydrolyse Ruscogenine (Ruscogenin, Neoruscogenin) entstehen, ferner Phytosterole, Triterpene sowie 2,5-Diacetyl-6-hydroxybenzofuran (=Euparon), Ruscodibenzofuran und ätherische Öle mit über 200 Komponenten sind ebenfalls enthalten [, 7, 8, 9, 12].
Die Saponine wirken ähnlich wie das β-Aescin der Rosskastanie und haben venentonisierende und antiexsudative Eigenschaften.

Monographiesammlungen

Aufbereitungsmonographie der Kommission E: Positivmonographie (Rusci aculeati rhizoma) für die Indikationen: adjuvant bei chronisch venöser Insuffizienz.

Toxizität und Karzinogenität

In toxikologischen Untersuchungen lag die niedrigste publizierte Letaldosis bei 2 g/kg Körpergewicht bei Meerschweinchen und 830 mg /kg KG bei Hunden [4, 12].

Anwendungsgebiete

Dermatologische Anwendungen

☞ auch 7.1 (Übersicht), 7.11 Hämorrhoiden), 7.12 (Venenleiden), 7.14.1 (Couperosis faceii).

Venentonisierende, antiexsudative und antiphlogistische Wirkungen

Zur Anwendung kommt Ruscus aculeatus als ergänzende Maßnahme in der symptomatischen Therapie von **Venenerkrankungen** zur Linderung von Schmerzen, Schweregefühl in den Beinen, nächtlichen Wadenkrämpfen, Juckreiz und Schwellungen der Beine. Tierexperimentell sind für Extrakte aus Ruscus-Wurzelstock venentonisierende, antiexsudative und antiphlogistische Wirkungen (durch Herabsetzung der Gefäßpermeabilität) belegt [6]. Die kontrahierende Wirkung auf die Venenmuskulatur beruht auf einer Aktivierung der postsynaptischen α_1- und α_2-Rezeptoren der glatten Muskulatur sowie auf einer vermehrten Freisetzung des präsynaptisch gespeicherten Noradrenalins. Die tonisierende Wirkung des Ruscus-Extraktes ist ausschließlich an den Venen zu beobachten, während die Arterien eher dilatieren [10, 11]. In einer Reihe von Studien und Anwendungsbeobachtungen wurde die Reduktion der Venenkapazität unter Besserung der subjektiven Symptome bei Patienten mit

chronisch venöser Insuffizienz nach oraler als auch nach topischer Applikation von Ruscus-Extrakt-haltigen Zubereitungen belegt [2, 3]. Durch Vergleichsstudien konnte eine deutlich stärkere vasomotorische und venentonisierende Wirkung des Mäusedornwurzelstockes, verglichen mit Hamamelis- und Rosskastanienextrakt, gezeigt werden. Aescin, das Saponingemisch aus der Rosskastanie, hemmt im Unterschied zu den Ruscogeninen des Mäusedornwurzelstockes die für die Gefäßpermeabilität wichtige Elastase-Aktivität nicht [5]. Ferner wird eine leicht diuretische Wirkung beschrieben [8].
Unterstützend wird Mäusedornwurzelstock beim **hämorrhoidalen Symptomenkomplex** zur Linderung von Juckreiz und Brennen gegeben [8].

Hinweise zur Therapie

Dosierung

Innere Anwendung: nativer Gesamtextrakt, entsprechend 7 – 11 mg Gesamtruscogenine (bestimmt als Summe von Neoruscogenin und Ruscogenin nach fermentativer oder Säure-Hydrolyse) [1].
Darreichungsform: Brausetabletten, Filmtabletten, Dragees, Kapseln.

Fertigarzneimittel

Monopräparate: Duoform novo® Dragees; Fagorutin Ruscus® Kapseln; Phlebodril® mono Kapseln; Venelbin® ruscus FT Filmtabletten; Venobiase® mono Kapseln; Ruscus® Venen-Kapseln.
Kombinationspräparate: Venobiase® Brausetabletten.

Nebenwirkungen

Als Nebenwirkungen treten in seltenen Fällen Magenbeschwerden und Übelkeit auf.

Kontraindikationen

Nicht bekannt.

Wechselwirkungen

Wechselwirkungen mit anderen Arzneimitteln sind nicht bekannt.

Literatur

[1] BAnz (Bundesanzeiger) Nr. 127 vom 12.07.1991
[2] Berg D: Venenkonstriktion durch lokale Anwendung von Ruscus-Extrakt. Fortschr. Med. 1990; 108: 473 – 6
[3] Cappelli R Nicora M, Di Perri T: Use of extract of Ruscus aculeatus in venous disease in the lower limbs. Drugs Exp. Clin Res. 1988; 14(4): 277 – 83
[4] Caujolle F, Meriel P, Stanislas E: Sur les propriétés pharmacologiques de l'extrait de Ruscus aculeatus. L. Ann. Pharm.Fr. 1953, 11: 109 – 20
[5] Facino RM: (1995) Anti-elastase and anti-hyaluronidase activities of saponins and sapogenins from Hedera helix, Aesculus hippocastanum and Ruscus aculeatus: factors contributing to their efficacy in the treatment of venous insufficiency. Arch Pharm. 1995; 328: 720 – 24
[6] Felix W, Nieberle J, Schmidt G: . Protective effect of Ruscus extract against injury of vascular endothelium and vascular smooth muscle caused by ethracrynic acid. Int Angiol (1983)3: 77
[7] Fellous R, George G: Parfums, Cosmet. Aromes. 1981; 4: 43
[8] Fintelmann V, Menßen HG, Siegers CP: Phytotherapie Manual. 2. Aufl. Hippokrates, Stuttgart 1993
[9] Grifka J (Hrsg.): Naturheilverfahren: Urban & Schwarzenberg, München 1995
[10] Lauressergues H: Pharmacological activities od Ruscus extract on venous smooth muscle. Int. Angiol. 1984; 3: 70 – 3
[11] Marcelon G, Verbeuren TJ, Lauressergues H, Vanhoutte PM: Effects of Ruscus aculeatus on isolated canine cutaneous veins. Gen. Pharmacol. 1983;14(1): 103 – 6
[12] Noé S: Ruscus – der Mäusedorn. Deutsche Apotheker Zeitung: 2000; 6: 589 – 93

6.25 ■ Mahonie (Mahonia aquifolium)

M. ASEFI

Übersicht: Dermatologische Indikationen

++	Psoriasis vulgaris, Acne vulgaris
?	Ekzem, Insektenstiche, Akne, Furunkel, Herpes

Botanische Beschreibung

Arzneipflanze:	Mahonia aquifolium NUTT.
Pflanzenfamilie:	Berberidaceae
Englischer Name:	mountain grape, oregon graperoot, mahonia
Volkstümliche Namen:	Mahonie, oregon grape root
Arzneidroge:	Wurzeln – Mahoniae radix; Ast- und Zweigrinde, Zweigspitze – Mahonia aquifolium hom. HAB 1; Wurzelrinde – Berberis aquifolium hom. HPUS88

Mahonia ist ein aufrechter Strauch, 50–150 cm hoch, mit gelbbraunen Zweigen. Laubblätter unpaarig gefiedert, 10–20 cm lang, mit drei bis sechs Paar eiförmig-elliptischen Fiederblättchen, ledrig, immergrün. Die gelben Blüten in dichten, 5–10 cm langen Rispen oder Trauben. Die Beeren sind schwarzpurpurn, kugelig, bereift und haben einen roten Saft. Die Schnittdroge (Mahoniawurzel und Zweigrinde) ist geruchlos und bitter im Geschmack [15]. Mahoniawurzel und Zweigrinde werden getrocknet und pulverisiert [15].
Die 58 Arten sind in Asien, Nord- (Oregon) und Mittelamerika verbreitet [9, 20]. In Europa ist Mahonia aquifolium als Zierstrauch eingeführt, der fast auf jedem Boden wächst [8, 15].

Inhaltsstoffe und Wirkprinzipien

Systematische phytochemische Untersuchungen liegen bisher nicht vor [15]. Die wichtigsten untersuchten Inhaltsstoffe sind die verschiedenen **Alkaloide** (Berbamin, Bisbenzylisochinolin-Alkaloide, Protoberberin-Alkaloide (wie Berberin 4,9–498 µg/ml [17]), Aporphin-Alkakoide). Am alkaloidreichsten ist mit Gehalten zwischen 7 und 16% die Wurzelrinde [15, 24, 26]. Die Beeren sind alkaloidarm [15].
Die Mahonie hat vor allem **antiphlogistische** und **antibakterielle Eigenschaften**. Die antiphlogistischen Eigenschaften beruhen auf einer Hemmung der Cyclooxygenase und der 5-Lipoxygenase, sowie auf Radikalfängereigenschaften der Extrakte und einzelner Alkaloide. Berberin beeinflusst die Proteinbiosynthese und greift regulierend in die Zellproliferation ein (antiproliferativer Effekt) [30]. Sie wirkt ferner antiseborrhoisch und regulierend auf die Talgdrüsentätigkeit.

Monographiesammlungen

Drogenmonographien: Berberis aquifolium BHP83; Mahonia aquifolium HAB 1; Berberis aquifolium hom. HPUS88.

Toxizität und Karzinogenität

Die Autoren stufen die mutagene Wirkung als schwach ein und vermuten einen Einfluss auf Topoisomerasen [25]. Pflanzenteile von Mahonia aquifolium oder Zubereitungen daraus wurden in Kanada auf die Liste von Produkten gesetzt, die nicht als Bestandteil von Nahrungs- und Genussmitteln im Lebensmittelhandel angeboten werden dürfen [10].

Anwendungsgebiete

Volkstümlich wird Mahonie als Bittermittel („Tonic") bei Verdauungsstörungen und lokal bei Psoriasis und Ekzemen eingesetzt [5]. Ferner wird sie in der Volksheilkunde zur Therapie von Akne, Furunkel und Herpes verwendet [8]. Die Urtinktur wurde ursprünglich in der Homöopathie zur oralen Anwendung bei Psoriasis vulgaris empfohlen [27].

Dermatologische Anwendungen

☞ auch 7.1 (Übersicht), 7.7 (Psoriasis vulgaris).

Mahonia aquifolium ist wirksam bei **chronischen Dermatosen und Wunden** [13]. Die **antipsoriatische Wirkung** von Mahonia konnte anhand mehrerer Studien belegt werden [1, 2, 12, 15, 22, 23, 31]. Klinisch konnte zunächst in zwei offenen klinischen Studien ein Anhalt für die Wirksamkeit bei Psoriasis gefunden werden [12, 31]. In einer weiteren, randomisierten, seitenvergleichenden Studie an 50 Patienten mit chronischer Plaque-Psoriasis fand sich eine im Vergleich zu Dithranol verzögert einsetzende, nach 12 Wochen jedoch äquivalente Wirksamkeit. Hier sprachen die immunologischen und experimentellen Befunde für eine Wirkung auf das T-zelluläre entzündliche Infiltrat, und nicht für eine direkte antiproliferative Wirkung auf die Keratinozyten selbst [1, 2]. Diese wurde 1995 von Muller et al postuliert [14]. Es wird versucht, die antipsoriatische Wirkung von Mahonia durch **Hemmung des Prostaglandin-Metabolismus** zu erklären. Diesbezüglich zeigte eine Studie die gute Hemmwirkung (5-Lipoxygenase und Cyclooxygenase) der Urtinktur und des methanolischen Extrakts, während die Reinalkaloide Berberin, Palmatin, Jatrorrhizin, Magnoflorin, Oxyacanthin und Berbamin praktisch keine Wirkung zeigten [11]. In einer aktuelleren Studie wurden sechs Alkaloide auf ihre Hemmwirkung auf die 5-Lipoxygenase sowie auf die Lipidperoxidation untersucht, wobei Berbamin und Oxyacanthin am stärksten inhibierten [3]. Der Mahonia-Rohextrakt hemmt die IL-8-Produktion in humanen LPS-stimulierten THP-1-Monozyten [14]. Berberin ist in diesem Modell unwirksam. Ein aus dem Extrakt isoliertes Polysaccharid erwies sich als Induktor der IL-8-Produktion [19].

Die **antifungale Wirkung** von Mahonia wurde neben 100 weiteren Pflanzen untersucht. Sechs Pflanzen u.a. Mahonia zeigten die stärksten Anti-Pilz-Wirkung [21]. Gegen Malasseizia subspezies wurde eine schwache bis mäßige Hemmung des Rohextraktes und der Inhaltsstoffe Berberin und Jatrorrhizin beobachtet [29]. Berberin ist antimikrobiell und antifungal wirksam gegen 17 Mikroorganismen – darunter sechs filamentöse Pilze und zwei Hefen (Candida albicans und Saccharomyces cerevisae). Von den Mikroorganismen erwiesen sich Staphylococcus aureus, Pseudomonas aeruginosa (sensible und resistente Form), Escherichia coli und Bacillus subtilis als am Empfindlichsten [6].

Weitere Anwendungen

Isothebain und Isocorydin, aus Mahonia isolierte Alkaloide, zeigen an der Rattenaorta **relaxierende Wirkungen**. Noradrenalin-Kontraktionen wurden stärker gehemmt als KCl-Kontraktionen. Die relaxierende Wirkung beruht wahrscheinlich auf einer Hemmung sowohl des Kalziumeinflusses in die Zelle als auch der Kalziumfreisetzung aus intrazellulären Speichern. Des Weiteren wird ein Antagonismus von α-1-Adrenorezeptoren diskutiert [28]. Mahonia aquifolium und vor allem Berberin und eine Bisbenzylisochinon-Fraktion besitzen eine starke Hemmwirkung auf das Komplement, also eine **immunmodulierende Wirkung** [18]. Im Euglena gracilis-Versuch wurde eine starke antimutagene Wirkung von Berebrin (Photoberberin-Alkaloid) nachgewiesen. Berberin unterdrückt dabei die durch Acridin Orange hervorgerufene Schädigung der Chloroplasten-DNA [6].

Hinweise zur Therapie

Dosierung

Mahonia aquifolium homöopathische Urtinktur in der Potenz D 2 oral. Cremes mit Urtinktur in 10%iger Lsg. (Rubisan® Creme und Salbe), standardisiert auf einen Gehalt an Berberin von 1%.

Darreichungsform: Als Darreichungsformen werden in der Monographie die Urtinktur und ihre Verdünnungen, Tabletten, Verreibungen, Streukügelchen, flüssige Verdünnungen zur Injektionen sowie Salben genannt [4].

Tipp Der Einsatz von Mahonia aquifolium ist sinnvoll bei leichten Formen der Psoriasis vulgaris, wobei die äußere Anwendung 2 x tgl. durchgeführt werden sollte.

Fertigarzneimittel

Rubisan® Salbe; Rubisan® Creme.

Rezepturen

Dekokt. 1–2 ml Fluidextrakt (Mahoniawurzel) 1:1 mit Ethanol 25% bis 3 x täglich [15].

Nebenwirkungen und Wechselwirkungen

Nicht bekannt.

Kontraindikation

Nicht bekannt bis auf Schwangerschaft [8].

Sensibilisierungspotenzial

Nicht bekannt.

Literatur

[1] Augustin M, Andrees U, Graf E, Schumacher M, Simon J, Schöpf E: Klinische und immundermatologische Studie zur Wirksamkeit der topischen Behandlungen der Psoriasis mit Mahonia aquifolium im Vergleich zur herkömmlichen Therapie mit Dithranol. Bericht des Forschungsbereiches UMR des BMBF, 1997

[2] Augustin M, Andrees U, Grimme H, Schöpf E, Simon J: Effects of Mahonia aquifolium ointment on the expression of adhesion proliferation, and activation markers in the skin of patients with psoriasis. Forsch Komplementarmed. 1999; 6 Suppl 2: 19–21

[3] Bezakova L, Misik V, Malekova L, Svajdlenka E, Kostalova D: Lipooxygenase inhibition and antioxidant properties of bisbenzylisoquinoline alkaloids isolated from Mahonia aquifolium. Pharmazie. 1996; 51(10): 758–61

[4] BGA: Mahonia aquifolium. Monographie der Kommission D am BGA. BAnz. Nr. 109 a, 1987

[5] BHP (British Homoeopathic Pharmacopoeia) 83, S 40–41

[6] Cernakova M, Kostalova D, Kettmann V, Plodova M, Toth J, Drimal J: Potential antimutagenic activity of berberine, a constituent of Mahonia aquifolium. BMC Complement Altern Med. 2002; 2(1): 2

[7] Cernakova M, Kostalova D: Antimicrobial activity of berberine – a constituent of Mahonia aquifolium. Folia Microbiol (Praha). 2002; 47(4): 375–8

[8] Chevallier A: Die Enzyklopädie der Heilpflanzen. 2. Aufl. BLV, München 2000

[9] Encke F: Pareys Blumengärtnerei. 2. Aufl. Parey, Berlin, Hamburg, 1960; S. 657

[10] FDR, Department of National Health and Welfare, Food and Drug Regulations-ammendent (Schedule Nr. 705), Canada Gazette, Teil1(March 11), 1989; S. 1350–59

[11] Galle K, Müller-Jakie B, Proebstle A, Jurcie K, Bladt S, Wagner H: Analytical and Pharmacological Studies on Mahonia aquifolium. Phytomedicine; 1992; 1: 59–62

[12] Gieler U: Neue Perpektive in der Psoriasistherapie mit Mahonia aquifolium- Therapie mit homöopathischen Externa. Dtsch Dermatol. 1992; 11:1201–7Grimme H, Augustin M: Phytotherapy in chronic dermatoses and wounds: what is the evidence? Forsch Komplementärmed. 1999; 6 Suppl 2: 5–8

[13] Hajnicka V, Kostalova D, Svecova D, Sochorova R, Fuchsberger N, Toth J: Effect of Mahonia aquifolium active compounds on interleukin-8 production in the human monocytic cell line THP-1. Planta Med. 2002; 68(3): 266-8
[14] Hänsel R, Keller K, Rimpler H, Schneider G: Hagers Handbuch der pharmazeutischen Praxis. Band 5 (Drogen E-Q), 5. Aufl. Springer, Berlin 1993
[15] Hänsel R: Mahonia aquifolium - ein pflanzliches Antipsoriatikum. Dtsch. Apoth. Ztg. 1992; 132: 2095-20-97, 1992
[16] Ji X, Li Y, Liu H, Yan Y, Li J: Determination of the alkaloid content in different parts of some Mahonia plants by HPCE. Pharm Acta Helv. 2000; 74(4): 387-91
[17] Kostalova D, Bukovsky M, Koscova H, Kardosova A: Anticomplement activity of Mahonia aquifolium bisbenzylisoquinoline alkaloids and berberine extract. Ceska Slov Farm. 2001; 50(6): 286-9
[18] Kostalova D, Kardosova A, Hajnicka V: Effect of Mahonia aquifolium stem bark crude extract and one of its polysaccahride components on production of IL-8. Fitoterapia. 2001; 72(7): 802-6
[19] Krüssmann G: Handbuch der Laubgehölze. Paul Parey. Berlin, Hamburg, 1977; Bd. 2, S. 289
[20] Mc Cutcheon AR, Ellis SM, Hancock RE, Towers GH: Antifungal screening of medicinal plants of British Columbian native peoples. J Ethnopharmacol. 1994; 44(3): 157-69
[21] Müller K, Ziereis K, Gawlik I: The antipsoriatic Mahonia aquifolium and its active constituents; II. Antiproliferative activity against cell growth of human keratinocytes. Planta Med. 1995; 61(5): 421-4
[22] Müller K, Ziereis K: The antipsoriatic Mahonia aquifolium and its active constituents; I. Pro- and antioxidant properties and inhibition of 5-lipooxygenase. Planta Med. 1994; 60(5):421-4
[23] Neugebauer H, Brunner K: Pharm Zentralh 80:241-245
[24] Pasqual MS, Lauer CP, Moyna P, Henriques JA: Genotoxicity of the isoquinoline alkaloid berberine in prokaryotic and eukaryotic organisms. Mutat Res. 1993; 28: 243-52
[25] Schindler H: Arzneim Forsch 2: 139-141
[26] Schwabe W: Homöopathisches Repetitorium. Arzneimittellehre in Tabellenform. Dr. W. Schwabe, Karlsruhe, 1956; S. 61
[27] Sotnikova R, Kettmann V, Kostalova D, Taborska E: Relaxant properties of some aporphine alkaloids from Mahonia aquifolium. Methods Find Exp Clin Pharmacol. 1997; 19(9): 589-97
[28] Vollekova A, Kostalova D, Sochorova R: Isoquinoline alkaloids from Mahonia aquifolium stem bark are active against Malassezia spp. Folia Microbiol (Praha). 2001; 46(2): 107-11
[29] Wenigmann M: Phytotherapie - Arzneipflanzen, Wirkstoffe, Anwendung. Urban & Fischer, München 1999
[30] Wiesenauer M: Mahonia aquifolium-Salbe bei Psoriasis vulgaris. Z Allgemeinmed. 1992; 68: 670-4

6.26 ■ Malve (Malva sylvestris – Wilde Malve)

M. Knop

Übersicht: Dermatologische Indikationen

+	Reizlinderung bei Schleimhautreizungen im Mund- und Rachenraum sowie im Magen-Darm-Bereich
?	Gastroenteritis, Blasenleiden, äußerlich zur Wundbehandlung

Botanische Beschreibung

Arzneipflanze:	Wilde Malve - Malva sylvestris
Pflanzenfamilie:	Malvaceae, Malvengewächse
Volkstümliche Namen:	Wilde Malvenblüten, Blaue Pappelblume, Käsepappelblüten, Käse- oder Rosspappelblätter
Arzneidroge:	Malvenblüten - Malvae flos, Malvenblätter - Malvae folium

Bei der Wilden Malve handelt es sich um einen Strauch oder ein ein- bis mehrjähriges Kraut, gewöhnlich mit einzelnen oder in Büscheln stehenden Sternhaaren. Sie ist hauptsächlich verbreitet in den gemäßigten Klimazonen Europas, Asiens, Nordafrikas und Nordamerikas. Sie wird auf trockenen, kalkhaltigen und stickstoffarmen Böden in Ungarn, der Tschecho-

slowakei, dem ehemaligen Jugoslawien, Bulgarien, Rumänien und Albanien angebaut. Arzneilich verwendet werden die getrockneten Malvenblüten und -blätter.
Malvenblätter sind rundlich oder nierenförmig, gefingert und am Blattgrund herzförmig. Die Schnittdroge besteht aus Fragmenten der rundlichen Blattstiele und der bräunlichgrünen, schwach behaarten Blattspreiten. Sie hat einen schwachen, charakteristischen Geruch und schmeckt beim Kauen schleimig und fade. Die Pulverdroge ist gelblichgrün. Minderqualitäten schmecken muffig bis säuerlich, rotbraun gefleckte Blätter weisen auf einen Befall mit dem Rostpilz Puccinia malvacearum hin.
Die Bezeichnung „subspecies Mauretiana" verweist auf das Herkunftsgebiet Mauretanien.

! CAVE
Befall mit Sporen von Puccinia malvacaerum (Malvenrost).

Inhaltsstoffe und Wirkprinzipien

Malvenblüten enthalten Polysaccharide (> 10% in den Malvenblüten, bis 17% in den Blättern), darunter Glucose (37 bzw. 9%), Galactose (17 bzw. 47%), Arabinose (20 bzw. 24%), Xylose (3 bzw.5%), Rhamnose (23 bzw. 5%). Ferner enthalten sind neutrale und saure Schleimstoffe (6–9% in den Blüten, 8% in den Blättern) als Galacturonsäure (24% bei den Blüten, 19% bei den Blättern). Die Flavonoide liegen als Anthcyan Malvin (roter Farbstoff) vor.
Malvenblätter enthalten ebenfalls Schleimstoffe, Flavonoide (als Besonderheit Flavonolsulfate) und Gerbstoffe.
Der hohe Schleimgehalt bestimmt die **reizlindernde Wirkung** der Malvenblüten und Malvenblätter. Durch die einhüllende Wirkung des Schleims werden entzündete Schleimhäute vor lokalen Reizungen geschützt.

Monographiesammlungen

Drogenmonographien für Malvenblüten: Flores Malvae DAB 7; Flos Malvae ÖAB 90; Malvae Flos Helv VII.
Drogenmonographien für Malvenblätter: Folia Malvae DAB 6; Folium Malvae ÖAB 90; Malvae Folium Helv VII.
Aufbereitungsmonographie der Kommission E: Positivmonographie (Malvenblätter und Malvenblüten) für die Indikationen Schleimhautreizungen im Mund- und Rachenraum, trockener Reizhusten (Standardzulassung Malvenblüten: Husten- und Bronchialtee I und II, Zul.-Nr. 2039.94.99 bzw. 2039.93.99).

Toxizität und Karzinogenität

Malvidinchlorid zeigt eine antispermatogene Wirkung am Affen in einer Dosierung von 50 mg/kg KG tägl. über 60 Tage. Über diese Wirkung beim Menschen ist derzeit nichts bekannt.

Anwendungsgebiete

Dermatologische Anwendungen

☞ auch 7.5 (Akne vulgaris).
Anwendung äußerlich zur Wundbehandlung in Form von Umschlägen und als Badezusatz bei **Entzündungen der Haut**.

Weitere Anwendungen

Die Pflanze wird eingesetzt zur Reizlinderung bei Schleimhautentzündungen im Mund- und Rachenraum und im Magen-Darm-Trakt.
Hemmung des Komplement-Systems durch Rhamnogalacturan bei Schafserythrozyten. Die Malvenblüten werden aufgrund des Anthocyan-Gehalts (roter Blütenfarbstoff) auch als Schmuckdroge verwendet.

Hinweise zur Therapie

Dosierung

Tagesdosis: Blüten und Blätter max. 5 g Droge.
Malvenblüten: 1,5 g – 2 g fein geschnittene Droge (1 Teel. = ca. 0,5 g) kaltem(!) Wasser ansetzen und kurz aufkochen oder mit kochendem Wasser übergießen, nach 10 Min. abseihen. Mehrmals täglich eine Tasse trinken
Malvenblätter: 3 – 5 g Malvenblätter (ca. 2 Teel.) mit ca. 150 ml siedendem Wasser übergießen und nach 10 – 15 Min. durch ein Sieb geben, alternativ in kaltem Wasser 2 – 3 Std. unter gelegentlichem Umrühren ziehen lassen. Mehrmals täglich eine Tasse trinken. Tagesdosis max. 5 g Droge.

Tipp Eine Kombination mit Eibischwurzel, Thymian, Spitzwegerich und Huflattich ist bei Husten sinnvoll.
Bei Neurodermitis oder auch subakuten Ekzemen 2 x tgl. Umschläge mit Malventee.

Fertigarzneimittel

Brust-Husten-Tee Stada® N; Hevert Tee Husten-Bronchial.

Rezepturen

Malvae Folium 10,0, Foeniculi Fructus, Anisi Fructus ana 5,0, M.f.species
D.S. 2 Teelöffel zum heißen Aufguss.

Nebenwirkungen

Malvenblüten und -blätter: Keine Nebenwirkungen bekannt.

Kontraindikationen

Malvenblüten und -blätter: Keine Kontraindikationen bekannt.

Wechselwirkungen

Malvenblüten und -blätter: Keine Wechselwirkungen bekannt.

Sensibilisierungspotenzial

Nicht bekannt.

Literatur

[1] BAnz (Bundesanzeiger) Nr. 43 vom 02.03.1989
[2] Bhargava SK: Anti-spermatogenic activity of malvidin chloride in langur monkeys (Presbytis entellus entellus Dufresne). Int J Androl. 1990; 13: 207 – 15
[3] Braun H: Arzneipflanzen-Lexikon Anwendung, Wirkung und Toxikologie, Gustav Fischer, Stuttgart 1979; S. 135
[4] Braun R: Standardzulassungen für Fertigarzneimittel. Deutsher Apotheker Verlag, Stuttgart 1991

[5] Deutschmann F, Hohmann B, Sprecher E, Stahl E: Drogenanalyse Morphologie und Anatomie. Gustav Fischer Stuttgart 1984
[6] Ebert K: Arznei-und Gewürzpflanzen. Wissenschaftliche Verlagsgesellschaft, Stuttgart 1982
[7] Fintelmann V, Menßen HG, Siegers CP: Phytotherapie Manual. 2. Aufl. Hippokrates, Stuttgart 1993
[8] Fischer R, Kartnig T: Drogenanalyse. Springer, Heidelberg 1978
[9] Franz G: Schleimpolysaccharide vom Althaea officinalis und Malva sylvestris. Planta Med. 1966; 14:90-110
[10] Heß HE, Landolt E, Hirzel R: Flora der Schweiz. Birkhäuser, Basel 1979
[11] Hoppe HA: Drogenkunde, 8. Aufl. Walter de Gruyter, Berlin 1975; S. 683-4
[12] Karawya MS, Balbaa SI, Afifi MS: Investigation of the carbohydrate contents of certain mucilaginous plants. Planta Med. 1971; 20: 14-23
[13] Karsten G, Weber U, Stahl E: Lehrbuch der Pharmakognosie. 9. Aufl. Gustav Fischer, Stuttgart 1962
[14] Schmid KM, Patterson GW: Distribution of cyclopropenoid fatty acids in malvaceous plant parts. Phytochemistry. 1988; 27: 2.831-4
[15] Schulze-Motel J (Hrsg.), Mansfeld R: Verzeichnis landwirtschaftlicher und gärtnerischer Kulturpflanzen (ohne Zierpflanzen). 2. Aufl. Springer Verlag, Berlin Heidelberg, New York, Tokyo, 1986; Bd. 2, S. 8959-63
[16] Sebald O, Seybold S, Philippi G: Die Farn-und Blütenpflanzen Baden-Würtembergs. Bd. 2, Verlag Eugen Ulmer, Stuttgart, 1992
[17] Spegg H: Planta Med. 1959; 7: 8-23
[18] Takeda K, Enoki S, Harbone JB, Eagles J: Malonated anthocyanins in Malvaceae: Malonylmalvin from Malva sylvestris. Phytochemistry. 1989; 28: 499-500
[19] Thomas H (Hrsg.): Handbuch der praktischen und wissenschaftlichen Pharmazie. Urban & Schwarzenberg, Berlin, Wien, 1931; Bd V, S. 1.312-6
[20] Tomoda M, Gonda R, Shimizu N, Yamada H: Plant mucilages. XLII. An anti-complementary mucilage from the leaves of Malva sylvestris var. mauritiana. Chem Pharm Bull. 1989; 37(11) 3029-32
[21] Wichtl M (Hrsg.): Teedrogen und Phytopharmaka. Ein Handbuch für die Praxis auf wissenschaftlicher Grundlage. 2. Aufl. Wissenschaftliche Verlagsgesellschaft, Stuttgart 1989.

6.27 ■ Melisse (Melissa officinalis)

B. Brieskorn

Übersicht: Dermatologische Indikationen

++	Herpesinfektionen
+	Insektenstiche
?	Haut- und Schleimhautentzündungen

Botanische Beschreibung

Arzneipflanze:	Melisse - Melissa officinalis
Pflanzenfamilie:	Lamiaceae, Lippenblütler
Englischer Name:	lemon balm
Volkstümliche Namen:	Zitronenmelisse, Citronelle, Herzkraut, Bienenkraut, Nervenkraut
Arzneidroge:	Melissenöl - Melissa aetheroleum, Melissenblätter - Melissae folium

Die Melisse ist eine ausdauernde, 70-90 cm hohe Pflanze mit wenig behaartem Stängel und eiförmigen Blättern, deren Rand grob kerbig gesägt ist. Ihre Blüten sind weiß-bläulich oder rosa und eher unscheinbar klein. Die frisch zerriebenen Blätter duften zitronenähnlich [11]. Ursprünglich war die Melisse in Südeuropa, Nordafrika und Westasien beheimatet. Heute findet man die Pflanze auf allen Kontinenten. Als Kulturpflanze wird die Melisse in Europa zur Drogengewinnung angebaut. Vor der Blütezeit von Juni bis August werden die Sprossteile gesammelt, da der Gehalt an ätherischen Ölen dann am höchsten ist [5, 8].
Das Melissenöl wird durch Wasserdampfdestillation gewonnen, die Laubblätter getrocknet [5].

Inhaltsstoffe und Wirkprinzipien

Melissenblätter enthalten **ätherisches Öl** mit den Monoterpenalkoholen Citral und Citronellal als Hauptkomponenten, **Gerbstoffe** und **Phenylcarbonsäuren** (Rosmarinsäure, Chlorogensäure, Kaffeesäure), **Flavonoide** (Luteolin 3'-glucuronide) und **Bitterstoffe**.
Der Gehalt an Öl und seine Zusammensetzung sind in den einzelnen Pflanzenteilen sehr unterschiedlich. Ebenso schwankt der Ölgehalt in denselben Pflanzen von einem Jahr zum anderen.
Das ätherische Öl der Melisse wirkt **sedativ, spasmolytisch und antiviral**. Die Fraktion der Phenylcarbonsäuren zeigt ebenfalls antivirale Aktivität sowie eine antiphlogistische und schwach adstringierende Wirkung [30]. Die Bitterstoffe regen die Magen- und Gallensaftsekretion an. Einige Flavonoide binden an Benzodiazepinrezeptoren [13]. Melissenblätter wirken **krampflösend, verdauungsfördernd und beruhigend**.

Monographiesammlungen

Drogenmonographien: Melissae folium DAB 10, Helv VII; Mélisse PFX; Folium melissae ÖAB 90.
Aufbereitungsmonographie der Kommission E: Positivmonographie (Melissenblätter) für die Indikationen nervös bedingte Einschlafstörungen und funktionelle Magen-Darm-Beschwerden.

Toxizität und Karzinogenität

In einem in-vitro-Versuch wurden 13 medizinische Pflanzen auf ihre mutagenen Eigenschaften untersucht. Diese zeigten sich als Änderung der conidialen Farbe von Aspergillus nidulans als Folge von mitotischem crossing-over, chromosomaler Malsegregation oder klastogenen Effekten. Nur eine der Substanzen (nicht jedoch Melissa officinalis!) stellte sich als genotoxisch heraus [27].
Es liegen keine weiteren Untersuchungen zur Toxizität oder Karzinogenität vor.

Anwendungsgebiete

Dermatologische Anwendungen

☞ auch 7.1 (Übersicht), 7.2 (Wundbehandlung), 7.4 (Schmerzen), 7.5 (Akne vulgaris), 7.8.1 (Herpes-simplex-Infektionen).

Antivirale Wirkung

Gut untersucht ist die antivirale Wirkung wässrigen Melisseextrakts gegenüber **Herpes simplex u.a. Viren** (Vaccinia Newcastle-Virus, semliki-Forest-Virus) in Tierversuchen [9, 20, 21]. Die virustatische Wirkung wird den in den Lamiaceen-Gerbstoffen enthaltenen Phenolcarbonsäuren zugesprochen, die an die Virusproteine und an die Proteine der Zellmembran binden, so dass die Virusabsorbtion in die Zelle verhindert wird. In einer klinischen Studie an 66 Patienten mit rekurrentem Herpes labialis trat vor allem am zweiten Tag der Therapie mit Melissencreme im Vergleich zur Placebogruppe eine deutliche Verbesserung in Hinblick auf Beschwerden, Größe der betroffenen Stelle und Blasen auf. Des Weiteren verkürzte die Therapie die Heilungszeit und beugte einem weiteren Ausbreiten der Infektion vor. Resistenzbildung des Herpes-Virus gegen die Substanz wird durch die vielfältigen Wirkungsmechanismen verhindert [19].
Denkbar ist die Anwendung der Melisse auch bei anderen Herpes-Infektionen (Windpocken, Herpes zoster). Außerdem wurde eine anti-HIV-1 Aktivität in vitro nachgewiesen. Die

wasserlöslichen Komponenten von Melissa officinalis (also nicht das ätherische Öl) hemmten signifikant die durch HIV-1 ausgelösten zytopathogenen Vorgänge in MT-4-Zellen, die Riesenzellbildung sowie die HIV-1 Reverse Transcriptase [32].

Antimikrobielle und pestizide Wirkung
Zur antimikrobiellen und pestiziden Wirkung sind Studien durchgeführt worden, die u.a. eine relativ hohe antibakterielle Wirkung gegen Keime zeigten, die bei **Wunden** und **Ekzemen** häufig auftreten (Staphylococcus aureus, Proteus vulgaris, Escherichia coli, Bacillus subtilis u.a.) [10, 18, 25]. Melissenöl ist 50- bis 80fach toxischer für Trypanosoma brucei als für menschliche HL-60-Zellen [24]. Die fungizide Wirkung gegenüber Trichophyton rubrum, Trichophyton equinuum und Microsporum gypseum durch Melissenöl wurde 1984 durch Dikshit belegt [10]. Melissenöl hemmt des Weiteren bei einer Konzentration von 500 µg/ml vollständig das Wachstum verschiedener Hefen (Torulaspora delbrueckii, Zygosaccharomyces bailii, Pichia membranifaciens, Dekkera anomala, Yarrowia lipolytica, Sacharomyces cerevisiae). Für diese Wirkung wird seine Hauptkomponente (58,3%) Citral verantwortlich gemacht [1].

Antioxidative Wirkung
Melisse und andere Kräuter enthalten hohe Konzentrationen an Antioxidanzien [11], die vor allem durch die phenolischen Komponenten repräsentiert werden. Melissenextrakte hemmen in vitro beträchtlich sowohl die enzymabhängige als auch die enzymunabhängige Lipidperoxigenierung konzentrationsabhängig [15].

Weitere Anwendungen

Traditionell wird die sedative, karminative und spasmolytische Wirkung der Melisse genutzt [30]. Insbesondere bei nervösen Erregungszuständen, wie z.B. Schlafstörungen, Magen-Darm-Beschwerden und funktionellen Tachykardien wirkt die Melisse ausgleichend. In einem Tierversuch an Ratten wurde die anti-ulcerogene Wirkung von Melissenextrakten bei Indometacin-induzierten Magenulzera nachgewiesen. Die Säuresekretion und die Ausschüttung von Leukotrienen waren vermindert, die Schleimsekretion und die Ausschüttung von Prostaglandin E2 erhöht [17].
Die **sedative Wirkung** ist in vielen Tierversuchen, z.B. an Mäusen, belegt [30]. Melissenöl verdrängt 3H-N-Scopolamin und vor allem 3H-N-Nicotin von den muskarinischen und nikotinischen Acetylcholinrezeptoren des menschlichen ZNS. Diese cholinerge Wirkung erklärt den gedächtnisfördernden Effekt der Melisse und den daraus resultierenden Einsatz in der Alzheimer-Therapie [26, 31]. In einer klinischen Studie an 20 Probanden wurde der Einfluss auf Stimmung und kognitive Fähigkeiten untersucht. Bei Gabe von niedrigen Dosen (300 mg) wurde Ruhe, von mittleren Dosen (600 mg) eine Steigerung der Konzentrationsfähigkeit, und bei hohen Dosen (900 mg) eine Reduktion der Wachsamkeit beobachtet [16]. Als Aromatherapie bei motorischer Unruhe von Demenz-Patienten führt Melissenlotion zu einer Verbesserung der Symptome und der Lebensqualität [3].
Eine leicht **choleretische** [7] und **antibakterielle Wirkung** der Melisse ist ebenso bekannt. Wässriger Melissengeist-Extrakt zeigte im Tierversuch einerseits einen hormonblockierenden Effekt, andererseits eine schilddrüsenhormonähnliche Wirkung an der Hypophyse, sodass der TSH-Serumspiegel signifikatn gesenkt wurde [28]. Nicht belegt ist die antioxidative [22], in Norditalien übliche Anwendung der Melisse bei Rheuma und Nervenschmerzen [7], sowie bei steifem Nacken [22].

Bei TAMMARO [29] findet sich ein weiterer Hinweis auf antihypertensive Wirkung. Melissenöl zeigte im Tierexperiment gute expektorierende Wirkung, eine Anwendung bei Bronchitis wäre denkbar [30].

Hinweise zur Therapie

Dosierung

Tagesdosis: 1,5–4,5 g Droge. (3–7 TL) auf 150 ml 10–15 Min. ziehen lassen, mehrmals täglich eine Tasse.
Darreichungsform: ätherisches Öl, Presssaft, Krautextrakt, alkoholisches Destillat, Creme, Badezusätze und Tee.

Tipp Presssaft findet bei Abschürfungen und Schnittwunden Anwendung. Melissenöl kann als mildes Desinfiziens verwendet werden.

Fertigarzneimittel

Monopräparate: Lomaherpan-Creme® (5 g enthalten 0,05 g Trockenextrakt aus Melissenblättern).
Kombinationspräparate (bei Magen-Darm-Beschwerden): Iberogast® Tinktur (u.a. Bittere Schleifenblume, Angelikawurzel, Kamillenblüten, Kümmel, Melissenblätter, Pfefferminzblätter Süßholzwurzel) Abdomilon® N Flüssigkeit (u.a. Angelikawurzel, Anis-, Baldrianöl, Kalmuswurzel, Melissenblätter, Menthol, Wermutkraut).
Zusätzlich gibt es Melisse als Tee bzw. Teemischungen.

Rezepturvorschlag

Lokale Anwendung (z.B. Herpes zoster): 5 Tr. Melissenöl mit 1 TL Olivenöl mischen und vorsichtig die schmerzende Stelle einreiben.

Nebenwirkungen

Es sind keine unerwünschten Wirkungen, Anwendungsbeschränkungen oder Wechselwirkungen bekannt.

Kontraindikationen

Es sind keine Kontraindikationen bekannt.

Wechselwirkungen

Wechselwirkungen mit anderen Arzneimitteln sind nicht bekannt [4].

Sensibilisierungspotenzial

Das Sensibilisierungspotenzial eines Melissenextraktes wird als äußerst schwach eingestuft [14], was übereinstimmt mit der geringen Anzahl beobachteter klinischer Fälle. Es wurde in einem Versuch an Meerschweinchen untersucht [11].

Literatur

[1] Araujo C, Sousa MJ, Ferreira MF, Leao C: Activity of essential oils from Mediterranean Lamiaceae species against food spoilage yeasts. J Food Prot. 2003; 66(4):625–32

[2] Ballard CG, O'Brien JT, Reichelt K, Perry EK: Aromatherapy as a safe and effective treatment for the management of agitation in severe dementia: the results of a double-blind, placebo-controlled trial with Melissa. J Clin Psychiatry. 2002; 63(7):553–8

[3] BAnz (Bundesanzeiger) Nr. 228, 05.12.1984
[4] Hänsel R, Keller K, Rimpler H, Schneider G: Hagers Handbuch der pharmazeutischen Praxis. Band 5 (Drogen E–Q), 5. Aufl. Springer, Berlin 1993
[5] Braun H, Frohne D: Heilpflanzen-Lexikon. Wirkungen, Verordnungen, Selbstmedikation. 6. Aufl. Gustav Fischer, Stuttgart 1994; S. 589–90
[6] Cappelletti EM, Trevisan R, Caniato R: External antirheumatic and antineuralgic herbal remedies in the traditional medicine of north-eastern Italy. J Ethnopharmacol. 1982; 6(2): 161–90
[7] Chabrol E, Charonnat R, Maximin M, Busson A: CR. L'action choléretique des composées. Soc. Biol 109, 1932; 275–8
[8] Chevallier A: Die Enzyklopädie der Heilpflanzen. 2. Aufl. BLV München 2000
[9] Cohen RA, Kucera LS, Herrmann EC jr: Antiviral activity of melissa officinals (Limon Balm). Proc. Soc. Exp. Biol. Med. 1964; 117: 431–34
[10] Dikshit A, Husain A: Antifungal action of some essential oils against animal pathogens. Fitoterapia. 1984; 55 171–6
[11] Dragland S, Senoo H, Wake K, Holte K, Blomhoff R: Several culinary and medicinal herbs are important sources of dietary antioxidants. J Nutr. 2003; 133(5): 1286–90
[12] Fischer G, Krug E: Heilkräuter und Arzneipflanzen. 7. Aufl. Haug Heidelberg, 1984; S. 170
[13] Gyllenhaal C, Merritt SL, Peterson SD, Block KI, Gochenour T: Efficacy and safety of herbal stimulants and sedatives in sleep disorders. Sleep Med Rev. 2000; 4(3): 229–51
[14] Hausen BM, Schulze R: Comparative studies of the sensitizing capacity of drugs used in herpes simplex. Derm Beruf Umwelt. 1986; 34(6): 163–70
[15] Hohmann J, Zupko I, Redei D, Csanyi M, Falkay G, Mathe I, Janicsak G: Protective effects of the aerial parts of Salvia officinalis, Melissa Officinalis and Lavandula angustifolia and their constituents against enzyme-dependent and enzyme-independent lipid peroxidation. Planta Med. 1999; 65(6): 576–8
[16] Kennedy DO, Scholey AB, Tildesley NT, Perry EK, Wesnes KA: Modulation of mood and cognitive performance following acute administration of Melissa officinalis. Pharmacol Biochem Behav. 2002; 72(4): 953–64
[17] Khayyal MT, el-Ghazaly MA, Kenawy SA, Seif-el-Nasr M, Mahran LG, Kafafi YA, Okpanyi SN: Anti-ulcerogenic effect of some gastrointestinally acting plant extracts and their combination. Arzneimittelforschung. 2001; 51(7): 545–53

[18] Knobloch K, Pauli A, Iberl B, Weis N, Weigand H: In: Schreier P. (Hrsg) Bioflavor 87. Walter de Gruyter & Co. Berlin, 1988; S. 287
[19] Koytchev R, Alken RG, Dundarov S: Balm mint extract (Lo-701) for topical treatment of recurrent herpes labialis. Phytomedicine. 1999; 6(4): 225–30
[20] Kucera LS, Cohen RA, Herrmann EC jr: Antiviral activities of extracts of the lemon balm plant. Ann N Y Acad Sci. 1965; 130(1): 474–82
[21] Kucera LS, Herrmann EC jr: Antiviral substances in plants of the mint family (labiatae). I. Tannin of Melissa officinalis. Proc Soc Exp Biol Med. 1967; 124(3) 865–9
[22] Lamaison JL, Petitjean-Freytet C, Carnat A: Medicinal Lamiaceae with antioxidant properties, a potential source of rosmarinic acid. Pharm. Acta. Helv 66, 1991; 185–8
[23] Leporatti ML, Posocco E, Pavesi A: Some new therapeutic uses of several medicinal plants in the province of Terni (Umbria, Central Italy). J Ethnopharmacol. 1985; 14(1): 65–8
[24] Mikus J, Harkenthal M, Steverding D, Reichling J: In vitro effect of essential oils and isolated mono- and sequiterpenes on Leishmania major and Trypanosoma brucei. Planta Med. 2000; 66(4): 366–8
[25] Möse JR, Lukas G: In: Arzneim. Forsch. 1957; 7: 687–92
[26] Perry EK, Pickering AT, Wang WW, Houghton PJ, Perry NS: Medicinal Plants and Alzheimer's disease: from ethnobotany to phytotherapy. J Pharm Pharmacol. 1999; 51(5):527–34
[27] Ramos Ruiz A, De la Torre RA, Alonso N, Villaescusa A, Betancourt J, Vozoso A: Screening of medicinal plants for induction of somatic segregation activity in Aspergillus nidulans. J Ethnopharmacol. 1996; 52(3): 123–7
[28] Sourgens H, Winterhoff H, Gumbinger HG, Kemper FH: Antihormonal effects of plant extracts: TSH suppressing and pürolactin suppressing properties of Lithospermum officinale and other plants. Planta Med. 45, 1982; 78–86
[29] Tammaro F, Xepapadakis G: Plants used in phytotherapy, cosmetics and dyeing in the Pramanda district (Epirus, North-West Greece). J Ethnopharmacol. 1986; 16(2-3): 167–74
[30] Wagner H, Wiesenauer M: Phytotherapie. Gustav Fischer, Stuttgart 1995

[31] Wake G, Court J, Pickering A, Lewis R, Wilkins R, Perry E: CNS acethycholine receptor activity in European medicinal plants traditionally used to improve failing memory. J Ethnopharmacol. 2000; 69(2): 105–14
[32] Yamasaki K, Nakano M, Kawahata T: Anti-HIV-1 activity of herbs in Labiatae. Biol Pharm Bull. 1998; 21(8): 829–33

6.28 ■ Minzöl (Mentha arvensis aetheroleum)

B. Schönfeld

Übersicht: Dermatologische Indikationen

? Antimikrobielle und antiphlogistische Wirkung, Pruritis

Botanische Beschreibung

Arzneipflanze:	japanische Minze – Mentha arvensis
Pflanzenfamilie:	Lamiaceae
Englischer Name:	cornmint, field mint
Volkstümliche Namen:	Feldminze, japanische Minze, chinesische Ackerminze
Arzneidroge:	Minzöl – Menthae arvensis aetheroleum; Minzblätter – Menthae herba

Die Ackerminze ist eine mehrjährige, ausdauernde, bis 60 cm hohe Pflanze mit vierkantigem Stängel, gezähnten, einförmigen oder lanzettlichen Blättern und gequirlten blasslila Blüten in den Blattachseln. Die Nüsschen sind hellbraun [3, 5].
Verbreitet ist sie in gemäßigten Klimazonen der Nordhalbkugel [3]. Angebaut wird sie vor allem in China, Brasilien, Indien und Japan [5].
Das ätherische Öl wird durch Wasserdampfdestillation des frischen, blühenden Krauts und anschließender, teilweiser Abtrennung des Menthols und Rektifizierung gewonnen. Beste Ausbeute an Öl erhält man vor dem vollständigen Ausblühen [5].

Inhaltsstoffe

Das Minzöl zeichnet sich durch einen besonders hohen Gehalt an Menthol aus (frisch destilliert 80–90%, im Handel dementholisiert 25–40%) [5, 19]. Weitere enthaltene Terpene sind Menthon (15–30%), Menthylacetat (1–5%), Isomenthon (7–12%), Limonen (3–10%) und in Konzentrationen unter 1% Camphen, 1,8-Cineol, Linalool, Terpineol und andere.
In den Samen findet man hauptsächlich fettes Öl mit Linolensäure und Linolsäure [5].

Monographiesammlungen

Drogenmonographien: Menthae arvensis aetheroleum DAB 10; dementholized mint oil BP 88; huile essentielle de Mentha arvensis partiellement dementholée PFX; Herba Menthae ChinPIX.

Aufbereitungsmonographie der Kommission E: Positivmonographie für folgende Inidkationen:

- **Innere Anwendung:** funktionelle Magen-Darm-Beschwerden mit Meteorismus, Gallebeschwerden, Katarrhe der Atemwege.
- **Äußere Anwendung:** Myalgien, neuralgieforme Beschwerden.

Toxizität und Karzinogenität

Im Tierversuch an Ratten (Dosis: 3,750 oder 7,500 ppm) und Mäusen (Dosis: 2,000 oder 4,000 ppm) konnte belegt werden, dass Menthol in den verwendeten Dosen, über einen Zeitraum von 103 Wochen angewendet, nicht karzinogen ist [13].

Anwendungsgebiete

Menthol ist für seine kühlende Wirkung und für seinen Minz-Geschmack und -Geruch bekannt. Verwendet wird es in Mundwasser, Einreibemitteln, Nasensprays, schleimlösenden Mitteln, Hustenbonbons, juckreizstillenden Lotionen und bei der Zigarettenherstellung [13]. Angewendet wird es bei Rhinitis zur Inhalation (sekretolytische Wirkung), bei M. Bechterew, Lumboischialgien, Fibromyalgien und anderen Erkrankungen des Bewegungsapparates zur Muskelentspannung und zur Schmerzlinderung, bei Neuralgien, in der Aromatherapie und bei Pruritus durch allergische Erkrankungen [1].

Dermatologische Anwendungen

☞ auch 7.1 (Übersicht), 7.4 (Schmerzen).

Antimikrobielle Wirkung

Minzöl hat eine starke Agardiffusionstest war unverdünntes Minzöl wirksam gegen sechs grampositive, vier gramnegative Bakterien und gegen 20 Pilzstämme [5]. Es hemmt dosisabhängig das Wachstum von Helicobacter pylori, Salmonella enteritidis, Escherichia coli, Methicillin-resistentem Staphylococcus aureus (MRSA) und Methicillin-sensitivem Staphylococcus aureus (MSSA) [6].

Minzöl hat eine starke fungitoxische Wirkung auf Trichophyton rubrum und Microsporum gypseum [10]. Es schützt Saatgut (z.B. Weizen) vor dem Befall mit Aspergillus flavus und dem Rüsselkäfer (Sitophilus oryzae) [11, 18].

Antiphlogistische Wirkung

Anwendungsbeobachtungen bei **chronisch-entzündlichen Dermatosen** in der Universitäts-Hautklinik Freiburg zeigten eine antiphlogistische Wirkung von Minzöl. Wässriger Minzextrakt hemmt dosisabhängig die Histaminausschüttung von aktivierten Peritonealmastzellen der Ratte und die durch Anti- Dinitrophenyl (DNP)-IgE ausgelöste TNF-α-Produktion. Er hemmt immunologische (Sensibilisierung der Haut mit anti-DNP IgE und anschließende Antigeninjektion führt zu passiver kutaner anaphylaktischer Reaktion) und nicht-immunologische (Injektion der so genannten Verbindung 48/80 führt zu systemischer anaphylaktischer Reaktion) anaphylaktische Reaktionen bei intraperitonealer, i.v. und oraler Gabe [17]. Die antiphlogistische Wirkung des Minzöls in Vergleich zu anderen pflanzlichen Antiphlogistika wurde im Mai 2003 durch eine klinische, plazebo-kontrollierte Studie an 46 hautgesunden Probanden des Hautyps II und III im UV-Erythemtest untersucht. Es wurde eine deutliche Erythemreduktion beobachtet, genaue Daten liegen jedoch noch nicht vor.

Weitere Anwendungen

Minzextrakt schützt vor Schäden durch γ-Strahlen. Diese **radioprotektive Wirkung** konnte an Mäusen nachgewiesen werden, die einer Bestrahlung von 6–10 Gray ausgesetzt wurden. Die optimale Dosis des Chloroform-Extraktes von 10 mg/kg KG führte zu einer Verringerung der Mortalität und des Schweregrades von Bestrahlungsfolgen. Bis zu Dosen von 1000 mg/kg KG war der Extrakt nicht-toxisch [7]. Die Polyphenol-Fraktion des Minzextraktes schützt in vitro das Low-densitiy-Lipoprotein (LDL) vor Oxidation (**antioxidative Wirkung**) und löst eine Hochregulierung der LDL-Rezeptordichte in HepG2-Zellen aus [15]. Die **antifertile Wirkung** der Minze ist schon seit langem bekannt. Alkoholische Extrakte hemmen die Ovulation in Kaninchen [9] und die Implantation [2], und durch eine uterotonische Wirkung führen sie zur Schwangerschaftsunterbrechung bei Ratten [8, 14]. In männlichen Albino-Mäusen rufen sie in Konzentrationen von 10 mg/kg KG eine reversible Verminderung der Fruchtbarkeit hervor. Das Gewicht von Hoden und akzessorischen Geschlechtsorganen wird verringert, ebenso die Konzentration, Beweglichkeit und das Überleben der Spermien in der Cauda epididymidis [16]. In Seminalvesikeln von Ratten wurde die Fructose-Synthese gehemmt [12].

Hinweise zur Therapie

Dosierung

Innere Anwendung: Mittlere Tagesdosis 3–6 Tropfen. Zur Inhalation 3–4 Tropfen in heißes Wasser geben.
Äußere Anwendung: Einige Tropfen auf die betroffen Hautpartie auftragen.
Darreichungsform: Halbfeste und ölige Zubereitungen (5–20% äther. Öl), wässrig-ethanolische Zubereitungen (5–10% äther. Öl).

CAVE
Bei Säuglingen und Kleinkindern sollten stark riechende ätherische Öle nicht im Gesicht, speziell im Bereich der Nase, oder großflächig auf Brust und Rücken angewendet werden!

Fertigarzneimittel

JHP Rödler® Tropfen, Kneipp® Minzöl Trost® Tropfen.

Nebenwirkungen

Bei empfindlichen Personen können Magenbeschwerden auftreten [5]. Minzblätterextrakte haben antifertile Wirkung [5].

Kontraindikationen

Innere Anwendung nicht bei Verschluss der Gallenwege, Gallenblasenentzündungen und schweren Leberschäden. Bei Säuglingen und Kleinkindern sollten stark riechende ätherische Öle nicht im Gesicht, speziell im Bereich der Nase, oder großflächig auf Brust und Rücken angewendet werden, da sonst Gefahr von Glottiskrampf oder Bronchospasmen (Kratschmer-Reflex) besteht. Bei Asthma bronchiale können sie den Spasmus verstärken [1, 5].

Wechselwirkungen

Keine bekannt.

Sensibilisierungspotenzial

Keine Sensibilisierung bei 22 freiwilligen Probanden durch 8% Minzöl in Vaseline [5].

Literatur

[1] Augustin M, Schmiedel V: Leitfaden Naturheilkunde. 4. Aufl. Urban & Fischer, München 2003
[2] Chaudhury RR: The quest for a herbal contraceptive. Natl Med J India. 1993; 6(5): 199–201
[3] Chevallier A: Die Enzyklopädie der Heilpflanzen. 2. Aufl. BLV, München 2000

[4] Fintelmann V, Menßen HG, Siegers CP: Phytotherapie Manual. 2. Aufl. Hippokrates, Stuttgart 1993
[5] Hänsel R, Keller K, Rimpler H, Schneider G: Hagers Handbuch der pharmazeutischen Praxis. Band 5 (Drogen E–Q), 5. Aufl. Springer, Berlin 1993
[6] Imai H, Osawa K, Yasuda H, Hamashima H, Arai T, Sasatsu M: Inhibition by the essential oils of peppermint and spearmint of the growth of pathogenic bacteria. Microbios. 2001; 106 Suppl 1: 31–9
[7] Jagetia GC, Baliga MS: Influence of the leaf extract of Mentha arvensis Linn. (mint) on the survival of mice exposed to different doses of gamma radiation. Strahlenther Onkol. 2002; 178(2): 91–8
[8] Kanjanapothi D, Smittasiri Y, Panthong A, Taesotikul T, Rattanapanone V: Postcoital antifertility effect of Mentha arvensis. Contraception. 1981; 24(5): 559–67
[9] Kapoor M, Garg SK, Mathur VS: Antiovulatory activity of five indigenous plants in rabbits. Indian J Med Res. 1974; 62(8): 1225–7
[10] Kishore N, Mishra AK, Chansouria JP: Fungitoxicity of essential oils against dermatophytes. Mycoses. 1993; 36(5-6): 211–5
[11] Lee SE, Lee BH, Choi WS, Park BS, Kim JG, Campbell BC: Fumigant toxicity of volatile natural products from Korean spices and medicinal plants towards the rice weevil, Sitophilus oryzae (L). Pest Manag Sci. 2001; 57(6): 548–53
[12] Mathur R: Fructolysis effect of 50% ethanolic extract of Mentha arvensis Linn. (leaves) in seminal vesicles of rat. Acta Eur Fertil. 1991; 22(4): 219–20
[13] National Toxicology Program: Bioassay of dl-Menthol for Possible Carcinogenicity (CAS No. 89-78-1). Natl Toxicol Program Tech Rep Ser. 1979; 98: 1–131
[14] Primorac M, Sekulovic D, Antonic S: In vitro determination of the spermicidal activity of plant saponins. Pharmazie. 1985; 40(8): 585
[15] Salleh MN, Runnie I, Roach PD, Mohamed S, Abeywardena MY: Inhibition of low-density lipoprotein oxidation and up-regulation of low-density lipoprotein receptor in HepG2 cells by tropical plant extracts. J Agric Food Chem. 2002; 50(13): 3693–7
[16] Sharma N, Jacob D: Assessment of reversible contraceptive efficacy of methanol extract of Mentha arvensis L. leaves in male albino mice. J Ethnopharmacol. 2002; 80(1): 9–13
[17] Shin TY: Inhibition of immunologic and nonimmunologic stimulation-mediated anaphylactic reactions by the aqueous extract of Mentha arvensis. Immunopharmacol Immunotoxicol. 2003; 25(2): 273–83
[18] Varma J, Dubey NK: Efficacy of essential oils of Caesulia axillaris and Mentha arvensis against some storage pests causing biodeterioration of food commodities. nt J Food Microbiol. 2001; 68(3): 207–10
[19] Wenigmann M: Phytotherapie – Arzneipflanzen, Wirkstoffe, Anwendung. Urban & Fischer, München 1999

6.29 ■ Myrrhe (Myrrha)

V. Weickmann

Übersicht: Dermatologische Indikationen

++	Schleimhautentzündungen im Mund- und Rachenraum
+	Prothesendruckstellen
?	Akne, Furunkel

Botanische Beschreibung

Arzneipflanze:	Myrrhenstrauch – Commiphora molmol
Pflanzenfamilie:	Burseraceae, Weihrauchgewächse
Volkstümliche Namen:	Hexenbesen, Drudenfuß
Arzneidroge:	Myrrhe – Myrrha

Myrrhe ist das Harz, das aus der Rinde des Myrrhenstrauches (Commiphora molmol) austritt [3]. Das Harz wird durch Anschneiden der Zweige gewonnen und zum weiteren Gebrauch getrocknet [2]. Die Myrrhe kann allerdings auch von anderen Commiphora-Arten stammen, soweit die Droge in ihrer chemischen Zusammensetzung vergleichbar ist [7]. Bisher wurden über 250 Commiphora-Arten beschrieben. Der Myrrhenstrauch gehört zu der Familie der Weihrauchgewächse (Burseraceae) und wächst in Südafrika, Arabien und Indien [6].

Inhaltsstoffe

Die wesentlichen Inhaltsstoffe sind 60% Gummi (Proteoglykane), 35% Harz (Triterpensäure), 5% ätherisches Öl (Sesquiterpene und Monoterpene wie α-Pinen). Der Wirkmechanismus der Gerbstoffdroge ist nicht untersucht, sie hat adstringierende, desinfizierende und granulationsfördernde Eigenschaften.

Monographiesammlungen

Drogenmonographien: Myrrhe, DAB; Myrrha, Helv. und ÖAB.
Aufbereitungsmonographie der Kommission E: Positivmonographie (Myrrhe) für die Indikation leichte Entzündungen der Mund- und Rachenschleimhaut.

Toxizität und Karzinogenität

In der aktuellen Literatur sind keine Angaben zur Toxizität bzw. Kanzerogenität der Myrrhe aufgeführt.

Anwendungsgebiete

Dermatologische Anwendungen

☞ auch 7.1 (Übersicht), 7.10 (Dermatomykosen).
Die Myrrhe wird zur lokalen Behandlung von **Schleimhautentzündungen** im **Mund- und Rachenraum** (Halsentzündungen, Stomatitis, Gingivitis) verwendet [10]. Die Wirkung beruht auf den adstringierenden, granulationsfördernden und desinfizierenden Eigenschaften der drei Hauptinhaltsstoffe (Gummi, Harz, Öl), wobei die antiseptische Wirkung und auch die Stimulation von Makrophagen besonders dem Harz zugesprochen wird [5].
Aufgrund der adstringierenden Wirkung wird die Myrrhe zur Prophylaxe und Therapie von **Prothesendruckstellen** eingesetzt [6]. Ferner ist die erfolgreiche Myrrhe-Behandlung von Akne und Furunkeln in der Literatur beschrieben worden, was auf die antiseptische Wirkungskomponente der Myrrhe zurückgeführt wird [2].

Weitere Anwendungen

Myrrhe wird aufgrund ihrer adstringierenden und desinfizierenden Wirkung in Form von Dragees zur Prophylaxe und Therapie unspezifischer Darminfektionen verwendet [1]. Eine groß angelegte Praxisstudie konnte zeigen, dass die Myrrhe sehr erfolgreich bei Pilzbefall des Darmes eingesetzt werden kann. Dieses Ergebnis wird vor allem auf eine experimentell nachgewiesene antimykotische Wirkung der Myrrhe zurückgeführt [4].

Hinweise zur Therapie

Dosierung

Da die Myrrhe schlecht wasserlöslich ist, wird sie häufig in Form einer alkoholischen Tinktur angewendet. Die Myrrhentinktur (1:5) wird 2–3 x täglich unverdünnt auf die entzündeten Bereiche aufgetragen. Zum Spülen und Gurgeln verwendet man eine verdünnte Tinktur (5–10 Tropfen in ein Glas Wasser geben).
Bei Prothesendruckstellen kann z.B die Myrrhe und Kamille enthaltende Ad-Muc® Salbe verordnet werden (2 x täglich auftragen bzw. einmassieren).

Fertigarzneimittel

Monopräparate: Inspirol P forte Tinktur; Myrrhentinktur „Hetterich".
Kombinationspräparate: Repha-Os Mundspray S (zusammen mit Tormentillwurzelstock, Ratanhiawurzel); Ad-muc® Salbe Myrrhe (zusammen mit Kamillenblüten); Myrrhinil-Intest® Dragees (Myrrhe, Kaffeekohle, Trockenextrakt aus Kamillenblüten).

Rezepturen

Myrrhentinktur: 1 Teil Myrrhe wird mit 5 Teilen 90-prozentigem Alkohol mazeriert und 10–14 Tage kühl, dunkel und verschlossen gelagert. Im Anschluss werden die festen Bestandteile abgetrennt und in dunklen Flaschen bis zu 2 Jahren aufbewahrt.

Nebenwirkungen

Unerwünschte Wirkungen sind nicht bekannt.

Kontraindikationen

Alkoholische Tinkturen sollten während der Schwangerschaft oder bei Gastritis nicht verwendet werden.

Wechselwirkungen

Es sind keine Wechselwirkungen mit anderen Drogen beschrieben worden.

Sensibilisierungspotenzial

Die Myrrhe gehört zu den Pflanzenarten mit geringer Sensibilisierungspotenz.

Literatur

[1] Braun H, Frohne D: In: Heilpflanzenlexikon. Gustav Fischer, Stuttgart 1994
[2] Chevallier A: Die Enzyklopädie der Heilpflanzen. 2. Aufl. BLV, München 2000
[3] Fintelmann V, Menßen HG, Siegers CP: Phytotherapie Manual. 2. Aufl. Hippokrates, Stuttgart 1993
[4] NHK-Industrie und Forschung, 1999
[5] Reger K: In: Hildegard-Medizin – die natürlichen Kräuterrezepte und Heilverfahren der hl. Hildegard von Bingen. Verlag Mosaik bei Goldmann, 1998
[6] Schmiedel V, Augustin M: Handbuch Naturheilkunde. Haug, Heidelberg 1997
[7] Wichtl M (Hrsg.): Teedrogen und Phytopharmaka. Ein Handbuch für die Praxis auf wissenschaftlicher Grundlage. 2. Aufl. Wissenschaftliche Verlagsgesellschaft, Stuttgart 1989
[8] www.vitamins.com/encyclopedia/Herb/Myrrh.htm

6.30 ■ Nachtkerze (Oenothera biennis)

U. Buhrke

Übersicht: Dermatologische Indikationen

+	Atopische Dermatitis
?	Allergisches Asthma, Psoriasis vulgaris, Akne vulgaris

Botanische Beschreibung

Arzneipflanze:	Nachtkerze – Oenothera biennis, Oleum oenotherae, Oleum Oenothera biennis
Pflanzenfamilie:	Onagraceae
Volkstümliche Namen:	Gemeine Nachtkerze, Eierblume, Gelbe Raunzel, Gelber Nachtschatten, Härekraut, Nachtschlüsselblume, Rübenwurzel, Schinkenkraut, Stolzer Heinrich, Weinblume
Arzneidroge:	Öl der Samen – Oenothera Biennis

Oenothera biennis ist eine zweijährige bis zu 2 m hohe Pflanze mit mehreren aufrechten, beblätterten und behaarten Stängel, welche im Sommer goldgelbe, süß duftende Blüten mit 2–5 cm lange Blütenröhren besitzen, die sich spät abends öffnen. Die Kronblätter sind 2–3 cm lang, die Staubblätter erscheinen wesentlich kürzer. Die Grundblätter sind länglich und eiförmig, gezähnt und ganzrandig, die Stängelblätter sind zahlreich und kleiner. Die Oenothera biennis stammt ursprünglich aus Nordamerika und wurde nach Europa eingeschleppt. Sie wächst auf anspruchslosen Böden.

Inhaltsstoffe

Die Hauptinhaltsstoffe sind essentielle Fettsäuren, die Triglycerole enthalten 65–80% Linolsäure und 8–14% Gamma-Linolensäure (Gammolensäure), sowie Vitamin E und Mineralien. Linolsäure und γ-Linolensäure sind Vorstufen der Arachidonsäure, aus der die Prostaglandine E_1 und E_2 gebildet werden. Diese fördern die Reifung und Differenzierung der T-Lymphozyten und hemmen die Bildung von IgE in den B-Lymphozyten. Zusätzlich hat Prostaglandin E_1 eine antiinflammatorische Wirkung und ist ein Gegenspieler des entzündungsfördernden Leukotriens B_4.

Monographiesammlungen

Drogenmonographie: Oenothera biennis HAB 34.

Toxizität und Karzinogenität

Keine bekannt.

Anwendungsgebiete

Dermatologische Anwendungen

☞ auch 7.1 (Übersicht), 7.6 (Ekzeme), 7.7 (Psoriasis vulgaris).

Linolsäure und Gamma-Linolensäure werden als essentiell bezeichnet, da sie für den Organismus lebenswichtig sind, er sie jedoch nicht selbst herstellen kann und somit dem Körper zugeführt werden müssen. Erste Berichte zur Anwendung der Nachtkerze finden sich bei den Algonkin-Indianern in Nordamerika. Sie wendeten den zerstampften ölhaltigen Samen

bei Hautausschlägen an. 1749 wurde die Nachtkerze von einem schwedischen Botaniker als Heilmittel wiederentdeckt [5, 6].
Nachtkerzenöl wird zur Behandlung entzündlicher Hauterkrankung, insbesondere der **atopischen Dermatitis** lokal und systemisch eingesetzt [2, 4, 5].

Weitere Anwendungen

Nachtkerzenöl wird innerlich bei erhöhtem Cholesterinspiegel und Blutdruck, Arteriosklerose und Krankheiten des Herzgefäßsystems, prämenstruellem Syndrom [1], EPH-Gestose, Rheumatismus, M. Rauynaud sowie Krankheiten des Nervensystems (Schizophrenie, multiple Sklerose) angewendet.

Hinweise zur Therapie

Zur Wirksamkeit bei atopischem Ekzem sind die Studienergebnisse insgesamt kontrovers. Insbesondere bei Kindern weist eine Mehrzahl der placebokontrollierten Arbeiten auf signifikante Effekte hin. Möglicherweise profitieren jedoch nur Subgruppen von Patienten mit atopischer Dermatitis von der Gamma-Linolensäure-Substitution [2, 4].

Dosierung

4–6 Weichgelatinekapseln à 0,5 g Nachtkerzenöl/Tag (Erwachsene), Kinder 2–4 Kapseln/Tag. Nach der Mahlzeit unzerkaut einnehmen.
Darreichungsform: Topische Behandlung meist in Salben und Cremes oder Badeölen oder das fette Öl direkt dünn auftragen. Systemisch als Kapseln.

Fertigarzneimittel

Efamol 500 Kapseln; Epogam®, Epogam® 1000 Kapseln, Primrose- Öl Kapseln comp.; Promens Nachtkerzenöl-Kapseln; Neobonsen Kapseln.

Nebenwirkungen und Wechselwirkungen

Gelegentlich Übelkeit, Verdauungsstörungen, Kopfschmerzen, selten Überempfindlichkeitsstörungen. Wechselwirkungen sind nicht bekannt.

Kontraindikationen

Keine bekannt.

Sensibilisierungspotenzial

Eine Sensibilisierungsgefahr ist nicht bekannt.

Literatur

[1] Braun H, Frohne D: Heilpflanzen-Lexikon. Wirkungen, Verordnungen, Selbstmedikation. 6. Aufl. Fischer, Stuttgart, 1994
[2] Melnik B, Plewig G: Gamma-Linolensäure zur Prophylaxe und Therapie bei atopischer Dermatitis? Hautarzt 40, 685, Ref. In Dtsch. Apoth.Ztg. 1991; 131(4): 150–51
[3] Hänsel R, Keller K, Rimpler H, Schneider G: Hagers Handbuch der pharmazeutischen Praxis. Band 4 (Drogen A–D), 5. Aufl. Springer, Berlin 1992
[4] Rebmann H: Zur Therapie der atopischen Dermatitis mit Nachtkerzenöl bzw. Gamma-Linolensäure (z.B. Epogam). 1992; Internist. Praxis 31(4): 663
[5] Wenigmann M: Phytotherapie – Arzneipflanzen, Wirkstoffe, Anwendung. Urban & Fischer, München 1999
[6] www.bioworld.de

6.31 ■ Odermennig (Agrimonia eupatoria)

V. WEICKMANN

Übersicht: Dermatologische Indikationen

++	Oberflächliche Entzündungen der Haut, Entzündungen der Mund- und Rachenschleimhaut

Botanische Beschreibung

Arzneipflanze:	Odermennig – Agrimonia eupatoria
Pflanzenfamilie:	Rosaceae, Rosengewächse
Volkstümliche Namen:	Fünffingerkraut, Ackerkraut, Griechisches Leberkraut
Arzneidroge:	Odermennigkraut – Agrimoniae herba

Das Odermennigkraut besteht aus den getrockneten oberirdischen Teilen von Agrimonia eupatoria (Kleiner Odermennig) und/oder Agrimonia procera (Großer Odermennig) [3]. Der Odermennig aus der Gruppe der Rosengewächse (Rosaceae) ist eine bis zu 1 m hohe, aufrecht wachsende Staude mit paarigen Blättern und in einer langen Blütentraube angeordneten gelben Blüten [2].

Der Odermennig wächst in Nord- und Mitteleuropa sowie im gemäßigten Asien und Nordamerika. Die Ernte erfolgt kurz oder während der Blütezeit von Juni bis August.

Inhaltsstoffe

Die wichtigsten Inhaltsstoffe sind Catechingerbstoffe (4–10%), Kieselsäure (bis 12%), Triterpene, Flavinoide, ätherisches Öl sowie Bitterstoffe. Als Gerbstoffdroge wirkt Odermennenig adstringierend, antiphlogistisch, sekretionshemmend (im Bereich des Mund- und Rachenraums sowie des Darms), gewebeverdichtend (Epidermis) und bakteriostatisch.

Monographiesammlungen

Monographiesammlungen: Herba Agrimoniae, ÖAB; Odermennigkraut, DAC.

Aufbereitungsmonographie der Kommission E: Positivmonographie (Odermennigkraut) für folgende Indikationen:

- **Innere Anwendung:** leichte unspezifische Durchfallerkrankungen, Entzündungen der Mund- und Rachenschleimhaut
- **Äußere Anwendung:** leichte oberflächliche Entzündungen der Haut.

Toxizität und Karzinogenität

In der aktuellen Literatur sind keine Angaben zur Toxizität bzw. Kanzerogenität des Odermennigkrautes aufgeführt.

Anwendungsgebiete

Dermatologische Anwendungen

Die äußere Anwendung des Odermennigkrautes ist bei leichten, oberflächlichen **Entzündungen der Haut** indiziert. Der Gehalt an Gerbsäuren ist für die beschriebene adstringierende und leicht bakteriostatische Wirkung des Odermennigkrautes verantwortlich. Bei lokaler Applikation zeigt sich eine örtliche adstringierende Wirkung. Eine systemische Resorption konnte nicht nachgewiesen werden. Ferner besteht eine antiphlogistische Wirkung, die auf

den Gehalt an Flavonoiden zurückzuführen ist [3]. Diese Wirkung konnte durch wissenschaftliche Untersuchungen in China bestätigt werden [2].
Eine topische Anwendung ist bei Verbrennungen nicht indiziert, da die Wundheilung verzögert werden kann [3].

Weitere Anwendungen

Die innere Anwendung ist bei leichten **unspezifischen Durchfallerkrankungen** indiziert. Auch hier wird die Anwendung durch die adstringierende und antiphlogistische Wirkung der Gerbsäuren und Flavonoide begründet.
In der Volksmedizin wird das Odermennigkraut zur Behandlung von Cholezystopathien verwendet. Eine cholagoge Wirkung konnte allerdings bisher wissenschaftlich noch nicht nachgewiesen werden [7]. In der chinesischen Medizin findet das Odermennigkraut als blutstillendes Medikament Anwendung bei Haematemesis und Haemoptysis. Diese Wirkung konnte in China ebenfalls durch wissenschaftliche Untersuchungen bestätigt werden [2].

Hinweise zur Therapie

Dosierung

Darreichungsform: Kleingeschnittene oder gepulverte Droge für Aufgüsse und andere galenische Zubereitungen zur inneren und lokalen Anwendung.
Innere Anwendung: Tagesdosis 3–6 g Droge, Zubereitungen entsprechend.
Äußere Anwendung: mehrmals tgl. Umschläge mit einem 10%igen Dekokt.

- Bei Entzündungen der Haut wird Odermennigkraut als Aufguss für Umschläge verwendet. Diese sollten alle 15–30 Minuten erneuert werden. Alternativ können Umschläge mit einem 10%igen Dekokt verwendet werden.
- Bei Entzündungen der Mund- und Rachenschleimhaut empfehlen sich Mundspülungen, für die ein Teeaufguss verwendet wird.

Tipp Kombinationen mit Taubnesselblüten, Zauberstrauchblättern und -rinde sind sinnvoll.

Fertigarzneimittel

Keine bekannt.

Rezepturen

Teeaufguss für Umschläge: 1–2 Teelöffel Odermennigkraut auf 1 l Wasser kurz aufkochen, abkühlen lassen und abschließend abseihen.
Teeaufguss für Mundspülungen: 1 Teelöffel fein geschnittene Droge mit 1 Tasse Wasser heiß aufgießen und nach 5 Minuten abseihen.

Nebenwirkungen

Unerwünschte Wirkungen sind nicht bekannt.

Kontraindikationen

Es sind keine Kontraindikationen zu beachten.

Wechselwirkungen

Die adstringierende Wirkung von Odermennigkraut kann bei systemischer Anwendung die Aufnahme anderer Arzneimittel behindern.

Sensibilisierungspotenzial

In der verwendeten Literatur wird auf kein allergisierendes Potenzial hingewiesen.

Literatur

[1] Braun H, Frohne D: In: Heilpflanzenlexikon. Gustav Fischer, Stuttgart 1994
[2] Chevallier A: Die Enzyklopädie der Heilpflanzen. 2. Aufl. BLV, München 2000
[3] Fintelmann V, Menßen HG, Siegers CP: Phytotherapie Manual. 2. Aufl. Hippokrates, Stuttgart 1993
[4] Schmiedel V, Augustin M: In: Handbuch Naturheilkunde. Haug, Heidelberg, 1997
[5] Schneider G, Hiller K: In: Arzneidrogen. 4. Aufl. Spektrum Akademischer Verlag, Heidelberg, 1999
[6] Weiss RF, Fintelmann V: Lehrbuch der Phytotherapie. 9. Aufl. Hippokrates, Stuttgart 1999
[7] Wichtl M (Hrsg.): Teedrogen und Phytopharmaka. Ein Handbuch für die Praxis auf wissenschaftlicher Grundlage. 2. Aufl. Wissenschaftliche Verlagsgesellschaft, Stuttgart 1989.
[8] www.augendiagnostik.de/Lexikon/odermennig.htm
[9] www.herbonline.com/tcm-center/h...a/hemostatics/Herba_Agrimoniae.htm
[10] www.kepler-apotheke.de/tee/date/odermen.htm

6.32 ■ Paprika (Capsicum annuum)/Capsaicin

M. Augustin

Übersicht: Dermatologische Indikationen

++	Prurigo simplex subacuta, Pruritus diverser Genesen, Psoriasis vulgaris, post-herpetische Neuralgien, Notalgia paraesthetica
+	Lichen ruber planus, Juckreiz von Keloiden, aquagene Urticaria
?	Lichen simplex chronicus, atopisches Ekzem

Botanische Beschreibung

Arzneipflanze:	Capsicum annuum L. (Cayennepfeffer, spanischer Pfeffer)
Pflanzenfamilie:	Solanacea
Englischer Name:	African pepper, red pepper, spanish pepper
Volkstümliche Namen:	*Beisbeere, Cayenne-Pfeffer, Gemeiner Paprika*
Arzneidroge:	Capsici fructus (Paprika), Capsicum annuum hom.

Capsicum ist der Gattungsbegriff für natürliche sowie gezüchtete und kultivierte Arten von Pfeffer- und Paprikafrüchten. Die Nomenklatur wird uneinheitlich gehandhabt, die Anzahl von beschriebenen Arten und Varietäten variiert in der Literatur. Gemeinsames Merkmal der Pflanzen ist ein hoher Anteil an Scharfstoffen, die den Früchten einen typischen Geschmack geben. Von dermatologischem Interesse ist unter den Scharfstoffen das Capsaicin.

Die Capsicum-Arten als „Roter Pfeffer" dürfen nicht mit den Pflanzen des „Schwarzen Pfeffers" (Piper nigrum) verwechselt werden, die sich botanisch eindeutig abgrenzen.

Als gesicherte Art kann Capsicum annuum L. genannt werden. Diese meist als Cayennepfeffer bezeichnete Pflanze ist im tropischen Südamerika heimisch und wird weltweit in Gebieten mit tropischem und subtropischem Klima (z.B. Südamerika, Indien, Asien) kultiviert. Sie ist ein bis zu 1 m hoch wachsender Halbstrauch. Die Blätter sind länglich-oval, die Blüten schmutzig-weiß. Die gestielten 2–7 cm langen Früchte sind kegelförmig, glänzend gelb- oder braunrot und enthalten zahlreiche hellgelbe, flache Samen. Verwendet werden die getrockneten, reifen, meist vom Kelch befreiten Früchte.

Inhaltsstoffe und Wirkprinzipien

Die Arzneidroge enthält zu 0,3–1,5% Scharfstoffe, bei denen es sich um Säureamide zwischen Vanillylamin und einer gesättigten oder ungesättigten Carbonsäure handelt. Sie werden insgesamt als Capsaicinoide bezeichnet. Weitere Bestandteile der Droge sind Ascorbinsäure (0,1–0,5%) Karotinoide (v.a. Capsanthin), Steroidglykoside und fettes Öl (4–6%).
Capsaicin, mit 63–77% der Hauptbestandteil der Capsaiconoide, ist ein Alkaloid, das in besonders hohen Konzentrationen in den tropischen Arten zu finden ist. Pharmakologisch stellt es ein trans-8-methyl-N-Vanillyl-6-nonenamid dar. Capsaicin penetriert bei topischer Anwendung in das Corium und übt dort eine selektive Wirkung sowohl auf peptiderge, markarme A-delta Nervenfasern wie auf auch unmyelinisierte, polymodale C-Nervenfasern aus. Dadurch kommt es zur selektiven Beeinflussung **von Schmerz** und **Juckreiz**, nicht aber von Kälte und mechanischer Empfindung.
Die **Effekte** auf die **Nervenfasern** beruhen auf einer Bindung an zwei verschiedene Vanilloidrezeptoren von 58 und 42 KD auf der Membran freier Nervenendigungen. Durch diese Bindung kommt es zu einer Öffnung von Kalziumionenkanälen mit einer Erhöhung des intrazellulären Kalziums. Die dadurch induzierte Exozytose von neuropeptid-haltigen Vesikeln führt zu einer Freisetzung unter anderem von Substanz P, vasointestinalem Protein (VIP) und Calcitonin-Gen-assoziiertem Protein (CGRP). Folgen sind Vasodilatation, Erythem, Brennen, Juckreiz und Schmerzen. Bei wiederholter Anwendung (mehrfach täglich) kommt es innerhalb von wenigen Tagen zu einer Depletion der axonalen Depots, da die Exozytose rascher vorangeht als die Wiederauffüllung. Die initial auftretenden Sensationen wie Brennen, Schmerzen, Erythem und Juckreiz vermindern sich zunehmend, ebenso die entsprechenden Symptome auf Grund von Hautentzündungen [6, 11, 14].

Monographiesammlungen

Drogenmonographien: für die Früchte von Capsium fructensens für die DAB, Helv: für Capsium annum: für die reifen getrockneten Früchte (HAB 1).
Aufbereitungsmonographie der Kommission E: Aufbereitungsmonographie für „Capsicum (capsaicinarme Paprika-Arten)" für die Indikation schmerzhafter Muskelhartspann im Schulter-Arm-Bereich sowie im Bereich der Wirbelsäule bei Erwachsenen und Schulkindern.

Toxizität und Karzinogenität

Toxizität

Das therapeutische Spektrum der Capsaicin Anwendung ist sehr eng. Bereits bei Konzentrationen von 0,01% kommt es initial zu Vasodilatation, Brennen und Juckreiz. In höheren Konzentrationen tritt dieser obligat auf und kann zu ausgeprägten toxischen Kontaktdermatitiden führen. Diese werden auch für Köche beschrieben, die häufigen Kontakt mit der Pfefferschote haben („Hunan-Hand").
Jancso et al. [7] berichteten über irreversible Nervenfaserverluste bei längerfristiger, überdosierter Anwendung von Capsaicin an Ratten. Andere Autoren stellten keine entsprechenden Nebenwirkungen fest [1, 14].

Karzinogenität

Über die Karzinogenität liegen keine Hinweise vor. Capsaicin ist Teil des in vielen Küchen alimentär zugeführten scharfen Pfeffers, was auf eine gute Langzeit-Verträglicheit bei niedrig dosierter oraler Anwendung hinweist.

Anwendungsgebiete

Dermatologische Anwendungen

☞ auch 7.1 (Übersicht), 7.3 (Pruritus), 7.4 (Schmerzen), 7.6 (Ekzeme), 7.7 (Psoriasis vulgaris), 7.8.2 (Herpes zoster).

Für die klinische Anwendung von Capsaicin liegen zahlreiche randomisiert-kontrollierte klinische Studien zu verschiedenen entzündlichen und mit Schmerzen einhergehenden Hauterkrankungen vor:

Pruritus simplexa subacuta

In halbseitenvergleichenden Studien fand sich eine signifikante Reduktion des Pruritus bei Anwendung von 0,025% bzw. 0,075% Capsaicin Creme [17, 13]. In einer nicht kontrollierten Studie fanden Tupker et al. [19] gleichartige Ergebnisse. Es lässt sich ableiten, dass Capsaicin Zubereitungen bei Pruritus simplexa subacuta versuchsweise eingesetzt werden können.

Pruritus-Erkrankungen

In unkontrollierten Studien fanden Szeimies et al. [17], beim HAES-assoziierten Pruritus und Lotti et al. [11] beim aquagenen Pruritus signifikante Besserungen. Besserungen von Juckreiz wurden auch durch Kirby et al. [8] bei PUVA-induziertem Pruritus und in einer Cross-over-Studie von Cho et al. [4] bei urämischem Pruritus beobachtet. Auch in der Behandlung des Juckreizes nach Hämodialyse zeigten eine unkontrollierte Studie von Breneman et al. [3] (sowie eine kontrollierte Studie von Tarng et al. [18] signifikante Besserungen bei Anwendung von 0,025% Capsaicin Zubereitungen.

Psoriasis

In Halbseitenversuchen war 0,025% Capsaicin Creme der Salbengrundlage hinsichtlich Verminderung des Schweregrades signifikant überlegen [2, 9]. In randomisiert-knotrollierten interindividuellen Parallelgruppenstudien fand sich mit 0,025% Capsaicin Creme ebenfalls eine signifikante Reduktion des Schweregrades wie auch des Pruritus im Vergleich zu den Salbengrundlagen [5]. Diese Daten legen die versuchsweise Anwendung von Capsaicin Zubereitungen insbesondere bei juckenden Formen der Psoriasis vulgaris nahe.

Post-zosterische Neuralgien

Im Bereich der Schmerztherapie konnten die Symptome bei der post-herpetischen Neuralgie in kontrollierten Studien um 77–80% verbessert werden [2, 22]. Eine Schmerzverbesserung fand auch Peikert [16] in einer nicht kontrollierten Studie.

Notalgia paraesthetica

Auch bei der Notalgia paraesthetica wurde von mehreren Autoren in nicht kontrollierten [20, 10] und kontrollierten Studien [21] signifikante Besserungen des Pruritus gefunden. Diese Beobachtungen legen nahe, dass Capsaicin bei der post-herpetischen Neuralgie und auch bei der Notalgia paraesthetica indiziert sein kann.

Weitere Anwendungen

Publizierte Einzelfallberichte liegen für die Anwendung bei aquagener Urticaria und bei der Chromhidrose vor. Die Datenlage ist hier noch nicht gesichert. Weitere, aus klinischer Erfahrung in Einzelfällen erfolgreiche Anwendungen sind der Lichen ruber, Lichen simplex chronicus sowie juckende Narben und Keloide.

Hinweise zur Therapie

Dosierung

Die Anwendung sollte mind. 3 x tägl. erfolgen, damit eine anhaltende Entleerung neuropeptiderger axonaler Depots und somit eine klinische Wirksamkeit erreicht wird. Auf Grund der potenziell hautreizenden Wirkung und des engen therapeutischen Spektrums wird bei empfindlicher Haut einschleichend behandelt, beginnend mit 0,001 oder 0,005% Capsaicin und gesteigert je nach Verträglichkeit bis max. 0,1%.
Die handelsüblichen Präparate sind auf 0,05% (Deutschland) bzw. 0,02% (USA) Capsaicin eingestellt. Auch sie sollten bei empfindlicher Haut in der Dosierung reduziert werden.
Darreichungsform: Salben, Cremes.

Tipps Topische Therapie stets vorsichtig und einschleichend beginnen. An empfindlicher Haut z.B. 0,001% Capsaicin, gesteigert bis auf ca. 0,025%
Den Patienten über die Notwendigkeit der mehrfachen täglichen Anwendung aufklären
Bei großflächigem Pruritus zur besseren Anwendbarkeit Rezeptur in Creme oder Creme-Lotio statt Salbe.

Fertigarzneimittel

Dolenon® Liniment (Salbe), enthält 0,05% Capsaicin (Cayennepfeffer-Fluidextrakt 5 g, entspr. 50 mg Capsaicinoide, berechnet als Capsaicin 0,05%).

Rezepturen

Rp. Capsaicin 0,01 Neribas S. ad 100,0 m.f.ungt.
Rp. Capsaicin 0,01 Eucerin cum aqua ad 100,0 m.f.ungt.
Auch andere, individuell angepaßte Cremes und Salben nach DAB eignen sich zur Rezeptur.

Nebenwirkungen

Bei zu hoher Dosierung und fehlendem Einschleichen der Behandlung kommt es regelhaft zu Überwärmungen und Hautreizungen, die z.B. bei den ABC-Pflastern therapeutisch genutzt werden. Besonders häufig treten als Folge der Neuropeptid-Freisetzung auf: Erythem und Hyperämie, Pruritus, Brennen und Schmerzen, bei längerer überdosierter Einwirkung toxische Kontaktdermatitis. In Tierversuchen kam es nach einer Studie bei langer überdosierter Anwendung zum Verlust von Nervenfasern, was in anderen Studien nicht verifiziert werden konnte.

Kontraindikationen

Keine Anwendung auf empfindlicher Haut und bei Wunden oder Exkoriationen. Keine Anwendung an oder in der Nähe von Schleimhäuten.

Wechselwirkungen

Über Wechselwirkungen mit anderen Topika liegen keine Untersuchungen vor. Es ist aus klinischer Erfahrung nicht zu empfehlen, Capsaicin mit anderen topischen Wirkstoffen wie Corticosteroiden, Polidocanol oder Urea zu kombinieren.

Sensibilisierungspotenzial

Sehr selten kommt es zu Kontaktallergien (vgl. Hunan-Hand).

Literatur

[1] Ainsworth A, Hall P, Wall PD, Allt G, MacKenzie ML, Gibson S, Polak JM: Effects of capsaicin applied locally to adult peripheral nerve. II. Anatomy and enzyme and peptide chemistry of peripheral nerve and spinal cord. Pain 11:379–88, 1981

[2] Bernstein JE, Korman NJ, Bickers DR, Dahl MV, Millikan LE: Topical capsaicin treatment of chronic postherpetic neuralgia. J Am Acad Dermatol. 1989 Aug; 21 (2 Pt 1): 265–70

[3] Breneman DL, Cardone JS, Blumsack RF, Lather RM, Searle EA, Pollack VE. Topical capsaicin for treatment of hemodialysis-related pruritus. J Am Acad Dermatol. 1992 Jan; 26 (1): 91–4

[4] Cho YL, Liu HN, Huang TP, Tarng DC: Uremic pruritus: roles of parathyroid hormone and substance P. J Am Acad Dermatol. 1997 Apr; 36 (4): 538–43

[5] Ellis, CN, Berberian B, Sulica VI, Dodd WA, Jarratt, MT, Katz HI, Praever S, Krueger G, Rex IH, Wolf IE. A double-blind evaluation of topical capsaicin in treatment of psoriasis. The Journal of the American Academy of Dermatology 1993, 2 (3): 438–442

[6] Hautkappe M, Roizen MF, Toledano A, Roth S, Jeffries JA, Ostermeier AM: Review of the effectiveness of capsaicin for painful cutaneous disorders and neural dysfunction. Clin J Pain. 1998 Jun; 14 (2): 97–106.

[7] Jancso G, Kiraly E, Joo F, Such G, Nagy A: Selective degeneration by capsaicin of a subpopulation of primary sensory neurons in the adult rat. Neurosci Lett 1985 (59): 209–4

[8] Kirby B, Rogers S. Treatment of PUVA itch with capsaicin. Br J Dermatol. 1997 Jul; 137 (1): 152

[9] Kurkcuoglu N, Alaybeyi F. Topical capsaicin for psoriasis. Br J Dermatol 1990 (123): 549–50

[10] Leibsohn E: Treatment of notalgia paresthetica with capsaicin. Cutis. 1992 May; 49 (5): 335–6

[11] Lotti T, Teofoli P, Tsampau D: Treatment of aquagenic pruritus with topical capsaicin cream. J Am Acad Dermatol. 1994 Feb; 30 (2 Pt 1): 232–5

[12] Lynn B Capsaicin: actions on nociceptive C-fibres and therapeutic potential. Pain 1990 (41): 61–69.

[13] Munn SE, Burrows NP, Abadia-Molina F, Springall DR, Polak JM, Russell Jones R: The effect of topical capsaicin on substance P immunoreactivity: a clinical trial and immunohistochemical analysis. Acta Derm Venereol. 1997 Mar; 77 (2): 158–9

[14] Nolano, M., Simone, D.A., Wendelschafer-Crabb, G., Johnson, T., Hazen, E., and Kennedy, W.R., Topical capsaicin in humans: parallel loss of epidermal nerve fibers and pain sensation, Pain 1999 (81): 135–145

[15] Norton SA: Useful plants of dermatology. V. Capsicum and capsaicin. J Am Acad Dermatol. 1998 Oct; (39): 626–8

[16] Peikert A, Hentrich M, Ochs G: Topical 0.025% capsaicin in chronic post-herpetic neuralgia: efficacy, predictors of response and long-term course. J Neurol. 1991 Dec; 238 (8): 452–6

[17] Szeimies RM, Stolz W, Wlotzke U, Korting HC, Landthaler M: Successful treatment of hydroxyethyl starch-induced pruritus with topical capsaicin. Br J Dermatol. 1994 Sep; 131(3): 380–2

[18] Tarng DC, Cho YL, Liu HN, Huang TP: Hemodialysis-related pruritus: a double-blind, placebo-controlled, crossover study of capsaicin 0.025% cream. Nephron. 1996; 72(4): 617–22

[19] Tupker RA, Coenraads PJ, van der Meer JB: Treatment of prurigo nodularis, chronic prurigo and neurodermatitis circumscripta with topical capsaicin. Acta Derm Venereol. 1992 Nov; 72 (6): 463

[20] Wallengren J: Treatment of notalgia paresthetica with topical capsaicin. J Am Acad Dermatol. 1991 Feb; 24: 286–8

[21] Wallengren J, Klinker M. Successful treatment of notalgia paresthetica with topical capsaicin: vehicle-controlled, double-blind, crossover study. J Am Acad Dermatol. 1995 Feb; 32: 287–9

[22] Westerman RA, Roberts RG, Kotzmann RR, Westerman DA, Delaney C, Widdop RE, Carter BE. Effects of topical capsaicin on normal skin and affected dermatomes in herpes zoster. Clin Exp Neurol. 1988; 25: 71–84

6.33 ■ Perubalsam (Balsamum peruvianum)

V. WEICKMANN

Übersicht: Dermatologische Indikationen

++	Infizierte und schlecht heilende Wunden
+	Hämorrhoiden, Ulcus cruris, Dekubitus
?	Prothesendruckstellen

Botanische Beschreibung

Arzneipflanze:	Perubalsambaum – Myroxylonpereirae
Pflanzenfamilie:	Fabaceae, Schmetterlingsgewächse
Volkstümliche Namen:	Indianischer Wundbalsam
Arzneidroge:	Perubalsam – Balsamum peruvianum

Perubalsam ist das Harzöl des Perubalsambaumes (Myroxylon pereirae), das durch Einschnitte in die Rinde gewonnen wird [2]. Der Perubalsambaum, der zur Familie der Schmetterlingsgewächse (Fabaceae) gehört, wird bis zu 26 m hoch und hat eine ausladende, rundliche Krone. Seine Heimat ist in Mittelamerika, insbesondere in San Salvador [1].

Inhaltsstoffe und Wirkungsprinzipien

Die Hauptinhaltsstoffe sind bis zu 70% Harzöl (Benzylbenzoat, Benzylcinnamat), bis zu 30% Harze (Benzoesäureester, Zimtsäureester). Die Harzöle und Harze wirken **antibakteriell, granulationsfördernd, antiphlogistisch und antiparasitär** (insb. gegen Krätzmilben).

Monographiesammlungen

Drogenmonographie: Perubalsam, Ph. Eur.

Aufbereitungsmonographie der Kommission E: Positivmonographie für die äußerliche Anwendung bei infizierten und schlecht heilenden Wunden, Hämorrhoiden, Verbrennungen, Dekubitus, Frostbeulen, Ulcus cruris, Prothesendruckstellen.

Toxizität und Karzinogenität

In der aktuellen Literatur sind keine Angaben zur Toxizität bzw. Kanzerogenität des Perubalsams aufgeführt.

Anwendungsgebiete

Dermatologische Anwendungen

☞ auch 7.1 (Übersicht).

Perubalsam wird bei infizierten und schlecht **heilenden Wunden, Hämorrhoiden, Dekubitus, Frostbeulen und Verbrennungen** äußerlich verwendet. Die Anwendung von Perubalsam als Mittel gegen Krätze und andere parasitäre Hauterkrankungen ist allerdings heute obsolet, da bei großflächiger Anwendung die Gefahr einer Nierenreizung besteht [1].

Weitere Anwendungen

Perubalsam wird innerlich angewendet, um bei Bronchitis, Emphysem und Bronchialasthma Auswurf zu fördern und den Katarrh zu mildern. Auch Halsschmerzen und Durchfall können mit Perubalsam behandelt werden [2]. Da Schleimhautreizungen durch Perubalsam auftreten können, sollte die interne Gabe nur in sehr geringen Mengen in Kombination mit anderen Stoffen erfolgen [5].

Hinweise zur Therapie

Dosierung

Perubalsam kann bei äußerer Anwendung zu Schmerz, Rötung und Entzündung der behandelten Hautpartien führen [5]. Aus diesem Grund sollten galenische Zubereitungen nicht mehr als 20% Perubalsam enthalten, bei großflächiger Anwendung höchstens 10%. Die Dauer der Anwendung sollte den Zeitraum von einer Woche nicht überschreiten.
Es ist außerdem zu beachten, dass Perubalsam ein potentes Allergen darstellt. Es können allergische Reaktionen vom Soforttyp, aber auch zellvermittelte Allergien vom Typ IV induziert werden [1], v.a. bei Patienten mit ausgeprägter allergischer Disposition. Bisher ist es nicht gelungen, sensibilisierende Stoffe eindeutig zu analysieren. Perubalsam kommt als Duftstoff in Kosmetika, Tabletten, Seifen, Lippenstiften, Rasierwässern und Zahnpasten, außerdem als Aromastoff in Lebensmitteln vor. Es besteht eine Gruppenallergie mit Kolophonium, Benzolsäure, Zimtsäure, Propolis und Holzteeren [4].
Darreichungsform: Galenische Zubereitungen mit 5–20% Droge, bei großflächiger Anwendung mit max. 10%.

Tipp Um ein erhöhtes Allergierisiko zu vermeiden, sollte Perubalsam nicht mit Propolis-Zubereitungen kombiniert werden,. Maximale Behandlungsdauer eine Woche.

Fertigarzneimittel

Peru-lenicet® Pflegesalbe (in 100 mg 1,1 g Perubalsam).

Rezepturen

Salbe: Rp. 5–20% Balsamum peruvianum in Unguentum emulsificans DAB. 1 x tgl. als Salbenverband anlegen.

Nebenwirkungen

Bei großflächiger Anwendung besteht die Gefahr einer Nierenreizung. Diese ist allerdings beim Gebrauch von höchstens 10%igen Perubalsampräparaten nicht gegeben. Ferner können allergische Reaktionen vom Soforttyp und vom Typ IV ausgelöst werden.
Es bestehen Kreuzallergien mit Gewürznelke, Zimt und Jamaikapfeffer [8].

Kontraindikationen

Absolute Kontraindikationen stellen bestehende Kontaktallergien gegen Perubalsam, Gewürznelke, Zimt oder Jamaikapfeffer dar. Kontaktallergien gegen eines der Gruppenallergene zählen zu den relativen Kontraindikationen.

Wechselwirkungen

Bei gleichzeitiger Anwendung von Propolis-Zubereitungen ist das Allergie-Risiko erhöht.

Sensibilisierungspotenzial

Der Perubalsambaum gehört zu den Soforttyp-allergieauslösenden Pflanzen. Perubalsam ist außerdem ein hochpotentes Kontaktallergen und kann somit allergische Reaktionen vom Typ IV auslösen.

Literatur

[1] Braun H, Frohne D: In: Heilpflanzenlexikon. Gustav Fischer, Stuttgart 1994
[2] Chevallier A: Die Enzyklopädie der Heilpflanzen. 2. Aufl. BLV, München 2000
[3] Hausen BM, Vieluf IK: In: Allergiepflanzen, Pflanzenallergene, 2. Aufl. ecomed, Landsberg, 1997
[4] Matthies C: Die Diagnostik der Kontaktallergie. 3. Aufl. Hermal, Reinbek 1997
[5] Schicke (1999) In: www.augendiagnostik.de/Lexikon/perubalsam.htm
[6] Schneider G, Hiller K: In: Arzneidrogen. 4. Aufl. Spektrum, Akademischer Verlag, Heidelberg, 1999
[7] Wagner H, Wiesenauer M: In: Phytotherapie. Gustav Fischer, Stuttgart 1995
[8] www.allergie-infodienst.de/med/m12999.html
[9] www.pharm1.pharmazie.uni-greifswald.de/systematik/6_droge/perubals.htm
[10] www.tee.org/BHSD/perubals.hrm

6.34 ■ Pfefferminze (Mentha piperita)

B. Brieskorn

Übersicht: Dermatologische Indikationen

+	Wundheilung, Ekzeme, Insektenstiche
?	Haut- und Schleimhautentzündungen

Botanische Beschreibung

Arzneipflanze:	Pfefferminze – Mentha piperita
Pflanzenfamilie:	Lamiaceae, Lippenblütler
Volkstümliche Namen:	Aderminze, Englische Minze, Minzkraut
Arzneidroge:	Pfefferminzblätter – Menthae piperitae folium, Pfefferminzöl – Menthae piperitae aetheroleum

Die Pfefferminze ist eine ausdauernde, 50–90 cm hohe Pflanze, reich verzweigt, kahl oder graufilzig behaart. Die dichte Blütenkrone ist rosa bis violett gefärbt. Die oberirdisch wachsenden Pflanzenteile werden an einem Sonnentag im Sommer oder Herbst geschnitten und getrocknet. Der Geruch der zerriebenen Pflanze ist charakteristisch erfrischend, der Geschmack kühl und scharf. Ursprünglich war die Pflanze in Ostasien beheimatet. Inzwischen findet man sie weit verbreitet in Europa und Nordamerika. Die Arzneidroge wird ausschließlich aus dem Kulturanbau gewonnen.
Die Gattung Mentha umfasst 25 Arten, die in fünf Sektionen gegliedert werden [6]: Die wichtigsten Arten für die pharmazeutische Nutzung gehören zur Sektion Mentha.

Inhaltsstoffe und Wirkprinzipien

Pfefferminzblätter enthalten **ätherisches Öl** mit 50–70% Terpenen: Menthol (35–45%); Menthon (15–20%), 1,8 Cineol (6–8%), Menthylacetat (3–5%), Pulegon (0,5–1,5%) und anderen Verbindungen. Die Zusammensetzung und Qualität des ätherischen Öls variiert stark und hängt von Erntezeit, Pflanzenstandort und Wachstumsbedingungen ab. Das Blattöl zeigt eine andere Zusammensetzung als das Öl der Blüten. Letzteres weist einen mehr als 4-fachen Gehalt an Menthofuran auf.
Weitere Inhaltsstoffe sind **Flavonoide**, Lamiaceengerbstoffe und **Phenylcarbonsäuren** (Ferula-, Kaffee- und Rosmarinsäure) sowie Lipide (Neutralfette und freie Fettsäuren). Das ätherische Öl, in erster Linie das Menthol, regt die Sekretion von Gallenflüssigkeit an, es hat antimikrobielle und antivirale Eigenschaften und wirkt krampflösend an der glatten Musku-

latur. Das reine Pfefferminzöl wirkt im Bereich der Atemwege sekretolytisch, äußerlich lokal anästhesierend und kühlend durch Erregung der Kälterezeptoren der Haut.

Monographiesammlungen

Drogenmonographien für Pffeferminzblätter: Menthae piperitae folium DAB 10 (EUR), getrocknete Blätter, ÖAB 90, Helv VII, peppermint leaf USP XXI, Mentha piperita BHP 83.
Drogenmonographien für Pffeferminzöl: ÖAB 90, Helv VII; peppermint oil USP XXII, BPC 79.
Aufbereitungsmonographie der Kommission D am BGA „Mentha piperita"; Menthae piperitae aetheroleum DAB 10 (Eur), das aus den blühenden oberirdischen Teilen durch Wasserdampfdestillation gewonnene Öl.
Aufbereitungsmonographie der Kommission E Positivmonographie für folgende Inidkationen:

- **Pfefferminzblätter:** Krampfartige Beschwerden im Magen-Darm-Bereich und der Gallenblase und -wege
- **Pfefferminzöl:**
  - **Innere Anwendung:** Krampfartige Beschwerden im oberen Gastrointestinaltrakt und der Gallenwege, Colon irritabile, Katarrhe der oberen Luftwege, Mundschleimhautentzündungen
  - **Äußere Anwendung:** Katarrhe der oberen Luftwege (Nasensalben), Myalgien, neuralgiforme Beschwerden.

Toxizität und Karzinogenität

Akute Vergiftungsfälle mit Pfefferminzöl sind unbekannt. Die geschätzte minimale letale Dosis von Menthol beträgt 2 g beim Menschen. Es gibt jedoch Berichte, in denen 8 bis 9 g überlebt wurden [7]. Ratten und Mäuse zeigten bei einer Gabe von 3–5 g/kg KG p.o. Krämpfe und Unkoordiniertheit sowie einen betäubungsähnlichen Zustand [20].
Aufgrund von weiteren Tierversuchen wurde die maximale untoxische Dosis von Pfefferminzöl mit 10 mg/kg KG/Tag berechnet, was dem Genuss von 28 g Pfefferminzplättchen mit 0,4% Pfefferminzöl erreicht wird [23]. Für Menschen wurde ein ADI-Wert von 0–0,2 mg/kg KG festgelegt [16].
Pfefferminzöl, Menthol und Pulegon wurden als nicht mutagen eingestuft. Menthol erwies sich im Atemtest gegenüber Salmonella Typhimurium-Stämmen als mutagen [3].
Zur Karzinogenität liegen bisher keine Untersuchungen vor.

Anwendungsgebiete

Dermatologische Anwendungen

☞ auch 7.1 (Übersicht), 7.2 (Wundbehandlung).
Die Pfefferminze ist in der Volksmedizin eine häufig angewendete Heilpflanze. Insbesondere bei Übelkeit, Erbrechen und Menstruationsbeschwerden wird sie genutzt. Äußerlich findet die Pfefferminze Anwendung bei Wunden und Geschwüren.

Anibakterielle, antivirale und fungizide Wirkung des Pfefferminzöls
Pfefferminzöl hat durch Stimulierung der Kälterezeptoren in der Haut einen kühlenden und leicht anästhesierenden Effekt. Belegt ist die antimikrobielle und antivirale Wirkung von Pfefferminzblättern: Gepulverte Pfefferminzblätter in Nährlösung suspendiert, senken konzentrationsabhängig die Bildung von Aflatoxinen bei Aspergillus flavus [17]. Guérin [11]

zeigte 1985 eine Wachstumshemmung von 9 verschiedenen Pilzen durch Anwendung eines wässrigen Extraktes blühender Zweigspitzen.
Auch für Pfefferminzöl ist die fungistatische und fungizide Wirkung gegen Dermatophyten, Schimmelpilze und Hefen in zahlreichen Studien gut belegt [9, 10, 14, 15, 18, 19, 21, 22]. Als Beispiel sei Blakeway [5] genannt, der 1981 die antimikrobielle Wirkung von Pfefferminzöl untersuchte: In 18 von 22 Agardiffusionstests wirkte das Öl auf Bakterien, Schimmel- und Hefepilze wachstumshemmend.

Anibakterielle und antivirale Wirkung verschiedener Zubereitungen
Antibakterielle Wirkung, u.a. gegen Staphylococcus aureus, Salmonella thyphimurium und Vibrio parahaemolyticus, konnte in unterschiedlichen Konzentrationen von Pfefferminzzubereitungen festgestellt werden. Der ethanolische Extrakt erwies sich wirksamer als das in Agarplatten gearbeitete Pulver von Pfefferminzblättern [1].
Die antivirale Wirkung wässriger und ethanolischer Extrakte aus Pfefferminzkraut konnte Alwan et al [2] an Rinderpestviren in vitro zeigen. Wässrige Extrakte von Pfefferminzblättern wurden von Herrmann [13] an befruchteten Hühnereiern gegen Newcastle-Virus, Herpes-simplex-Virus, Vaccinia-Virus und Semliki-Forest-Virus erfolgreich eingesetzt. Erwähnenswert ist die fehlende Wirkung beim Influenza-Virus.

Dermatologische Indikationen
Die Pfefferminze wird bisher kaum in der Dermatologie eingesetzt. Denkbar ist die Verwendung von wässrigen oder ethanolischen Lösungen sowie des Pfefferminzöls bei Wunden und Ulzera. Die antimikrobielle Wirkung kann bei allen superinfizierten Dermatosen genutzt werden. Die lokal anästhesierende Wirkung lindert Juckreiz z.B. bei Insektenstichreaktionen oder Herpes labialis. Ebenso ist eine Linderung bei postzosterischen Neuralgien möglich.

Weitere Anwendungen
Die traditionelle Anwendung findet die Pfefferminze bei Erkältungsbeschwerden wie Halsschmerzen und Katarrh der oberen Luftwege. Das im Pfefferminzöl enthaltene Menthol hat eine sekretolytische Wirkung im Atemwegsbereich.
Auch bei gastro-intestinalen Krämpfen, Erbrechen und Koliken der Gallenblase wird die Pfefferminze in der Volksmedizin genutzt. Durch mehrere in-vitro-Studien und Tierexperimente ist sowohl die spasmolytische als auch die choleretische Wirkung belegt. Der spasmolytische Einfluss auf die glatte Muskulatur wird hauptsächlich dem Menthol als Kalziumantagonist zugeschrieben. Bei Myalgien und neuralgiformen Beschwerden wirken alkoholische Lösungen Pfefferminze anästhesierend.

Hinweise zur Therapie
Dosierung
Mittlere Tagesdosis 3–6 g Droge, 5–15 g Tinktur (entsprechend EB 6); Zubereitungen entsprechend.
Darreichungsform: Zerkleinerte Droge für Aufgüsse, Auszüge aus Pfefferminzblättern zur inneren Anwendung.

Fertigarzneimittel
Es gibt ein sehr großes Angebot an Pfefferminzöl und Pfefferminztees in Apotheken und Drogerien.

Rezepturvorschlag

- **Innere Anwendung:**
  - Pfefferminzöl: 6 – 12 Tr. Pfefferminzöl (mittl. Tagesdosis)
  - Pfefferminz-Tee: 2 – 4 g Pfefferminzblätter mit ca. 150 ml siedendem Wasser übergießen, nach 10 Min. abseihen. Den Tee schluckweise und mäßig warm trinken.
- **Äußere Anwendung:**
  - Inhalation: 3 – 4 Tr. in heißes Wasser geben und die Dämpfe einatmen.

Nebenwirkungen

Bei lang andauernder innerer Anwendung können Magenbeschwerden auftreten.

Kontraindikationen

Bei bekannter Cholelithiasis, akuter Cholezystitis und schwerer Hepatopathie sollten pfefferminzhaltige Präparate nicht eingesetzt werden.
Bei Säuglingen und Kleinkindern besteht bei Anwendung mentholhaltiger (oder anderer stark riechender) Externa im Gesichtsbereich die Gefahr eines Kollapses, Glottisspasmus, Asphyxie und Dyspnoe.

Wechselwirkungen

Wechselwirkungen mit anderen Arzneimitteln sind nicht beschrieben.

Sensibilisierungspotenzial

Das Sensibilisierungspotenzial für Pfefferminzöl ist schwach. Überempfindlichkeitsreaktionen treten hauptsächlich gegen Menthol auf [12].

Literatur

[1] Actug SE, Karapinar M: Sensitivity of some common food-poisoning bacteria to thyme, mint and bay leaves. Int. Journ. Food Microbiol. 1986; 3: 349 – 54
[2] Alwan A, Jawad AM, Al-Bana AS, Ali K F: Anticiral activity of some Iraqui indigenous plants. Int. J. Crude Drug Res. 1988; 26: 107 – 111
[3] Andersen PH, Jensen P J: Mutagenic investigation of peppermint oil in the Salmonella/mammalian-microsome test. Mutat Res. 1984; 138(1): 17 – 20
[4] Blakeway J: Soap Perfum Cosmet. 1986; 59: 201 – 3
[5] Hänsel R, Keller K, Rimpler H, Schneider G: Hagers Handbuch der pharmazeutischen Praxis. Band 6 (Drogen P–Z), 5. Aufl. Springer, Berlin 1994
[6] Bowen IH, Cubbin IJ: Mentha piperita and Mentha spicata. In: De Smeet PAGM (Hrsg.) Adverse Effects of Herbal Drugs. Springer-Verlag, Berlin, 1992; S. 171 – 8
[7] Conner DE, Beuchat LR: Effects of essential oils from plants on growth of food spoilage yeasts. J. Food Sci. 1984; 49: 429 – 34
[8] Dikshit A, Husain A: Antifungal action of some essential oils against animal pathogens. Fitoterapia. 1984; 55: 171 – 6
[9] Guérin JC, Réveillère HP: Antifungal activity of plant extracts used therapeutically. II. Study of 40 extracts on 9 fungal strains. Ann Pharm Fr. 1985; 43(1): 77 – 81
[10] Hausen BM: In: Allergiepflanzen – Pflanzenallergene, Ecomed, Landsberg 1988; S. 283
[11] Herrmann EC jr, Kucera LS: Antiviral substances in plants of the mint family (labiatae). 3. Peppermint (Mentha piperita) and other mint plants. Proc Soc Exp Biol Med. 1967; 124(3): 874 – 8
[12] Hugbo PGL: Int. J. Pharm (Amst.). 1982; 10: 193 – 8
[13] Janssen AM, Scheffer JJC, Parhan-van Atten AW, Baerheim Svendsen A: Screening of some essential oils for their activities on dermatophytes. Pharm. Weekbl Sci. 10(6): 277 – 80
[14] Joint FAO/WHO Expert Comittee on Food Additives (1976)
[15] Mabrouk SS, El- Shayeb NM: Inhibition of aflatoxin formation by some spices. Z Lebensm Unters Forsch. 1980; 171(5): 344 – 7

[16] Maiti D, Kole CR, Sen C: Pflanzenkr. 1985; 92: 64–8
[17] Maruzella JC, Balter J. The action of essential of phytopathogenic fungi. Plant Dis Rept 1959; 43: 1143–7
[18] Mengs U, Stotzem CD: Toxicological evaluation of peppermint oil in rodents and dogs.Med. Sci. Res. 1989; 17: 499–500 (1989)
[19] Rai MK, Upadhyay S: Laboratory evaluation of essential oil of Mentha piperita Linn. against Trichophyton mentagrophytes. Hindustan Antibiot Bull. 1988; 30(3-4): 82–4
[20] Saksena NK, Saksena S: Enhancement in the antifungal activity of some essential oils in combination against some dermatophytes. Indian Perfum. 1984; 28: 42–5
[21] Thorup I, Würtzen G, Carstensen J, Olsen P: Short term toxicity study in rats dosed with peppermint oil. Toxicol Lett. 1983; 19(3): 211–15

6.35 ■ Ratanhia (Krameria triandria RUIZ et PAV.)

C. M. SCHEMPP

Übersicht: Dermatologische Indikationen

++ Schleimhauttherapeutikum

Botanische Beschreibung

Arzneipflanze:	Ratanhiawurzel – Krameria triandra RUIZ et PAV.
Pflanzenfamilie:	Krameriaceae
Volkstümliche Namen:	–
Arzneidroge:	Wurzeln – Ratanhiae radix

Der Ratanhiastrauch wächst in den tropischen Regionen Südamerikas, v.a. im Hochland der Anden von Peru und Bolivien. Die Blätter des behaarten Strauches sind ca. 1 cm lang und eiförmig. Die vierzähligen Blütenblätter sind außen grün und innen rot gefärbt. Die Frucht ist stachelig. Ausgangsmaterial für die Droge sind die bis zu armdicken, getrockneten, braunrot gefärbten Wurzeln, die als Stückchen auf den Markt kommen (Ratanhiae radix). Vor allem die Rinde, weniger das Holz, enthält verschiedene Gerbstoffe [5].

Inhaltsstoffe und Wirkprinzipien

Ratanhiae radix ist eine ausgesprochene **Gerbstoffdroge**. Der Gerbstoffgehalt der Wurzeln liegt bei ca. 10%. Es handelt sich hierbei im Wesentlichen um kondensierte Gerbstoffe (Proanthocyanidine). Dies sind Flavanderivate mit 2–15 Flavaneinheiten. Kommen als Flavaneinheiten nur Catechin oder Epicatechin vor, so spricht man von Procyanidinen [5, 6]. Weitere Inhaltsstoffe sind Chinovasäure, Ellagsäure, Phenoloxydase, ätherisches Öl, Harz und Gummi [2, 8].

Die adstringierende Wirkung der Ratanhiawurzel beruht im Wesentlichen auf ihrem Gehalt an Proanthocyanidinen [5]. Diese weisen auch eine ausgeprägte antibakterielle Wirkung auf [4].

Monographiesammlungen

Drogenmonographien: Rathaniae radix DAB 10, ÖAB, HELV VII

Aufbereitungsmonographie der Kommission E: Positivmonographie für die äußere Anwendung bei Schleimhauterkrankungen.

Toxizität und Karzinogenität

Nach oraler Gabe von Ratanhiawurzelextrakt (300 mg/kg Körpergewicht) für einen Zeitraum von 72 Stunden wurden an Mäusen keine toxischen Symptome beobachtet [6]. Untersuchungen im Langzeittest auf chronische Toxizität liegen nicht vor.

Anwendungsgebiete

☞ auch 7.10 (Dermatomykosen).

Im Gegensatz zu Gerbstoffen anderer Drogen, z.B. Eichenrinde, sind die Gerbstoffe der Ratanhiawurzel noch nicht so gut untersucht. Es ist jedoch davon auszugehen, dass die Wirkungen denen anderer Gerbstoffdrogen mit kondensierten Gerbstoffen ähnlich sind. Ratanhiaextrakte werden bei Erkrankungen des **Zahnfleischs, der Mund- und Rachenschleimhaut** verwendet [1, 7]. Zur Anwendung kommen Tinktur und Dekokte zu Pinselungen und als Gurgelmittel. Meist wird Ratanhia in Kombination mit anderen Adstringenzien oder mit Myrrhe verwendet (sinnvolle Kombination laut Aufbereitungsmonographie der Kommission E) [1]. Teilweise wird Ratanhia auch Zahncremes zur Festigung des Zahnfleisches zugesetzt.

Dermatologische Indikationen werden nicht genannt. Vorstellbar ist eine lokale Behandlung bei kleinen Blutungen, banalen oberflächlichen Wunden, kleinflächigen Verbrennungen, Frostbeulen, Hämorrhoiden und Hyperhidrosis – Indikationen auch anderer Gerbstoffdrogen.

Hinweise zur Therapie

Dosierung

Tinktur ohne den Rat des Behandlers nicht länger als 2 Wochen anwenden.

Darreichungsform: Zerkleinerte Droge für Abkochungen sowie andere galenische Zubereitungen zur lokalen Anwendung.

Fertigarzneimittel

Derzeit sind keine Fertigpräparate im Handel.

Rezepturen

Folgende Zubereitungsformen werden empfohlen (Monographie der Kommission E):

- **Abkochung zum Gurgeln:** 1 g Ratanhiawurzel mit einer Tasse heißem Wasser aufgießen, 10 Min. ziehen lassen, abseihen. Mehrmals täglich gurgeln.
- **Tinktur** (1:5): 5–10 Tropfen Tinktur auf ein Glas warmes Wasser, mehrmals täglich gurgeln.
- **Pinselung:** 2–3 x täglich mit unverdünnter Ratanhiatinktur einpinseln.

Nebenwirkungen

Bei oraler Überdosierung kann es zur Ausbildung einer Hepatitis und zu gutartigen Lebertumoren kommen [6].

Kontraindikationen

Bekannte Überempfindlichkeit gegen Ratanhiawurzel.

Wechselwirkungen

Wegen der lokalen Anwendung sind keine Wechselwirkungen bekannt.

Sensibilisierungspotenzial

In einem Fall wurde eine allergische Reaktion (Schwellung der Lippen, Papeln am Zahnfleisch) nach lokaler Anwendung von Ratanhiatinktur beschrieben [3]. Kontaktsensibilisierungen durch Rathania sind jedoch insgesamt selten.

Literatur

[1] Fintelmann V, Menßen HG, Siegers CP: Phytotherapie Manual. 2. Aufl. Hippokrates, Stuttgart 1993
[2] Frohne D, Jensen U: Systematik des Pflanzenreiches unter besonderer Berücksichtigung chemischer Merkmale und pflanzlicher Drogen. 4. Aufl. Gustav Fischer, Stuttgart, 1992
[3] Goday Bujan JJ, Oleaga Morante JM, Yanguas Bayona I, Gonzalez Guemes M, Soloeta Arechavala R: Allergic contact dermatitis from krameria triandra extract. Contact Dermatitis. 1998; 38(2): 120–1
[4] Guevara JM, Chumpitaz J, Valencia E: The in vitro action of plants on Vibrio cholerae. Rev Gastroenterol Peru. 1994; 14: 27–31
[5] Scholz E, Rimpler H: Proanthocyanidins from Krameria triandra root. Planta Med. 1989; 55: 379–84
[6] Scholz E: Pflanzliche Gerbstoffe. Pharmakologie und Toxikologie. Dtsch Apoth Ztg. 1994; 134: 3167–79
[7] Wagner H, Wiesenauer M: Phytotherapie. Phytopharmaka und pflanzliche Homöopathika. Gustav Fischer, Stuttgart, 1995; S. 116–117
[8] Wagner H: Pharmazeutische Biologie. Drogen und ihre Inhaltsstoffe. 5. Aufl. Gustav Fischer Verlag, Stuttgart, 1993

6.36 ■ Ringelblume (Calendula officinalis L.)

M. Asefi

Übersicht: Dermatologische Indikationen

++	Wundheilung (Kommission E)
+	Pilzinfektionen
?	Schnitt-, Riss-, Stich-, Schlag- und Quetschwunden, Hämatome, Akne, Furunkel, Mastitis, Windeldermatitis, Urticaria, Ulcus cruris (Kommission E), Dermatitis solaris, Entzündungen der Mund- und Rachenschleimhaut (Kommission E)

Botanische Beschreibung

Arzneipflanze:	Calendula officinalis L.
Pflanzenfamilie:	Asteraceae (Compositae)
Englischer Name:	Marigold
Volkstümliche Namen:	Ringelblume, Goldblume, Goldrose, Marienrose, Regenblume, Ringelrose, Sonnwendblume, Stinkerli, Studentenblume, Totenblume
Arzneidroge:	Ringelblumenblüten – Calendulae flos, aus den getrockneten Blütenköpfchen oder den getrockneten Zungenblüten; Calendulae flos cum calyce; Ringelblumenkraut - Calendulae herba

Die einjährige, selten zweijährige Pflanze wird ca. 30–50 cm hoch, mit etwa 20 cm langer Pfahlwurzel. Sie besitzt aufrechte, kantige und flaumig behaarte Stängel. Die wechselständigen, filzig behaarten Blätter sind 10–15 cm lang und 3–4 cm breit [10]. Das 2–5 cm breite Blütenköpfchen besteht aus einem schüsselförmigen Hüllkelch, der aus grünen, schmal-lanzettlichen Hüllblättern gebildet wird. Die Farbe der Blüten reicht von hellgelb bis dunkelorange mit vielen Übergängen [13].
Die Ringelblume besitzt einen charakteristischen balsamischen Geruch und einen aromatischen, bitteren Geschmack [2, 10]. Sie ist vorwiegend in Mittel- und Südeuropa, Westasien

und in den USA verbreitet. Kulturen finden sich in den Mittelmeerländern, auf dem Balkan und in Osteuropa [10].
Der botanische Gattungsname leitet sich ab vom lat. „calendae", dem ersten Tag des Monats bei den Römern. Bezogen auf die Ringelblume bringt er zum Ausdruck, dass die Pflanze in vielen „calendis" (Monaten: Mai bis November) blüht. Andere vermuten den Zusammenhang zwischen der Bewegung der Strahlenblüten beim Sonnenaufgang und -untergang mit der Bewegung der Sonne wie ein Kalender [13].

Inhaltsstoffe und Wirkprinzipien

Ringelblumenblüten enthalten **Triterpensaponine** (2–19%), Triterpenalkohole, **Cumarine, Karotinoide** (bis 3%, Flavoxanthin, Auroxanthin, Lutein, Zeaxanthin), **Flavonoide** (Flavonolglykoside mit Isorhamnetin und Quercetin), geringe Mengen **ätherisches Öl** (0,2%) und wasserlösliche **Polysaccharide** (14,75%) [10].
Die Blüten wirken **entzündungshemmend und wundheilend**, indem sie die Bildung von Granulationsgewebe fördern. Das wundheilungsfördernde Prinzip liegt vermutlich bei den Karotinoiden und ihren Abbauprodukten, die chemisch dem granulationsfördernden Vitamin A nahe stehen. Karotinoide wirden antioxidativ [9, 15]. Das ätherische Öl und verschieden Flavonoide zeigen eine antimikrobielle Wirkung gegen verschiedene Pilze und Bakterien.
Die Polysaccharide entsprechen in ihrer Struktur den Arabinogalactanen und haben **immunstimulierende Eigenschaften** [23]. Eine starke Bioadhäsion der Polysaccharide an die Mundschleimhaut konnte im Tierversuch an Schweinen nachgewiesen werden, was bei der Behandlung von Schleimhautirritationen im Pharynxbereich genutzt wird [21].

Monographiesammlungen

Drogenmonographien: Flores Calendulae sine calycibus (Ringelblumenblüten) EB 6; Calendula BHP 83; Ringelblumenblüten (Calendulae flos) DAC 79, Flores Calendulae (Ringelblumenblüten) 2. AB-DDR.
Aufbereitungsmonographie der Kommission E: Positivmonographie (Ringelblumenblüten) bei folgenden Indikationen:

- **Innere Anwendung:** Entzündliche Veränderungen der Mund- und Rachenschleimhaut
- **Äußere Anwendung:** Schlecht heilende Wunden, Ulcus cruris.

Toxizität und Karzinogenität

Es gib keine Angaben zu Toxizität und Karzinogenität beim Menschen. In Tierexperimenten wurde für wässrige Extrakte bei Mäusen eine LD50 von ca. 300 mg/kg gefunden [10]. In weiteren Studien über die akute Toxizität an Ratten und Mäusen erwiesen sich Calendula-Extrakte als relativ untoxisch. Sechs verschiedene Calendula-Saponine waren im Ames-Test nicht mutagen, eine Calendula-Teezubereitung nicht genotoxisch in Drosophila melanogaster [18]. In hohen Konzentrationen (g/ml) induzieren wässrig-alkoholische Calendula-Extrakte eine zusätzliche DNA-Synthese in Rattenleberzellkulturen, wohingegen sie in niedrigen Konzentrationen (im Nanogramm-Bereich) eine durch Diethylnitrosamin verursachte erhöhte DNA-Synthese hemmen [19].

Anwendungsgebiete

Ringelblume, die seit der Antike als Arzneimittel ihren festen Platz in der Volksmedizin hat, spielt heute noch eine wichtige Rolle in der Phytotherapie und Kosmetikindustrie. Im Alltag werden calendulahaltige Externa zur Selbstbehandlung von Hautinfekten durch Bakterien und Pilze (Akne, Furunkel, Windeldermatitis, Candidamykose, Mikrosporie, Tinea pedum), bei Mastitis, Urtikaria, Hämatomen, Biss- und Stichwunden verwendet [3].

Dermatologische Anwendungen

☞ auch 7.1 (Übersicht), 7.2 (Wundbehandlung), 7.5 (Akne vulgaris), 7.6 (Ekzeme), 7.9.1 (Abszesse und Furunkel).

Zubereitungen aus Ringelblumenblüten haben einen günstigen Einfluss auf die **Wundheilung** bei lokaler Anwendung [7]. Daher können sie zur Therapie der Entzündungen im Mund- und Rachenraum, Ulcus cruris und Wundheilungsstörungen eingesetzt werden. Bei schwer heilenden Wunden empfehlen auch Lutomski et al. [16] den Einsatz von Calendula (s. Rezepturvorschläge). Calendula soll die Fibrinbildung verstärken, was sich in einem raschen Wundverschluss und einer guten Granulatbildung auswirken soll [11]. Die Domäne der Ringelblume sind Hautschäden wie Schnitt-, Riss-, Stich-, Schlag- und Quetschwunden sowie die Wundheilung nach Amputationen [14]. Bei 52 Patienten mit herpetischer Keratitis konnte durch Kombination von Aciclovir mit Calendula-Extrakt eine schnellere Abheilung erzielt werden als mit Aciclovir allein [5].

Extrakte aus der Ringelblume können in vitro **antibakteriell und fungizid**, im Tierversuch **antiinflammatorisch** sowie bei Wunden **epithelialilisierungsfördernd** wirken [1]. Man weiß heute, dass für die antiinflammatorische Wirksamkeit der Ringelblume die Triterpendiole maßgebend sind. Unter diesen ist Faradiol die wichtigste Verbindung mit einer dosisabhängigen Wirkung, die mit der des Indometacins vergleichbar ist [24].

Das ätherische Öl der Ringelblume ist im Mikroplatten-Test gut wirksam gegen Campylobacter jejuni [8] und schwächer wirksam gegen verschiedene periodontale **Bakterien** wie Porphyromonas gingivalis, Fusobakterium nucleatum, Peptostreptococcus micros [12].

Es wirkt hemmend auf Aspergillus flavus, Aspergillus parasiticus, Aspergillus ochraceus und Fusarium moniliforme [22].

Weitere Anwendungen

Eine **antikarzinogene** Wirkung der Calendula wird diskutiert. Sie normalisiert in Rattenhepatozyten die Aktivität saurer und neutraler Proteinasen, die bei Ratten mit Leberkarzinom erhöht ist [17].

Hinweise zur Therapie

Dosierung

Darreichungsform: Aufguss, Umschläge, Salben.

Innere Anwendung:

- Infus: 1–4 g Droge als Infus 3-mal täglich.
- Tee: akut jede Stunde 15–20 Tropfen in etwas warmes Wasser, sonst 3–4-mal täglich.

Äußere Anwendung:

- **Aufguss:** 1–2 g Droge auf 1 Tasse Wasser (150 ml), mehrmals täglich mit warmem Aufguss getränktes Leinen auf die Wunde geben.
- **Tinktur:** 1–2 Teelöffel (2–4 ml) Tinktur (= 10 Teile Droge und 90 Teile 20% Alkohol-Wassergemisch) auf $^1/_4$–$^1/_2$ l Wasser zur Wundbehandlung.
- **Salben:** Zubereitung in Salben entsprechend 2–5 g Droge in 100 g Salbe.

Tipp Bei Ulcus cruris wegen der Sensibilisierungsgefahr nicht uneingeschränkt empfehlenswert. Nur Zubereitungen aus den Blütenblättern ohne Kelch (Calendulae flos sine calycibus).

Fertigarzneimittel

Monopräparate: Hevert® Ringelblumen-Tee; Kneipp® Ringelblumensalbe; Weleda® Calendula-Essenz; Calendumed® Creme, Calendumed® Gel, Calendumed® Salbe (DHU), Calendula Salbe.

Kombinationspräparate: Belfeka® Öl (u.a. Johanniskraut, Kamille); Calendula-Echinacea Salbe.

Rezepturen

Granulationsfördernd [16]: Tinct. Calendulae 10,0, Eucerini anhydrici ad 50,0, Ol Lavandulae guttae Nr. III, M.f. ung.

Nebenwirkungen

Außer leichten Hautirritationen keine bekannt. Das Risiko allergischer Reaktionen ist wegen Fehlen von Sesquiterpenlaktonen relativ gering. Allergische Reaktionen bei bekannter Korbblüten-Kontaktdermatitis.

Kontraindikationen

Keine bekannt. Bei Atopikern und Allergikern mit bekannter Korbblütenallergie nicht anzuwenden.

Wechselwirkungen

Keine bekannt.

Sensibilisierungspotenzial

Allergische Reaktionen bei bekannter Korbblüten-Allergie. In einer Studie an 443 Patienten reagierten 9 Patienten (ca. 2,0%) allergisch auf Calendula. Diese Sensibilisierung wurde oft von gleichzeitiger Reaktion auf Arnika, Nickel, Myroxylon, Pereirae-Harz, Duftgemische und Kolophonium begleitet [20].

Literatur

[1] Akihisa T, Yasukava K, Oinuma H, Kasahara Y, Yamanouchi S, Takido M, Kumaki K, Tamura T: Triterpene alcohols from the flowers of compositae and their anti-inflammatory effects. Phytochemistry 1996; 43: 1255-60

[2] Auster F, Schäfer J. Arzneipflanzen. VEB Georg Thieme, Leipzig 1958

[3] Chevallier A: Die Enzyklopädie der Heilpflanzen. 2. Aufl. BLV, München 2000

[4] Cordova CA, Siqueira IR, Netto CA, Yunes RA, Volpato AM, Cechinel Filho V, Curi-Pedrosa R, Creczynski-Pasa TB: Protective properties of butanolic extract of the Calendula officinalis L. against lipid peroxidation of rat liver microsomes and action as a free radical scavenger. Redox Rep. 2002; 7(2): 95-102

[5] Corina P, Dimitris S, Emanuil T, Nora R: Treatment with acyclovir combined with a new Romanian product from plants. Oftalmologia. 1999; 46(1): 55-7

[6] Della Loggia R, Becker H, Isaac O, Tubaro A: Planta Med. 1990; 56: 658

[7] Fintelmann V, Menßen HG, Siegers CP: Phytotherapie Manual. 2. Aufl. Hippokrates, Stuttgart 1993

[8] Friedmann M, Henika PR, Mandrell RE: Bactericidal activities of plant essential oils and some of their isolated constituents against Campylobacter jejuni, Escherichia coli, Listeria monocytogenes, and Salmonella enterica. J Food Prot. 2002; 65(10): 1545-60

[9] Gonzalez de Mejia E, Loarca-Pina G, Ramos-Gomez M: Antimutagenicity of xanthophylls present in Aztec Marigold (Tagetes erecta) against 1-nitropyrene. Mutat Res. 1997; 389(2-3): 219-26

[10] Hänsel R, Keller K, Rimpler H, Schneider G: Hagers Handbuch der pharmazeutischen Praxis. Band 6 (Drogen P-Z), 5. Aufl. Springer, Berlin 1994; S. 601-10

[11] Hauberrißer E: Natural treatment in surgery. Hippokrates. 1951; 22: 604-8

[12] Iauk L, Lo Bue AM, Milazzo I, Rapisarda A, Blandino G: Antibacterial activity of medicinal plant extracts against peridontopathic bacteria. Phytother Res. 2003; 17(6): 599-604

[13] Isaac O: Calendula officinalis L.-Ringelblume; Portrait einer Arzneipflanze. Zeitschrift für Phytotherapie. 1994; 16: 357-70
[14] Isaac O: Die Ringelblume. Wissenschaftlische Verlagsgesellschaft mbH, Stuttgart, 1992
[15] Kruger CL, Murphy M, DeFreitas Z, Pfannkuch F, Heimbach J: An innovative approach to the determination of the safety for a dietary ingredient derived from a new source: case study using a crystalline lutein product. Food Chem Toxicol. 2002; 40(11): 1535-49
[16] Lutomski J, Alkiewicz J, Maiwald L: Phytotherapie in der Praxis. Ein Abriss für Ärzte und Apotheker. Hippokrates, Stuttgart, 1987; S. 127
[17] Marchenko MM, Kopyl'chuk HP, Hrygorieva OV: Activity of cytoplasmic proteinases from rat liver in Heren's carcinoma during tumor growth and treatment with medicianl herbs. Ukr Biokhim Zh. 2000; 72(3): 91-4
[18] No authors listed: Final report on the safety assessment of Calendula officinalis extract and Calendula officinalis. Int J Toxicol. 2001; 20 Suppl 2: 13-20
[19] Perez-Carreon JI, Cruz-Jimenez G, Licea-Vega JA, Arce Popoca E, Fattel Fazenda S, Villa-Trevino S: Genotoxic and anti-genotoxic properties of Calendula officinalis extracts in rat liver cell cultures treated with diethylnitrosamine. Toxicol In Vitro. 2002; 16(3)-253-8
[20] Reider N, Momericki P, Hausen BM, Fritsch P, Aberer W: The seamy side of natural medicines: contact sensitization to arnica and marigold. Contact dermatitis. 2001; 45(5): 269-72
[21] Schmidgall J, Schnetz E, Hensel A: Evidence for bioadghesive effects of polysaccharides and polysaccharide-containing herbs in an ex vivo bioadhesion assay on buccal membranes. Planta Med. 2000; 66(1): 48-53
[22] Soliman KM, Badeaa RI: Effect of oil extracted from some medicinal plants on different mycotoxigenic fungi. Food Chem Toxicol. 2002; 40(11): 1669-75
[23] Wenigmann M: Phytotherapie - Arzneipflanzen, Wirkstoffe, Anwendung. Urban & Fischer, München 1999
[24] Zitterl-Eglseer K, Sosa S, Jurenitsch J, Schubert-Zsilavecz M, Della Loggia R, Tubaro A, Bertoldi M, Franz C: Anti-oedematous activities of the main triterpendiol esters of marigold (Calendula officinalis L.). J Ethnopharmacol. 1997; 57(2): 139-44

6.37 ■ Rosmarin (Rosmarinus officinalis)

M. Knop

Übersicht: Dermatologische Indikationen

+	Badetherapie bei Zerrungen, Quetschungen und Verstauchungen, Einreibungen bei schlecht heilenden Wunden, Verstauchungen und Quetschungen
	Lokal schmerzstillend bei Verletzungen der Mund- und/oder Rachenschleimhaut, zur Mundhygiene
?	Förderung der Hautdurchblutung als unterstützende Therapie bei rheumatologischen Erkrankungen

Botanische Beschreibung

Arzneipflanze:	Rosmarin – Rosmarinus officinalis L., Rosmarinus angustifolius
Pflanzenfamilie:	Lamiaceae
Volkstümliche Namen:	Kranzenkraut, Krankraut
Arzneidroge:	Rosmarinblätter – Rosmarini folium, Folia Anthos, Folia Roris marini, ätherisches Rosmarinöl – Rosmarini aetheroleum, Oleum Roris marini, Oleum Rosmarini

Rosmarin ist ein immergrüner Kleinstrauch mit wenigblütigen Scheinquirlen in kurzen, achselständigen Trauben. Er wird bis zu 2 m hoch mit aufrechten, braunen Zweigen. Die Blätter sind lineal, ledrig, ganzrandig, hellgrün und an der Unterseite leicht runzelig und weiß-filzig behaart wie der Blütenstand und Blütenstiel. Der Blütenkelch ist anfangs 3-4 mm groß und schwach filzig behaart, grün oder rötlich bis hell-violett, später 5-7 mm groß und

unbehaart. Verbreitet ist Rosmarin in den Mittelmeergebieten. Angebaut wird Rosmarin ebenfalls im Mittelmeergebiet, auf der Krim, in Mittelasien, Indien, in Südafrika, in den USA, auf den Philippinen und den Antillen.
Arzneilich verwendet werden die Rosmarinblätter (Rosmarini folium) und das aus den Blüten und beblätterten Stängeln durch Wasserdampfdestillation gewonnene ätherische Öl (Rosmarini aetheroleum). Es handelt sich um eine farblose bis schwach gelbliche Flüssigkeit, die charakteristisch herb riecht und aromatisch bitter und kühlend schmeckt. 60–70% der Rosmarinöle auf dem Markt sind keine genuinen, sondern verschnittene Rosmarinöle. Als Verschnittöle werden hauptsächlich Terpentinöl, rektifizierte Eukalyptusöle und die weiße Fraktion des Campheröles verwendet. Die Qualitätsanforderungen werden dann durch Zugabe von 1,8-Cineol, Campher, Borneol und Bornylacetat erreicht.
Verfälschungen können durch Blätter des Sumpfrosmarins (Ledum palustre, Ericaceae) auftreten.
Rosmarin besitzt als appetitanregendes und verdauungsförderndes Gewürz in der französischen und italienischen Küche einen hohen Stellenwert. In der Lebensmittelindustrie wird Rosmaringewürz auch als Konservierungsmittel und Antioxidans z.B. bei Fleisch und Fett häufig eingesetzt. Eine besonders starke Wirksamkeit kommt hierbei dem Rosmanol und Carnosol zu. Als Ingredienz der Likörindustrie wird es z.B. im „Benediktiner" oder im „Goldwasser" verwendet. Rosmarin wird auch als Duftkomponente in der Parfümerie verwendet, z.B. in Seifen und Kölnisch Wasser.

Inhaltsstoffe und Wirkprinzipien

Rosmarinblätter enthalten 1,0–2,5% **ätherisches Öl** bestehend aus bis zu 50% 1,8-Cineol, 10–25% Campher, 15–25% α-Pinen, Rosmarinsäure, **Flavonoide** und bitter schmeckenden **Diterpene, Triterpene,** Lipide (Alkane und Isoalane) und Kohlenhydrate (säurelabile Polysaccharide, z.B. Arabinose, Xylose, Galactose).
Für die Droge und das ätherische Öl konnte experimentell eine **spasmolytische** Wirkung an den Gallenwegen und im Dünndarm, eine positiv inotrope Wirkung am Herzen sowie eine Steigerung des Koronardurchflusses nachgewiesen werden. Darüber hinaus wirkt Rosmarin hautreizend und durchblutungsfördernd.

Monographiesammlungen

Drogenmonographien für Rosmarinblätter: Rosmarinblätter: Rosmarinus officinalis PF X; Rosmarinblätter DAC 86; Rosmarinus BHP 83; Rosmarinus officinalis hom. HAB 1.
Drogenmonographien für Rosmarinöl: Rosmarini aetheroleum DAB 10, ÖAB 90, Helv VII, BPC 79.
Aufbereitungsmonographie der Kommission E: Positivmonographie (Rosmarinblätter) für die Indikationen dyspetische Beschwerden (innere Anwendung), rheumatische Beschwerden (äußere Anwendung), Durchblutungsstörungen (äußere Anwendung).
Aufbereitungsmonographie der Kommission B 8 (Rosmarinbäder).

Toxizität und Karzinogenität

Die ganze Pflanze, insbesondere die Blätter werden als giftig mit dem Gefährlichkeitsgrad „wenig giftig" eingestuft. Große Mengen sollen beim Menschen zu klonisch-tonischen Krämpfen bis hin zum tiefen Koma geführt haben. Darüber hinaus sind gastrointestinale Störungen, Erbrechen, Gebärmutterblutungen, Nierenreizung (Albuminurie), und in schweren Fällen letal verlaufende Lungenödeme beobachtet worden.

Rosmarinöl kann in überhöhter Dosierung zu epilepsieartigen Krämpfen und Reflexverlust infolge Lähmung des Atemzentrums führen. Bei Intoxikation ergaben pathologisch-anatomische bzw. pathologisch-histologische Untersuchungen eine hochgradige Schädigung von Leber und Niere in Form von Degeneration und Nekrose der Zellen.

Anwendungsgebiete

Dermatologische Anwendungen

☞ auch 7.4 (Schmerzen), 7.5 (Akne vulgaris), 7.6 (Ekzeme), 7.10 (Dermatomykosen).
Eine Indikation für Rosmarin sind Durchblutungsstörungen. Topisch findet Rosmarin-Salbe bzw.- Rosmarin-Spiritus zur unterstützenden Therapie von rheumatischen Beschwerden Anwendung. Rosmarinöl, aber auch Rosmarinblätter, werden bei Erschöpfungszuständen, hypotonen Kreislaufbeschwerden, zur Förderung der Hautdurchblutung bzw. zur unterstützenden Therapie bei rheumatischen Beschwerden, bei Quetschungen, Zerrungen und Verstauchungen als Zusatz zum Voll- oder Teilbad.

Weitere Anwendungen

Rosmarin wird bei dyspeptischen Beschwerden, zur Förderung des Gallenflusses, bei Darmträgheit, zur Unterstützung der renalen Ausscheidung und bei Dysmenorrhoe, Amenorrhoe sowie klimakterischen Beschwerden eingesetzt. Missbräuchlich wurde es als Abortivum verwendet. Auch bei Kopfschmerzen, Schwindel, epileptischen Krämpfen, Lähmungen, Gliedermüdigkeit und Herzneurosen wurde Rosmarin verwendet.

Hinweise zur Therapie

Dosierung

Darreichungsform: Rosmarinblätter werden innerlich als Tee, Infus oder Fluidextrakt oder als Tinktur bei dyspeptischen Beschwerden angewendet, äußerlich als Mundspülung oder Gurgelwasser bei Verletzungen der Mund- oder Rachenhöhle verwendet, topisch in Form von Einreibungen (25%ige Tinktur oder Salbe) bei Myalgien, Ischias oder Interkostalneuralgien.

Innere Anwendung: Tagesdosis 4–6 g Droge (Rosmarinblätter), 10–20 Tropfen ätherisches Öl.

Äußere Anwendung:

- **Bäder:** Bei Anwendung als Voll- oder Teilbad sollte Rosmarinöl in einer Mindestkonzentration von 0,01 g Rosmarinöl pro Liter Badewasser enthalten sein, damit eine hyperämisierende Wirkung gewährleistet ist.
  50 g Rosmarinblätter werden für ein Vollbad verwendet.
- **Waschungen:** Als 1%iger Aufguss von Rosmarinblättern.

Fertigarzneimittel

Monopräparate: Kneipp® Rosmarin Pflanzensaft; Weleda Rosmarin Bademilch; Weleda Rosmarin-Salbe 10%, Perozon® Rosmarin-Ölbad mono Flüssiger Badezusatz.

Rezepturen

Rosmarinöl

- **Innere Anwendung:** 3–4 Tr. Rosmarinöl 3–4-mal am Tag mit Zucker, Honig oder in einem warmen Getränk appliziert werden, Tagesdosis 10–20 Tr., Zubereitungen entsprechend.

- **Äußere Anwendung:** 6–10%ig in Salben bzw. in Spiritus (Spiritus Rosmarini), bei Anwendung als Teil- oder Vollbad soll Rosmarin in einer Konzentration von mind. 0,01 g/pro Liter Badewasser bei einer Badetemperatur von 34–37 °C für 10–20 Min. Badedauer angewendet werden.
- Als Voll- oder Teilbad sollte Rosmarinöl in einer Mindestkonzentration von 0,01 g Rosmarinöl/Liter enthalten sein, damit eine hyperämisierende Wirkung gewährleistet ist. Die Badetemperatur sollte 34–37 °C bei einer Badedauer von 10–20 Min. betragen.

Rosmarinblätter

- **Innere Anwendung:** Als Infus (2–4 g getrocknete Blätter) oder Tee (1 Teel. fein geschnittene Droge mit 1 Tasse Wasser heiß aufbrühen, 5 Min. abgedeckt ziehen lassen, dann durch Teesieb abseihen, vor den Mahlzeiten 1 Tasse warm trinken) oder als Fluidextrakt (1:1 mit 45%igem Ethanol V/V) oder Tinktur (1:5 mit 70%igem Ethanol V/V) 3 x 5 Tr. auf Würfelzucker oder in einem beliebigen Tee zu sich nehmen, Tagesdosis: 4–6 g Droge.
- **Äußere Anwendung:** Als Tinktur oder Salbe (25%ig) zum Einreiben, für Waschungen als Aufguss (1%ig), als Badezusatz 50 g Droge mit 1 Liter Wasser heiß aufgießen, bedeckt 30 Min. ziehen lassen, abseihen und in das Vollbad bzw. Sitzbad geben.

Risiken und Nebenwirkungen

Nebenwirkungen

Bei ätherischem Rosmarinöl kommt es gelegentlich zu allergischen Reaktionen. Für Rosmarinblätter sind keine bekannt.

Kontraindikationen

Rosmarin in Form von Bädern sollte nicht angewendet werden bei akuten Hauterkrankungen und -verletzungen, schweren fieberhaften und infektiösen Krankheiten, Herzinsuffizienz der Stadien III und IV der New York Heart Association (NYHA), Hypertonie Stadium III der WHO. Während der Schwangerschaft wird von einer Einnahme der Droge ebenfalls abgeraten.

Wechselwirkungen

Sowohl für ätherisches Rosmarinöl als auch für Rosmarinblätter sind keine bekannt.

Sensibilisierungspotenzial

Rosmarin zählt zu den Pflanzen, die in der Literatur nur gelegentlich wegen ihrer allergenen bzw. hautreizenden Eigenschaften genannt werden. Gelegentlich soll es Kontaktallergien auf der Haut durch die enthaltenen Mono- und Diterpene geben.

Literatur

[1] Ammon HPT: Möglichkeiten und grenzen der Selbstmedikation mit Phytopharmaka. Z Phytother 10.1989; 167–74
[2] Aruoma OI, Halliwell B, Aeschbach R, Löligers J: Antioxidant and pro-oxidant properties of active rosemary constituents: carnosol and carnosic acid. Xenobiotica. 1992; 22(2): 257–68
[3] Augustin M, Schmiedel V: Leitfaden Naturheilkunde. 4. Aufl. Urban & Fischer, München 2003
[4] Bauer F, Vali S, Stachelberger H: Zusammensetzung und Gehalt von Kohlenhydraten in Gewürzen. Chem Mikrobiol Technol Lebensm. 11:181–7
[5] BAnz (Bundesanzeiger) Nr. 190a vom 10.10.1985
[6] BAnz (Bundesanzeiger) Nr. 223 vom 30.11.1985 in der Fassung vom BAnz Nr.221 vom 28.111986 und BAnz Nr. 50 vom 13.03.1990
[7] BAnz (Bundesanzeiger) Nr. 48 vom 10.03.1992

[8] Braun R: Standardzulassungen für Fertigarzneimittel. Deuscher Apotheker Verlag, Stuttgart 2002
[9] Brieskorn CH, Fuchs A, Bredenberg JB, Mc Chesney JD, Wenkert, E: J Org Chem. 1974; 29: 2293-8
[10] Brieskorn CH, Domling HJ. On the presence of 5-hydroxy-7,4'-dimethoxyflavone in the leaves of Rosmarinus officinalis L. Arch Pharm Ber Dtsch Pharm Ges. 1967 (12): 1042-4
[11] Brieskorn CH, Zweyrohn G: Incidence of 3 further triterpene acids in the leaves of Rosmarinus officinalis L. Pharmazie. 1970; 25(8): 488-90
[12] Cantino PD, Sanders RW: Subfamilial classification of Labiatae. Syst Bot. 1986; 11: 163-85
[13] Deutschmann F, Hohmann B, Sprecher E, Stahl E: Pharm Biol 3, Drogenanalyse I, Morphologie und Anatomie. 3. Aufl. Gustav Fischer, Stuttgart 1992; S. 334
[14] Engler A: Syllabus der Pflanzenfamilien. 2. Aufl. Gebr. Borntraeger, Berlin 1964; S. 12, 441
[15] Ganeva Y, Tsankova E, Simova S, Apostolova B, Zaharieva E: Rofficerone: a new triterpenoid from Rosmarinus officinalis. Planta Med. 1993; 59: 276-7
[16] Granger R, Passet J, Arbousset G: L'essence de Rosmarinus officinalis. Influence des facteurs e´cologiques et individuels. Parfums Cosmét Savons France. 1973; 3: 307-12
[17] Hausen BM: Allergiepflanzen-Pflanzenallergene. ecomed, Landsberg 1988; S. 302
[18] Heeger EF: Handbuch des Arznei- und Gewürzpflanzenanbaues. Deutscher Bauernverlag, Berlin 1956; S. 610
[19] Kreis P, Juchelka D, Motz C, Mosandl A: Chirale Inhaltsstoffe ätherischer Öle VII: Dtsch. Apoth. Ztg. 130 (1990)
[20] Lamparsky D, Schenk HP, Kubeczka KH: Ätherische Öle. Thieme, Stuttgart 1982; S. 136-48
[21] Lewin L: Gifte und Vergiftungen., Lehrbuch der Toxikologie. Haug, Heidelberg, 1925, Nachdruck 1992; S. 839
[22] Madaus G: Lehrbuch der biolog. Heilmittel, Abt. 1, Heilpflanzen. 3. Band. Georg Thieme, Stuttgart 1938; S. 2400-09
[23] Mitteilung der J Bürgher Ysatfabrik GmbH Bad Harzburg zu Salvysat vom 28.04.1993
[24] Römmelt H, Drexel H, Dirnagl K: Wirkstoffaufnahme aus pflanzlichen Badezusätzen. Heilkunst. 1978; 91: 249-56
[25] Sanders RW, Cantino PD: Nomenclature of the subdivisions of the Lamiaceae. Taxon. 1984; 33: 64-72
[26] Schilcher H, Kammerer S: Leitfaden Phytotherapie. 2. Aufl., Urban & Fischer, München 2003
[27] Schultze-Motel J (Hrsg.), Mansfeld R: Verzeichnis landwirtschaftlicher und gärtnerischer Kulturpflanzen (ohne Zierpflanzen). 2. Aufl. Springer, Berlin, 1986; Band 2, S. 859-63
[28] Steineggere E, Hänsel R: Pharmakognosie. 5. Aufl. Springer, Berlin, 1992; S. 344-5
[29] Wichtl M: Rosmarin: In: Wichtl M (Hrsg.): Teedrogen und Phytopharmaka. Ein Handbuch für die Praxis auf wissenschaftlicher Grundlage. 2. Aufl. Wissenschaftliche Verlagsgesellschaft, Stuttgart 1989. S. 416-9
[30] Wunderlich R: Ein Vorschlag zu einer naturlichen Gliederung der Labiaten auf Grund der Pollenkorner, der Samenentwicklung und des reifen Samens. Oesterr Bot Z. 1967; 114: 383-483

6.38 ■ Rosskastanie (Aesculus hippocastanum L.)

S. Lange

Übersicht: Dermatologische Indikationen

++	Symptome der chronisch venösen Insuffizienz
?	Postthrombotisches Syndrom, trophische Veränderungen der Haut (z.B. Ulcus cruris), Hämorrhoiden

Botanische Beschreibung

Arzneipflanze:	Aesculus hippocastanum L. (die weißblühende Art), Aesculus pavia L. (die rotblühende Art)
Pflanzenfamilie:	Hippocastanaceae
Volkstümliche Namen:	Kastanienrinde, Pferdekastanienrinde, Saukastanienrinde, Bitterkastanie, Gichtbaum, Säukestene, Kestenbaum
Arzneidroge:	Blüten – Flores Hippocastani, Rinde – Cortex Hippocastani, Samen – Semen Hippocastani, Früchte – Fructus Hippocastani

Die Rosskastanie ist ein sommergrüner Baum, der eine stattliche Höhe von 35 m erreichen kann. Die charakteristischen gefingerten, fünf- bis siebenzähligen Blätter bilden eine dichte Baumkrone. Der Blütenstand besteht aus zahlreichen rispenartig angeordneten weißen bzw. roten Blüten. Im Herbst können die stacheligen kugeligen Früchte mit den 1–3 flach-kugeligen glänzend-braunen Samen im Inneren gesammelt werden. Verwechslungsgefahr besteht mit der „echten Kastanie" (Edelkastanie, Marone), die jedoch zur Familie der Buchengewächse (Fagaceae) gehört [5, 14].
Die Heimat der Rosskastanie liegt in den Gebirgen des Balkans, im Kaukasus, Nord-Iran und Himalaya. Heute ist der stattliche Baum als Park- und Alleebaum kultiviert.
Im Mittelalter wurde die Rosskastanie als Viehfutter verwendet. Der lateinische Name „Aesculus" („esca"= Futter) deutet auf die Verwendung als Viehnahrung hin. Die Vorliebe der Pferde für die Kastanien = „castaneum" (griech.) und „hippo" (griech.) = Pferd spiegelt sich im Artnamen „hippocastanum" wider [14].

Inhaltsstoffe und Wirkprinzipien

Die Rosskastanie enthält 3–10% **Saponin-Gemisch** *Aescin*, **Flavonoide, Gerb- und Mineralstoffe,** Proteine, Stärke und ein fettes Öl. Die Inhaltsstoffe liegen in der Pflanze wie folgt vor [7]:

- Blüten: Kampferolglykoside, Flavonglykoside (Rutin, Quercitrin), Saponinglykosid Aescin, Cholin, Purinderivate (Harnsäure, Adenin, Guanin, Adenosin)
- Rinde: Aesculin (3%), Aesculetin, Oxycumaringlykoside (Fraxin, Scopolin), Quercetin, Aescin, Allantoin, Leukoanthocyane, Kastaniengerbsäure
- Samen: Stärke (30–60%), Aesculussaponin (8–28%), Proteine (8–10%), Fettes Öl (2,5–7%), Zucker (ca. 9%), Catechingerbstoffe (2%)

Aescin gilt als der wirksamkeitsbestimmende Inhaltsstoff des Rosskastaniensamen-Extraktes. Aescin wirkt **antiexsudativ** und setzt die Gefäßfragilität herab [7]. Die antiexsudative Wirkung ist vorwiegend durch eine Senkung der Kapillarpermeabilität zu begründen. Die Wirkung ist vermutlich durch die Senkung der Konzentration lysosomaler Enzyme bedingt, die bei der chronisch venösen Insuffizienz vermehrt auftreten und den Abbau von Mucopolysacchariden in der Gefäßwand beschleunigen [6, 14]. Durch diesen günstigen Einfluss wird der Einstrom von Wasser in den Extravasalraum vermindert.

Monographiesammlungen

Drogenmonographien für Rosskastaniensamen (Hippocastani semen): DAB 10, Belg IV, Port 35, AB-DDR, Mar 29.
Drogenmonographien für Rosskastanie: Aesculus hippocastanum HAB 1; Aesculus Hippocastanum e cortice, äthanol. Decoctum hom. HAB 1; Aesculus Hippocastanum e floribus HAB 34; Aesculus hippocastanum HPUS 78.
Aufbereitungsmonographie der Kommission E: Positivmonographie für chronisch venöse Insuffizienz. Die Einnahme eines standardisierten Extrakts aus Rosskastaniensamen in einer Dosis von 2 x 50 mg Aescin täglich in retardierter Darreichungsform wird empfohlen [14].

Toxizität und Karzinogenität

Die „No-effect"-Dosis für die akute Toxizität beträgt ca. das 8fache derjenigen Dosis, die bei der Therapie am Menschen empfohlen wird [12]. Im Tierversuch konnten keine kumulativ- toxischen, embryotoxischen oder teratogenen Wirkungen beobachtet werden.

Anwendungsgebiete

Dermatologische Anwendungen

☞ auch 7.1 (Übersicht), 7.2 (Wundbehandlung), 7.3 (Pruritis), 7.11 (Hämorrhoiden), 7.12 (Venenleiden).

Das Hauptanwendungsgebiet der Rosskastaniensamen ist die **chronisch venöse Insuffizienz** mit Vorliegen von Symptomen des vielfältigen Beschwerdekomplexes wie Schmerzen und Schweregefühl der Beine, Wadenkrämpfe, Ödeme sowie Juckreiz und Brennen [3, 9]. Die äußere oder innere Anwendung von Rosskastaniensamen-Produkten kann als ergänzende Therapiemaßnahme neben einer konsequenten Kompressionstherapie, sofern gegen diese keine Kontraindikationen bestehen, und einer venenfreundlichen Lebensführung (Bewegung, Wechselduschen etc.) durchgeführt werden. Bei guter Verträglichkeit sind die entsprechenden Präparate auch als Langzeitanwendung geeignet.

Die **antiexsudativen und somit antiödematösen Wirkungen** von Rosskastanienextrakten wurden im Tierversuch nachgewiesen [3]. In klinischen Studien konnte der venentonisierende und ödemprotektive Effekt gezeigt werden [1, 8]. Bestehende venös bedingte Ödeme können in Folge einer Senkung der transkapillären Filtration beseitigt werden [1, 10, 13]. In einer klinischen Studie (randomisiert, multizentrisch, doppelblind) wurde an 240 Patienten die Wirksamkeit von Rosskastaniensamen-Extrakt (Venostasin retard®) hinsichtlich **signifikanter Ödemreduktion** belegt [2]. Die Mehrzahl der Patienten mit chronisch venöser Insuffizienz Grad II bei mäßiggradiger Varikosis und mittelgradiger Schwellneigung wird von einer Kombinationstherapie aus Kompression und Ödemprotektivum vermutlich profitieren [2].

Weitere Anwendungen

Des Weiteren wird Rosskastaniensamenextrakt in verschiedenen Zubereitungen bei schmerzhaften Verstauchungen, Blutergüssen und Schmerzsyndromen der Wirbelsäule topisch appliziert. Diese Indikationen sind klinisch jedoch nicht ausreichend belegt.

Hinweise zur Therapie

Dosierung

Drogenzubereitung entsprechend 30–150 mg Aescin bzw. 1 mg Aescin/kg Körpergewicht.

- Feste Formen: 2–3 x tgl. mit Trockenextrakt entsprechend Aescinmenge einnehmen.
- Flüssige Formen: 2–3 x tgl. 20–30 Tropfen mit entsprechender Extraktmenge mit etwas Wasser verdünnt einnehmen.
- Halbfeste Formen zur äußeren Anwendung: Mehrmals tgl. äußerlich dünn auftragen entsprechend der Dosiermenge.

Darreichungsform: Tabletten, Dragees, Kapseln, Tropfen, Creme, Gel.

Tipp Aescin kann als Saponin zu Schleimhautreizungen im Magen führen. Durch eine magensaftresistente retardierte Darreichungsform, die den Wirkstoff erst im Dünndarm freisetzt, kann eine bessere Verträglichkeit erreicht werden. Aescinhaltige Salben sollten aufgrund einer möglicherweise entzündungsverstärkenden Wirkung bei Thrombophlebitiden nicht einmassiert, sondern lediglich sanft aufgetragen werden [14].

Fertigarzneimittel

Monopräparate: Aescorin® forte Kapseln; Aescusan® 20 Filmtabletten, Creme, Retardtabletten, Aescusan® retard 50 Retardtabletten; Aescuven® forte Dragees; Essaven® Kapseln; Heweven® Phyto Venendragees, Noricaven® retard Retardtabletten; Perivar® forte

Filmtabletten; Plissamur® Dragees; SE Rosskastanie® Retardtabletten; Venalot® novo Depot; Venen-Tabletten STADA® retard Retardtabletten; Venentabs retard®; veno-biomo retard Retardtabletten, venodura® retard 50 mg Retardtabletten; Venopyronum® retard Retardtabletten, Venopyronum® N forte Kapseln; Venostasin® retard Retardkapseln, Venostasin® Creme, N Gel, Tropfen; Venoplant® retard S Retardtabletten.
Kombinationspräparate: Intradermi® Venentropfen (Rosskastaniensamen, Troxerutin); Salus® Venen Kräuter-Dragees NT, Sklerovenol® N Kapseln.

Rezeptur

Bei Venenentzündungen:
Rp. Extract. Hippocastanie (20,0),Fruct. Fluid, Extract. Hamamelis fluid. Extract. Meliloti fluid. aa 15,0. M.D.S. 3 x tgl. 20–30 Tropfen (nach P. A. Zizmann).

Nebenwirkungen

In seltenen Fällen treten bei interner Anwendung Schleimhautreizungen des Magen-Darm-Traktes auf [3]. Es ist nicht auszuschließen, dass die antikoagulatorische Wirkung von Marcumar® durch gleichzeitige Gabe von Aescin verstärkt wird.

Kontraindikationen

Nicht bekannt.

Wechselwirkungen

Verstärkung der Wirkung von Antikoagulantien möglich.

Sensibilisierungspotenzial

Bei intravenöser Gabe isolierten Aescins sind anaphylaktische Reaktionen beschrieben [11].

Literatur

[1] Bisler H, Pfeifer R, Klüken N, Pauschinger P: Wirkung von Rosskastaniensamentrockenextrakt auf die transkapilläre Filtration bei chronisch venöser Insuffizienz. Dt Med Wochenschrift. 1986; 111: 1.321–9
[2] Emter E: Adäquate Therapie in der Phlebologie unter besonderer Berücksichtigung pflanzlicher Venenpräparate. In: Loew D, Blume H, Dingermann T (Hrsg.): Phytopharmaka V: Forschung und klinische Anwendung. Steinkopff Verlag, Darmstadt 1999
[3] Fintelmann V, Menßen HG, Siegers CP: Phytotherapie Manual. 2. Aufl. Hippokrates, Stuttgart 1993
[4] Fischer G, Krug E: Heilkräuter und Arzneipflanzen. 7. Aufl. Haug, Heidelberg, 1984; S. 242
[5] Hänsel R, Keller K, Rimpler H, Schneider G: Hagers Handbuch der pharmazeutischen Praxis. Band 6 (Drogen P–Z), 5. Aufl. Springer, Berlin 1994
[6] Kreysel HW, Nissen HP, Enghofer E: Erhöhte Serumaktivität lysosomaler Enzyme bei Varikosis. Therapiewoche. 1983; 33: 1.098–104
[7] Krug E: Lexikon der Naturheilkunde. Haug, Heidelberg 1989; S. 27
[8] Pauschinger P, Wörz E, Zwerger E: Pharmacological effects on the filtration coefficient of the human leg and its measurement. Med Welt. 1981; 32(51-52): 1.953–5
[9] Pittler MH, Ernst E: Rosskastaniensamen-Extrakt zur Behandlung der chronischvenösen Insuffizienz. Ein systematischer Review. In: Loew D, Blume H, Dingermann T. Phytopharmaka V. Forschung und klinische Anwendung. Steinkopff, Darmstadt, 1999; S. 127-134
[10] Rudofsky G, Neiß A, Otto K, Seibel K: Ödemprotektive Wirkung und klinische Wirksamkeit von Rosskastaniensamentrockenextrakt im Doppelblindversuch. Phlebol Proktol. 1986; 15: 47–54
[11] Schmitt M, Cremer W: Nieren- und Hochdruckkrankheiten. 1983; 12: 306–9
[12] Schulz V: Rationale Phytotherapie. Ratgeber für die Praxis. 3. Aufl. Springer, Berlin, 1999
[13] Steiner M: Clinical efficacy of edema protection in peripheral venous edemas due to CVI. In: Davy A. Stemmer R (Hrsg). Phlebologie ´89. John Libbey Eurotext Ltd., London, 1989; S. 734–7
[14] Wenigmann M: Phytotherapie – Arzneipflanzen, Wirkstoffe, Anwendung. Urban & Fischer, München 1999

6.39 ■ Salbei (Salvia officinalis)

M. Knop

Übersicht: Dermatologische Indikationen

+	Entzündungen der Mund- und Rachenschleimhaut, z.B. Zahnfleischentzündungen, Prothesendruckstellen; vermehrte Schweißbildung
?	Durchblutungsfördernde Wirkung des ätherischen Öles auf der Haut (Einsatz bei rheumatologischen Erkrankungen)

Botanische Beschreibung

Arzneipflanze:	Dalmatinischer Salbei – Salvia officinalis L.
Pflanzenfamilie:	Labiatae
Volkstümliche Namen:	Echter Salbei, Königs-Salbei, Edler Salbei, Scharlachkraut
Arzneidroge:	Salbeiblätter – Salvia folium, ätherisches Salbeiöl – Salvia officinalis aetheroleum

Salbei ist ein bis zu 60 cm hoher Strauch. Der Stängel ist aufrecht mit vielen abstehend-filzig behaarten Seitenästen. Die Blätter sind gestielt, die Spreite länglich, auf der Oberseite nur in der Jugend behaart, sonst kahl, die Blattunterseite ist weißfilzig behaart. Die Blüten sind als fünf- bis zehnblütige Scheinquirle angeordnet. Der Kelch ist drüsig gepunktet und flaumig behaart, die Krone ist blauviolett, rosa oder sogar weißlich gefärbt. Salbei kommt hauptsächlich im Mittelmeerraum vor, als ursprüngliches Areal gilt die Region von Dalmatien bis Südostserbien/Mazedonien.

Angebaut wird Salbei im ehemaligen Jugoslawien, Algerien, Russland, Indien, Indonesien, Südafrika, Antillen, USA.

Arzneilich verwendet werden die Salbeiblätter (Salviae folium) und das aus den Blüten und Stängeln durch Wasserdampfdestillation gewonnene ätherische Öl (Salviae officinalis aetheroleum). Verfälschungen können Blätter von Salvia triloba sein, die sehr ähnlich aussehen, aber auf der Blattoberseite und -unterseite behaart sind. Wildsammlungen von Dalmatinischem und Griechischem Salbei werden mit deren Hybriden gemischt und als „Dalmatinischer Salbei" angeboten.

Bei der Ganzdroge (getrocknete, ganze Blätter) sind die Blätter sind oberseits graugrün und feinbuckelig, unterseits weißfilzig und feingrubig. Die Schnittdroge besteht aus silbergrauen oder graugrünen Laubblattbruchstücken mit unterseits deutlich hervortretender Nervatur. Sie hat einen würzigen Geruch und schmeckt beim Kauen würzig und bitter. Die Pulverdroge hat eine hellgrau bis bräunlichgrüne Farbe mit zahlreichen derbwandigen, gekrümmten Gliederhaaren, einzelnen Drüsenhaaren und Labiatendrüsenschuppen.

Salbei ist im Food Chemical Codex und in der GRAS-Liste als unbedenkliches Lebensmitteladditiv aufgeführt. Es ist in Würzmischungen und in verschiedenen Likören enthalten.

Von zahlreichen getesteten Gewürzen verzögert Salbei am meisten das Ranzig werden von Fett (durch die schützenden Antioxidanzien Carnosol und Rosmarinsäure). Es begünstigt die Farbstabilität und die Haltbarkeit von Fleisch- und Wurstwaren durch Erniedrigung des Redoxpotenziales (verzögert Autooxidation).

Inhaltsstoffe und Wirkprinzipien

Wichtigster Inhaltsstoff der Salbeiblätter ist das **ätherische Öl** (1–2,5%), das zu etwa 35–60% aus Thujon in den Apikal- und Basalblättern besteht, sowie Cineol und Campher

enthält. Weitere Inhaltsstoffe sind **Gerbstoffe** (Labiatengerbstoff mit Rosmarinsäure), **Bitterstoffe** (Diterpene) und **Flavonoide.** An Spurenelementen sind Eisen, Magnesium und Zink enthalten.
Das ätherische Öl der Salbeiblätter hat **antibakterielle, virusstatische** und **fungistatische** Wirkung, die Gerbstoffe wirken entzündungshemmend und die Bitterstoffe regen die Sekretion der Verdauungssäfte an. Extrakte aus Salbeiblättern – insbesondere Frischpflanzenauszüge – hemmen nachweislich die Schweißsekretion.

Monographiesammlungen

Drogenmonographien für Salbeiblätter: Salviae folium DAB 10; Herba Salviae Dan IX; Salviae folia Ital 6; Salvia folium Ned 6; Folium Salviae NorV; Sauge PFX; Salvia Port 46; Folium Salviae ÖAB 90; Salviae Helv VII; Salvia BHP 83; Sage Mar 29.
Drogenmonographien für Salbeitinktur: Salviae Tinctura DAB 10; Tinctura Salviae Ö AB 90; Extractum Salviae Fluidum EB6.
Standardzulassung Salbeiblätter: Husten- und Bronchialtee I und II, Zul.-Nr. 2039.94.99 bzw. 2039.93.99.
Aufbereitungsmonographie der Kommission E: Positivmonographie (Salbeiblätter) für folgende Indikationen:

- **Innere Anwendung:** Dyspeptische Beschwerden, vermehrte Schweißsekretion
- **Äußere Anwendung:** Entzündungen der Mund- und Rachenschleimhaut.

Negativ-Monographie Kommission B8 (Salbei-Bäder).

Toxizität und Karzinogenität

In überhöhter Dosierung ist Salbeiöl bei nicht bestimmungsgemäßem Gebrauch giftig. Hierfür sind in erster Linie die Triterpenketone Campher und Thujon verantwortlich. Sie können zu krampfartigen, neurotoxischen Ausfallerscheinungen führen.

Anwendungsgebiete

Dermatologische Anwendungen

☞ auch 7.1 (Übersicht), 7.5 (Akne vulgaris), 7.10 (Dermatomykosen), 7.13 (Hyperhidrosis).
Anwendung äußerlich zur **Wundbehandlung** in Form von Umschlägen und als Badezusatz bei Entzündungen der Haut. Verwendet werden Salbeiblätter auch als wässrige Abkochungen bzw. als Aufgüsse z.B. bei Hautverletzungen.
Verwendung als Seifenparfüm und in modernen Düften mit Chypre-, Fougère- oder Tabac-Noten. Wenn bestimmte Produkt-Endkonzentrationen in Seife, Detergenzien, Cremes/Lotionen und Parfums nicht überschritten werden, dann ist Salbei vom Europäischen Rat als unbedenklich zugelassen.

Weitere Anwendungen

Aufgrund seiner antibakteriellen, virusstatischen und fungistatischen Wirkung wird Salbei lokal als alkoholischer Auszug bei Entzündungen der Mund- und Rachenschleimhaut angewendet, z.B. bei Zahnfleischentzündungen oder Prothesendruckstellen. Zum Gurgeln und Spülen wird ein warmer Aufguss hergestellt.
Innerlich angewendet wird Salbei als Tee bei dyspeptischen Beschwerden oder bei vermehrter Schweißsekretion. Trotz guter Ansätze bzgl. der blutzuckersenkenden Wirkung ist die Wirksamkeit in der Indikation Diabetes nicht ausreichend belegt.

Hinweise zur Therapie

Dosierung

Als Vorsichtsmaßnahme alkoholische Zubereitungen innerlich nicht in höherer Dosierung (max. 3 x tägl. 40 Tropfen) und nicht länger als 4 Wochen anwenden (s. Rezepturvorschläge).

Tipp Eine Kombination mit anderen antibakteriell wirksamen Ätherisch-Öl-Drogen wie Thymian (Thymol ist 20 x stärker keimhemmend als Phenol), Menthol, Anis, Eukalyptus, Pfefferminz ist sinnvoll. Ebenso sinnvoll ist eine Kombination mit Tormentilla.

Fertigarzneimittel

Salbei® Curarina Tropfen; Salus® Salbei-Tropfen; Salviathymol®N Lösung; Salvysat® Bürger Lösung; Sweatosan® N Drgs.

Rezepturen

Innere Anwendung

- Infus aus Salbeiblättern als Antihidrotikum: 20 g getrocknete Blätter mit 1 l kochendem Wasser aufgießen, 15 Min. ziehen lassen, kolieren, abpressen, nach Belieben süßen, 3 x tägl. 1 Tasse trinken.
- Zur Tonisierung bei Herzschwäche ebenfalls als Infus (s.o.) einnehmen oder ein Dekokt aus Drogenpulver oder frischen Blättern herstellen:
- 1 Löffel Drogenpulver in einer Tasse Wasser erhitzen, rasch abseihen, süßen und trinken.
- 15 g frische Blätter in einer Tasse (ca. 200 ml) mit heißem Wasser 3 Min. lang ziehen lassen und trinken.

Äußere Anwendung

- Zum Gurgeln oder Spülen 2,5 g Droge oder 2–3 Tropfen des ätherischen Öles auf 100 ml Wasser als Aufguss oder 5 g alkoholischen Auszug auf 1 Glas Wasser verwenden.
- Zur Pinselung den unverdünnten alkoholischen Auszug verwenden.

Nebenwirkungen

Für Salbeiblätter sind keine Nebenwirkungen bekannt. Ätherisches Salbeiöl: Bei längerer Anwendung des reinen Öles können epileptiforme Krämpfe auftreten.

Kontraindikationen

Während der Schwangerschaft sollte kein alkoholischer Extrakt und kein reines ätherisches Öl eingenommen werden.

Wechselwirkungen

Für Salbeiblätter und ätherisches Salbeiöl sind keine Wechselwirkungen bekannt.

Sensibilisierungspotenzial

Eine Sensibilisierungsgefahr ist nicht bekannt.

Literatur

[1] Augustin M, Schmiedel V: Leitfaden Naturheilkunde. 4. Aufl. Urban & Fischer, München 2003
[2] Berger F: Handbuch der Drogenkunde. Bd. 2. Wilhelm Maudrich, Wien 1950; S. 305–6
[3] Brand N: Unveröffentlichte Untersuchungsergebnisse der Chemischen Fabrik Dr.Hetterich/Fürth, 1989–1993 BPI/BAH Arbeitsgruppe „Extrakte" Gemeinsames Ergebnis der Laboratorien Chemische Fabrik Dr. Hetterich und Finzelberg bei der Entwicklung der Monographie Salbeitinktur DAB 10

[4] Braun H: Arzneipflanzen-Lexikon. Gustav Fischer, Stuttgart, 1979; S. 347
[5] Braun R: Standardzulassungen für Fertigarzneimittel. Deutscher Apotheker Verlag, Stuttgart 2002
[6] Fintelmann V, Menßen HG, Siegers CP: Phytotherapie Manual. 2. Aufl. Hippokrates, Stuttgart, 1993
[7] Madaus G: Lehrbuch der biologischen Heilmittel. Band 3. Abt. 1, Heilpflanzen. Georg Thieme Verlag 1938; S. 2400–9
[8] Mitteilung der J Bürgher Ysatfabrik GmbH Bad Harzburg zu Salvysat vom 28.04.1993
[9] Römmelt H, Drexel H, Dirnagl K: Wirkstoffaufnahme aus pflanzlichen Badezusätzen. Heilkunst. 1978; 91: 249–56
[10] Sanders RW, Cantino PD: Nomenclature of the subdivisions of the Lamiaceae. Taxon 33: 1984; 64–72
[11] Schilcher H, Kammerer S: Leitfaden Phytotherapie. 2. Aufl. Urban & Fischer, München
[12] Schultze-Motel J (Hrsg.), Mansfeld R: Verzeichnis landwirtschaftlicher und gärtnerischer Kulturpflanzen (ohne Zierpflanzen). 2. Aufl. Springer, Berlin, 1986; 2, S. 859–63
[13] Steineggere E, Hänsel R: Pharmakognosie. 5. Aufl. Springer Berlin, 1992; S. 344–5
[14] Vernin G, Metzger J: Perfum Flavor, 11, 79–84, 1986
[15] Wichtl M (Hrsg.): Teedrogen und Phytopharmaka. Ein Handbuch für die Praxis auf wissenschaftlicher Grundlage. 2. Aufl. Wissenschaftliche Verlagsgesellschaft, Stuttgart 1989. S. 416–9
[16] Wunderlich R: Ein Vorschlag zu einer naturlichen Gliederung der Labiaten auf Grund der Pollenkorner, der Samenentwicklung und des reifen Samens.Oesterr Bot Z 114, 383–483, 1967

6.40 ■ Sarsaparille (Smilax regelii)

U. Buhrke

Übersicht: Dermatologische Indikationen

?	Psoriasis vulgaris, Akne vulgaris, Furunkulose

Botanische Beschreibung

Arzneipflanze:	Sarsaparille – Smilax regelii
Pflanzenfamilie:	Smilacaceae
Volkstümliche Namen:	Nanahua-xochitl, China mexicana
Arzneidroge:	Sarsaparilla-Wurzel – Radix

Die Gattung Smilax L. besteht aus 200–300 Arten, wächst an Lichtungen und Wegrändern und stammt ursprünglich aus Mittel- und Nordamerika. In der Kolonialzeit galt die Sarsaparillenwurzel als Universalmedizin bei mehr als 200 Krankheiten [2, 3].
Die Sarsaparille ist eine Kletterpflanze und ein immergrüner Strauch. Sie hat ein kurzes, knotiges Rhizom mit mehreren Meter langen Wurzeln, treibt vierkantige und stachelbesetzte Ranken, welche zahlreiche große, herzförmige sowie weiße, in Dolden angeordnete Blätter besitzen. Die getrenntgeschlechtlichen Blüten sind weiß bis blassgrün, gelb oder braun. Die Pflanze besitzt kugelige rote, blaue oder schwarze Beeren mit 1–6 Samen [2].
Verwendet werden die getrockneten Wurzeln und zum Teil auch die Rhizome. Die Wurzeln werden in der Trockenzeit von Januar bis Mai ausgegraben, in 50–75 cm lange Stücke geschnitten und an der Luft getrocknet.

Inhaltsstoffe

Die wichtigsten Inhaltsstoffe der Sarsaparille sind **Steroidsaponine** (Saraponin, Smilasaponin, Sarsaparillosid, Smilagenin, Glykoside), Sterole und verwandte **Triterpene** (Cycloartenol, 31- Norcycloartenol, Pollinastanol, Sitosterolin, Stigmasterin), **Flavonoide** (Kampferol, Quercetin, Astilbin, Engeletin), Dihydrochalcone (Glycyphyllin) und Stärke.

Monographiesammlungen

Drogenmonographien: Sarsaparilla USP XIV (getrocknete Wurzeln); Smilax BHP 83 (gesamte unterirdische Teile, auch Rhizome).

Toxizität und Karzinogenität

In hohen Dosen bewirken Saponine eine Herz- und Zentralnervenlähmung und temporäre Nierenschädigung.

Anwendungsgebiete

Dermatologische Anwendungen

☞ auch 7.1 (Übersicht), 7.7 (Psoriasis vulgaris).
Die pflanzliche Wirkung (z.B. als Tee oder Auszug) wird als anregend auf den Hautstoffwechsel beschrieben [3]. Der Auszug der Wurzel kann bei Schuppenflechte unterstützend innerlich angewendet werden. Das Homöopathikum Sarsaparilla wird in D 1–D 6-Verschüttung bei Hautausschlägen, Schuppenflechte und Furunkeln eingesetzt.

Weitere Anwendungen

Radix Sarsaparillae wird bei Gicht und Rheuma eingesetzt. Sie soll stark harn- und schweißtreibend wirken [2]. Die Saponine reizen die Schleimhaut und regen die Sekretion an. Als Homöopathikum D 1–D 6 bei Gicht, Rheuma, Blasen- und Nierenleiden [3].

Hinweise zur Therapie

Dosierung

Keine topische Anwendung. **Innere Anwendung:** Tagesdosis 0,3 – 1,5, g Droge (Pulver). Abkochung/Tee: Einzeldosis: 1 – 5 g, 3-mal tägl.

Fertigarzneimittel

Keine bekannt.

Rezepturen

Teemischungen

Sarsaparillwurzel, Faulbaumrinde ana 20,0, Erdbeerblätter ad 50,0, M. f. species. Teebereitung: 50 g Pulver pro Liter Wasser 10 Min. kochen und 10 Min. ziehen lassen. 2 Teelöffel werden mit 1/4 l kaltem Wasser übergossen, 10 – 15 Stunden „ausgezogen" und nach dem Abseihen zum Trinken erwärmt. 3 Tassen täglich nach dem Essen trinken.
Blutreinigungstee: 2 Teile Sarsaparillenwurzel mit je 1 Teil Anis, Fenchel, Sennesblätter und Süßholz aufkochen oder als Tee aufbrühen.

Mazerat

Radix sarsaparillae als Kaltwasserauszug: 2 – 3 Teelöffel der zerkleinerten Wurzel werden über Nacht in 1/4 l Wasser ausgezogen. Kaltwasserauszug aus 5 Teilen Sarsaparillenwurzeln, 2 Teile Erdbeerblätter, 2 Teile Brombeerblätter und 1 Teil Faulbaumrinde.

Nebenwirkungen

Schleimhautreizung, erhöhte Diurese, Schweißbildung, Brechdurchfall, Nausea, Schock, Nephritis. In höheren Dosen temporäre Nierenschädigung [2].

Kontraindikationen
Keine bekannt.

Wechselwirkungen
Wirkungsverstärkung von Digitalisglykosiden oder Abschwächung von Hypnotika bei gleichzeitiger Einnahme von Sarsaparille möglich [2].

Sensibilisierungspotenzial
Eine Sensibilisierungsgefahr ist nicht bekannt.

Literatur
[1] Hänsel R, Keller K, Rimpler H, Schneider G: Hagers Handbuch der pharmazeutischen Praxis. Band 6 (Drogen P–Z), 5. Aufl. Springer, Berlin 1994
[2] Rätsch C, Günther M (Hrsg.): Indianische Kräuter, Tradition und Anwendung – ein Pflanzenlexikon. Eugen Diedrichs Verlag, München 1994

6.41 ■ Schwarztee (Thea nigra)

M. Asefi

Übersicht: Dermatologische Indikationen

?	Ekzem, Insektenstiche, Dermatitis solaris

Botanische Beschreibung

Arzneipflanze:	Camellia sinensis (L.) O. KUNZE, Thea sinensis, Thea nigra
Pflanzenfamilie:	Theaceae
Volkstümliche Namen:	„Chai"
Arzneidroge:	Teeblätter – Foliae Theae

Thea sinensis ist ein immergrüner Strauch mit ledrigen, dunkelgrünen, grob gesägten Blättern und duftenden weißen Blüten. Der Teestrauch erreicht in Kultur bis zu 1,5 m Höhe. Seit Altertum wird Tee v.a. in Indien, Sri Lanka, China, Japan und Persien kultiviert. Schwarztee ist schwach aromatisch und bitter im Geschmack.

Inhaltsstoffe und Wirkprinzipien
Die wichtigsten Inhaltsstoffe des Schwarztees sind **Purinalkaloide,** darunter bis 4% Koffein (Thein), in geringer Menge Theobromin und Theophylin, Fermentationsprodukte der **Catechine,** darunter bis 2% Theaflavine und 20–30% Thearuigene, ferner Saponine, Karotin, Vitamin B und C, Fluor.
Der pharmakologisch wichtigste Bestandteil ist das Koffein. Koffein bewirkt eine Freisetzung der Neurotransmitter Dopamin, GABA und Serotonin und somit eine Stimulierung des ZNS. Zudem wirkt es positib ionotrop, fördert die Magensaftsekretion, die Glykolyse und Lipolyse. Eine kapillarabdichtende (Vitamin P) und antiinflammatorische Wirkung konnte nachgewiesen werden.

Monographiesammlungen
Keine. Nach der aktuellen Rechtsprechung ist Tee ein Genussmittel.

Toxizität und Karzinogenität
Nicht bekannt.

Anwendungsgebiete
Dermatologische Anwendung
☞ auch 7.1 (Übersicht), 7.6 (Ekzeme).
Wegen der adstringierenden Wirkung der Gerbstoffe wird Schwarztee zur äußerlichen Anwendung von **Ekzemen** verwendet. In der Volksmedizin wird Tee zur äußerlichen Therapie von Insektenstichen, Schwellungen und Sonnenbrand eingesetzt [1].

Weitere Anwendungen
Tee dient aufgrund seines Koffeingehaltes als Anregungsmittel und kann durch die enthaltenen Gerbstoffe als Antidiarrhoikum eingesetzt werden.

Hinweise zur Therapie
Dosierung
Die stimulierende Wirkung ist am stärksten bei kurz (bis 2 Min.) aufgebrühtem Tee, da Koffein in heißem Wasser rasch in Lösung geht. Bei längerer Extraktionsdauer (10 Min.) gehen verstärkt Gerbstoffe in Lösung, die stimulierende Wirkung nimmt ab (Bindung des Koffeins an Gerbstoffe, Retardisierung der Wirkung!), die antdiarrhoische Wirkung wird erhöht [2] und die adstringierende tritt in den Vordergrund.

Rezepturen
Schwarzteeumschläge zur Ekzemtherapie: 1 Teelöffel voll Tee mit kochendem Wasser übergießen und mindestens 10 Min. in bedecktem Gefäß ziehen lassen, damit mehr Gerbstoffe in Lösung gehen. Nach Abkühlung Anwendung von Umschlägen.

Nebenwirkungen
Übermäßiger Genuss kann zur Obstipation führen. Färbung der Zähne beim langen Genuss über Jahre.

Kontraindikationen
Schwangerschaft, Stillzeit. Darmverschluss.

Wechselwirkungen
Aufgrund der adstringierenden Wirkung der Gerbstoffe ist eine verzögerte Resorption von Arzneistoffen möglich. Ferner kann durch Komplexbildung mit N-haltigen Arzneimitteln die Bioverfügbarkeit reduziert werden.

Sensibilisierungspotenzial
Eine Sensibilisierungsgefahr ist nicht bekannt.

Literatur
[1] Chevallier A: Die Enzyklopädie der Heilpflanzen. 2. Aufl. BLV, München 2000
[2] Wichtl M: Schwarztee. In: Wichtl M (Hrsg.): Teedrogen und Phytopharmaka. Ein Handbuch für die Praxis auf wissenschaftlicher Grundlage. 2. Aufl. Wissenschaftliche Verlagsgesellschaft, Stuttgart 1989

6.42 ■ Schöllkraut (Chelidonium majus L.)

C. M. SCHEMPP

Übersicht: Dermatologische Indikationen

?	Warzenbehandlung mit frischem Kraut (Volksmedizin)

Botanische Beschreibung

Arzneipflanze:	Schöllkraut (englisch: celandine, französisch: eclaire) – Chelidonium maius L.
Pflanzenfamilie:	Papaveracae, Mohngewächse
Volkstümliche Namen:	–
Arzneidroge:	ganze Pflanze – Chelidonii herba, Schöllkrautwurzel – Chelidonii radix

Das Schöllkraut ist eine bis 50 cm hohe, krautige Pflanze mit orangefarbenem Milchsaft. Die Blätter sind gefiedert, oben grün, unten blaugrün. Die Krone ist goldgelb, vierzählig, die Blüten sind in langgestielten Dolden angeordnet. Die Frucht ist 2–5 cm lang und zweiklappig aufspringend. Blütezeit: April bis Oktober. Das Schöllkraut ist in Europa und Nordasien verbreitet. Es wächst an Wegrändern, Hecken, Mauern und Gebüschen.
Verwendet wird die ganze Pflanze (Chelidonii herba) oder die Schöllkrautwurzel (Chelidonii radix). Das getrocknete Kraut wird zur Zubereitung eines Tees oder zur Herstellung von Extrakten verwendet. Die Wurzel wird frisch verwendet (traditionelle Medizin) oder zu Extrakten weiterverarbeitet [16, 17].

Inhaltsstoffe

Das Schöllkraut enthält als charakteristische Inhaltsstoffe eine Vielzahl verschiedener **Isochinolin-Alkaloide,** deren Gehalt in Abhängigkeit von Jahreszeit und Umweltbedingungen stark schwankt. Der Gesamtgehalt der Alkaloide liegt bei ca. 3%. Hauptalkaloide sind das Chelidonin und das Coptisin. Weitere wichtige Alkaloide sind Sanguinarin und Chelerythrin, in geringeren Mengen Berberin, Protopin, Stylopin und andere. Außerdem enthalten sind **Pflanzensäure** (Chelidoninsäure), **fettes Öl** und **ätherische Öle,** biogene Armine und andere, weit verbreitete Pflanzeninhaltsstoffe. [12, 13, 14, 16].
Die Alkaloide des Schöllkrautes weisen unterschiedliche, teils gegensätzliche Wirkungen auf [13]. Die Ausbeute an verschiedenen Alkaloiden hängt stark von der Extraktionsmethode ab [14]. Chelidonin, Protopin und Coptisin wirken spasmolytisch am isolierten Schweinedarm [4]. Schöllkrautgesamtextrakte weisen eine ausgeprägte antimykotische Wirksamkeit gegen Fusariumstämme auf [8]. Die Alkaloide Sanguinarin und Chelerythrin wirken proliferationshemmend auf Keratinozyten in vitro [15]. Außerdem wurden antibakterielle, antivirale und zytostatische Wirkungen von Schöllkrautextrakt beschrieben [5, 6, 11, 13].

Monograhiesammlungen

Drogenmonographien: Chelidonii herba DAB 10.
Aufbereitungsmonographie der Kommission E: Positivmonographie für die Indikation krampfartige Beschwerden im Oberbauch.

Toxizität und Karzinogenität

Die ganze Pflanze, insbesondere der gelbe Milchsaft, ist giftig. Die Giftwirkung geht beim Trocknen verloren (Labilität der Alkaloide) [14]. Chelerythrin gilt als wirksamstes Schöllkraut-Alkaloid. Chelidonin wirkt zentral sedierend und schwach narkotisch. Schöllkraut wirkt betäubend, führt aber zu keiner Narkose. Es wirkt lähmend auf die glatte Muskulatur des Darmes, der Bronchien, der Herzkranzgefäße und der Gallengänge (spasmolytische Wirkung) [4]. Coptisin wirkt zytotoxisch [6, 15]. Bei Überdosierungen nach oraler Einnahme kommt es zu Entzündungen im oberen Verdauungstrakt, Reizwirkung im gesamten Verdauungskanal, Lähmungen, Benommenheit, Herzrhythmusstörungen und Schock mit Pulsverlangsamung und Blutdruckabfall (Übersicht bei [12]). Bei therapeutischer Dosierung von Schöllkraut kommen diese Symptome jedoch nicht vor. Vergiftungen kommen wegen des unangenehmen Geruchs und Geschmacks der Pflanze nicht vor. Bei lokaler Anwendung kann es zum Auftreten einer Dermatitis kommen [2].

Anwendungsgebiete

Dermatologische Anwendungen

☞ auch 7.1 (Übersicht), 7.7 (Psoriasis vulgaris), 7.8.3 (Vulgäre Warzen).

Dem frischen Saft der Schöllkrautpflanze wird in der Volksheilkunde eine Wirksamkeit bei Behandlung von Warzen nachgesagt [17]. Dokumentierte Beispiele oder Studien hierzu fehlen bisher. Nach eigenen unveröffentlichten Beobachtungen ist die lokale Behandlung von Verrucae vulgares mit einer standardisierten Schöllkrauttinktur nicht erfolgreich. Dennoch sind aufgrund der antiproliferativen Eigenschaften der Schöllkraut-Alkaloide und der Indikationen aus der Volksmedizin folgende dermatologische Indikationen vorstellbar: lokale Behandlung von vulgären Warzen mit frischem Schöllkraut-Saft. Lokale Behandlung von hyperproliferativen bzw. entzündlichen Hauterkrankungen wie Psoriasis oder Neurodermitis. Da es jedoch durch Anwendung von Schöllkraut zum Auftreten einer Kontaktdermatitis kommen kann [2], sollte vor einer dermatologischen Verordnung das Allergiepotenzial des Extraktes abgeklärt werden und klinische Studien durchgeführt werden.

Weitere Anwendungen

Zu den durch die Kommission E anerkannten Indikationen gehören krampfartige Schmerzen im rechten Oberbauch [3]. In einer plazebokontrollierten, doppelblind angelegten Studie wurden 39 Patienten mit einem Extrakt aus Schöllkraut und Kurkuma wegen billiärer Dyskinesie behandelt. Hierbei zeigte sich eine signifikant bessere Reduktion der Schmerzen im rechten Oberbauch durch den Pflanzenextrakt [9].

Der Thiophosphorsäure-Alkaloid-Extrakt „Ukrain" wurde mehrfach mit teilweise spektakulärer Wirksamkeit bei der Behandlung von Tumorpatienten eingesetzt (Übersichten bei [7, 10, 13]). Die vorwiegend in Osteuropa durchgeführten Studien und Anwendungsbeobachtungen werden zurzeit noch kritisch betrachtet. „Ukrain" soll eine selektive Toxizität gegenüber malignen Zellen aufweisen und deshalb fast ohne Nebenwirkungen appliziert werden können [10]. In einer kürzlichen Studie konnte dieser Effekt zumindest in vitro nicht bestätigt werden: Panzer und Mitarbeiter fanden heraus, dass „Ukrain" gleichermaßen toxisch auf normale, transformierte und maligne Zelllinien wirkt, indem es einen Zellzyklusarrest bewirkt. Dieser Effekt war in niedrigen Dosierungen bei allen Zelllinien reversibel. Die Autoren folgern, dass das Fehlen von Nebenwirkungen in vivo auf einer zu niedrigen therapeutischen Dosierung beruhen könnte, als deren Resultat auch Tumorzellen die Behandlung überstehen könnten [11].

Hinweise zur Therapie

Dosierung

Die übliche Tagesdosis beträgt 2–5 g Droge, bzw. 12–30 mg Gesamtalkaloide, berechnet als Chelidonin. Dies entspricht einer Tasse Schöllkrauttee (2 g Schöllkraut) vor den Mahlzeiten, dreimal ca. 10 Tr. Schöllkrauttinktur pro Tag oder dreimal täglich ein Dragee bzw. Tablette pro Tag.

Darreichungsform: Tee, Tinktur, Dragees, Tabletten.

Tipp Kombinationen mit Kurkuma oder Pfefferminze sind häufig. Indikationen: Krampfartige Beschwerden im Bereich der Gallenwege und des Magen-Darm-Traktes.

Fertigarzneimittel

Keine dermatologischen Präparate.

Monopräparate: Cholarist® Tabletten, Gallopas novo Tabletten, Filmtabletten.

Kombinationspräparate: Choleodoron Tropfen® (Schöllkraut, Curcuma-Wurzelstock).

Nebenwirkungen

Nach Einnahme von Chelidoniumextrakten kann es zum Auftreten einer akuten Hepatitis kommen. Kürzlich wurden 10 Fälle von Hepatitis beschrieben, die nach Einnahme von Schöllkrautextrakt auftraten. Der Verlauf war mild bis schwer, in 5 Fällen wurde eine deutliche Cholestase beobachtet. Nach Absetzen von *Chelidonium* normalisierten sich die Leberenzyme innerhalb von 2–6 Monaten [1].

Kontraindikationen

Keine bekannt.

Wechselwirkungen

Keine bekannt.

Sensibilisierungspotenzial

Es wurden bisher keine Kontaktallergien durch Schöllkraut bekannt. Bei lokaler Anwendung kann es zum Auftreten einer Kontaktdermatitis kommen [2]. Kontaktsensibilisierungen durch Schöllkraut sind jedoch selten.

Literatur

[1] Benninger J, Schneider HT, Schuppan D, Kirchner T, Hahn EG: Acute hepatitis induced by greater celandine (Chelidonium majus). Gastroenterology. 1999; 117: 1234–7

[2] Etxenagusia MA, Anda M, Gonzalez-Mahave I, Fernandez E, Fernandez de Corres L: Contact dermatitis from Chelidonium majus. Contact Dermatitis. 2000; 43: 47

[3] Fintelmann V, Menßen HG, Siegers CP: Phytotherapie Manual. 2. Aufl. Hippokrates, Stuttgart 1993

[4] Hiller KO, Ghorbani M, Schilcher H: Antispasmodic and relaxant activity of chelidonine, protopine, coptisine, and Chelidonium majus extracts on isolated guinea-pig ileum. Planta Med. 1998; 64: 758–60

[5] Kery A, Horvath J, Nasz I, Verzar-Petri G, Kulcsar G, Dan P: Antiviral alkaloid in Chelidonium majus L. Acta Pharm Hung. 1987. 57: 19–25

[6] Lenfeld J, Kroutil M, Marsalek E, Slavik J, Preininger V, Simanek V: Antiinflammatory activity of quaternary benzophenanthridine alkaloids from Chelidonium majus. Planta Med. 1981; 43: 161–5

[7] Lohninger A, Hamler F: Chelidonium majus L. (Ukrain) in the treatment of cancer patients. Drugs Under Exp Clin Res. 1992; 18 Suppl: 73–7

[8] Matos OC, Baeta J, Silva MJ, Pinto Ricardo C: Sensitivity of Fusarium strains to Chelidonium majus L. extracts. J Ethnopharmacol. 1999; 66: 151–8

[9] Niederau C, Gopfert E: The effect of chelidonium- and turmeric root extract on upper abdominal pain due to functional disorders of the biliary system. Results from a placebo-controlled double-blind study. Med Klin. 1999; 94: 425–30
[10] Nowicky JW, Staniszewski A, Zbroja-Sontag W, Slesak B, Nowicky W, Hiesmayr W: Evaluation of thiophosphoric acid alkaloid derivatives from Chelidonium majus L. („Ukrain") as an immunostimulant in patients with various carcinomas. Drugs Under Exp Clin Res. 1991; 17: 139–43
[11] Panzer A, Joubert AM, Bianchi PC, Seegers JC: The antimitotic effects of Ukrain, a Chelidonium majus alkaloid derivative, are reversible in vitro. Cancer Lett. 2000; 150: 85–92
[12] Roth L, Daunderer M, Kormann L: Giftpflanzen – Pflanzengifte. Vorkommen, Wirkung, Therapie; allergische und phototoxische Reaktionen. ecomed Verlagsgesellschaft, Landsberg/Lech, 1994; S. 214–5
[13] Taborska E, Bochorakova H, Dostal J, Paulova H: The greater celandine (Chelidonium majus L.) – review of present knowledge. Ceska Slov Farm. 1995; 44: 71–5
[14] Then M, Szentmihalyi K, Sarkozi A, Illes V, Forgacs E: Effect of sample handling on alkaloid and mineral content of aqueous extracts of greater celandine. J Chromatogr. 2000; A 889: 69–74
[15] Vavreckova C, Gawlik I, Muller K: Benzophenanthridine alkaloids of Chelidonium majus; II. Potent inhibitory action against the growth of human keratinocytes. Planta Med. 1996; 62: 491–4
[16] Wagner H, Wiesenauer M: Phytotherapie. Phytopharmaka und pflanzliche Homöopathika. Gustav Fischer Verlag, Stuttgart 1993
[17] Weiß RF, Fintelmann V: Lehrbuch der Phytotherapie. 9. Aufl. Hippokrates Stuttgart 1999: 342

6.43 ■ Sonnenhut (Echinacea purpurea, -pallida)

Y. Hoch

Übersicht: Dermatologische Indikationen

+	Wundheilung, Ekzeme, Insektenstiche
?	Haut- und Schleimhautentzündungen

Botanische Beschreibung

Arzneipflanze:	Roter Sonnenhut (Echinacea purpureae)
Pflanzenfamilie:	Korbblütler (Astaraceae)
Volkstümliche Namen:	Rote Sonnenblume, Purpurfarbene Kegelblume, Schwarzer Simson
Arzneidroge:	Purpursonnenhutkraut Echinaceae purpureae herba

Der rote Sonnenhut ist eine mehrjährig wachsende, 60–180 cm hohe Pflanze, die ursprünglich in den südöstlichen Staaten Nordamerikas beheimatet war. Inzwischen findet man die Pflanze auch in Europa, wo sie insbesondere als Kulturpflanze zur Drogengewinnung angebaut wird. Während der Blütezeit von Juli bis September werden die frischen, oberirdisch wachsenden Pflanzenteile gesammelt und weiterverarbeitet. Die Wurzeln des roten Sonnenhutes werden im Herbst geerntet und luftgetrocknet. Diese sind dann zwischen 4 und 20 mm dick, riechen kaum und schmecken anfänglich süßlich, später bitter.
Der Gattungsname Echinacea leitet sich vom griechischen „echoinos" = Igel ab und bezieht sich auf die igelartige Struktur des Blütenbodens. Die Gattung umfaßt nach einer neueren Einteilung vier Arten: E. laevigata, E. pallida, E paradoxa und E. purpurea [6].

Inhaltsstoffe und Wirkprinzipien

Je nach Stammpflanze und Pflanzenorgan gibt es qualitative und quantitative Unterschiede. Die hauptsächlichen Wirkstoffe sind am Beispiel der Sonnenhutwurzel E. augustifoliae radix:

- Hochmolekulare Polysaccharide (Aribinogalaktane)
- Isobutylamide (0,01 %, z. B. Echinacein)

- Kaffeesäureester (0,3 – 1,3 %, z.B. Echinocosid)
- Ätherische Öle (< 0,1 %; nur bei der Ecchinacea pallida-Wurzel bis 2 %)
- Echinolon und Cichoriensäure in Spuren.

Monographiesammlungen

Aufbereitungsmonographie der Kommission E (Sonnenhutwurzel): Als Adjuvans bei grippeartigen Infekten.
Das schmalblättrige Sonnenhutkraut und die dazugehörige Wurzel Echinacea angustifolia radix sowie das blaßfarbene Kegelblumenkraut Echinacea pallida herba haben aufgrund der nicht belegten klinischen Wirksamkeit der aus diesen Pflanzen gewonnenen Drogen eine Negativ bzw. Null-Monographie erhalten und sollten daher nicht eingesetzt werden. (BAnz Nr. 162 vom 29.8.1992; BAnz Nr. 213 vom 11.11.1989).

Toxizität und Karzinogenität

Die akute Toxizität eines Echinacea-purpurea-Wurzelsextraktes wurde an „NMIR"-Mäusen p.o. mit > 3000 mg/kg KG bestimmt (BAz Nr. 162 vom 29.8.1992).
Zur Karzinogenität liegen bisher keine Untersuchungen vor.

Anwendungsgebiete

Dermatologische Anwendungen

☞ auch 7.1 (Übersicht), 7.2 (Wundbehandlung), 7.8.1 (Herpes-simplex-Infektionen), 7.8.2 (Herpes zoster), 7.8.3 (Vulgäre Warzen), 7.8.3 (Dellwarzen), 7.9.1 (Abszesse und Furunkel), 7.9.2 (Impetigo contagiosa).
Bei den Indianern Nordamerikas wurde der Sonnenhut als wichtige Heilpflanze, z.B. bei kleinen Wunden, Verbrennungen, aber auch zur Schmerztherapie, sowie bei Husten, Masern oder der Gonorrhoe eingesetzt.
Äußerlich wird Echinacea heute topisch bei **schlecht heilenden, oberflächlichen Wunden, Sonnenbrand, Insektenstichen** oder **Herpes-Infektionen** verwandt. Behandlungserfolge bei topischer Behandlung von Ekzemen oder Ödemen sind beschrieben worden. Umschläge mit Echinacea-haltiger Lösung können beispielsweise bei Verätzungen oder Erfrierungen durchgeführt werden. Eine Verlaufsbeobachtung an über 4500 Patienten mit Wunden, Ekzemen, Herpes-simplex-Infektionen oder Verbrennungen konnte zeigen, dass es bei topischer Anwendung einer E. purpureae-Presssaft enthaltenden Salbe in 85 % innerhalb einer Woche zur Heilung kommt [15].
Einen deutlichen Rückgang der Rezidivhäufigkeit und eine **verbesserte zellvermittelte Immunität** konnte in einer vergleichenden Studie an 203 Patientinnen mit rezidivierenden Genitalmykosen beobachtet werden [5]. Für Echinacea purpura Wurzelextrakt ist eine gute antibakterielle und virustatische Wirkung nachgewiesen worden [12].

Weitere Anwendungen

Sonnenhut wird zur Prophylaxe und Therapie leichter bis mittelschwerer Erkältungskrankheiten, grippaler Infekte und bei septischen Prozessen eingesetzt. Zudem sind Anwendungen bei chronischen Atemwegserkrankungen und Harnwegsinfekte beschrieben. In zahlreichen In-vitro-Untersuchungen, Tierexperimenten und wenigen klinischen Studien konnten signifikant immunstimulierende Effekte durch Echinacea-Präparate gezeigt werden. Der positive Effekt soll auf einer Steigerung der körpereigenen Abwehr durch unspezifische Stimulanz des Immunsystems beruhen. Gesichert ist die immun- und fibroblastenstimulierende Wirkung von Echinacea bei oraler und parenteraler Gabe. Es kommt unter Echinacea Gabe zur Erhöhung der weißen Blutkörperchen und Milzzellen. Die Phagozytoseleistung der Granulozyten steigt mit an. Durch Blockade der gewebseigenen und bakteriellen Hyaloronidase soll die Ausbreitung von Erregern reduziert werden [9, 11, 14]. Möglicherweise werden diese Effekte durch die Bestandteile der im Sonnenhut enthaltenen Polysaccharidfraktionen erwirkt [2,16]. Bisher ist hier aber nur der experimentelle Nachweis bei In-vitro-Untersuchungen und bei i.m. Gabe gezeigt worden. Der Nachweis für die Wirkung des Sonnenhutes bei peroraler Aufnahme steht aus

Hinweise zur Therapie

Echinacea wird als Presssaft, Wurzelextrakt, Krautextrakt oder seltener als Tee eingesetzt. Über 40 Spezialitäten wie Grippemittel, Antiphlogistika, Umstimmungsmittel und Wundbehandlungsmittel, sind kommerziell erhältlich. Kombinationsmittel dominieren und werden mit vielfältigen Indikationen angeboten.

Fertigarzneimittel

Da es eine sehr große Auswahl an Fertigpräparaten gibt, sind hier nur beispielhaft einige davon aufgeführt:

- **Monopräparate:** Echinacea Dr. Rentschler Lsg.® (100g enthalten 80 g Preßsaft aus Purpursonnenhutkraut), Echinacea-ratiopharm Tbl.® (1 Tbl. enthält 8 mg Sonnenhutdickextrakt), Pascotox forte-Injektopas® (1 Ampulle enthält den wässrigen Extrakt aus frischer Echinacea-pallida -Wurzel).
- **Kombinationspräparate:** Esberitox® N Lsg. (1 ml enthält 0,43 ml Auszug (1:1) 4 mg Thujakraut, 7,5 mg Echinacea Wurzel, 20 mg Baptistwurzeltinktur).

Rezepturvorschlag

Echinacea-Tee: Rp. 1/2 Teelöffel (ca. 1 g) grob gepulverte Droge mit siedendem Wasser übergießen, nach 10 Min. abseihen. M.D.S. Tgl. 1 Tasse frisch zubereiteten, warmen Tee zwischen den Mahlzeiten trinken.

Risiken und Nebenwirkungen

Nebenwirkungen

Frischpflanzenauszüge enthalten pflanzliches, damit artfremdes Eiweiß, welches bei parenteraler Anwendung dosisabhängig Übelkeit, Erbrechen, Fieber mit Schüttelfrost und selten anaphylaktische Reaktionen auslösen kann. Die orale und topische Anwendung ist gut verträglich. Die parenterale Verabreichung erfordert speziell bei Kindern ein abgestuftes Dosierungsschema, welches der Hersteller der jeweiligen Zubereitung beifügen muß (BAz Nr. 43 vom 2.3.1989)

Echinacea-Präparate sollten nicht länger als 3 Wochen bei parenteralen Zubereitungen und 8 Wochen bei allen sonstigen Zubereitungsformen eingenommen werden. Erklärt wird diese zeitliche Beschränkung durch die Überlegung, dass Immunstimulantien nur eine begrenzte Stimulation des unspezifischen Immunsystems möglich machen.

Kontraindikationen

Echinacea-haltige Präparate sollten nicht bei Systemerkrankungen wie Leukosen, Tuberkulose, Multipler Sklerose, HIV / AIDS oder Kollagenosen eingenommen werden. In der Schwangerschaft sollte auf die parenterale Gabe verzichtet werden. Patienten mit Diabetes mellitus müssen bei der Einnahme von Sonnenhutkraut-haltigen Drogen vorsichtig sein, da über eine Verschlechterung der diabetogener Stoffwechsellage berichtet wurde.

Wechselwirkungen

Echinacea-haltige Präparate sollten nicht bei Systemerkrankungen wie Leukosen, Tuberkulose, Multipler Sklerose, HIV/AIDS oder Kollagenosen eingenommen werden. In der Schwangerschaft sollte auf die parenterale Gabe verzichtet werden. Patienten mit Diabetes mellitus müssen bei der Einnahme von Sonnenhutkraut-haltigen Drogen vorsichtig sein, da über eine Verschlechterung der diabetogener Stoffwechsellage berichtet wurde

Sensibilisierungspotenzial

Bei bekannter Allergie gegen Korbblütler sollte auf die Gabe von Echinacea-haltigen Präparaten vorsichtshalber verzichtet werden. Anaphylaktoide Reaktionen nach i.v. Injektion von Echinacea-haltigem Preßsaft sind beschrieben worden [8].

Literatur

[1] Augustin M, Schmiedel V: Praxisleitfaden Naturheilkunde. 4. Auflage Urban & Fischer, München 2003
[2] Bauer R, Khan IA, Wagner H: Isolierung und Analyse neuer terpenoider Inhaltsstoffe aus Echinacea purpurea. Acta Agron. Hung. 34, Suppl., 88 (1985)
[3] Braun H, Frohne D: Heilpflanzen-Lexikon. Wirkungen, Verordnungen, Selbstmedikation. 6. Auflage, S. 589-590, Gustav Fischer Verlag Ulm Stuttgart Jena New York (1994)
[4] Chevallier A: Enzyklopädie der Heilpflanzen, BLV, München (1998)
[5] Coeugniet EG, Kühnast R: Rezidivierende Candidiasis: adjuvante Immuntherapie mit verschiedenen Echinacin®-darreichungsformen Therapiewoche (1986) 36: 3352-3358
[6] Cronquist A: Vascular Flora of the Southeastern United States. Vol. 1: Asteracea. The University of North Carolina Press. Chapel Hill, 1: 28 (1980)
[7] Fischer G, Krug E: Heilkräuter und Arzneipflanzen. 7. überarb. Auflage, Haug-Verlag, Heidelberg (1984)
[8] Hausen BM, Vieluf IK: Allergiepfanzen, Pflanzenallergene, 2. Aufl. ecomed, Landsberg 1997
[9] Korting GW, Born W: Arzneim Forsch 4: 424 (1954)
[10] Lutomski J, Alkiewics J, Maiwald L: Phytotherapie in der Praxis. Hippokrates, Stuttgart 1987
[11] Proksch A, Wagner H: Phytochemistry 26: 1988 (1987)
[12] Schulte KE, Rückert G, Böhme R: Das Vorkommen von Polyacetylen-Verbindungen in Echinacea purpurea MOENCH und Echinacea angustifolia DCArzneim Forsch (1967) 17: 829-833
[13] Schulz V, Hänsel R: Rationale Phytotherapie. Ratgeber für die Praxis. 3. Aufl. Springer-Verlag, Berlin 1996
[14] Stimpel M, Proksch A, Wagner H et al.: Macrophage activation and induction of macrophage cytotoxicity by purified polysaccaride fractions from the plant Echinacea purpurea. Infekt Immun (1984) 46: 846
[15] Viehmann P: Results of treatment with an Echinacea-based ointment.Erfahrungsheilkunde (1978) 27: 353-358
[16] Wagner H: Immunostimulating polysaccharides (heteroglycans) of higher plants. Arzneim Forsch (1985) 35: 1069-1075

6.44 ■ Spitzwegerich (Plantago lanceolata L.)

Y. Hoch

Übersicht: Dermatologische Indikationen

+	Wundheilung, Insektenstiche, Schleimhautentzündung
?	Leichte Hautentzündungen

Botanische Beschreibung

Arzneipflanze:	Spitzwegerich – Plantago lanceolata L.
Pflanzenfamilie:	Plantaginaceae
Volkstümliche Namen:	–
Arzneidroge:	Herba Plantaginis lanceolatae

Der Spitzwegerich ist ein bis 40 cm hoch wachsendes Kraut, welches in Europa und Asien sehr häufig vorkommt. In der Blütezeit von Mai bis September werden die Blätter der Heilpflanze gesammelt und zur Droge weiterverarbeitet.

Inhaltsstoffe

Spitzwegerich enthält 2–3% Iridoidglykoside (Aucubin), 3–8% Phenylethanoide (darunter Acteosid), 2–6% Schleimstoffe, Flavonoide, Kaffeesäure- und Zimtsäurederivate, Gerbstoffe und in den Blättern Kieselsäure.

Vor kurzem wurden aus Plantago lanceolata fünf Phenylethanoide (Acteoside, Cistanoside, Lavandulifolioside, Plantamajoside und Isoacteoside) isoliert. Acteoside und Plantamajoside sollen antiödematöse Wirkung durch einen inhibitorischen Effekt auf Arachidonsäure besitzen [7].

Wässrige Extrakte des Spitzwegerichkrauts wirken **wundheilungsfördernd** und **beschleunigen** die **Blutgerinnung**. Der Schleim wirkt **reizmildernd** bei Entzündungen der Schleimhaut, die **Gerbstoffe** wirken adstringierend und abdichtend auf Haut und Schleimhaut.

Monographiesammlungen

Es liegen keine Monographien vor.

Toxizität und Karzinogenität

Nicht bekannt.

Anwendungsgebiete

Dermatologische Anwendungen

☞ auch 7.1 (Übersicht), 7.2 (Wundbehandlung).

Der Presssaft des Spitzwegerichkrautes wird als **Wundheilmittel** oder zur Behandlung von Insektenstichen verwendet. Frische Blätter werden hierzu zu Pflanzenbrei verrieben und auf die Stichstelle bzw. die Wunde aufgebracht. Spitzwegerich soll eine antiseptische Wirkung durch die enthaltenen Iridoidglykoside (z.B. Aucubigenin) besitzen und wird u.a. auch bei leichten Entzündungen im Mund-Rachen-Raum eingesetzt.

Weitere Anwendungen

In der Volksmedizin wird Spitzwegerichkraut als Bronchotherapeutikum bei Katarrhen der Atemwege verwendet. Hier werden v.a. die Blätter in Form von „Hustentees" angewandt.

Hinweise zur Therapie

Dosierung

Tagesdosis: 3 – 6 g Droge; ethanolischer Fluidextrakt etwa 4,5 mg.
Der aus Pflanzenbrei gewonnene Frischpflanzensaft kann sowohl topisch als auch innerlich (1–2 Esslöffel 3 x tgl.) eingenommen werden. Alternativ kann Fluidextrakt (1:1) 3 x tgl. 1 Esslöffel verwendet werden. Aufgüsse oder Abkochungen können äußerlich in Form von Umschlägen z. B. bei Insektenstichen verwendet werden.

Fertigarzneimittel

Broncholind Hustensaft; Kneipp Hustentrost; Proguval Saft.

Rezeptur

Broncho- und Schleimhauttherapeuticum, Sirup: Extr. Plantaginis fluid 10,0, Mel Foeniculi 30,0, Sirupi siml., Aquae dem. ana ad 100,0. M.D.S. 3 – 4 x tgl. 1 Teelöffel einnehmen.

Nebenwirkungen

Bei bestimmungsgemäßem Gebrauch keine bekannt.

Kontraindikationen

Bei bestimmungsgemäßem Gebrauch keine bekannt.

Wechselwirkungen

Bei bestimmungsgemäßem Gebrauch keine bekannt.

Sensibilisierungspotenzial

Eine Sensibilisierungsgefahr ist nicht bekannt.

Literatur

[1] Augustin M, Schmiedel V: Leitfaden Naturheilkunde. 4. Aufl. Urban & Fischer, München 2003
[2] Braun H, Frohne D: Heilpflanzen-Lexikon. Wirkungen, Verordnungen, Selbstmedikation. 6. Aufl. Gustav Fischer Verlag, Ulm, Stuttgart, Jena, New York 1994, S. 589 – 90
[3] Chevallier A: Die Enzyklopädie der Heilpflanzen. 2. Aufl. BLV, München 2000
[4] Fischer G, Krug E: Heilkräuter und Arzneipflanzen. 7., überarb. Aufl. Haug-Verlag, Heidelberg1984; S. 250
[5] Hänsel R, Keller K, Rimpler H, Schneider G: Hagers Handbuch der pharmazeutischen Praxis. Band 6 (Drogen P–Z), 5. Aufl. Springer, Berlin 1994
[6] Lutomski J, Alkiewics J, Maiwald L: Phytotherapie in der Praxis. Hippokrates, Stuttgart, 1987 S. 122
[7] Murai M, Tamaya Y, Nishibe S: Phenylethanoids in the herb of Plantago lanceolata and inhibitory effect on arachidonic acid-induced mouse ear edema. Planta Med. 1995; 61(5): 479 – 80
[8] Schulz V, Hänsel R: Rationale Phytotherapie. Ratgeber für die Praxis. 3. Aufl. Springer, Berlin 1996

6.45 ■ Steinklee (Melilotus officinalis)

S. Lange

Übersicht: Dermatologische Indikationen

?	Chronisch venöse Insuffizienz, Thrombophlebitiden, Hämorrhoiden, postthrombotisches Syndrom, Lymphstauungen, Prellungen, Verstauchungen, oberflächliche Blutergüsse

Botanische Beschreibung

Arzneipflanze:	Melilotus officinalis (L.) Lam.
Pflanzenfamilie:	Fabaceae
Volkstümliche Namen:	Ackerhonigklee, Honigklee, Mottenklee, Schabenklee, Modekrud, Traubenklee, Süßklee, Kleiner Klee, Hangklee, Malottenkraut
Arzneidroge:	Blüten – Flores Meliloti, blühendes Kraut – Herba Meliloti

Der Steinklee (Melilotus officinalis) wird der Familie der Schmetterlingsblütler (Fabaceae) zugeordnet. Bekannt ist die Pflanze unter den volkstümlichen Bezeichnungen u.a. Honigklee, Mottenklee, Traubenklee oder Schabenklee [2, 6]. Der lateinische Name Melilotus leitet sich von „mel" = Honig ab und impliziert die Vorliebe der Bienen für diese Pflanzen. Bedingt durch den typischen Cumaringeruch getrockneter Pflanzen wurde der Steinklee früher als Mottenschutzmittel verwendet, in der Mythologie als dämonabwehrende Pflanze beschrieben. Bereits bei Hippokrates fand der Steinklee zur Therapie von Wunden Verwendung. Im Mittelalter wurde die Pflanze bei Augenleiden und Ohrenschmerzen eingesetzt [6].

Der Echte Steinklee wird zur Herstellung von Kräuterkäse verwendet. Das Cumarin wird alkoholischen Getränken, zuckerhaltigen Backwaren und Kaugummis zugesetzt [6].
Verbreitet wächst die zweijährige, bis 1,50 m hohe Pflanze in Westeuropa bis Westchina und Nordamerika. Besonders auf nährstoffreichen, kalkhaltigen Böden an Weg- und Ackerrändern ist sie zu finden [5, 6]. Der aufrechte Stängel weist eine reiche Verästelung auf. Die Blätter sind lang gestielt und finden sich in wechselständiger Anordnung. Die schmetterlingsähnlichen Blüten hängen an gelben, herabgekrümmten Blütenstielen zu lockeren, reichblütigen Trauben. Frische Blüten (Blütezeit von Juni bis September) duften nach Honig, die getrocknete Pflanze entwickelt einen an Waldmeister erinnernden Cumaringeruch [6].
Steinkleekraut wird aus den getrockneten oder frischen Blättern und blühenden Zweigen von Melilotus officinalis und/oder Melilotus altissimus sowie deren Zubereitungen gewonnen [1].

Inhaltsstoffe und Wirkprinzipien

Die wichtigsten Inhaltsstoffe des Steinkleekrauts sind Cumarin (3,4-Dihydrocumarin), Cumarinderivate in Form der Glykoside (z.B. Melilotosid, Melilotin), 5,6-Benzo-alpha-Pyron (Cumarin), **Flavonoide, Carbonsäuren** und **Saponine**. In der frischen Pflanze liegen die Cumarine glykosidisch gebunden vor, sie werden erst bei Verletzungen oder beim Welken durch Enzyme zu freien, stark duftenden Cumarinen gespalten.
Die entzündungshemmend und antiödematös wirkenden Cumarine können mit freien Sauerstoffradikalen reagieren und oxidative Gewebeschädigungen verringern [6]. Die Flavonoide verringern die Durchlässigkeit der Kapillaren und verbessern den venösen Rückfluss.

Monographiesammlungen

Drogenmonographien: Herba Meliloti DAB 6, DAC 86.

Aufbereitungsmonographie der Kommission E: Positivmonographie (Steinkleekraut) für folgende Indikationen:

- **Innere Anwendung:** chronisch venöse Insuffizienz, Thrombophlebitis (adjuvant), postthrombotisches Syndrom (adjuvant), Hämorrhiden (adjuvant)
- **Äußere Anwendung:** Prellungen, Verstauchungen, Blutergüsse.

Toxizität und Karzinogenität

Von einer Anwendung in Schwangerschaft oder Stillzeit sowie bei Kindern unter 12 Jahren ist wegen der nicht ausreichend untersuchten Toxizität sowie möglicher karzinogener Eigenschaften des Cumarins abzuraten [4].

Anwendungsgebiete

☞ auch 7.1 (Übersicht), 7.2 (Wundbehandlung), 7.3 (Pruritis), 7.12 (Venenleiden).

Eine antiexsudative Wirkung bei entzündlichen Ödemen sowie Stauungsödemen durch Zunahme des venösen Rückflusses und Verbesserung der Lymphkinetik (Beschleunigung des Abtransportes von Lymphflüssigkeit) sind bekannt [1, 6]. Insgesamt werden **entzündliche Schwellungen** und **Stauungsödeme** positiv beeinflusst.

Tierexperimentell lässt sich eine Beschleunigung der Wundheilung zeigen [1].

Hinweise zur Therapie

Dosierung

Tagesdosis: Droge oder jeweilige Menge einer Zubereitung zum Einnehmen entsprechend 3–30 mg Cumarin. Zur parenteralen Anwendung entsprechend 1,0–7,5 mg Cumarin.

Darreichungsform: Zerkleinerte Droge zur Bereitung von Aufgüssen, flüssige Substanz zur inneren Anwendung, Kataplasmen und Kräuterkissen zur äußeren Anwendung.

Rezepturen

Innere Anwendung: Als Teezubereitung 1–2 Teelöffel der fein geschnittenen Droge mit 1 Tasse siedendem Wasser aufbereiten und 10 Min. ziehen lassen. Den Tee 2–3 x tgl. trinken.

Äußere Anwendung: Kataplasma: Droge mit 1 Tasse siedendem Wasser gut durchfeuchten, abkühlen lassen und äußerlich anwenden [1].

Fertigarzneimittel

Meli Rephastasan® Flüssigkeit (innere Anwendung).

Nebenwirkungen

In seltenen Fällen treten bei interner Anwendung Kopfschmerzen auf. In der Schwangerschaft und Stillzeit und bei Kindern unter 12 Jahren sollte die Droge nicht eingesetzt werden [4].

Angesichts der bisher nicht ausreichend untersuchten Toxizität und des Verdachts der Kanzerogenität von Cumarin bei bislang nicht ausreichend belegter Wirksamkeit scheint die parenterale Gabe der Droge nicht vertretbar [4].

Literatur

[1] Fintelmann V, Menßen HG, Siegers CP: Phytotherapie Manual. 2. Aufl. Hippokrates, Stuttgart 1993
[2] Fischer G, Krug E: Heilkräuter und Arzneipflanzen. 7. Aufl. Haug, Heidelberg, 1984; S. 242
[3] Grifka J (Hrsg.): Naturheilverfahren: Bewährte Methoden, anerkannte Therapien. Urban & Schwarzenberg, München, Wien, Baltimore 1995
[4] Hager's Handbuch der pharmazeutischen Praxis. Band 4. 5. Aufl. Springer-Verlag, Berlin, Heidelberg 1992
[5] Krug E: Lexikon der Naturheilkunde. Haug, Heidelberg 1989
[6] Wenigmann M: Phytotherapie – Arzneipflanzen, Wirkstoffe, Anwendung. Urban & Fischer, München 1999

6.46 ■ Stiefmütterchen (Viola tricolor L.)

Y. Hoch

Übersicht: Dermatologische Indikationen

+	Seborrhoisches Ekzem, Milchschorf
?	Pruritus, Akne vulgaris

Botanische Beschreibung

Arzneipflanze:	Stiefmütterchen – Viola tricolor L.
Pflanzenfamilie:	Violaceae (Veilchengewächse)
Volkstümliche Namen:	Feldstiefmütterchen, Ackerstiefmütterchen, Kleeveilchen, Dreifaltigkeitskraut, Freisamkraut
Arzneidroge:	Blühendes Kraut – Herba Violae tricoloris

Die hoch wachsende, ein- bis mehrjährige Pflanze ist in den gemäßigten Zonen Europas und Asiens heimisch. Charakteristisch für das Stiefmütterchen sind die blauen, leuchtend gelben oder blassviolett-weißen Blüten. Die Blüten riechen nur sehr schwach und haben einen schleimig-süßen Geschmack. Die oberirdisch wachsenden Teile der Pflanze werden zwischen Mai und August während der Blütezeit gesammelt und zur Droge weiterverarbeitet [4].

Inhaltsstoffe und Wirkprinzipien

Stiefmütterchenkraut enthält **Flavonoide** (mindestens 0,2 %, v. a. Rutin), Saponine und Methylsalicylat (0,2 %, v. a. Salicylsäuremethylester), Schleime (2 – 10 %), ätherische Öle (0,01 %) sowie Gerbstoffe, Karotinoide und Cumarine. Es wirkt antiphlogistisch, antioxidativ, kortisonähnlich.

Monographiesammlungen

Aufbereitungsmonographie der Kommission E: Positivmonographie (Stiefmütterchenkraut) für die Indikationen leichte seborrhoische Hauterkrankungen, Milchschorf bei Kindern.

Toxizität und Karzinogenität

Nicht bekannt.

Anwendungsgebiete

Dermatologische Anwendungen

☞ auch 7.1 (Übersicht), 7.5 (Akne vulgaris), 7.6 (Ekzeme).

Stiefmütterchen wird als äußeres und inneres Adjuvans bei **Impetigo, Akne** sowie **Pruritus** angewandt. Insbesondere findet es seine Anwendung beim seborrhoischen Ekzem und

Milchschorf bei Kindern (Monographie der Kommission E, BAz Nr. 50, 13.3.86). Die Wirksamkeit konnte in Tierversuchen bestätigt werden [5].

Weitere Anwendungen

In der Volksmedizin wird Stiefmütterchentee bei Keuchhusten, Kartarrhen, Halsentzündungen oder bei fiebrigen Erkältungen verwendet. Innere Anwendungen werden auch bei Rheuma, Gicht und Arteriosklerose beschrieben. Stiefmütterchenkraut in den kommerziell erhältlichen Teemischungen gilt als sog. Blutreinigungsmittel, d.h. es soll eine stoffwechselfördernde Wirkung entfalten. Die diuretische Wirkung durch die enthaltenen Flavonoide ist umstritten.

Hinweise zur Therapie

Dosierung

1,5 g Droge auf 1 Tasse Wasser als Teeaufguss 3-mal täglich, Zubereitungen entsprechend Darreichungsform: Zerkleinerte Droge für Aufgüsse oder Abkochungen sowie andere galenische Zubereitungen zur äußeren Anwendung.

Tipp Zur Herstellung von Stiefmütterchentee wird 1 Teelöffel fein geschnittene Droge (1,5 g) mit ca. 150 ml kochendem Wasser überbrüht, 5 Min. ziehen lassen und abseihen. 3 Tassen/Tag sollten getrunken werden. Die zerkleinerte Droge kann auch als Abkochung zur äußeren Zubereitung verwandt werden. Abgekühlter Tee kann auch als Umschlag bei z.B. atopischem Ekzem bei Kindern verwendet werden. Wenn die Hautpartien mit Basissalben gefettet werden, lösen sich unter den Umschlägen auch die Krusten-Areale gut ab.

Fertigarzneimittel

Vanilla Kinder-Shampoo Floracell (enthält Stiefmütterchenextrakt); Befelka Öl (Öliger Pflanzenauszug des Stiefmütterchenkrautes; enthält zusätzlich Oleum Hyperici, -Calendula, -Chamomillae infusum).

Rezepturen

Aufguss: Fl. Sambuci 30,0, Herb. Violae tricolor. 20,0, Infl. Tiliae 30,0, Fruct. Rubi idaei, Aquae fervidae 1000,0, Mf. infus. D.S. Jede Stunde 1/2 Glas des Aufgusses trinken [5].

Nebenwirkungen, Kontraindikationen und Wechselwirkungen

Nicht bekannt.

Sensibilisierungspotenzial

Eine Sensibilisierungsgefahr ist nicht bekannt.

Literatur

[1] Augustin M, Schmiedel V: Leitfaden Naturheilkunde. 4. Aufl. Urban & Fischer, München 2003

[2] Braun H, Frohne D: Heilpflanzen-Lexikon. Wirkungen, Verordnungen, Selbstmedikation. 6. Aufl. Gustav Fischer Verlag, Ulm, Stuttgart, Jena, New York 1994; S. 589–90

[3] Chevallier A: Die Enzyklopädie der Heilpflanzen. 2. Aufl. BLV, München 2000

[4] Fischer G, Krug E: Heilkräuter und Arzneipflanzen. 7., überarb. Aufl. Haug-Verlag, Heidelberg 1984; S. 250

[5] Hänsel R, Keller K, Rimpler H, Schneider G: Hagers Handbuch der pharmazeutischen Praxis. Band 6 (Drogen P–Z), 5. Aufl. Springer, Berlin 1994

[6] Hänsel R, Keller K, Rimpler H, Schneider G: Hager's Handbuch der pharmazeutischen Praxis. Springer-Verlag, Berlin, Heidelberg, New York, Tokyo 1979; Band 6c: 484

[7] Lutomski J, Alkiewics J, Maiwald L: Phytotherapie in der Praxis. Hippokrates, Stuttgart 1987; S. 122
[8] Schulz V, Hänsel R: Rationale Phytotherapie. Ratgeber für die Praxis. 3. Aufl. Springer, Berlin 1996; S. 174-6
[9] Wichtl M. Stiefmütterchen: In Wichtl M (Hrsg.): Teedrogen und Phytopharmaka. Ein Handbuch für die Praxis auf wissenschaftlicher Grundlage. 2. Aufl. Wissenschaftliche Verlagsgesellschaft, Stuttgart 1989. S. 476-8

6.47 ■ Süßholzwurzel (Glycyrrhiza glabra)

F. Bross, Y. Hoch

Übersicht: Dermatologische Indikationen

?	Antientzündlich, schleimhautprotektiv, antimikrobiell, antiviral

Botanische Beschreibung

Arzneipflanze:	Süßholz – Glycyrrhiza glabra
Pflanzenfamilie:	Fabaceae, Schmetterlingsblütler
Volkstümliche Namen:	Süße Wurzel, Gelbe Zuckerwurzel, Hustenwurzel, Kauwurzel, Lakritzenwurzel, Deutsches Süßholz
Arzneidroge:	Wurzel – Radix Liquiritiae

Die Süßholzwurzel besteht aus den getrockneten Wurzeln der *Glycyrrhiza glabra* und ist der Familie der Schmetterlingsblütler (Fabaceae) zugeordnet. Das Süßholz kommt wild wachsend als Staudenpflanze in Südeuropa bis Westsibirien, Südamerika, Vorder- und Mittelasien und Australien vor und wird auf warmen sandigen Böden in Osteuropa angebaut. Es ist eine holzige, bis zu 2 m hohe Pflanze mit creme- bis malvenfarbenen Blüten und dunkelgrünen Blättern. Die Vermehrung erfolgt durch Teilung der Wurzeln im Frühjahr. Nach 3 bis 4 Jahren können die bis zu 2 cm dicken Nebenwurzeln alle 3 Jahre von Spätherbst bis zum Frühjahr mit dem Messer abgeschnitten und getrocknet werden.
Die Ganzdroge besteht aus harten geschälten oder ungeschälten, bis zu 30 cm langen Wurzeln. Die Rinde ist braun-grau und längsgestreift. Die Schnittdroge ist durch auffallend zitronengelb gefärbte, würfelförmige, raufaserige Stücke gekennzeichnet. Sie hat einen kaum wahrnehmbaren Geruch und schmeckt sehr süß und leicht aromatisch. Aus der ungeschälten oder geschälten Droge wird die bräunliche bis gelbe Pulverdroge gewonnen.
Der Gattungsname Glycyrrhiza hat sich aus dem altgriechischen *glykos* = süß und *rhiza* = Wurzel entwickelt. In der Spätantike nannte man die Süßholzwurzel lateinisch Laquiritia, was im Laufe der Zeit im Volksmund zu Lakritze umgebildet wurde.

Inhaltsstoffe und Wirkprinzipien

Die wichtigsten Inhaltsstoffe der Glycyrrhiza sind:

- Triterpensaponine (2–15% Glycyrrhizin)
- Flavonoide (Isoflavonoide: Liquiritin, Isoliquiritigenin, Formononectin mit 0,5%)
- Saccharose (ca. 5%)
- Bitterstoffe (ca. 6%)
- Gummi (1,4–4%)
- Stärke (ca. 5%)
- Asparagin (2–4%)

- Harze (1,75–4%)
- Anetol, Estragol, Eugenol, Indol, Gamma-Nonalacton und Hexansäure als Aromastoffe

Wichtigste Komponenten sind Triterpensaponine, darunter mit einem Gehalt von 2,5–15% **Glycyrrhizin,** bei dem es sich um das Gemisch der Kalzium- und Ammoniumsalze von der Glycyrrhizinsäure handelt. In den Wurzeln steigt der Glycyrrhizingehalt mit dem Pflanzenwachstum, wobei die Spitzen der Hauptwurzeln den höchsten Anteil besitzen.
Wirksamkeitsbestimmend sind auch **Flavonoide** (Liquiritin) und **Cumarine.** Glycyrrhizin wirkt **expektorierend**, vermutlich wird auf reflektorischem Weg die Schleimsekretion erhöht. Die Viskosität des Bronchialsekrets wird erniedrigt und gleichzeitig durch die Verminderung der mukozillaren Aktivität der Schleimtransport in den Bronchien unterstützt. Die Glycyrrhizinsäure hat **entzündungshemmende und schleimhautprotektive Eigenschaften.** Als Wirkmechanismus werden synergistische Effekte zwischen der Glycyrrhetinsäure und Kortikosteroiden vermutet, die dazu führen, dass zum einen der Abbau und damit die Ausscheidung von Kortikosteroiden verzögert werden. Zum anderen bewirkt sie eine Normalisierung der Schleimhautzusammensetzung und über die Hemmung des Prostaglandinabbaus eine Erhöhung der Schleimsekretion.
Zahlreiche Inhaltsstoffe der Süßholzwurzel besitzen **antimikrobielle Wirksamkeit** gegenüber einigen grampositiven Bakterien und Hefen. Keine Wirksamkeit besteht gegenüber E. coli und Pseudomonas aeroginosa.
Süßholz wirkt durch die enthaltenden Isoflavonoide **östrogen**. Die estrogene Wirkung von 5 mg entspricht der von 5 µg Estradiol. Weiterhin besteht eine synergistische Wirkung mit Estradiol auf die Uterusentwicklung.
Die in der Süßholzwurzel enthaltenden Flavonoide, Chalakone und Cumarine sowie Phenole beeinflussen Enzymsysteme. Die Aldose-Reduktase, welche die Reduktion von Glucose zu Sorbitol katalysiert, wird z.B. in der Funktion gehemmt. Süßholzwurzelextrakt zeigt eine dreifach höhere antioxidative Wirkung als Vitamin E. Die enthaltenden Flavonoide besitzen radikalfangende Eigenschaften durch die Hemmung der Arachidonsäuremetabolismus.

Monographiesammlungen

Drogenmonographien: Liquiritiae radix DAB 10 (Europa), ÖAB 90, Helv VII, Glycyrrhiza USP XXI, Jap XI; Radix Glycyrrhizae Chin P IX; Liquorice Mar 29; Liquiritaea radix sine cortice DAC 86. Die Mehrzahl der Monographien nennt Glycyrrhiza glabra l. als Stammpflanze.
Aufbereitungsmonographie der Kommission E: Positivmonographie für die Indikationen Katarrhe der oberen Luftwege, Ulcus ventriculi, Ulcus duodeni.

Toxizität und Karzinogenität

Dinatriumglycyrrhizinat zeigte im Langzeittest an Mäusen keinerlei Anzeichen für chronische Toxizität bzw. Tumorgenität.

Anwendungsgebiete

Dermatologische Anwendungen

☞ auch 7.1 (Übersicht), 7.6 (Ekzeme), 7.8.1 (Herpes-simplex-Infektionen), 7.8.3 (Vulgäre Warzen), 7.14.2 (Chloasmen), 7.14.3 (Narbenbehandlung).
Aufgrund der antiphlogistischen Wirkung der Glycyrrhizinsäure wird Süßholzwurzel in Salbenform zur äußerlichen Behandlung von **Dermatosen** genutzt, wobei die Wirksamkeit der Droge bisher nicht wissenschaftlich belegt ist. Sie wird, wie kürzlich beschrieben [5],

eingesetzt bei oralem Lichen planus, bei chronischer Hepatitis-C-Infektion. Möglicherweise besteht eine antihistaminerge Wirkung der Glycyrrhizinsäure durch Hemmung der Histaminfreisetzung und Verstärkung der Hemmwirkung durch Dexamethason.

Weitere Anwendungen

Die Süßholzwurzel wird als wertvolle Kräuterarznei wegen ihrer entzündungshemmenden Wirkung geschätzt und in der europäischen Medizin seit einigen Tausend Jahren angewendet. Bereits im antiken Griechenland verwendete man Süßholzwurzel bei Asthma, Brustbeschwerden und Mundgeschwüren. In Afrika und Asien wurde Süßholz z.B. zur Förderung der Menstruation, Milchbildung und Harnausscheidung eingenommen.
Die Zubereitungen der Süßholzwurzel haben sich aufgrund ihrer **sekretolytischen, sekretomotorischen Wirkung** als Expektoranzien bewährt. Gut zu verwenden sind Süßholzwurzelzubereitungen als **Geschmackskorrigenzien** durch die hohe Süßkraft des Glycyrrhizin.
Aufgrund der schleimhautprotektiven Wirkung findet die Süßholzwurzel Anwendung in der Ulkustherapie, wegen ihrer mineralkortikoiden Wirkung auch unterstützend bei Nebenniereninsuffizienz. Zusätzlich wird der Abbau von Steroiden in Leber und Nieren reduziert.
Interessanterweise hemmt Glycyrrhizinsäure das Wachstum und die Zellpathogenität verschiedener DNA- und RNA-Viren in menschlichen Zellkulturen ohne weitere Schädigung der infizierten Zellen. Diese **antivirale Wirkung** beruht wahrscheinlich auf einer indirekten Wechselwirkung zwischen Glycyrrhizinsäure und dem Virusprotein. In-vitro-Untersuchungen ergaben, dass auch eine direkte Bindung bestehen könnte, die zu einer Inaktivierung der Viruskinasen P führt. Die Phosphorylierung der Proteine durch Kinasen würde selektiv gehemmt und die Virulenz des Virus reduziert. Neuere Untersuchungen konnten einen inhibitierenden Effekt von Glycyrrhizin auf die HIV-Replikation in vitro, eine Stabilisation des klinischen und immunologischen Befundes sowie eine Verbesserung der Leberfunktionen bei HIV-infizierten Patienten zeigen. Antivirale Wirkung zeigte die Süßholzwurzel auch bei Influenza-, Herpes-simplex-Typ-1- und Varicella-Zoster-Virus-Infektionen.
Glycyrrhizin führt zu einer **Verminderung der Leberzellschädigung** und zu einer Senkung der Transaminasenaktivität im Tierversuch. In Japan sind Patienten mit chronischer Hepatitis B mit Glycyrrhizin-Infusionen erfolgreich behandelt worden.
Im Ames-Test konnte bei verschiedenen mutagenen Substanzen eine antimutagene Wirkung durch Glycyrrhizaextrakt und Glycyrrhizinsäure dargestellt werden. Süßholzwurzelextrakte scheinen zudem eine fettstoffwechselregulierende Wirkung zu haben. Der Heißwasserextrakt aus der Wurzel der Glyccyrrhiza wirkt als Futterzusatz wachstumssteigernd bei Haustieren. Süßholz ist auch als ein mildes Abführmittel zu verwenden.

Hinweise zur Therapie

Dosierung

Die übliche Tagesdosierung beträgt bis zu 15 g Droge bzw. 600 mg Glycyrrhizin. In höheren Dosen sollte die Anwendung über maximal 4 bis 6 Wochen durchgeführt werden.
Darreichungsform: Tinktur, Pulver, Extrakt
Zubereitungen: Zur Herstellung der Tinktur werden 200 g getrocknete Droge in 1 Liter Alkohol extrahiert. Als Abkochung werden 1 Teelöffel Droge (2–4 g) mit ca. 150 ml kochendem Wasser überbrüht, für 5 Minuten bei siedendem Wasser gekocht und nach dem Abkühlen abgeseiht.

Fertigarzneimittel

Lakriment Lakritz-Pastillen®.

Rezepturen

Etwa 1 TL (2–4 g) mit ca. 150 ml kochendem Wasser überbrühen, weitere 5 Min. bis zum Sieden erhitzen, nach dem Abkühlen durch ein Teesieb geben. 1 Tasse nach den Mahlzeiten zu sich nehmen.

Nebenwirkungen

Bei Überdosierung der Droge kann sich eine Vergiftung als klinisches Bild eines Aldosteronismus zeigen. Nach dem Genuss von 700 g Lakritze innerhalb von 7 Tagen entwickelte z. B. ein 53-jähriger Mann Herzbeschwerden und Hypertonus sowie Hypokaliämie, Ödeme und körperliche Schwäche.
Aufgrund des erhöhten Kaliumverlustes kann die Wirkung von Herzglykosiden verstärkt werden. Durch die beschriebene verminderte Natrium- und Wasserausscheidung muss auf hypertone Patienten besonders geachtet werden. Bei längerer Anwendung sollte keine gleichzeitige Gabe von kaliumsparenden Diuretika erfolgen. Gleichfalls sollte die Zufuhr von kaliumreichen Nahrungsmittel (z. B. Bananen, getrocknete Aprikosen) eingeschränkt werden.

Kontraindikationen

Leberzirrhose, cholestatische Lebererkrankungen, Hypertonie, Hypokaliämie, Schwangerschaft.

Wechselwirkungen

Es bestehen keine Wechselwirkungen bei bestimmungsgemäßem Gebrauch.
Bei längerer Anwendung sollte keine gleichzeitige Gabe von Kalium-sparenden Diuretika erfolgen. Aufgrund des erhöhten Kaliumverlustes kann die Wirkung von Herzglykosiden verstärkt werden. Gleichfalls sollte die Zufuhr von kaliumreichen Nahrungsmittel (z.B. Bananen, getrocknete Aprikosen) eingeschränkt werden.

Sensibilisierungspotenzial

Eine Sensibilisierungsgefahr ist nicht bekannt.

Literatur

[1] Augustin M, Schmiedel V: Leitfaden Naturheilkunde. 4. Aufl. Urban & Fischer, München 2003
[2] Baba M, Shigeta S: Antiviral activity of glycyrrhizin against varizella-zoster virus in vitro. Antiviral Res. 1987; 7(2): 99–107
[3] Chevallier A: Die Enzyklopädie der Heilpflanzen. 2. Aufl. BLV, München 2000
[4] Da Nagao Y et al: Effectiveness of glycyrrhizin for oral lichen planus in patients with chronic HCV infection. J Gastroenterol. 1996; 31(5): 691–5
[5] Fischer G, Krug E: Heilkräuter und Arzneipflanzen. 7. überarb. Aufl. Haug-Verlag, Heidelberg 1984; S. 242
[6] Hänsel R, Keller K, Rimpler H, Schneider G: Hagers Handbuch der pharmazeutischen Praxis. Band 6 (Drogen P–Z), 5. Aufl. Springer, Berlin 1994; S. 311–36
[7] Schulz V, Hänsel R: Rationale Phytotherapie. Ratgeber für die Praxis. 3. Aufl. Springer, Berlin 1999; S. 174–6
[8] Utsunomiya T et al: Glycyrrhizin, an active component of licorice roots, reduces morbility and mortality of mice infected with lethal doses of influenza virus. Antimicrob Agents Chemother. 1997; 41(3): 551–6
[9] Veckenstedt A, Pusztai R: Therapeutic basis of glycyrrhizin on chronic hepatitis B. Antiviral Res. 1996; 30(2–3): 171–7
[10] Watanabe H et al: The effect of glycyrrhizin in mice infected with murine retrovirus. Inhibitory effects on proliferation and function of lymphoid cells. Int Conf AIDS. 1994; 7–12;10(1):130 (abstract no. PA0140)
[11] Wenigmann M: Phytotherapie – Arzneipflanzen, Wirkstoffe, Anwendung. Urban & Fischer, München 1999

6.48 ■ Syzygiumrinde (Syzygium cumini L.)

N. Domínguez

Übersicht: Dermatologische Indikationen

+	Entzündungen der Mund- und Rachenschleimhaut, leichte Entzündungen der Haut

Botanische Beschreibung

Arzneipflanze:	Jambulbaum – Syzygium cumini L.
Pflanzenfamilie:	Myrtaceae, Myrtengewächse
Volkstümliche Namen:	Jambulanapflaume, black plum, indian allspice, rose apple
Arzneidroge:	Syzygiumrinde – Syzygii cumini cortex

Der bis zu 15 m hohe Jambulbaum (Syzygium cumini L.) zählt zur Familie der Myrtengewächse (Myrtaceae) und stammt aus Ostindien und Malaysia [1, 3]. Er hat einen Stammdurchmesser von bis zu 75 cm, die Rinde ist grau mit dunklen Flecken, er ist mit gegenständigen, eiförmigen bis länglichen Blättern besetzt. Die weißlich angefärbten Blüten sind dreiteilig an Zweigen hinter den Blättern angeordnet, die Blütenblätter sind haubenförmig. Die Frucht ist nussförmig, 1–3 cm lang und im reifen Zustand dunkelrot [3].
Zur Aufbereitung der Droge verwendet man die getrocknete Rinde [6].
Der Name „Syzygium" stammt vom griechischen Wort „syzygios = gepaart, vereint" und bezieht sich auf die zu einer Haube verwachsenen Blütenblätter; ,,cumini" kommt vom lateinischen „cuminum" und bezeichnet den kümmelartigen Geruch der ätherischen Öle [4].

Inhaltsstoffe und Wirkprinzipien

Syzygiumrinde enthält vor allem Gerbstoffe (Gallus- und Ellagsäurederivate), Steroide (Sterole), Triterpene (u.a. Betulinsäure, Friedelin, Eugelin) sowie Flavonoide (u.a. Myricetin, Kämpferöl, Quercetin, Astragalin). Durch den Gerbstoffgehalt – genaue Mengenangaben sind für alle Inhaltsstoffe nicht bekannt – wirkt die Droge adstringierend [3].

Monographiesammlungen

Aufbereitungsmonographie der Kommission E: Positivmonographie (Syzygiumrinde) bei folgenden Indikationen:

- **Innere Anwendung:** unspezifische akute Durchfallerkrankungen, lokale Therapie leichter Entzündungen der Mund- und Rachenschleimhaut
- **Äußere Anwendung:** leichte, oberflächliche Entzündung der Haut.

Toxizität und Karzinogenität

Bei bestimmungsgemäßem Gebrauch in therapeutischen Dosen konnte bislang keine Toxizität bzw. Tumorgenität aufgezeigt werden.

Anwendungsgebiete

Dermatologische Anwendungen

Aufgrund ihrer **adstringierenden Wirkung** [2] wird die Syzygiumrinde bei Entzündungen der Mund- und Rachenschleimhaut und bei leichten Hautentzündungen eingesetzt [6]: Als Mundspülung zur Behandlung der Mund- und Rachenschleimhaut, als Umschläge bei leichten Hautentzündungen. Die Wirkungen sind bislang durch Untersuchungen nicht belegt worden.

Weitere Anwendungen

Aufgrund von Tierexperimenten konnte eine hypoglykämische Wirkung nachgewiesen werden. Innerlich wird die Droge zur Behandlung unspezifischer, akuter Durchfallerkrankungen verwendet.

Hinweise zur Therapie

Dosierung

Die Tagesdosis beträgt 3–6 g Droge bei innerlicher Anwendung [3].
Darreichungsform: Zerkleinerte Droge für Abkochungen sowie andere galenische Zubereitungen.
Zubereitungen: Die Syzygiumrinde kann als zerkleinerte Droge zu einem Aufguss zubereitet werden und in Form von Umschlägen oder Spülungen Verwendung finden [2]. Mit der Mundspülung sollten mehrmals täglich die betroffenen Stellen gespült werden. Die erkrankten Hautpartien sollten über den Tag verteilt mehrmals mit warmen Umschlägen behandelt werden.

Fertigarzneimittel

Keine dermatologischen Handelspräparate vorhanden.

Rezeptur

Aufguss für Mundspülungen und Umschläge [6]: 1 g fein geschnittene Droge auf eine Tasse mit heißem Wasser übergießen, 15 Min. ziehen lassen und danach durch ein Teesieb abseihen.

Nebenwirkungen und Wechselwirkungen

Es sind bislang weder Nebenwirkungen bekannt, noch sind Wechselwirkungen mit anderen Präparaten beschrieben worden.

Sensibilisierungspotenzial

Eine Sensibilisierungsgefahr ist nicht bekannt.

Literatur

[1] Brendler T, Grünwald J, Jänicke C (Hrsg.): Heilpflanzen / Herbal Remedies. medpharm Scientific Publishers, Stuttgart 1999
[2] Fintelmann V, Menßen HG, Siegers CP: Phytotherapie Manual. 2. Aufl. Hippokrates, Stuttgart 1993
[3] Hänsel R, Keller K, Rimpler H, Schneider G: Hagers Handbuch der pharmazeutischen Praxis. Band 6 (Drogen P–Z), 5. Aufl. Springer, Berlin 1994
[4] Madaus G: Lehrbuch der biologischen Heilmittel. Thieme Verlag, Leipzig 1938; S. 2655–8
[5] Pahlow M: Heilpflanzen. Gräfe und Unzer, München 1993
[6] Steigerwald PA: Naturheilmittel Pocket. Börm Bruckmeier, Grünwald 1999
[7] Wichtl M (Hrsg.): Teedrogen und Phytopharmaka. Ein Handbuch für die Praxis auf wissenschaftlicher Grundlage. 2. Aufl. Wissenschaftliche Verlagsgesellschaft, Stuttgart 1989

6.49 ■ Taigawurzel (Eleutherococcus senticosus)

Y. Hoch

Übersicht: Dermatologische Indikationen

+	Bakterielle und virale Infektionen, Adjuvans bei Chemotherapie

Botanische Beschreibung

Arzneipflanze:	Taigawurzel – Eleutherococcus senticosus
Pflanzenfamilie:	Araliaceae, Efeugewächse
Volkstümliche Namen:	Teufelsbusch, Stachelpanax, Sibirischer Ginseng, ci wu jia
Arzneidroge:	Eleutherokokkus-Wurzel – Eleutherococcus radix

Eleutherokokkus ist ein mehrjähriger, zwischen 2 und 7 m hoher Strauch, der hauptsächlich in Russland, Ostsibirien, Japan und China wächst. Die Zweige sind dicht mit schräg nach unten abstehenden, nadelförmigen Stacheln besetzt, auch der Blattstiel ist bestachelt. Die Laubblätter sind 6–8 cm lang, gezackt und fünfzählig gefingert, wobei die mittleren Blättchen gleich groß, die beiden äußeren etwas kleiner sind. Die gelblichen (weiblichen) oder blauvioletten (männlichen und weiblichen) Blüten stehen in einfachen Dolden. Als Früchte entwickeln sich schwarze Beeren mit glatter Oberfläche und gleichmäßigen Rippen. Sie enthalten fünf bis sechs halbmondförmige, sternförmig angeordnete Samen.

Inhaltsstoffe und Wirkprinzipien

Die Eleutherokokkus-Wurzel enthält **Phenylpropanderivate** (z.B. Syringin, Coniferylalkohol), **Lignane,** die auch als Eleutheroside bezeichnet werden, Kaffeesäure und deren Verbindungen (Caffeoylchinasäure), Cumarine, Sterole (Sitosterin) und Triterpensaponine, Zucker und Polysaccharide mit Arabinose als Baustein. Ob die hier aufgeführten Inhaltsstoffe einzeln oder in Kombination für die Wirkungen von Eleutherokokkus verantwortlich sind, ist bisher nicht bekannt Die vielfältigen Wirkungen sind zum großen Teil in der russischen Fachliteratur beschrieben. Am besten belegt sind **immunmodulierende, adaptogene** (Anpassung an Stressfaktoren), **anti-Ermüdungs- und leistungssteigernde Eigenschaften.** Die Polysaccharide stimulieren die Proliferation von B- und T-Lymphozyten, sie beeinflussen Teile des unspezifischen, zellulären Immunsystems, die zur Phagozytose befähigten Zellen und natürliche Killerzellen sowie Teile der humoralen Abwehr, das Komplementsystem und Interferone. Von Wurzelextrakten wurde in pharmakologischen Testmodellen eine antivirale Wirkung sowie eine Hemmung des Wachstums von Leukämie- und Tumorzellen beobachtet.

Monographiesammlungen

Aufbereitungsmonographie der Kommission E für Taigawurzel (Eleutherococcus senticosus): als Tonikum zur Stärkung und Kräftigung bei Müdigkeits- und Schwächegefühl, nachlassender Leistungs- und Konzentrationsfähigkeit sowie in der Rekonvaleszenz.

Toxizität und Karzinogenität

Nicht bekannt.

Anwendungsgebiete

Dermatologische Anwendungen

☞ auch 7.1 (Übersicht), 7.8 1 (Herpes-simplex-Infektion), 7.8.3 (Vulgäre Warzen), 7.8.4 (Dellwarzen), 7.9.1 (Abszesse und Furunkel).

Die in der Wurzel enthaltenden Polysaccharide sollen die Proliferation der B- und T-Lymphozyten steigern. Es wird eine Wirkung auf das **unspezifische zelluläre Abwehrsystem** sowie Teile der humoralen Abwehr, das Komplementsystem sowie auf Interferone postuliert [9]. Eine **antivirale** Wirkung ebenso wie eine Wachstumshemmung von Leukämie- und Tumorzellen soll in pharmakologischen Testmodellen beobachtet worden sein [5]. Patienten mit Chemotherapie [11], HIV-Infektion sowie Chronischem Erschöpfungssyndrom sollen von der Einnahme von Eleutherokokkus profitieren [2].

Weitere Anwendungen

In der chinesischen Volksmedizin hat die Eleutherokokkus-Wurzel eine über 2000 Jahre alte Tradition. Sie wird als „Wind und Feuchtigkeit vertreibend, Sehnen und Knochen kräftigend" beschrieben und zur Behandlung verschiedener Krankheiten eingesetzt, z.B. bei Harnverhalten, Impotenz, rheumatischen Beschwerden, Nerven- und Leistungsschwäche. Diese Indikationen sind wissenschaftlich bisher nicht belegt. In der russischen Fachliteratur werden ebenfalls vielfältige Wirkungen des Eleutherokokkus beschrieben. Am besten belegt sind der immunmodulierende und leistungssteigernde Effekt. So wurde die auch als „Taigawurzel" bekannte Droge zur „Nachbehandlung" der russischen und ukrainischen Bevölkerung nach dem Reaktorunglück von Tschernobyl und zur Nahrungsergänzung bei russischen Hochleistungssportlern [10] eingesetzt.

Hinweise zur Therapie

Dosierung

Tagesdosis: 2 bis 3 g Droge.
Darreichungsform: Tee, Fluidextrakt.
Zubereitungen:

- Zur Herstellung von Tee wird 1 Teelöffel fein geschnittene Droge mit ca. 150 ml kochendem Wasser überbrüht, 15 Minuten ziehen gelassen und abgeseiht. Mehrmals täglich 1 Tasse gesüßten Tee trinken.
- Als Fluidextrakt (1:1) mehrmals tgl. 3–5 Tropfen auf 1 Glas Wasser einnehmen. Die Fluidextrakte sind ethanolhaltig. Kurmäßige Anwendungen über 25–30 Tage werden empfohlen, ggf. nach 3 Wochen Pause bis zu dreimal wiederholen.

Fertigarzneimittel

Eleu-Kokk Dragees, Eleu-Kokk Dragees (Eleutherococcus-senticosus-Wurzeltrockenextrakt); Eleu-Kokk-M-Lsg. (Eleutherococcus-senticosus-Wurzelfluidextrakt); Taigutan Fluidextrakt (Eleutherococcus-senticosus-Wurzelfluidextrakt).

Nebenwirkungen

Leichte Diarrhoe wird als seltene Nebenwirkung ebenso wie Schlaflosigkeit, v.a. bei Einnahme kurz vor dem Schlafengehen, beschrieben. Patienten mit hohem Blutdruck sollten Eleutherokokkus nicht einnehmen.

Kontraindikationen

Schwangerschaft oder Stillzeit sind keine Kontraindikationen für Eleutherokokkus-Präparate. Panax Ginseng (Asiatischer Ginseng) oder andere mit dieser Droge verwandte Stoffe sollten aber gemieden werden. Akuter Herzinfarkt, Herzrhythmusstörungen und akute Phasen von Infektionserkrankungen werden kontrovers als Kontraindikation beurteilt.

Wechselwirkungen

Nicht bekannt.

Sensibilisierungspotenzial

Eine Sensibilisierungsgefahr ist nicht bekannt.

Literatur

[1] Augustin M, Schmiedel V: Leitfaden Naturheilkunde. 4. Aufl. Urban & Fischer, München 2003
[2] Bohn B, Nebe CT, Birr C: Flow cytometric studies with Eleutherococcus senticosus extract as an immunmodulating agent. Arzneim-Forsch Drug Res. 1987; 37: 1193–6
[3] Braun H, Frohne D: Heilpflanzen-Lexikon. Wirkungen, Verordnungen, Selbstmedikation. 6. Aufl. Gustav Fischer Verlag, Ulm, Stuttgart, Jena, New York 1994; S. 589–90
[4] Chevallier A: Die Enzyklopädie der Heilpflanzen. 2. Aufl. BLV, München 2000
[5] Collisson RJ: Siberian ginseng (Eleutherococcus senticosus). Brit J Phytother. 1991; 2: 61–71 (review)
[6] Fischer G, Krug E: Heilkräuter und Arzneipflanzen. 7. überarb. Aufl. Haug-Verlag, Heidelberg 1984; S. 250
[7] Hänsel R, Keller K, Rimpler H, Schneider G: Hagers Handbuch der pharmazeutischen Praxis. Band 6 (Drogen P–Z), 5. Aufl. Springer, Berlin 1994
[8] Hänsel R, Keller K, Rimpler H, Schneider G. Hagers Handbuch der pharmazeutischen Praxis. Springer-Verlag, Berlin, Heidelberg, New York 1979; Band 6c: 484
[9] Hikino H, Takahashi M: Isolation and hypoglycemic activity of eleutherans A, B, C, D, E, F and G: glycans of Eleutherococcus senticosus roots. J Natural Prod. 1986; 49: 293–7
[10] Kelly GS: Sports nutrition: A review of selected natritional supplements for endurance athletes. Alt Med Rev. 1997; 2: 282–95 (review)
[11] Kupin VJ, Polevaya YB, Sorokin AM: Eleutherococcus extrakt treatment for immunostimulation in c-ancer patients. Vopr Onkol. 1986; 32: 21–6
[12] Lutomski J, Alkiewics J, Maiwald L: Phytotherapie in der Praxis. Hippokrates, Stuttgart 1987, S. 122
[13] Schulz V, Hänsel R: Rationale Phytotherapie. Ratgeber für die Praxis. 3. Aufl. Springer, Berlin 1999; S. 174–6
[14] Wichtl M.: Taigawurzel. In: Wichtl M (Hrsg.): Teedrogen und Phytopharmaka. Ein Handbuch für die Praxis auf wissenschaftlicher Grundlage. 2. Aufl. Wissenschaftliche Verlagsgesellschaft, Stuttgart 1989; S. 476–8

6.50 ■ Taubnessel, weiße (Lamium album L.)

N. Domínguez

Übersicht: Dermatologische Indikationen

+	Leichte Entzündungen der Mund- und Rachenschleimhaut, leichte Oberflächenentzündungen der Haut, Fluor albus, Wundentzündungen

Botanische Beschreibung

Arzneipflanze:	Weiße Taubnessel – Lamium album L.
Pflanzenfamilie:	Labiatae, Lippenblütengewächse
Volkstümliche Namen:	Bienensaug, Kuckucksnessel, Sügerli, Tote Nessel
Arzneidroge:	Weiße Taubnesselblüte – Lamii albi flos

Die Weiße Taubnessel (Lamium album L.) zählt zu den etwa 40 Arten der Gattung Lamium L. Sie gehört zur Familie der Lippenblütengewächse (Labiatae). Sie ist in Europa sowie Mittel- und Nordasien weit verbreitet [4, 6]. Die Pflanze ist 30–40 cm hoch, mit einem vierkantigen, hohlen Stängel, der kreuzweise gegenständig mit lang gestielten, gezähnten Blättern besetzt ist. Die großen, weißen Lippenblüten sind quirlartig angeordnet. Die Röhre der Krone ist schief nach innen geneigt. Die Oberlippe ist nach vorne gewölbt und mit Wimpern besetzt, die Unterlippe mehrfach eingeschnitten. Die Blüten duften leicht honigartig. Blütezeit ist von April bis Oktober [6, 9].
Drogenzubereitungen enthalten voll entwickelte getrocknete Blüten ohne Kelch [6].
Der Name „lamium" ist vom griechischen Wort „lamos = Schlund, Rachen" abgeleitet und bezieht sich auf die Kronenform der Blüte, „album = weiß". Der Name Taubnessel kommt von der Ähnlichkeit zur Brennnessel, wobei die brennenden Nesselhaare fehlen, „taube = stumpfe, nicht brennende" [5].

Inhaltsstoffe und Wirkprinzipien

Die Taubnesselblüten enthalten Iridoide (0,25% Lamalbid; 0,01% Caryoptosid; 0,01% Albosid A; 0,01% Albasid B), Saponine (Triterpensaponine, ohne Mengenangaben), Phenylpropanderivate (2,3% Chlorogensäure; Lamalbosid 0,8%; Acteosid 0,15%) sowie Flavone (0,39% Quercetin und Kämpferöl), Gerbstoffe (14%) und Schleimstoffe.
Die adstringierende Wirkung auf Haut und Schleimhäute beruht auf dem Gerbstoffgehalt [4]. Gleichzeitig wirkt sie aufgrund der Schleimstoffe schleimhautschützend.

Monographiesammlungen

Drogenmonographie: EB 6 für Herba Lamii albi [4].
Aufbereitungsmonographie der Kommission E: Positivmonographie (Weiße Taubnesselblüte) bei folgenden Indikationen [4]:
- **Äußere Anwendung:** Leichte, oberflächliche Entzündungen der Haut, der Mund- und Rachenschleimhaut sowie bei Fluor albus.
- **Innere Anwendung:** Katarrhe der oberen Luftwege.

Aufbereitungsmonographie der Kommission D: für Lamium album bei genitalem Ausfluss [4].

Toxizität und Karzinogenität

Bislang liegen keine Untersuchungen vor, die bei bestimmungsgemäßem Gebrauch eine mögliche Toxizität bzw. Tumorgenität aufzeigen.

Anwendungsgebiete

Dermatologische Anwendungen

☞ auch 7.2 (Wundbehandlung).
Die Droge enthält Gerbstoffe mit **adstringierender Wirkung** [3]. Zubereitungen werden als Mundspülung bei leichten Entzündungen des Mund- und Rachenraums, als Umschläge bei oberflächlichen Hautentzündungen eingesetzt. In der Volksmedizin werden bei unspezifischem Fluor albus Zubereitungen als Sitzbad verordnet [8, 9].
Die Wirkungen beruhen auf klinischen Erfahrungen und sind durch Studien nicht belegt.

Weitere Anwendungen

Als Tee zubereitet, hat die Droge aufgrund ihres Schleimstoff- und Saponingehalts eine expektorierende Wirkung [3]. Er kann zur Schleimlösung bei Katarrhen der oberen Atemwege eingenommen werden [4]. Ferner findet er Anwendung bei Gastropathien (Magenschleimhautreizungen, Völlegefühl und Blähungen) sowie bei Schlaflosigkeit im höheren Alter [5].

Hinweise zur Therapie

Dosierung

Bei innerer Anwendung liegt die mittlere Tagesdosis bei 3 g Droge [3].
Darreichungsform: Tee, Umschläge, Bäder, Mundspülungen.
Zubereitungen: Die Weiße Taubnesselblüte wird in Form von Aufgüssen, Spülungen, Bädern und feuchten Umschlägen äußerlich angewandt. Zur Mundspülung wird ein Teeaufguss zubereitet, mit dem man mehrmals täglich die betroffenen Stellen spülen oder gurgeln sollte. Die feuchten Umschläge sollten mehrmals täglich auf die Haut aufgebracht werden [3].

Fertigarzneimittel

Keine dermatologischen Handelspräparate vorhanden.

Rezepturen

Teeaufguss für Mundspülungen: 1 g fein geschnittene Droge auf eine Tasse mit heißem Wasser übergießen, 5–10 Min. ziehen lassen und danach durch ein Teesieb abgießen.
Sitzbad: 5 g Droge für ein Sitzbad, Zubereitung siehe Tee.
Auszug für Umschläge: 50 g fein geschnittene Droge mit 500 ml heißem Wasser übergießen, 10 Min. ziehen lassen und danach abseihen [3].

Nebenwirkungen

Es sind bislang weder Nebenwirkungen bekannt, noch sind Wechselwirkungen mit anderen Präparaten beschrieben worden.

Kontraindikationen

Nicht bekannt.

Wechselwirkungen

Nicht bekannt.

Sensibilisierungspotenzial

Eine Sensibilisierungsgefahr ist nicht bekannt.

Literatur

[1] Braun H, Frohne D (Hrsg.): Heilpflanzenlexikon. Gustav Fischer, Stuttgart 1994
[2] Brendler T, Grünwald J, Jänicke C (Hrsg.): Heilpflanzen/Herbal Remedies. Medpharm Scientific Publishers, Stuttgart 1999
[3] Fintelmann V, Menßen HG, Siegers CP: Phytotherapie Manual. 2. Aufl. Hippokrates, Stuttgart 1993
[4] Hänsel R, Keller K, Rimpler H, Schneider G: Hagers Handbuch der pharmazeutischen Praxis. Band 6 (Drogen P–Z), 5. Aufl. Springer, Berlin 1994
[5] Madaus G: Lehrbuch der biologischen Heilmittel. Band 7. Mediamed Verlag, Ravensburg, 1989; S. 1705–10
[6] Pahlow M: Heilpflanzen. Gräfe und Unzer, München 1993; S. 313–4
[7] Steigerwald PA: Naturheilmittel Pocket. Börm Bruckmeier, Grünwald 1999
[8] Weiss RF, Fintelmann V: Lehrbuch der Phytotherapie. 9. Aufl. Hippokrates, Stuttgart 1999
[9] Wichtl M (Hrsg.): Teedrogen und Phytopharmaka. Ein Handbuch für die Praxis auf wissenschaftlicher Grundlage. 2. Aufl. Wissenschaftliche Verlagsgesellschaft, Stuttgart 1989. S. 485–8
[10] Willuhn G: Phytopharmaka in der Dermatologie. Z Phytotherapie. 16: 325–342

6.51 ■ Teebaum (Melaleuca alternifolia CHEEL.)

C. M. Schempp

Übersicht: Dermatologische Indikationen

+	Tinea, seborrhoisches Ekzem, Akne, Pyodermien, Candidasis
?	antiphlogistische Wirkung

Botanische Beschreibung

Arzneipflanze:	Teebaum – Melaleuca alternifolia CHEEL
Pflanzenfamilie:	Myrtaceae
Englischer Name:	tea tree
Volkstümliche Namen:	–
Arzneidroge:	Teebaumöl – Melaleucae aetheroleum; das durch Wasserdampfdestillation aus den Blättern und Zweigspitzen gewonnene ätherische Öl

Als Teebaum bezeichnet man Sträucher und Bäume der Gattung *Melaleuca* und *Leptospermum.* Der wichtigste Lieferant für das Teebaumöl ist der australische Teebaum *Melaleuca alternifolia* CHEEL. Dieser Baum kann eine Höhe von bis zu sieben Metern erreichen. Er hat eine papierähnliche, weißliche Rinde und eine buschige Krone. Die 1–2,5 cm langen Blätter sind spitz-lanzettlich und gerade oder leicht sichelförmig mit deutlich erkennbaren Öldrüsen. Die Blüten stehen in 3–5 cm langen Ähren und geben die Erscheinung flauschiger weißer Massen.

Das natürliche Verbreitungsgebiet erstreckt sich auf die subtropischen Regionen von Australien. Inzwischen wird der Teebaum auch in anderen Klimazonen kultiviert. Ausgangsmaterial für die Herstellung des Teebaumöls sind die Blätter des Teebaums.

Durch Wasserdampfdestillation wird das ätherische Öl gewonnen.

Die Verwendung der Blätter zur Zubereitung des Tees durch die Eingeborenen Australiens hat zur Bezeichnung Teebaum geführt [20, 31].

Inhaltsstoffe und Wirkprinzipien

Verwendet wird das aus den Blättern hergestellte ätherische Öl, das durch Wasserdampfdestillation gewonnen wird. Das Stoffgemisch enthält eine Vielzahl verschiedener Substanzen, im Wesentlichen ätherische Öle mit einem hohen Gehalt an Eukalyptol (1,8-Cineol) und Terpinen-4-ol, sowie D-Limonen, Terpinen, α-Pinen, β-Pinen, p-Cymen, α-Phellandren und andere [20, 31].

Der Internationale Standard von 1996 schreibt einen Mindestgehalt an Terpinen-4-ol von 30% vor, wohingegen der Gehalt an 1,8-Cineol 15% nicht überschreiten darf [22].

Teebaumöl besitzt **bakterizide** und **fungizide Wirkungen**, die im Wesentlichen auf dem hohen Gehalt an Terpinen-4-ol beruhen [20].

In vitro ist der Hauptwirkstoff Terpinen-4-ol allein wirksamer als in Kombination mit den anderen Komponenten, weil die nicht-oxigenierten Terpene die Wasserlöslichkeit des Terpinen-4-ol und somit seine Verfügbarkeit verringern [8].

Die **antimikrobielle Wirksamkeit** des Teebaumöls ist darauf zurückzuführen, dass es die Fähigkeit hat, Permeabilitätsbarrieren von Zellmembranstrukturen zu zerstören, was mit einem Verlust der chemiosmotischen Kontrolle einhergeht. Dies wurde an den Bakterien

Escherichia coli und Staphylococcus aureus sowie am Hefepilz Candida albicans untersucht [9]. Teebaumöl und seine Komponenten gefährden die Cytoplasmamembran von Staphylococcus aureus, indem sie zur Lyse prädisponieren, die Toleranz gegenüber NaCl verringern und morphologische Veränderungen hervorrufen, sichtbar im Elektronenmikroskop [6].

Monographiesammlungen

Drogenmonographie für Melaleucae aetheroleum DAC 10. Teebaumöl DAC 86,8.
Aufbereitungsmonographie der Kommission E liegt nicht vor.

Toxizität und Karzinogenität

Untersuchungen zu chronischer Toxizität bzw. Tumorigenität von Teebaumöl wurden bisher nicht durchgeführt. Das Teebaumöl besitzt jedoch bei topischer Anwendung eine sensibilisierende Potenz, die hauptsächlich dem 1,8-Cineol, α-Terpinen und d-Limonen zuzuschreiben ist. Nach Hausen führen oxidative Einflüsse wie häufiges Öffnen der Fläschchen zu einer Erhöhung des Sensibilisierungspotenzials, weil sich, ähnlich wie beim Terpentinöl, durch Einfluss von Licht, Wärme und Sauerstoff Peroxide, Hydroperoxide und andere Verbindungen bilden, die wesentlich stärkere Sensibilisatoren darstellen, als die Ausgangsprodukte selbst (z.B. L-Carvon als Oxidationsprodukt von d-Limonen) [20, 25, 32].
Es ist zu erwarten, dass bei Teebaumöl-Allergie auch positive Testreaktionen auf andere Pflanzenextrakte vorkommen können, da die im Teebaumöl enthaltenen Terpene auch in anderen Pflanzen und Pflanzenölen enthalten sein können [20].

Anwendungsgebiete

Dermatologische Anwendungen

☞ auch 7.10 (Dermatomykosen), 7.11 (Hämorrhoiden).

Antimykotische Wirksamkeit

Bereits 1992 erschien eine Studie, die die Wirksamkeit von Teebaumöl bei **Tinea pedis** belegte [36]. Neuere in-vitro-Untersuchungen zeigen eine ausgeprägte antimykotische Wirksamkeit von Teebaumöl gegen verschiedene Dermatophyten, **Candida-Stämme, Trichosporon und Malassezia furfur**. Die fungizide Wirkung trat bereits bei niedrigen Konzentrationen auf (0,5%), die deutlich unter der üblichen verwendeten Konzentration von Teebaumöl lag [30]. Sogar bei Konzentrationen von 0,031–0,25% (entspricht der halben minimalen Hemmkonzentration (MHK) vermindert Teebaumöl deutlich die Keimfadenbildung von Candida albicans. Zehn Candida-Proben wurden mit 0,031%-Teebaumöl behandelt. Nach vier Stunden zeigten alle Proben eine durchschnittliche Keimfadenbildung von 10,0–68,5% [17]. Bei einer Konzentration von 0,16% hemmt Teebaumöl die Konversion zur Mycelform von Candida albicans. Die MHK gegen verschiedene Hefen wie Candida spp., Schizosaccharomyces pombe und Debaryomyces hansenii wird mit 0,12–0,5%, gegen verschiedene Dermatophytenarten wie Microsporum spp. und Tricophyton spp. mit 0,12–1,0% angegeben. In diesen Bereichen bewegt sich auch die zytozide Aktivität. Zusammen mit der Lipophilie des Öls, die die Hautpenetration erleichtert, sind dies Eigenschaften, die den topischen Einsatz des Teebaumöls bei Pilzinfektionen der Haut und Schleimhaut rechtfertigen [10].
Auch bei **Fluconazol-resistenter Candidiasis** kann Teebaumöl eingesetzt werden. Von 27 AIDS-Patienten mit Fluconazol-resistenter oropharyngealen Candidiasis zeigten sieben Patienten nach oraler Spülung sowohl mit alkoholischer als auch mit nicht-alkoholischer Lösung eine Heilung, acht Patienten eine klinische Verbesserung der Symptome [39]. Auch

der Einsatz von Teebaumöl gegen vaginale Fluconazol-resistente Candida-Stämme ist vielversprechend [11].
Die in-vitro-Aktivität von Teebaumöl gegen verschiedene **Dermatophyten** und filamentöse **Pilze** wurde in einer neueren Studie getestet. Bei allen Erregern trat eine MHC von 0,004–0,25% und eine minimale fungizide Konzentration (MFK) von 0,03–8,0% auf. Dabei zeigte sich, dass gekeimte Konidien (Sporen) von Aspergillus niger empfindlicher sind als ungekeimte [16]. Beim Vergleich einer Teebaumöl-Lösung (MHC: 0,03–1,25%) mit einem Teebaumöl-Gel (MHC: 0,008–1,25%) an zehn verschiedenen oralen Mikroorganismen erwiesen sich Actinobacillus actinomycetemcomitans, Fusobacterium nucleatum und Porphyromonas gingivalis als am empfindlichsten, Streptococcus mutans und Prevotella intermedia am unempfindlichsten [27].
In einer anderen Studie wurde die Empfindlichkeit von Malassezia-Stämmen gegenüber Ketoconazol, Econazol, Miconazol und Teebaumöl untersucht. Hierbei war die Wirksamkeit von Teebaumöl den Imidazolen vergleichbar [17]. Malassezia-pachydermatis-Stämme, die für verschieden Hautkrankheiten (seborrhoische Dermatitis) bei Hunden und Katzen, aber auch beim Menschen verantwortlich sind, sind sehr empfindlich gegenüber Teebaumöl [39]. In einer weiteren placebokontrollierten Studie mit 60 Onychomykose-Patienten war eine 5%ige Teebaumöl-Creme ebenso wirksam wie eine 2%ige Butenafine-Creme [35].

Bakterizide Wirkung
Besonders interessant ist die ausgeprägte bakterizide Wirkung von Teebaumöl. So konnte gezeigt werden, dass Teebaumöl eine ausgeprägte bakterizide Wirkung gegen **Staphylococcus aureus** und eine große Zahl **gramnegativer Bakterien** aufweist, wogegen koagulasenegative Staphylokokken und Mikrokokken weniger empfindlich waren [18]. Die Autoren folgern, dass Teebaumöl pathogene, transiente Keime eliminieren kann, ohne die natürliche Hautflora zu zerstören [18]. Teebaumöl ist 80fach toxischer gegenüber Trypanosoma brucei als menschlichen HL-60-Zellen, sein Inhaltsstoff Terpinen-4-ol sogar 1000fach [29]. Auch Meticillin-resistente Staphylococcus-aureus-Stämme (MRSA) reagieren empfindlich auf Teebaumöl [5]. Um die in-vitro-Aktivität von Teebaumöl gegenüber verschiedenen Mikroorganismen zu vergleichen, wurden Proben aus Ulcera und Druckstellen entnommen und die darin gefundenen Mikroorganismen untersucht. Die minimale Hemmkonzentration (MHC) von Teebaumöl in 88 von 90 dieser Isolate war zwischen 0,5 und 1%. Es zeigte sich, dass Staphylococcus aureus und verschiedene Candida-Subspecies am empfindlichsten, hingegen Pseudomonas aeruginosa und fäkale Streptokokken mit einer MHC größer als 8% am unempfindlichsten sind [1].

Antivirale Aktivität
Teebaumöl besitzt auch antivirale Aktivität, über die jedoch erst wenig bekannt ist. Eine In-vitro-Aktivität gegen **Herpes-simplex-Virus 1 und 2** vor allem vor und während der Adsorption an die Wirtszelle wurde nachgewiesen [33].

Klinische Studien
Aufgrund der antimikrobiellen Wirkung des Teebaumöls wurden auch klinische Studien durchgeführt. Buck und Mitarbeiter zeigten in einer doppelblinden, randomisierten Multicenterstudie mit 117 Patienten, dass Teebaumöl einer Clotrimazol-Lösung bei der Behandlung von Onychomykosen ebenbürtig ist [3]. In einer weiteren randomisierten klinischen Studie mit 124 **Aknepatienten** konnte gezeigt werden, dass ein 5%iges Teebaumöl-Gel

einer 5%igen Benzoylperoxyd-Lotion bei der Behandlung von leichter bis mittelschwerer Akne gleichkommt. Beide Produkte reduzierten die Zahl der Komedonen, wobei unter Teebaumöl weniger unerwünschte Wirkungen auftraten [2]. Von 18 Patienten mit rekurrentem **Herpes labialis** und positiver PCR für HSV1 wurden in einer Studie neun mit 6%-Teebaumölgel und neun mit einem Placebogel behandelt. Gemessen wurde die Zeit bis zur Reepithelisierung (9 Tage bei TTO, 12,5 bei Placebo), Dauer der Kultur-Positivität (3 Tage bei TTO, 4 Tage bei Placebo), Virus-Titer (gering niedriger bei TTO), PCR-Positivität (bei beiden Gruppen 6 Tage) und Zeit bis zur Krustenbildung (4 Tage bei beiden Gruppen). Da keiner der Unterschiede jedoch statistisch signifikant war, sind weitere Studien geplant [4].
In einer aktuellen Studie wurde die Anwendung von Teebaumöl als Mundspülung und seine Wirkung auf orale Mikroorganismen im Vergleich zu Knoblauch (Allium sativum, L.) und Chlorhexidin untersucht. Die 30 Patienten spülten fünf Wochen lang mit einer der Lösungen, Speichel wurde zweimal wöchentlich gesammelt und auf Blutagar aufgetragen. Alle Substanzen zeigten eine deutliche antimikrobielle Aktivität gegen Streptococcus mutans, während nur Teebaumöl auch gegen andere orale Mikroorganismen wirksam war. Des Weiteren traten bei Teebaumöl weniger unerwünschte Wirkungen als bei den anderen Substanzen auf (unerfreulicher Geschmack, Brenngefühl, schlechter Atem, Übelkeit) [14].
In einer aktuellen Übersicht von Ernst und Huntley kommen die Autoren bei einer kritischen Besprechung der bisher durchgeführten Studien allerdings zum Schluss, dass es bisher noch keine deutliche Evidenz gibt, dass Teebaumöl bei Behandlung von Hautkrankheiten wirksam ist. Allerdings, so schließen die Autoren, seien die bisherigen Daten Erfolg versprechend, sodass weitere Untersuchungen erfolgen sollten. Einschränkend wird auch in dieser Übersicht auf die mögliche Sensibilisierung durch Teebaumöl hingewiesen [12].

Dermatologische Indikationen
Aufgrund der oben vorgestellten In-vitro und In-vivo-Untersuchungen sind folgende dermatologische Indikationen vorstellbar: **kutane Mykosen** jeder Art (Tinea, Candidose, Onychomykose, Pityriasis versicolor, seborrhoisches Ekzem und andere). **Bakterielle Superinfektionen** (Gram-negativer Fußinfekt, bakterielle Follikulitis, Furunkel und Karbunkel, superinfizierte chronische Ekzeme, Akne vulgaris).
Es muss auf jeden Fall beachtet werden, dass Zubereitungen aus Teebaumöl nicht auf vorgeschädigter Haut angewendet werden sollten, da hier ein erhöhtes Sensibilisierungsrisiko besteht und aufgrund des Gehalts an ätherischen Ölen eine Haut reizende Wirkung auftreten kann [20].

Weitere Anwendungen

Terpinen-4-ol, eine der wasserlöslichen Komponenten von Teebaumöl, hemmt bei einer Konzentration von 0,125% die Bildung von TNFα, IL(Interleukin)-1β, IL-8, IL10 und PGE2 (Prostaglandin E2) in menschlichen, LPS- aktivierten Blutmonozyten. Damit ist nachgewiesen, dass Terpinen-4-ol die pro-inflammatorische Mediatorbildung hemmt [19]. Chloroform- und Methanol-Extrakte der Früchte von Melaleuca leucadendron hemmten stark die Histaminausschüttung von Ratten-Mastzellen [38]. Diese in-vitro-Ergebnisse lassen an eine eventuelle Anwendung von Teebaumöl bei Entzündungen denken.

Hinweise zur Therapie

Normalerweise wird Teebaumöl unverdünnt oder in hohen Konzentrationen (10% oder höher) in Kosmetika und anderen Präparaten zur Behandlung eingesetzt. Aufgrund der bisherigen wissenschaftlichen Erkenntnisse reichen wahrscheinlich viel niedrigere Konzentrationen aus, um die gewünschten antibakteriellen und antimykotischen Wirkungen des Teebaumöles auszunutzen.

Dosierung

Aus diesem Grund und vor allem auch unter allergologischen Gesichtspunkten scheint es empfehlenswert, Teebaumöl in topischen Präparationen mit einer maximalen Konzentration von 1 % einzusetzen. Dies hätte den Vorteil, dass das Sensibilisierungsrisiko mit einer 1 %igen Konzentration wahrscheinlich äußerst gering ist [20, 31]. Auf dem Markt existiert eine Vielzahl frei verkäuflicher, Teebaumöl enthaltender Produkte wie Cremes, Salben, Lotionen, Shampoos, Seifen, Lippenstifte und Hautöle, sowie Zahncreme, Mundwasser, Pickeltupfer, Pickelstifte, Badeöle und andere. Zur dermatologischen Rezeptur würde sich die Einarbeitung von 1 % Teebaumöl in Cremegrundlage, Salbengrundlage, Lotion, Gel und Shampoo-Grundlage eignen (siehe unten).
Darreichungsform: Als Creme, Salbe, Lotion, Gel oder Shampoo.

Tipp Durch wiederholtes Öffnen der Behälter erhöht sich durch Bildung von Peroxiden das Sensibilisierungspotenzial!

Fertigarzneimittel

Keine registrierten dermatologischen Arzneimittel, hingegen eine nicht überschaubare Anzahl verschiedenster frei verkäuflicher Produkte.

Rezepturen

Teebaumöl-Creme: Teebaumöl 1,0, Basiscreme DAC ad 100,0.
Teebaumöl-Salbe: Teebaumöl 1,0, Dermatop Basissalbe ad 100,0.
Teebaumöl-Lotio: Teebaumöl 1,0, Lipoderm-Lotio ad 100,0.
Teebaumöl-Shampoo: Teebaumöl 1,0, Physiogel-Shampoo ad 100,0.

Nebenwirkungen

Unerwünschte Wirkungen können die bereits erwähnten Sensibilisierungen gegen verschiedene Terpene und deren Oxidationsprodukte sein [20, 25, 32]. Berichte über Anwendung und Nebenwirkungen in der Schwangerschaft und Stillzeit liegen nicht vor, jedoch muss von einer Anwendung abgeraten werden. Vergiftungserscheinungen nach oraler Aufnahme wurden beschrieben [20, 22] und beruhen wahrscheinlich auf dem Gehalt an 1,8-Cineol. Bei Anwendung von Teebaumöl auf vorgeschädigter Haut und an Schleimhäuten kann es zu Hautreizungen kommen (Hyperämie, Brennen). Kontaktsensibilisierungen durch Teebaumöl kommen vor, sind bei Verwendung von niedrigen Konzentrationen (1 %) jedoch selten [20, 13]. Bei mindestens einem Fall kam es nach allergischer Kontaktdermatitis durch Teebaumöl sekundär zu einer Erythema-multiforme-ähnlichen Reaktion [24]. Es ist ein schwaches Aeroallergen, wobei die wenigen Fälle von nasaler oder bronchialer Reizung wahrscheinlich auf eine Kreuzreaktivität mit Pollenextrakten von Bahia grass pollen, einem bekannten Aeroallergen, zurückzuführen sind [34].

Kontraindikationen

Bekannte Allergie gegen Teebaumöl oder ätherische Öle (Terpene), offene Wunden, Geschwüre, vorgeschädigte Haut (z. B. nässende Ekzeme).

Wechselwirkungen

Über Wechselwirkungen bei topischen Anwendungen liegen keine Daten vor.

Sensibilisierungspotenzial

Es liegen in der Literatur zahlreiche Berichte über Sensibilisierung durch Teebaumöl vor (siehe unter Nebenwirkungen). Allerdings erfüllt die Zusammensetzung der Öle in einigen dieser Berichte nicht die Bedingungen des internationalen Standards von 1996. Des Weiteren wird für die allergischen Reaktionen vor allem oxidiertes Teebaumöl verantwortlich gemacht [7].

Literatur

[1] Banes-Marshall L, Cawley P, Phillips CA: In vitro activity of Melaleuca alternifolia (tea tree) oil against bacterial and Candida spp. isolates from clinical specimens. Br J Biomed Sci. 2001; 58(3): 139–45

[2] Bassett IB, Pannowitz DL, Barnetson RS: A comparative study of tea-tree oil versus benzoylperoxide in the treatment of acne. Med J Aust. 1990; 153: 455–8

[3] Buck DS, Nidorf DM, Addino JG: Comparison of two topical preparations for the treatment of onychomycosis: Melaleuca alternifolia (tea tree) oil and clotrimazole. J Fam Pract. 1994; 38: 601–5

[4] Carson CF, Ashton L, Dry L, Smith DW, Riley TV: Tea tree oil gel (6%) for the treatment of recurrent herpes labialis. J Antimicrob Chemother. 2001; 48(3): 450–1

[5] Carson CF, Cookson BD, Farrelly HD, Riley TV: Susceptibility of methicillin-resistant Staphylococcus aureus to the essential oil of Melaleuca alternifolia. J Antimicrob Chemother. 1995; 35: 421–4

[6] Carson CF, Mee BJ, Riley TV: Mechanism of action of tea tree oil on Staphylococcus aureus determined by time-kill, lysis, leakage, and salt tolerance assays and electron microscopy. Antimicrob Agents Chemother. 2002; 46(6): 1914–20

[7] Carson CF, Riley TV: Safety, efficacy and provenance of tea tree oil. Contact Dermatitis. 2001; 45(2): 65–7

[8] Cox SD, Mann CM, Markham JL: Interactions between components of the essential oil of Melaleca alternifolia. J Appl Microbiol. 2001; 91(3): 492–7

[9] Cox SD, Mann CM, Markham JL, Bell HC, Gustafson JE: The mode of antimicrobial action of the essential oil of Melaleca alternifolia (tea tree oil). J Appl Microbiol. 2000; 88(1): 170–5

[10] D'Auria FD, Laino L, Strippoli V, Tecca M, Salvatore G, Battinelli L, Mazzanti G: In vitro activity of tea tree oil against Candida albicans mycelial conversion and other pathogenic fungi. J Chemother. 2001; 13(4): 377–83

[11] Ergin A, Arikan S: Comparison of microdilution and disc diffusion methods in assessing the in vitro activity of fluconszole and Melaleuca alternifolia (tea tree) oil against vaginal Candida isolates. J Chemother Oct. 2002; 14(5): 465–72

[12] Ernst E, Huntley A: Tea tree oil: a systematic review of randomized clinical trials. Forsch Komplementärmed. 2000; 7: 17–20

[13] Fritz TM, Burg G, Krasovec M: Allergic contact dermatitis to cosmetics containing Melaleuca alternifolia (tea tree oil). Ann Dermatol Venereol. 2001; 128(2): 123–6

[14] Groppo FC, Ramacciato JC, Simoes RP: Antimicrobial activity of garlic, tea tree oil and chlorhexidine against oral microorganisms. Int Dent J Dec. 2002; 52(6): 433–7

[15] Hammer KA, Carson CF, Riley TV: Melaleuca alternifolia (tea tree) oil inhibits germ tube formation by Candida albicans. Med Mycol. 2000; 38(5): 355–62

[16] Hammer KA, Carson CF, Riley TV: In vitro activity of Melaleuca alternifolia (tea tree) oil against dermatophytes and other filamentous fungi. J Antimicrob Chemother. 2002; 50(2): 195–9

[17] Hammer KA, Carson CF, Riley TV: In vitro activities of ketoconazole, econazole, miconazole, and Melaleuca alternifolia (tea tree) oil against Malassezia species. Antimicrob Ag Chemother. 2000; 44: 467–9

[18] Hammer KA, Carson CF, Riley TV: Susceptibility of transient and commensal skin flora to the essential oil of Melaleuca alternifolia (tea tree oil). Am J Infect Con. 1996; 24: 186–9

[19] Hart PH, Brand C, Carson CF, Riley TV, Prager RH, Finlay-Jones JJ: Terpinen-4-ol, the main component of the essential oil of Melaleuca alternifolia (tea tree oil), suppresses inflammatory mediator production by activated human monocytes. 2000; Inflamm Res. 49(11): 619–26

[20] Hausen BM, Vieluf IK: Allergiepflanzen – Pflanzenallergene. Handbuch und Atlas der allergieinduzierenden Wild- und Kulturpflazen. ecomed Verlagsgesellschaft, Landsberg, 1997; S. 183–7

[21] International Organisation for Standardisation: Essential oils – oil of Melaleuca, terpinen-4-ol type (tea tree oil). ISO – 4730 Geneva, 1996

[22] Jacobs MR, Hornfeldt CS: Melaleuca oil poisoning. J Toxicol Clin Toxicol. 1994; 32(4): 461–4
[23] Jandera V, Hudson DA, de Wet PM, Innes PM, Rode H: Cooling the burn wound: evaluation of different modalites. Burns. 2000; 26(3): 265–70
[24] Khanna M, Qasem K, Sasseville D: Allergic contact dermatitis to tea tree oil with erythema multiforme-like id reaction. Am J Contact Dermat. 2000; 11(4): 238–42
[25] Knight TE, Hausen BM: Melaleuca oil (tea tree oil) dermatitis. J Am Acad Dermatol. 1994; 30: 423–7
[26] Koh KJ, Pearce AL, Marshman G, Finlay-Jones JJ, Hart PH: Tea tree oil reduces histamine-induced skin inflammation. Br J Dermatol. 2002; 147(6): 1212–7
[27] Kulik E, Lenkeit K, Meyer J: Antimicrobial effects of tea tree oil on oral microorganisms. Schweiz Monatsschr Zahnmed. 2000; 110(11): 125–30
[28] Mann CM, Cox SD, Markham JL: The outer membrane of Pseudomonas aeruginosa NCTC 6749 contributes to its tolerance to the essential oil of Melaleuca alternifolia (tea tree oil). Lett Appl Microbiol. 2000; 30(4): 294–7
[29] Mikus J, Harkenthal M, Steverding D, Reichling J: In vitro effect of essential oils and isolated mono- and sesquiterpenes on Leishmania major and Trypanosoma brucei. Planta Med. 2000; 66(4): 366–8
[30] Nenoff P, Haustein UF, Brandt W: Antifungal activity of the essential oil of Melaleuca alternifolia (tea tree oil) against pathogenic fungi in vitro. Skin Pharmacol. 1996; 9: 388–94
[31] Roth L, Daunderer M, Kormann K: Giftpflanzen – Pflanzengifte. Vorkommen, Wirkung, Therapie; allergische und phototoxische Reaktionen. 4. Aufl. ecomed Verlagsgesellschaft, Landsberg 1994
[32] Rubel DM, Freeman S, Southwell IA: Tea tree oil allergy: what is the offending agent? Report of three cases of tea tree oil allergy and review of the literature. Australas J Dermatol. 1998; 39: 244–7
[33] Schnitzler P, Schon K, Reichling J: Antiviral activity of Australian tea tree oil and eucalyptus oil against herpes simplex virus in cell culture. Pharmazie. 2001; 56(4): 343–7
[34] Stablein JJ, Buchholtz GA, Lockey RF: Melaleuca tree and respiratory desease. Ann Allergy Asthma Immunol. 2002; 89(5): 523–30
[35] Syed TA, Qureshi ZA, Ali SM, Ahmad S, Ahmad SA: Treatment of toenail onychomycosis with 2% butenafine and 5% Melaleuca alternifolia (tea tree) oil in cream. Trop Med Int Health. 1999; 4: 284–7
[36] Tong MM, Altman PM, Barnetson RS: Tea tree oil in the treatment of tinea pedis. Australas J Dermatol. 1992; 33: 145–9
[37] Tsuruga T, Chun YT, Ebizuka Y, Sankawa U: Biologically active constituents of Melaleuca leucadendron: inhibitors of induced histamine release from rat mast cells. Chem Pharm Bull. 1991; 39: 3276–8
[38] Vazquez JA, Zawawi AA: Efficacy of alcohol-based and alcohol-free melaleuca oral solution for the treatment of fluconazole-refractory oropharyngeal. HIV Clin Trials. 2002; 3(5): 379–85
[39] Weseler A, Geiss HK, Saller R, Reichling J: Antifungal effect of Australian tea tree oil on Malassezia pachydermatis isolated from canines suffering from cutaneous skin disease. Schweiz Arch Tierheilkd. 2000; 144(5): 215–21

6.52 ■ Terpentinöl, gereinigtes (Terebinthinae aetheroleum rectificatum)

C. M. Schempp

Übersicht: Dermatologische Indikationen

+	Zugsalbe bei Furunkeln und Abszessen, als Rubefaziens

Botanische Beschreibung

Arzneipflanze:	Pinus palustris Miller, Pinus pinaster Aiton
Pflanzenfamilie:	Pinaceae
Volkstümliche Namen:	–
Arzneidroge:	Gereinigtes Terpentinöl – Terebinthinae aetheroleum rectificatum

Gereinigtes (rektifiziertes) Terpentinöl (Terebinthinae aetheroleum rectificatum) ist ein Gemisch ätherischer Öle aus dem Terpentin von Pinusarten, insbesondere Pinus palustris MILLER und Pinus pinaster AITON, Pinaceae [1, 5].

Inhaltsstoffe und Wirkprinzipien

Gereinigtes Terpentinöl ist eine Ätherisch-Öl-Droge. Ätherische Öle sind lipophile Gemische meist flüchtiger Substanzen heterogener Zusammensetzung, die den drei Hauptgruppen Monoterpene, Sesquiterpene und Phenylpropanderivate zugeteilt werden können. Terpentinöl enthält als Hauptwirkstoff das α, β-Pinen, außerdem Terpinen-4-ol, Bornylacetat und Caren [3, 6].

Gereinigtes Terpentinöl gehört zu den so genannten Rubefazienzien, die eine **hyperämisierende Wirkung** an der Haut aufweisen. Aufgrund des Gehalts an Monoterpenen wirkt gereinigtes Terpentinöl **antiseptisch** [3, 4]. Aus der Erfahrungsmedizin bekannt ist die **expektorierende Wirkung** von rektifiziertem Terpentinöl. α-Pinen wird gut und rasch über die Haut resorbiert und zum Großteil über die Lunge wieder abgeatmet [2]. Die bakteriostatische Wirkung der ätherischen Öle kommt im Respirationstrakt sowohl durch Inhalation als auch durch perkutane Resorption zustande.

Monographiesammlungen

Drogenmonographien für Terebinthinae aetheroleum DAB 10, ÖAB, Helv VII.
Aufbereitungsmonographie der Kommission E für die äußere Anwendung und zu Inhalationen bei Erkrankungen des Respirationstraktes.

Toxizität und Karzinogentität

Bei systemischer Anwendung kann es aufgrund des Gehalts an α- und β-Pinen zu einer nierenreizenden bzw. nierenschädigenden Wirkung kommen [3].

Anwendungsgebiete

Rektifiziertes Terpentinöl wird, meist in Kombination mit anderen ätherischen Ölen, zur äußerlichen Behandlung von Erkrankungen der Bronchien mit starker Schleimbildung verwendet (Badezusätze, Einreibungen, Inhalation). Ein weiteres Anwendungsgebiet ist die äußere Anwendung bei rheumatischen und neuralgischen Beschwerden sowie als Zugsalbe bei Furunkeln und Abszessen [1, 3, 7].

Hinweise zur Therapie

Dosierung

Die Dosierung erfolgt individuell je nach Art und Schwere des Krankheitsbildes und je nach Anwendungsform.

- Einreibungen: Mehrmals täglich mit einer 20%igen Salbe einreiben. Bei Rheumasalben häufig in Kombination mit Methylsalicylat.
- Inhalation: 3 x täglich ca. 5 Tropfen Öl zum Inhalieren.

Darreichungsform: Badezusatz, Balsam, Rubriment, Salbe.
Zubereitungen: Fertigpräparate, Terpentinöl.

Fertigarzneimittel

Ilon® Abszess Salbe (u.a. Lärchenterpentin, gereinigtes Terpentinöl).

Rezepturen

Anwendung bei akuten Bronchialerkrankungen: Oleum terebinthinae rectificatum 20,0, Unguentum molle ad 100,0.

Nebenwirkungen

Bei äußerer großflächiger Anwendung oder bei innerlicher Anwendung können Vergiftungserscheinungen in Form von Nieren- und ZNS-Schäden auftreten.

Kontraindikationen

Bekannte Überempfindlichkeit gegen Terpene.

Wechselwirkungen

Keine bekannt.

Sensibilisierungspotenzial

Kontaktsensibilisierungen sind aufgrund des Gehalts an Terpenen möglich.

Literatur

[1] Fintelmann V, Menßen HG, Siegers CP: Phytotherapie Manual. 2. Aufl. Hippokrates, Stuttgart, 1993
[2] Schäfer R, Schäfer W: Die perkutane Resorption verschiedener Terpene – Menthol, Campher, Limonen, Isobornylacetat, alpha-Pinen – aus Badezusätzen. Arzneim Forsch. 1982; 32: 56–8
[3] Schilcher H: Ätherische Öle – Wirkungen und Nerbenwirkungen. Dtsch Apoth Ztg. 1984; 124: 1433–42
[4] Teuscher E, Melzig M, Villmann E, Möritz KU: Untersuchungen zum Wirkungsmechanismus ätherischer Öle. Z Phytother. 1990; 11: 87–92
[5] Wagner H, Wiesenauer M: Phytotherapie. Phytopharmaka und pflanzliche Homöopathika. Gustav Fischer Verlag, Stuttgart 1995; S. 95–7
[6] Wagner H: Pharmazeutische Biologie. Drogen und ihre Inhaltsstoffe. Gustav Fischer Verlag, Stuttgart 1993
[7] Weiss RF, Fintelmann V: Lehrbuch der Phytotherapie. 9. Aufl. Hippokrates, Stuttgart 1999

6.53 ■ Tormentillwurzel/Blutwurz (Potentilla erecta (L.) RAEUSCHEL)

C. M. Schempp

Übersicht: Dermatologische Indikationen

++	Schleimhauttherapeutikum
+	Schlecht heilende Wunden

Botanische Beschreibung

Arzneipflanze:	Blutwurz, Tormentill – *Potentilla erecta* (L.) RAEUSCHEL
Pflanzenfamilie:	Rosaceae, Rosengewächse
Volkstümliche Namen:	Rotwurz, Ruhrwurz, Fingerkrautwurzel, Siebenfingerwurzel, Bauchwehwurz, Christuskrone
Arzneidroge:	Tormentillwurzelstock – Tormentillae Rhizoma

Die Blutwurz ist eine unscheinbare, krautige Pflanze, deren dünne verzweigte Stängel behaart sind und die, je nach Wuchsort, eine Höhe von 10–40 cm erreichen. Die Blätter sitzen am Stängel und sind am Grunde gestielt, mit drei- bis fünfteiligen Abschnitten. Die kleinen, gelben Blüten weisen im Gegensatz zu anderen Potentilla-Arten nur vier Kronblätter auf, die Blütezeit ist Mai bis Juli. Die Pflanze bildet einen kräftigen, verholzenden Wurzelstock aus, der beim Anschneiden eine blutrote Färbung entwickelt, was auch zur Namensgebung geführt hat. Die Blutwurz ist in ganz Europa bis ins nördliche Skandinavien verbreitet, außerdem in Russland, Asien und Amerika. Sie wächst auf sandigen, feuchten Böden wie Mooren, Flachmooren, Feuchtwiesen, Heiden und Böschungen. Gesammelt wird der Wurzelstock im Frühjahr oder im Herbst. Die Wurzeln werden gereinigt, geschnitten und getrocknet oder zu einer Tinktur verarbeitet [3, 4, 8].

Inhaltsstoffe und Wirkprinzipien

Die Blutwurz ist mit ihrem hohen Gerbstoffgehalt (15–25%) eine der wichtigsten einheimischen Gerbstoffdrogen. Im Gegensatz zu Ratanhia enthält Blutwurz neben kondensierten Gerbstoffen (dimere bis hexamere Proanthocyanidine) auch verschiedene hydrolysierbare Ellagitannine (Ester der Hexahydroxydiphensäure mit Monosachariden, meist Glukose) [4]. Das Ellagitannin mit dem höchsten Anteil ist Agrimoniin (3,5%), gefolgt von Pedunculagin (1%) und Laevigatin (0,12%) [4]. Beim Lagern der Droge entsteht das wasserunlösliche Tormentillrot (Phlobaphen), welches weniger wirksam ist [4].
Die bakteriostatische Wirkung eines wässrigen Extraktes aus dem Tormentillwurzelstock ist nach Scholz seit langem bekannt [4]. Ellagitannine wirken antiinflammatorisch, indem sie Hyaluronidase und Cyclooxygenase hemmen und die Degranulierung von Mastzellen blockieren [2, 5]. Procyanidine der Blutwurz sind Radikalfänger, die Superoxid-Anionen neutralisieren und die Lipidperoxidation verhindern [2, 6].

Monographiesammlungen

Drogenmonographien für Tormentillae rhizoma DAB 10, ÖAB 90.
Aufbereitungsmonographie der Kommission E: Positivmonographie für die folgenden Indikationen:

- **Innere Anwendung:** Unspezifische Durchfallerkrankungen.
- **Äußere Anwendung:** Leichte Schleimhautentzündungen im Mund- und Rachenbereich.

Toxizität und Karzinogenität

Keine Angaben.

Anwendungsgebiete

Dermatologische Anwendungen

☞ auch 7.1 (Übersicht), 7.2 (Wundbehandlung), 7.5 (Akne vulgaris)
Ein Anwendungsgebiet für die Blutwurz sind Entzündungen im Mund- und Rachenraum, insbesondere des Zahnfleisches und der Mundschleimhaut [7]. In der Volksmedizin wurde die Blutwurz außerdem bei akuter Tonsillitis, und in Form von Bädern und Umschlägen bei schlecht heilenden Wunden, Erfrierungen, Verbrennungen und Hämorrhoiden verwendet [3, 9]. Dokumentierte Fallbeobachtungen oder klinische Studien liegen hierzu nicht vor.

Weitere Anwendungen

Bereits im Mittelalter wird erwähnt, dass Blutwurz gegen Ruhr und Durchfall jeder Art wirksam sei [1]. In Tierversuchen konnte gezeigt werden, dass Gerbstoffe eine antisekretorische Wirkung bei experimentell erzeugter Diarrhoe ausüben. Diese beruht möglicherweise auf einer Wechselwirkung mit bakteriellen Diarrhoe-Toxinen [4]. Indikationen sind unspezifische, akute Durchfallerkrankungen.

Hinweise zur Therapie

Dosierung

Die übliche Tagesdosis beträgt 4–6 g Tormentillwurzelpulver bei Diarrhoe

Darreichungsform: Tinktur, gepulverte Droge

Zubereitungen:

- Teeaufguss: 1 Teelöffel Tormentillwurzel mit 150 ml kochendem Wasser übergießen, 10 Min. lang kochen und abseihen. 2–3 Tassen pro Tag bei Durchfallerkrankungen, bei Entzündungen im Mund-Rachen-Raum mehrmals täglich gurgeln.
- Tinktur: Bei Durchfällen 50 Tr. pro Anwendung, zum Gurgeln 20 Tr. auf ein Glas Wasser.

Tipp Auf orale Aphten mehrmals Tinktur auftragen.

Fertigarzneimittel

ratioGast®.

Nebenwirkungen

Bei Überdosierung nach oraler Aufnahme kann es wegen des hohen Gerbstoffgehalts der Droge bei empfindlichen Patienten zu Magenbeschwerden oder Erbrechen kommen.

Kontraindikationen

Nicht bekannt.

Wechselwirkungen

Nicht bekannt.

Sensibilisierungspotenzial

Kontaktsensibilisierungen durch Blutwurz wurden bisher nicht bekannt.

Literatur

[1] Benedum J, Loew D, Schilcher H: Arzneipflanzen in der Traditionellen Medizin. Kooperation Phytopharmaka, Bonn. Krahe Druck, Unkel 2000; S. 178

[2] Bos MA, Vennat B, Meunier MT, Pouget MP, Pourrat A, Fialip J: Procyanidins from tormentil: antioxidant properties towards lipoperoxidation and anti-elastase activity. Biol Pharm Bull. 1996; 19: 146–8

[3] Fintelmann V, Menßen HG, Siegers CP: Phytotherapie Manual. 2. Aufl. Hippokrates, Stuttgart, 1993

[4] Scholz E: Pflanzliche Gerbstoffe. Pharmakologie und Toxikologie. Dtsch Apoth Ztg. 1994; 134: 3167–79

[5] Tunon H, Olavsdotter C, Bohlin L: Evaluation of anti-inflammatory activity of some Swedish medicinal plants. Inhibition of prostaglandin biosynthesis and PAF-induced exocytosis. J Ethnopharmacol. 1995; 48: 61–76

[6] Vennat B, Bos MA, Pourrat A, Bastide P: Procyanidins from tormentil: fractionation and study of the anti-radical activity towards superoxide anion. Biol Pharm Bull. 1994; 17: 1613–5

[7] Volodina EV, Maksimovskii IM, Lebedev KA: The combined treatment of lichen ruber planus of the mouth mucosa. Stomatologiia (Mosk). 1997; 76: 28–32

[8] Wagner H: Pharmazeutische Biologie. Drogen und ihre Inhaltsstoffe. Gustav Fischer Verlag, Stuttgart 1993

[9] Weiss RF, Fintelmann V: Lehrbuch der Phytotherapie. 9. Aufl. Hippokrates, Stuttgart 1999

6.54 ■ Vogelknöterich (Polygonum aviculare L.)

N. Domínguez, Y. Hoch

Übersicht: Dermatologische Indikationen

?	Entzündungen der Mund- und Rachenschleimhaut, schlecht heilende Wunden und Entzündungen der Haut, Pruritus

Botanische Beschreibung

Arzneipflanze:	Vogelknöterich – Polygonum aviculare L.
Pflanzenfamilie:	Polygonaceae, Knöterichgewächse
Volkstümliche Namen:	Angerkraut, Blutgarbe, Knotengras, Wegtritt
Arzneidroge:	Vogelknöterichkraut – Polygonum aviculare herba

Vogelknöterich (Polygonum aviculare L.) zählt zu den Knöterichgewächsen (Polygonaceae). Er ist in allen gemäßigten Gebieten der Erde verbreitet und wächst einjährig auf fruchtbaren Äckern und trockenen Sandböden [8]. Die Stängel sind vielfach verzweigt und tragen wechselständig Blätter, die breit oder spitz und schmal sein können. Die Blätter sind 1–4 cm lang. Die Blüten sind unauffällig, klein, grünlich bis rötlich. Sie sind geruch- und nektarlos [5]. Zur Drogenaufbereitung werden die Pflanzen in der Blütezeit (Juni bis August) gesammelt und getrocknet [8]. Der Name „polygonum" setzt sich aus den griechischen Wörtern „poly" = viel und „gony" = Knie, Knoten zusammen und bezieht sich auf den vielfach verzweigten Stängel des Vogelknöterichs. Die Bezeichnung „aviculare" kommt vom lateinischen Wort „avis" = Vogel und nimmt Bezug auf die Pflanze als Vogelfutter [7].

Inhaltsstoffe und Wirkprinzipien

Vogelknöterich enthält viel Kieselsäure (ca. 1%, davon sind ca. 80% wasserlöslich). ca. 3,6% Gallotannin-Catechin-Gerbstoffe, bis 1% Flavonoide (darunter Avicularin) und Schleimstoffe, aus denen durch Hydrolyse Arabtose, Galaktose und Glukose entstehen [5]. Die in der Droge enthaltenen Tannine wirken adstringierend [1, 4].

Monographiesammlungen

Aufbereitungsmonographie der Kommission E für Polygoni avicularis herba (Vogelknöterichkraut) bei Entzündungen der Mund- und Rachenschleimhaut, leichten Katarrhen der Luftwege.

Aufbereitungsmonographie der Kommission D: für Polygonum aviculare bei Rheumatismus der Finger.

Toxizität und Karzinogenität

Bei bestimmungsgemäßem Gebrauch in therapeutischen Dosen liegen bislang keine Untersuchungen vor, die eine mögliche Toxizität bzw. Tumorgenität aufzeigen.

Anwendungsgebiete

Dermatologische Anwendungen

Zubereitungen der Droge werden lokal bei Entzündungen der Mund- und Rachenschleimhaut angewandt; in der Volks- bzw. Chinesischen Medizin auch bei Affektionen der Haut, schlecht heilenden Wunden und Juckreiz.

Als Aufguss zur Mundspülung bei Entzündungen der Mund- und Rachenschleimhaut, sowie als Aufguss für Umschläge bei Hautaffektionen, schlecht heilenden Wunden, Juckreiz.
Die beschriebenen Wirkungen beruhen auf klinischen Erfahrungen und sind bislang nicht belegt.

Weitere Anwendungen

Laut Kommission E ist die Droge neben Mund- und Rachenschleimhautentzündungen auch bei leichten Katarrhen der Atemwege indiziert.
Als Tee oder Tinktur (1:10) zubereitet, wird die Droge zur Schleimlösung bei Husten verwendet [11].

Hinweise zur Therapie

Dosierung

Die mittlere Tagesdosis liegt bei 5 g Droge [4, 8].
Darreichungsform: Tee, Tinktur, Umschläge, Spülungen.
Zubereitungen: Die zerkleinerte Droge wird als Teeaufguss zubereitet und in Form von Umschlägen bzw. Spülungen äußerlich angewandt. Die Mundspülungen sollten mehrmals täglich vorgenommen werden.

Fertigarzneimittel

Keine dermatologischen Handelspräparate vorhanden.

Rezepturen

Teeaufguss für Mundspülungen: 5 g fein geschnittene Droge mit 1/2 l heißem Wasser übergießen und 5 Min. ziehen lassen. Danach durch ein Teesieb abgießen.
Teeaufguss für Umschläge: 2 g fein geschnittene Droge mit 1/4 l kaltem Wasser ansetzen und erhitzen, danach erst durch ein Sieb abgießen.

Nebenwirkungen

Es sind bislang keine Nebenwirkungen bekannt, noch sind Wechselwirkungen mit anderen Präparaten beschrieben worden.

Kontraindikationen

Beim Umgang mit der Pflanze sind Kontaktdermatitiden möglich [3].

Wechselwirkungen

Nicht bekannt.

Sensibilisierungspotenzial

Eine Sensibilisierungsgefahr ist nicht bekannt.

Literatur

[1] Braun H, Frohne D (Hrsg.): Heilpflanzenlexikon. Gustav Fischer, Stuttgart 1994
[2] Brendler T, Grünwald J, Jänicke C (Hrsg.): Heilpflanzen / Herbal Remedies, medpharm Scientific Publishers, Stuttgart, 1999
[3] Duke J: Handbook of Medical Herbs CRC Press, Boca Raton (USA), 1985; S. 389
[4] Fintelmann V, Menßen HG, Siegers CP: Phytotherapie Manual. 2. Aufl. Hippokrates, Stuttgart 1993
[5] Hänsel R, Keller K, Rimpler H, Schneider G: Hagers Handbuch der pharmazeutischen Praxis. Band 6 (Drogen P–Z), 5. Aufl. Springer, Berlin 1994; S. 244–9

[6] Inokuchi JI, Okabe H, Yamauchi T, Nagamatsu A: Chem Pharm Bull. 1994; 33: 264–9
[7] Madaus G: Lehrbuch der biologischen Heilmittel. Band 7. Mediamed Verlag, Ravensburg 1989; S. 2193–7
[8] Pahlow M: Heilpflanzen. Gräfe und Unzer, München 1993; S. 325–6
[9] Steigerwald PA: Naturheilmittel Pocket. Börm Bruckmeier, Grünwald 1999
[10] Weiss RF, Fintelmann V: Lehrbuch der Phytotherapie. 9. Aufl. Hippokrates, Stuttgart 1999
[11] Wichtl M (Hrsg.): Teedrogen und Phytopharmaka. Ein Handbuch für die Praxis auf wissenschaftlicher Grundlage. 2. Aufl. Wissenschaftliche Verlagsgesellschaft, Stuttgart 1989

6.55 ■ Walnuss (Juglans regia L.)

C. M. Schempp

Übersicht: Dermatologische Indikationen

?	Volksmedizin: Schleimhautprobleme (obsolet), exsudative Dermatosen

Botanische Beschreibung

Arzneipflanze:	Walnuss – Juglans regia L.
Pflanzenfamilie:	Juglandaceae
Volkstümliche Namen:	–
Arzneidroge:	Walnussblätter – Juglandis folia

Der Walnussbaum ist heimisch in Südwest- und Zentralasien und auf der Balkanhalbinsel. Der Baum wird seit langem in ganz Europa, Nordafrika, Nordamerika und Ostasien kultiviert. Verwendet werden die getrockneten Fiederblättchen des Walnussbaumes oder die getrockneten grünen Schalen der Früchte.

Inhaltsstoffe und Wirkprinzipien

Walnussblätter zählen zu den **Gerbstoffdrogen** und enthalten hauptsächlich hydrolysierbare Gerbstoffe: ca. 10% Gerbstoffe vom Ellagentyp, Juglon (5-Hydroxy-1,4-Naphthochinon), Hydrojuglon, Flavonglycoside und ätherische Öle [11]. Die wichtigsten pharmakologisch wirksamen Inhaltsstoffe sind die Gerbstoffe (siehe auch andere Gerbstoffdrogen wie Eichenrinde, Blutwurz, Rathania) und das Juglon. Juglon ist eine chemisch instabile Verbindung, die leicht zu braun-schwarzen Pigmenten polymerisiert. Da sich das Juglon mit dem Hauteiweiß zu einer gelb-braunen Verbindung umsetzt, werden Extrakte aus den Schalen der unreifen Walnussfrüchte als bräunender Zusatz zu Sonnenölen verwendet (Tiroler Nussöl). Diese Verfärbung stellt allerdings keinen wirksamen UV-Schutz dar!
Es existieren kaum wissenschaftliche Untersuchungen über Wirkmechanismen und Wirksamkeit von Walnussextrakten.

Monographiesammlungen

Drogenmonographie: Juglandis folium (DAC).
Aufbereitungsmonographie der Kommission E: Positivmonographie für Walnussblätter zur äußerlichen Anwendung. Negativmonographie für Walnussschalen aufgrund des Juglon-Gehalts.

Toxizität und Karzinogenität

Es liegen keine Daten zu chronischer Toxizität und Tumorigenität vor. Juglon wirkt mutagen und wird bei lokaler Anwendung im Mund mit der Bildung von Zungenkrebs in Verbindung gebracht [9]. Für die äußere Anwendung Positivmonographie der Kommission E, Negativmonographie für Walnussschalen.

Anwendungsgebiete

Dermatologische Anwendungen

☞ auch 7.1 (Übersicht), 7.5 (Akne vulgaris), 7.13 (Hyperhidrosis).

In einer 1999 veröffentlichten Studie aus Palästina wurde gezeigt, dass Walnussextrakt das Wachstum von Dermatophyten (Microsporum canis und Trichophytum violaceum) vollständig hemmt [2]. Andere Studien verweisen darauf, dass *Juglans regia L.* **wachstumshemmend** auf Staphylococcus aureus, Streptococcus mutans, Escherichia coli, Pseudomonas aeruginosa und Candida albicans wirkt [1, 3]. In der Volksmedizin wurde Walnussextrakt auch zur Bekämpfung von Wurminfektionen verwendet [4, 6, 12]. Die antimikrobielle Wirkung der Walnussblätter beruht wahrscheinlich auf dem Wirkstoff Juglon, zum Teil auch auf dem Gehalt an Gerbstoffen.

Traditionell wird die Walnuss seit dem Altertum für die Behandlung von Hautentzündungen, Abszessen, Gangrän und Ekzemen verwendet, innerlich zur Behandlung von Wurminfektionen [4]. In der Volksmedizin werden Abkochungen aus Walnussblättern äußerlich angewendet zu Mundspülungen bei Entzündungen im Mund, am Zahnfleisch und im Rachen, bei Behandlungen von Ekzemen, Akne und Frostschäden. Sitzbäder mit Walnussblätterabkochungen wurden verwendet zur Behandlung von Hämorrhoiden, Fußbäder zur Behandlung von nässenden Dermatosen der Füße und von Hyperhidrosis. Walnussblättertee wurde empfohlen zur unterstützenden Behandlung von Hautkrankheiten und aufgrund des Gerbstoffgehalts zur Behandlung von Magenschleimhautentzündungen und Durchfällen [10, 12].

Bei äußerlicher Anwendung kann es zu hartnäckigen Gelbverfärbungen der Haut und Schleimhaut kommen. Möchte man eine Gerbstoff-Droge einsetzen, so gibt es eine große Zahl gut verträglicher Alternativen, wie Eichenrindenextrakt, Rathania oder synthetische Gerbstoffe.

Hinweise zur Therapie

Dosierung

Tagesdosis: Keine Empfehlungen.

Darreichungsform: Getrocknete Walnussblätter.

Zubereitungen: Äußerlich als Abkochung: 2 Teelöffel Droge mit 1 Tasse Wasser aufkochen, 10 Min. ziehen lassen, abseihen. Die Abkochungen werden zu Umschlägen oder als Zusatz zu Teilbädern verwendet.

Fertigarzneimittel

Keine bekannt.

Nebenwirkungen

Bei innerlicher Anwendung kann es aufgrund des hohen Gerbstoffgehalts zu Magen-Darm-Reizungen kommen [8]. Bei lokaler Anwendung, vor allem bei Spülungen oder Pinselungen der Mundschleimhaut und des Zahnfleisches, kann es zu hartnäckigen Verfärbungen kommen [5, 7].

Wechselwirkungen

Nicht bekannt.

Sensibilisierungspotenzial

Kontaktsensibilisierungen durch Walnussextrakt wurden bisher nicht bekannt.

Literatur

[1] Ahmad S, Wahid MA, Bukhari AQ: Fungistatic action of Juglans. Antimicrob Ag Chemother. 1973; 3: 436–8
[2] Ali-Shtayeh MS, Abu Ghdeib SI: Antifungal activity of plant extracts against dermatophytes. Mycoses. 1999; 42: 665–72
[3] Alkhawajah AM: Studies on the antimicrobial activity of juglans regia. Am J Chin Med. 1997; 25: 175–80
[4] Benedum J, Loew D, Schilcher H: Arzneipflanzen in der Traditionellen Medizin. Kooperation Phytopharmaka, Bonn, Krahe Druck, Unkel 2000; S. 108
[5] Gazi MI: Unusual pigmentation of the gingiva. Report of two different types. Or Surg Or Med Or Pathol. 1986; 62: 646–9
[6] Guarrera PM: Traditional antihelmintic, antiparasitic and repellent uses of plants in Central Italy. J Ethnopharm. 1999; 68: 183–92
[7] Osman NA, Gaafar SM, Salah el-Din M, Wassel GM, Ammar NM: Hazardous effect of topical cosmetic application of Deirum (Juglans regia L.) plant on oral tissue. Egypt Dent. 1987; 33: 31–5
[8] Roth L, Daunderer M, Kormann K: Giftpflanzen – Pflanzengifte. Vorkommen, Wirkung, Therapie; allergische und phototoxische Reaktionen. ecomed Verlagsgesellschaft, Landsberg 1994
[9] Schneider G, Hiller K: Arzneidrogen. 4. Aufl. Spektrum Akademischer Verlag, Heidelberg 1999; S. 170–1
[10] Wagner H, Wiesenauer M: Phytotherapie. Phytopharmaka und pflanzliche Homöopathika. Gustav Fischer Verlag, Stuttgart 1995
[11] Wagner H: Pharmazeutische Biologie. Drogen und ihre Inhaltsstoffe. 5. Aufl. Gustav Fischer Verlag, Stuttgart 1993
[12] Weiss RF, Fintelmann V: Lehrbuch der Phytotherapie. 9. Aufl. Hippokrates, Stuttgart 1999

6.56 ■ Weihrauch (Boswellia serrata)

B. Brieskorn

Übersicht: Dermatologische Indikationen

++	Antientzündliche Wirkung

Botanische Beschreibung

Arzneipflanze:	Weihrauch – Boswellia serrata
Pflanzenfamilie:	Burseraceae
Volkstümliche Namen:	Indischer Weihrauch
Arzneidroge:	Olibanum

Boswellia serrata zählt zu der Familie der Burseraceae. Es werden mehr als 300 Arten der tropischen Holzpflanzen unterschieden. Der mittelgroße verzweigte Baum wächst in trockenen, hügeligen Regionen von Indien, kommt aber auch in Nordafrika und Arabien vor. Die Nutzung erfolgte bisher aus Wildbeständen. In Nordamerika erfolgt die Kultivierung des Weihrauchs. Das Gummiharz wird im Frühjahr durch Einschneiden der Rinde der Stämme gewonnen. Der so gewonnene Milchsaft verfestigt sich an der Luft zu braunem bis schwarzem Gummiharz.

Älteste Hinweise auf die Nutzung von Weihrauch (Olibanum) sind aus der Steinzeit bekannt [12]. Nach der Eroberung Nordindiens im 4. Jahrhundert vor Christi durch Alexander den Großen fand Weihrauch in der griechisch-römische Kultur seine Verbreitung. Neben dem Gebrauch in religiösen Riten wurde Weihrauch auch als Heilmittel eingesetzt. Die Harzpro-

dukte und ätherischen Öle fanden als Pulver, Salben, Öle, Extrakte, Pflaster oder Suppositorien in vielfältiger Weise als Therapeutika Verwendung [13].
In der traditionellen indischen Ayurveda-Medizin wird das Harz, bekannt unter dem Namen „salai guggal" als entzündungshemmender und schmerzlindernder Wirkstoff genutzt.

Inhaltsstoffe und Wirkprinzipien

Das Rohharz besteht aus einem Gemisch zahlreicher Verbindungen von stark wechselnder Qualität und Quantität je nach Herkunft und Charge. Es enthält 5–9% **ätherisches Öl**, in dem über 80 Substanzen identifiziert werden konnten, im wesentlichen Mono-, Di- und Sesquiterpene. Ferner sind 15–16% Harzsäuren, 25–30% ätherunlösliche Bestandteile als neutrale und saure **Polysaccharide**, sowie 45–55% ätherlösliche Bestandteile [24] als höhere **Terpene** und als **Boswelliasäuren** und deren Derivate enthalten.
Die Wirkung von Boswellia serrata beruht in erster Linie auf den **entzündungshemmenden Eigenschaften** der im Harz enthaltenen Boswelliasäuren. Dies wurde in Studien an Tiermodellen nachgewiesen [2, 14, 20, 21]. Boswelliasäuren sind in der Lage, das Schlüsselenzym der Leukotrienbiosynthese, die 5-Lipoxygenase, nahezu vollständig zu blockieren. Die Hemmung beruht auf einem konzentrationsabhängigen, nicht kompetitiven, reversiblen Wirkmechanismus, der mit Konzentrationen erreicht werden kann, die sich auch bei Patienten erzielen lassen. [6, 10, 16, 17, 18, 19]. In der Studie von Ammon [1] werden Hinweise gefunden, dass Boswelliasäuren als Non-Redox-Typ-Inhibitor einen bisher unbekannten Hemmmechanismus der Leukotrienensynthese darstellen.
Es ist denkbar, dass im Rohharz weiter Substanzen enthalten sind, die zusätzlich zu einer Hemmung der Prostaglandinsynthese führen. Auch liegen Befunde vor, dass höhere Konzentrationen bestimmter Boswelliasäuren in vitro die Cyclooxygenase-1 und die Lipoxygenase der Thrombozyten hemmen können.

Monographiesammlungen

Drogenmonographien: Olibanum Dan IX, Ital 6, Helv V, EB 6; Gummiresina Olibanum Norv V; Encens CF 49; Thus Hisp IX.
Aufbereitungsmonographie der Kommission E liegt nicht vor.

Toxizität und Karzinogenität

Die akute Toxizität von Boswelliasäuren ist tierexperimentell sehr niedrig (LD50 bei Mäusen und Ratten 2 g/kg). Versuche zur chronischen Toxizität bei Ratten zeigten keine signifikanten Abnormitäten bei biochemischen, hämatologischen, histopathologischen und klinischen Parametern sowie im Verhalten [22].

Anwendungsgebiete

Dermatologische Anwendungen

☞ auch 7.6 (Ekzeme), 7.7 (Psoriasis vulgaris).
In der Dermatologie gibt es bisher keine kontrollierten Anwendungen eines Boswellin-Produkts. Ein topischer Therapieansatz mit Boswelliasäuren wäre anhand der gut belegten antientzündlichen Wirkung bei vielen **entzündlichen Dermatosen** denkbar. In der ayurvedischen Medizin ist die Anwendung bei Hauterkrankungen jedoch bekannt.
In der Volksmedizin, insbesondere in der indischen Medizin, genannte Indikationen reichen von chronischen Ulcera, Urtikaria, Psoriasis, Syphillis und Amenorrhö bis zum Schutz vor der Bildung von Anaphylatoxinen bei schweren allergischen Reaktionen.

Weitere Anwendungen

Am meisten verbreitet ist die Anwendung von Boswelliasäuren bei Erkrankungen des rheumatologischen Formenkreises: In mehreren Studien an Patienten mit Osteoarthrose und chronischer Polyarthritis konnte durch Boswellia serrata eine signifikante Senkung des Schmerzscores gezeigt werden [5, 9, 23], teils auch eine Besserung der Schwellung und Gelenksteifigkeit [11].
Auch Colitis-ulcerosa-Erkrankte konnten von Boswellia serrata profitieren: In einer von Gupta et al. durchgeführten Studie [7] wurden durch den Pflanzenwirkstoff längere Remissionen beobachtet im Vergleich zur Behandlung mit Sulfasalazinen.
Weiterhin gibt es Hinweise auf die deutliche Reduktion von peritumoralen Hirnödemen durch die systemische Gabe des Boswellia-serrata-Harzes bei Hirntumor-Patienten [4, 8].
Zuletzt wird auch eine hepatoprotektive Wirkung durch Hemmung der Leukotrienenbiosynthese und der Elastase-Aktivität vermutet [15].

Hinweise zur Therapie

Das Weihrauchpräparat H15® (indischer Handelsname: Sallaki®) wird nur über den Schweizer Halbkanton Appenzell/Außerrhoden vertrieben. In Deutschland sind die Präparate nicht zugelassen, der Import in Einzelfällen möglich.

Nebenwirkungen

Es wurde eine bronchokonstriktorische Wirkung bei systemischer Verabreichung von Boswellia beobachtet [13]. Diskutiert wird die Möglichkeit der Entstehung rauscherzeugender Eigenschaften beim Verbrennen der Harze durch die Reaktion von Verbenol mit mehrwertigen Phenolen (Haschischinhaltsstoff 8 THC).
Trockenextrakte bis 1200 mg/d wurden in klinischen Heilversuchen gut vertragen; in Einzelfällen wurden lokale Hautreaktionen, Übelkeit und Diarrhö beschrieben, welche nach Absetzen verschwanden [4, 5].

Kontraindikationen

Bei obstruktiven Atemwegserkrankungen sollte auf den systemischen Gebrauch von Weihrauch wegen der möglichen bronchokonstriktorischen Wirkung verzichtet werden.

Wechselwirkungen

Wechselwirkungen mit anderen Arzneimitteln sind nicht beschrieben worden.

Sensibilisierungspotenzial

Allergische Reaktionen auf Weihrauchprodukte sind in seltenen Fällen möglich.

Literatur

[1] Ammon HPT, Safayhi H, Mack T, Sabieraj J: Mechanism of antiinflammatory actions of curcumine and boswellic acids. J. Ethnopharmacol. 1993; 38(2–3): 113–9
[2] Ammon HPT u. Mitarb.: Inhibition of leukotriene B4 formation in rat peritoneal neutrophils by an ethanolic extract of gum resin exudate of Boswellia serrata. Planta Med. 567, 1991; 647–52
[3] Hänsel R, Keller K, Rimpler H, Schneider G: Hagers Handbuch der pharmazeutischen Praxis. Band 6 (Drogen P–Z), 5. Aufl. Springer, Berlin 1994
[4] Böker DK, Winking M: Die Rolle von Boswellia- Säuren in der Therapie maligner Gliome. Dtsch. Ärztebl. 1997; 94: (18) A1197–A9
[5] Brückle W.: Zusammenfassendes Gutachten zur klinischen Dokumentation, zitiert nach Produktinformation: H 15, spezifische Weihrauchtherapie von Ebi Pharm, Kirchlindach, 1988

[6] Bruneton J: Pharmacognosy, Phytochemistry. Medical plants. 1995; S. 607–8

[7] Gupta I, Parihar A, Malhotra P, Singh GB, Lüdtke R, Safayhi H, Ammon HPT: Effects of boswellia serrata gum resin in patients with ulcerative colitis. Eur. J. Med. Res. 1997; 2: 1–7

[8] Heldt RM, Winking M, Simmet T: Cysteinyl-leukotriene as potential mediators of the peritumoral brain oedema in astrocytoma patients. In: Naunyn-Schmiedeberg's Arch. Pharmacol. 1996; 353/4S, R142, Abstr. 538

[9] Kulkarni RR, Patki PS, Jog VP, Gandage SG, Patwardhan B: Treatment of osteoarthritis with a herbomineral formulation: a double-blind, placebo-controlled, cross-over study. J. Ethnopharmacol. 1991; 33(1–2): 91–5

[10] Kunze K, Schmidt-Choudhury A, Berg I, Santer R: In: Der Hautarzt. 1999; 50(4): Supp. 1 43

[11] Letzel H, Köpcke W, Kriegel W, Wassenberg S, Herborn G, Heimstadt P, Trabert U, von Keudel C, Etzel R: Klinische Wirksamkeit des Weihrauchpräparates H 15 bei rheumatoider Arthritis: Ein neues Therapieprinzip durch spezifische 5-Lipooxygenase-Inhibition? In: 26. Tagung der Deutschen Gesellschaft für Rheumatologie, Berlin 1994

[12] Martinez D, Lohs KL, Janzen J: Weihrauch und Myrrhe: Kulturgeschichte und wirtschaftliche Bedeutung. In: Botanik, Chemie, Medizin. Wiss. Verl.-Ges., Stuttgart, 1988

[13] Safayhi H, Ammon HPT: Pharmakologische Aspekte von Weihrauch und Boswelliasäuren. PZ. 1997; Nr. 39, 142 11–20

[14] Safayhi H, Mack T, Ammon HPT: Protection by boswellic acids against galactosamine/endotoxin- induced hepatitis in mice. Biochem. Pharmacol. 1991; 41: 1536–7

[15] Safayhi H, Rall B, Ammon HPT: Inhibition by boswellic acids of human leukocyte elastase. J. Pharmacol. Exp. Ther. 1997; 281: 460–3

[16] Safayhi H, Sailer ER, Ammon HPT: Mechanism of 5-lipooxygenase inhibition by acetyl-11-keto-beta-boswellic acid. Mo. Pharmacol. 1995; 47: 1212–6

[17] Safayhi H u. Mitarb.: Boswellic acids: Novel, specific nonredox inhinbitors of 5-Lipoxygenase. J. Pharmac. Exp. Ther. 261, 1992: 1143–4

[18] Sailer ER, Hoernlein RF, Subramanian LR, Ammon HPT, Safayhi H: Preparation of novel analogues of the nonredox-type non competitive leukotriene biosynthesis inhibition AKBA. Arch. Pharm. 1996; 329: 54–5

[19] Sailer ER, Subramanian LR, Rall B, Hoernlein RF, Ammon HPT, Safayhi H: acetyl-11-keto-beta-boswellic acid (AKBA): Strukture requirements for binding and 5- lipooxygenase inhibitiory activity. Br. J. Pharmacol. 1996; 615–8

[20] Sharma ML, Bani S, Singh GB: Antiarthritic activity of boswellic acids in bovine serum albumin (BSA)-induced arthritis. Int. J. Immunopharmacol. 1989; 11: 647–2

[21] Singh GB, Atal CK: Pharmacology of an extract of salai guggal ex- Boswellia serrata, a new non-steroidal anti-inflammatory agent. Agents Actions. 1986; 18: 407–12

[22] Singh GB, Bani S, Singh S: Toxicity and safety evaluation of boswellic acids. Phytomedicine 3, 1996; 87–90

[23] Singh H, Singh GP, Walia R, Sidhu P, Manesh HS, Bajaj VK, Singh GB, Gupta VN: Abstracts of the international conference on clinical Pharmacology and Therapeutics, Bombay. 1987; 20-2

[24] Vertesy L: Untersuchung neutraler Sesqui- und Triterpene. Dissertation. Rheinische Friedrich-Wilhelms-Universität Bonn, 1966

6.57 ■ Zaubernuss, virginische (Hamamelis virginiana)

M. Asefi

Übersicht: Dermatologische Indikationen

++	Atopische Dermatitis, Hämorrhoiden
+	Lokale Haut- und Schleimhautentzündungen, leichte Hautverletzungen, seborrhoische Dermatitis, Wundheilung nach Episiotomie
?	Analfissuren, Krampfadern, Blutergüsse, Insektenstiche, exfoliative Dermatitis, ekzematöse Hauterkrankungen, Windeldermatitis, Analekzem, Ulcus cruris, Brandwunden, Furunkel, Karbunkel

Botanische Beschreibung

Arzneipflanze:	Zaubernuss – Hamamelis virginiana L.
Pflanzenfamilie:	Hamamelidaceae
Englischer Name:	witch hazel
Volkstümliche Namen:	Zaubernuss, Zauberstrauch, Hexenhasel, Zauberhasel
Arzneidroge:	Hamameliswasser – Hamamelidis aqua, Hamamelisrinde – Hamamelidis cortex, Hamamelisblätter – Hamamelidis folium

Hamamelis virginiana ist ein bis zu 5 m hoher buschiger Laubbaum mit grob gezähnten Blättern und gelben Blüten. Die Blätter sind geruchlos, bitter und aromatisch im Geschmack. Sie sind wechselständig, dünn, etwas ledrig, eiförmig bis rhombisch. Auffallend sind die zarten, gelben, streng duftenden, kurz gestielten Blütenbüschel, aus denen sich im Winter braune Kapseln entwickeln [2, 14]. Diese sind eiförmig, haselnussähnlich und dicht behaart. Die Rinde ist dünn, außen braun, innen rötlich. [14]. Die Zaubernuss ist ein in Kanada und im Osten der USA heimischer Waldbaum, der heute auch in Europa häufig angepflanzt wird [2]. Die Bezeichnung „Hamamelis", „virginianische Zaubernuss" lassen sich auf verschiedene Weise ethymologisch ableiten: Von der Form der Früchte (lat. „hamatus" = hakig, lat. „melum" = Apfel, Hakenapfel) [10] durch Übersetzung der amerikanischen Bezeichnung witch hazel = Hexenhasel [22]. Das „Zauberhafte" an Hamamelis ist wohl die Tatsache, dass die Pflanze im Herbst in Blüte steht; auch die Übersetzung des griechischen Adjektivs hama = gleichzeitig könnte auf diese Besonderheit hinweisen [11] Gewonnen wird das Hamameliswasser durch Mazeration der frisch geschnittenen und teilweise getrockneten Zweige mit Wasser und anschließender Destillation des Mazerats und Versetzung mit Ethanol. Das Hamamelis-Destillat wird durch Wasserdampfdestillation der frischen Blätter und Zweige gewonnen. Hamamelisrinde bezeichnet die getrocknete und zerkleinerte Rinde der Stämme und Zweige, Hamamelisblätter sind ebenfalls getrocknet [14].

Inhaltsstoffe und Wirkprinzipien

Die wesentlichen Inhaltsstoffe von Hamamelis virginiana sind **Gerbstoffe** (Hamamelitannine und kondensierte Gerbstoffe = Proanthocyanidine), **Flavonoide, organische Säuren** und in den Blättern **ätherisches Öl**. Das Inhaltsstoffspektrum der einzelnen Pflanzenteile ist unterschiedlich: Die Rinde ist mit einem Anteil von über 12% besonders gerbstoffreich [14], während ätherisches Öl und andere wasserdampfflüchtige Substanzen (Carbonylverbindungen, Ketone) vor allem in den Blättern vorkommen. Im Gegensatz zu Extrakten aus Hamamelisblättern und -rinde enthält das Wasserdampfdestillat keine Gerbstoffe, sondern nur die flüchtigen Stoffe.

Die antiphlogistische Wirkung ist dadurch zu erklären, dass durch die **Hamamelistannine** ein Gerbstoff-Protein-Komplex entsteht und die Kapillardurchblutung der Haut verringert wird. Dies führt zur Verminderung der entzündlichen Hautreaktion. Ferner wird eine Hemmung der Cyclooxygenase mit reduzierter Bildung von Entzündungsmediatoren durch Hamamelistannine diskutiert. Die antimikrobielle Wirkung ist auf den Gehalt an Tanninen zurückzuführen [6]. Ebenso die antioxidative Eigenschaft von Hamamelis virginiana durch seinen Hauptwirkstoff Hamamelitannin als Radikalfänger [3]. Die **Proanthocyanidin-**Fraktion fördert die Proliferation von kultivierten, menschlichen Keratinozyten, während die Polysaccharid-Fraktion keinen Einfluss hat. In vivo an SLS-gereizter Haut wurde nachgewiesen, dass die Proanthocyanidine den transdermalen Wasserverlust und die Erythembildung vermindern [5].
Hamamelitannin und Gallussäure-Proanthocyanidine hemmen die 5-Lipoxygenase, Letztere zusätzlich die Acetyl-CoA-Acetytransferase [15].
Durch Ultrafiltration wurde ein alkoholischer Extrakt in zwei Fraktionen aufgetrennt. Die Fraktion der hochmolekularen Proanthocyanidine zeigte eine stärkere Ausprägung der folgenden Eigenschaften als die der niedermolekularen Komponenten (Hamamelitannin, Catechin): antivirale Aktivität gegen HSV-1, **Hemmung der α-Glucosidase und der humanen Leukozytenelastase (HLE)**, Radikalfängereigenschaften und antiphlogistische Aktivität im Crotonöl-Ohrödemtest der Maus [7].

Monographiesammlungen

Drogenmonographien für Hamameliswasser: Hamamelis water NF XI, BPC 79, Mar 28; Aqua Hamamelidis Corticis EB6.
Drogenmonographien für Hamamelisrinde: Hamamelisrinde DAC 86; Hamamelis Bark BPC 49, BHP 83, Mar 28.
Drogenmonographien für Hamamelisblätter: Hamamélis de Virginie PFX; Amamelide foglie Ital9; Hamamelidis folium Helv VII; Hamamelisblätter DAC 86; Hamamelis BPC 79, Mar 28; Hamamelis Leaf BHP 83.
Aufbereitungsmonographie der Kommission E: Positivmonographie (Hamamelisblätter und -rinde) für folgende Indikationen: Leichte Hautverletzungen, lokale Haut- und Schleimhautentzündungen, Hämorrhoiden, Krampfaderbeschwerden.

Toxizität und Karzinogenität

Tierversuche mit s.c. Injektion von Hamamelisblattextrakt zeigten keine erhöhte Tumorrate auf [19]. Auch im Mäuselyphomzellmutationstest wurde Hamamelis virginiana als nicht mutagen identifiziert [26]. In einem in-vitro-Versuch an menschlichen Hepatomzellen führten Hamamelitannin und ein hochmolekulares Proanthocyanidin zu einer dosisabhängigen Steigerung der DNA-Migration um das Zweifache [4].

Anwendungsgebiete

Dermatologische Anwendungen

☞ auch 7.1 (Übersicht), 7.2 (Wundbehandlung), 7.6 (Ekzeme), 7.8.1 (Herpes-simplex-Infektionen), 7.11 (Hämorrhoiden), 7.14.1 (Couperosis faceii).
Hamamelis gilt aufgrund des Gerbstoffgehalts und anderer Inhaltsstoffe als eine hervorragende Gerbstoffdroge und wird überwiegend äußerlich angewandt [8]. In der Monographie der Kommission E wird über adstringierende, entzündungshemmende, lokalhämostyptische, sekretionsfördernde, juckreizstillende und wundheilungsfördernde Wirkung der Hamamelis

virginana L. berichtet und die pflanzliche Droge als positiv bewertet (BGA). Die **antiinflammatorische Wirkung** von Hamamelis wurde anhand mehrerer Studien bei atopischer Dermatitis nachgewiesen [29, 31, 33]. Eine entzündungshemmende Wirkung konnte im UV-Erythem-Test und im Klebeband-Abriss-Test an Probanden statistisch gesichert belegt werden [21]. Bei der klinischen Untersuchung einer ph5-Eucerin-After-Sun-Lotion mit 10% Hamamelisdestillat im UVB-Erythemtest an 30 Probanden führte die Testlotion zu einer Erythemhemmung von 20–27%, die Kontrolllotionen (ohne Hamamelisdestillat) nur zu 11–15%. Die Erythemhemmung ist jedoch schwächer als die durch Hydrocortison [17].
Die **antioxidative Eigenschaft** und damit der Schutz vor Zellschäden durch reaktiven Sauerstoff wurde durch mehrere in-vitro-Versuche nachgewiesen [24, 25]. Hamamelitannin und Gallussäure schützen vor Zelltod durch UVB-Strahlung [24]. Des Weiteren hemmt Hamamelitannin in Konzentrationen von 1–100 µM den Zelltod von Endothelzellen durch Tumornekrosefaktor α (TNF-α) und die DNA-Fragmentierung dosisabhängig, während es auf die TNF-α-bedingte Hochregulierung der interzellulären Adhäsionsmoleküle-1 (ICAM-1) und die Adhäsion an Monozyten keinen Einfluss hat. Diese anti-TNF-α-Wirkung erklärt möglicherweise den Einsatz von Hamamelis virginiana als **Antihämorrhagikum** und den **schützenden Effekt vor UV-Strahlung** [13].
Die **antimutagene** Wirkung gegen Benzo(a)pyren-induzierten Zellschaden wurde an menschlichen Hepatomzellen untersucht. Hamamelis- Komponenten reduzierten dabei deutlich den DNA-Schaden (vor allem Proanthocyanidine) und förderten die Detoxifikation des Benzo(a)pyren durch die Glutathion-S-Transferase (vor allem Catechin). Auf die Reparaturmechanismen der Zelle hatten die Komponenten keinen Einfluss [4].
In einer klinischen Studie wurde ein dermatologisches Produkt mit Hamamelisdestillat und Harnstoff untersucht. Alle Testmethoden wiesen eine **antimikrobielle** Wirkung nach (vor allem gegen Staphylococcus aureus und Candida albicans), die zwar verglichen mit Chlorhexidindigluconat und Fuchsin relativ gering, jedoch als zusätzlicher Effekt zu den antientzündlichen, feuchtigkeitsspendenden und membranstabilisierenden Eigenschaften des Produktes willkommen ist [12].

Weitere Anwendungen

Die anorektalen Beschwerden und Hämorrhoiden I. Grades konnten im Rahmen der klinischen Studien gut behandelt werden [20, 28, 32]. Hamamelis virginiana verbessert, peroral angewendet, Mikrozirkulation, Kapillarfluss und Gefäßtonus und könnte daher auch als alternative Behandlungsmethode von Varizen eingesetzt werden [23]. Eine randomisierte Studie an 266 Episiotomiepatientinnen zeigte Therapieerfolge durch Hamameliswater B.P.C. 1973 [27].
Ein Zusatz von alkoholischen Hamamelisextrakten zu Anwendungen in der periodontalen Prophylaxis wird wegen der antibakteriellen Eigenschaft gegen anaerobe und fakultativ aerobe periodontale Bakterien vorgeschlagen [18].
In der Volksmedizin v.a. bei den nordamerikanischen Indianerstämmen wird Zaubernuss zur Behandlung von Blutergüssen, Ekzemen, Hämorrhoiden, Krampfadern, Insektenstichen und zur Reinigung der Wunden verwendet [2].

Hinweise zur Therapie

Dosierung

Tagesdosis: Mehrmals täglich 0,1–1 g Droge.
Darreichungsform: Umschläge, Badezusätze, Spülungen, Salben, Zäpfchen.

Zubereitungen:

- Hamameliswasser: zur äußeren Anwendung kann Hamameliswasser (Wasserdampfdestillat = 24 Std. Mazeration von frisch geschnittenen und teilweise getrockneten Zweigen und Wasser 1:2) unverdünnt oder im Verhältnis 1:3 mit Wasser als Umschlag oder Sitzbad eingesetzt werden. Für Umschläge oder Spülungen kann auch ein Aufguss vorbereitet werden. Hierfür muss 1 Esslöffel klein zerschnittene Droge mit 1 Tasse Wasser (ca. 250 ml) aufkochen, 15 Minuten ziehen lassen und abseihen.
- Salbe: 5 g Hamamelisextrakt pro 100 g Salbengrundlage. In Form von Zäpfchen werden Hamamelisextrakte bei Hämorrhoiden eingesetzt.

Tipp Gute Einsatzmöglichkeit bei nässenden Dermatitiden aufgrund des hohen Gerbstoffgehalts.

Fertigarzneimittel

Hametum® Creme (DHU); Eulatin® N Salbe; Hametum® Extrakt Flüssigkeit (in 100 g 25 g Destillat 1:1,6 aus frischen Zweigen und Blättern von Hamamelis virginiana standardisiert auf 3 mg Hamamelisketone).

Rezeptur

Hamamelidis extract. Fluidum 5,0 g, Unguentum molle ad 30,0.

Nebenwirkungen

Bei lokaler Anwendung keine bekannt.

Kontraindikationen

Keine bekannt.

Wechselwirkungen

Keine bekannt.

Sensibilisierungspotenzial

Das Sensibilisierungspotenzial dürfte äußerst gering sein. In einem Pflastertest an 1032 Patienten entwickelten nur zwei eine allergische Kontaktdermatitis, die jedoch nicht eindeutig auf die Hamamelissalbe zurückzuführen war [1].

Literatur

[1] Bruynzell DP, Ketel WG van, Young E, Joost T van, Smeenk G: Contact dermatitis. 1992; 27: 278–9
[2] Chevallier A: Die Enzyklopädie der Heilpflanzen. 2. Aufl. BLV, München 2000
[3] Choi HR, Choi JS, Han YN, Bae SJ, Chung HY: Peroxynitrite scavenging activity of herb extracts. Phytother Res. 2002; 69(1): 89–91
[4] Dauer A, Hensel A, Lhoste E, Knasmueller S, Mersch-Sundermann V: Genotoxic and antigenotoxic effects of Catechin and tannins from the bark of Hamamelis virginiana L. Phytochemistry. 2003; 63(2): 199–207
[5] Deters A, Dauer A, Schnetz E, Fartasch M, Hensel A: High molecular compounds (polysaccharides and proanthocyanidines) from Hamamelis virginiana bark: influence on human keratinocyte proliferation and differentation and influence on irritated skin. Phytochemistry. 2001; 58(6): 949–58
[6] Djipa CD, Delmee M, Quetin-Leclercq J: Antimicrobial activity of bark extracts of Sysygium jambos alston. J Ethnopharmacol. 2000; 71(1-2): 307–13
[7] Erdelmeier CA, Cinatl J, Rabenau H, Doerr HW: Antiviral and antiphlogistic activities of Hamamelis virginiana bark. Planta Med. 1996; 62(3): 241–5

[8] Fintelmann V, Menßen HG, Siegers CP: Phytotherapie Manual. 2. Aufl. Hippokrates, Stuttgart 1993
[9] Friedrich H, Krüger N: Neue Untersuchungen über den Hamamelis-Gerbstoff II. Planta Med. 1974; 26: 327–32
[10] Gäbler H: 100 Jahre Hamamelis-Salbe. Dtsch. Apoth. Ztg. 1978; 4: 202–4
[11] Gäbler H: Hamamelis virginiana L. Heilkunst. 1978; 11: 389–90
[12] Gloor M, Reichling J, Wasik B, Holzgang HE: Antiseptic effect of a topical dermatological formulation that contains Mamamelis distillate and urea. Forsch Komplementarmed Klass Naturheilkd. 2002; 9(3): 153–9
[13] Habtemariam S: Hamamelitannin from Hamamelis virginiana inhibits the TNF- induced endothelial cell death in vitro. Toxicon. 2002; 40(1): 83–8
[14] Hänsel R, Keller K, Rimpler H, Schneider G: Hagers Handbuch der pharmazeutischen Praxis. Band 4 (Drogen A–D), 5. Aufl. Springer, Berlin 1992; S. 367–84
[15] Hartisch C, Kolodziej H, von Bruchhausen F: dual inhibitory activities of tannins from hamamelis virginiana and related polyphenols. Planta Med. 1997; 63(2): 106–10
[16] Hughes-Formella BJ, Bohnsack K, Rippke F, Benner G, Rudolph M, Tausch I, Gassmueller J: Anti-inflammatory effect of hamamelis lotion in a UVB erythema test. Dermatology. 1998; 196(3): 316–22
[17] Hughes-Formella BJ, Filbry A, Gassmueller J, Rippke F: Antiinflammatory efficacy of topical preparations with 10% hamamelis distillate in a UV erythema test. Skin Pharmacol Appl Skin Physiol. 2002; 15(2): 125–32
[18] Iauk L, Lo Bue AM, Milazzo I, Rapisarda A: antibacterial activity of medicinal plants against periodontopathic bacteria. Phytother Res. 2003; 17(6): 599–604
[19] Kapadia GJ, Chung EB, Ghosh B, Shukla YN, Basak SP, Morton JF, Pradhan SN. J Natl Cancer Inst. 1978; 60: 683–6
[20] Knoch HG, Klug W, Hübner WD: Salbenbehandlung von Hämorrhoiden ersten Grades. Fortschr. Med. 1992; 8: 135–8
[21] Korting HC, Schäfer-Korting M, Hart H, Laux P, Schmid M: Anti-inflammatory activity of hamamelis distillate applied topically o the Skin. Eur J Clin Pharmacol. 1993; 44: 315–8
[22] Laux P, Oschmann R: Die Zaubernuss – Hamamelis virginata L. Z. f. Phytotherapie. 1993; 14, Nr. 3, 155–66
[23] MacKay D: Hemorrhoids and varicos veins: a review of treatment options. Altern Med Rev. 2001; 6(2): 126–40
[24] Masaki H, Atsumi T, Sakurai H: Protective activity of hamamelitannin on cell damage of murine skin fibroblasts induced by UVB irradiation. J Dermatol Sci. 1995; 10(1): 25–34
[25] Masaki H, Sakaki S, Atsumi T, Sakurai H: Active-oxygen scavenging activity of plant extracts. Biol Pharm Bull. 1995; 18(1): 162–6
[26] McGregor DB, Brown A, Cattanach P, Edwards I: Responses of the L5178Ytk+/tk- mouse lymphoma cell forward mutation assay. II:18 coded chemicals. Environ Mol Mutagen. 1988; 11(1): 91–118
[27] Moore W, James DK: A random trial of three topical analgesic agents in the treatment of episiotomy pain following instrumental vaginal delivery. J. obstet. Gynaecol. 1989; 10: 35–9
[28] Moosmann EB: Medikamentöse Behandlung des Hämorrhoidalleidens. Fortsch. Med. 1991; 109 Suppl. 116
[29] Pfister R: Zur Problematik der Behandlung und Nachbehandlung chronischer Dermatosen. Fortschr. Med. 1981; 31/32: 1264–8
[30] Soos E: Scientia Pharm. 1947; 15:42
[31] Sorkin B: Hametum Salbe, eine kortikoidfreie antiinflammatorische Salbe. Phys. Med. Reh. 1980; 11:53–7
[32] Steinhart GP: Anorektale Beschwerden: Viele Symptome und was tun? Ärztl. Praxis. 1982; 25: 963–6
[33] Swoboda M, Meurer J: Therapie von Neurodermitis mit Hamamelis virginiana-Destillat in Salbenform. Phytoth. 1991; 4: 114–7

6.58 ■ Zwiebel (Allium cepa L.)

S. Lange

Übersicht: Dermatologische Indikationen

? Insektenstiche, Furunkel, hypertrophe Narben und Keloide, Nachbehandlung von Verbrennungen

Botanische Beschreibung

Arzneipflanze:	Zwiebel – Allium cepa L.
Pflanzenfamilie:	Liliaceae
Volkstümliche Namen:	Zwiefel, Zippel, Zipolle, Bolle, Küchenzwiebel, Sommerzwiebel, Hauszwiebel
Arzneidroge:	Der von mehreren dünnen Häuten eingeschlossene Fruchtkörper – Bulbus Cepae oder Bulbus Allii cepae

Zwiebeln bestehen aus den frischen oder getrockneten, dick und fleischig gewordenen Blattscheiden und Blattansätzen von Allium cepa. Die zur Familie der Liliaceae gehörende Zwiebel erreicht eine Höhe von 60–120 cm. Die Formen sind vielgestaltig; neben abgeflacht-kugeligen kommen auch eiförmige und längliche Formen vor.
Die Droge besteht aus dem von mehreren trockenen, dünnen Häuten eingeschlossenen Fruchtkörper. Die im Inneren liegenden 10–12 weißen, fleischigen Niederblätter (Schalen) sind spiralig um eine scheibenförmige Achse angeordnet. Die Farbe der äußeren Häute reicht von weiß über gelbbraun bis rot [5]. Der Inhaltsstoff Thiopropional ist für die Anregung der Tränensekretion verantwortlich.
Ursprünglich war die Zwiebel in Mittelasien beheimatet. Sie breitete sich sekundär in Vorderasien und im Mittelmeergebiet aus und ist heute als Kulturpflanze weltweit verbreitet [5].

Inhaltsstoffe und Wirkprinzipien

Die Zwiebel enthält **schwefelhaltige Aminosäuren** (z.B. Propylensulfonsäuren, Alliin, Methylalliin, Propylalliin, trans-S-Prop-1-enyl-L-cystein-S-oxid, Cycloallein), ätherisches Öl (0,005–0,015%), Peptide, Flavonoide und Diphenylamin [3, 6]. Bei der Spaltung des Propylalliins entsteht das tränenreizende Thiopropanal-S-oxid.
Für den dermatologischen Bereich ist die **antibakterielle Wirkung** relevant [3]. Die Thiosulfinate aus Allium cepa wirken antimikrobiell gegenüber Escherichia coli, Pseudomonas aeroginosa, Bacillus subtilis und Salmonella typhi [1]. Des Weiteren sind antiproliferative und regenerationsfördernde Wirkungen bekannt. Eine Hemmung der Fibroblastenproliferation wird beschrieben.
Tierexperimentelle und klinisch-pharmakologische Studien von Alliin und ähnlichen schwefelhaltigen Inhaltsstoffen der Zwiebel ähnlich dem Knoblauch belegen mild lipidsenkende Wirkungen. Für den Knoblauch wird jedoch ein wesentlich wirksamerer Effekt auf die Blutfette beschrieben. Hinsichtlich der Zwiebel existieren Literaturbelege nur für den frischen Presssaft, von dem eine tägliche Mengenzufuhr entsprechend 50 g roher Zwiebeln angegeben wird [10].

Monographiesammlungen

Aufbereitungsmonographie der Kommission D: Allium cepa HAB 1; Allium cepa ferm 34a HAB 1; Allium cepa pour préparations homéopathiques PFX; Allium cepa HPUS 78.
Aufbereitungsmonographie der Kommission E: Positivmonographie bei Appetitlosigkeit sowie zur Vorbeugung altersbedingter Gefäßveränderungen.

Toxizität und Karzinogenität

Bei länger dauernden Anwendungen von Zwiebelzubereitungen ist zu berücksichtigen, dass der enthaltene nierenschädigende Inhaltsstoff Diphenylamin eine maximale Tagesmenge von 0,035 g nicht überschreitet (entspricht max. 100 g Droge täglich) [3].

Anwendungsgebiete

Dermatologische Anwendungen

☞ auch 7.1 (Übersicht), 7.14.3 (Narbenbehandlung).
Die Indikationen zur äußerlichen Anwendung umfassen **Insektenstiche, Furunkel und Frostbeulen** [6].
Zur Behandlung hypertrophischer **Narben** und **Keloide** sowie zur Nachbehandlung von Verbrennungsnarben wird Zwiebelextrakt aufgrund der antiproliferativen, bakteriziden und regenerationsfördernden Eigenschaften in Kombination mit Allantoin und Heparin (Contractubex® Gel) eingesetzt.

Weitere Anwendungen

In der Volksmedizin finden Zwiebelzubereitungen Anwendung bei Appetitlosigkeit. Der mäßige Genuss wirkt leicht sekretionsanregend und verdauungsfördernd. Ein weiteres Anwendungsgebiet stellt die Prophylaxe altersbedingter Gefäßkrankheiten dar. Eine Hemmung der Thrombozytenaggregation ist bekannt.

Unter Zusatz von Honig oder braunem Zucker ist die Zwiebel ein mildes Hausmittel bei Heiserkeit, trockenen Katarrhen der Luftwege und bei Halsentzündungen. Eine schleimlösende Wirkung wird beschrieben [8]. Eine signifikante Reduktion der Bronchokonstriktion bei Patienten mit allergischem Asthma bronchiale konnte durch die Einnahme von ethanolischem Zwiebelextrakt gezeigt werden [2]. Die Inhaltsstoffe Methyl-1-propenylthiosulfat, Propyl-1-propenylthiosulfat und die Cepaene 1–4 hemmen in vitro die Aktivität von Cyclooxygenase und 5-Lipoxygenase zu 100%. Sie werden mit der anti-asthmatischen Wirkung in Verbindung gebracht [5, 9].
Ferner wirkt die Zwiebel diuresesteigernd. Die Anwendung als Klistier bei Madenwürmern und Hämorrhoidalbeschwerden findet Erwähnung [6].

Hinweise zur Therapie

Dosierung

50 g frische Zwiebeln bzw. 20 g getrocknete Droge.
Darreichungsform: Zerkleinerte Zwiebeln, Zwiebelscheiben, Abkochung einer Zwiebel mit Honig oder Zucker als Teezubereitung.

Zubereitungen – innere Anwendung:

- **Frischsaft** mittels Zerkleinern der frischen Zwiebeln und anschließendem Auspressen. Dosis: 3 x täglich 1 Esslöffel einnehmen [3]. Es kann Zucker zugesetzt werden.
- **Zwiebelsirup:** Hergestellt aus 500 g Zwiebeln, 500 g Wasser, 100 g Honig und 350 g Zucker. Dosis: 4–5 Esslöffel täglich.

- **Zwiebeltinktur:** 100 g fein gehackte Zwiebeln in 300 g Ethanol 70% 10 Tage lang mazeriert. Dosis: 4–5 Teelöffel täglich [7].

Zubereitungen – äußere Anwendung:

Zur Therapie von Furunkeln und leichten Verbrennungen, bei Verdickung der Hornhaut und bei Frostbeulen [6]:

- Bestreichen oder Einreiben der Haut mit Zwiebel (Zwiebelsaft) bzw. Auflegen von Zwiebelscheiben.
- Kataplasmen: Je nach Bedarf fein gehackte Zwiebeln mit Wasser und evtl. Salz zu einem Brei anrühren.

Tipp Zur innerlichen therapeutischen Anwendung sollte die Zwiebel roh verzehrt werden.

Handelspräparate

Lokales Kombinationspräparat (Rote Liste 2003): Contractubex® Gel.

Risiken und Nebenwirkungen

Nebenwirkungen

Sehr selten lokale Hautreaktionen.

Kontraindikationen

Nicht bekannt.

Wechselwirkungen

Nicht bekannt.

Sensibilisierungspotenzial

Ein geringes Sensibilisierungspotenzial ist vorhanden.

Literatur

[1] Abdou L, Abou-Zeid AA, El-Sherbeeny MR, Abu-El-Gheats ZM: Qual Plant Mater Veg. 1972; 22: 29–35

[2] Dorsch W, Adelmann-Grill B, Bayer T, Etti M, Hein G, Jaggy H, Ring J, Scheftner P, Wagner H: Allergologie. 1987; 8: 316–23

[3] Fintelmann V, Menßen HG, Siegers CP: Phytotherapie Manual. 2. Aufl. Hippokrates, Stuttgart, 1993

[4] Fischer G, Krug E: Heilkräuter und Arzneipflanzen. 7. Aufl. Haug, Heidelberg 1984

[5] Hänsel R, Keller K, Rimpler H, Schneider G: Hagers Handbuch der pharmazeutischen Praxis. Band 6 (Drogen P–Z), 5. Aufl. Springer, Berlin 1994

[6] Krug E: Lexikon der Naturheilkunde. Haug, Heidelberg 1989

[7] Poletti A, Schilcher H, Müller A: Heilkräftige Pflanzen. Hädecke Verlag, Weil der Stadt, 1990; S. 206–7

[8] Schulz V, Hänsel R: Rationale Phytotherapie. Ratgeber für die Praxis. 3. Aufl. Springer, Berlin 1999; S. 174–6

[9] Wagner H, Dorsch W, Bayer T, Breu W, Willer F: Antiasthmatic effects of onions: inhibition of 5-lipoxygenase and cyclooxygenase in vitro by thiosulfinates and „Cepaenes". ProstaglandinsLeukot Essent Fatty Acids. 1990; 39: 59–62

[10] Weiss RF, Fintelmann V: Lehrbuch der Phytotherapie. 9. Aufl. Hippokrates, Stuttgart 1999

7 Phytotherapie in der dermatologischen Praxis

M. Augustin

7.1 Übersicht: Phytotherapie bei Hauterkrankungen

Die nachfolgende Tabelle (Tab. 7.1) stellt die häufigsten Anwendungen der Phytotherapie bei Hautkrankheiten dar. Dargestellt werden sowohl Pflanzen, für die wissenschaftliche Studien vorliegen (Bewertung 1), wie auch solche, die in nicht-kontrollierten Studien und Erfahrungsberichten (Bewertung 2–3) erwähnt werden und die in der Volksmedizin Anwendung finden (Bewertung 4). Die genannten Indikationen beziehen sich i.d.R. auf die adjuvante Anwendung der Präparate. Die ausführlichen Hinweise in den nachfolgenden Kapiteln sowie die Anwendungsbeschränkungen sind zu beachten.

Tab. 7.1: Übersicht zur Phytotherapie bei Hautkrankheiten.

Indikationen	Bemerkung	Bew.	Postulierte Pflanzen (Reihenfolge soweit bekannt nach Wirkstärke)	Fertigarzneimittel
Abszesse	Nur zur Abszessreifung	4	Leinsamen; Heublumen; Eichenrinde; Bochshornklee	Rp; warme Kataplasmen
Akne vulgaris	◆ Topisch ◆ Systemisch	3	◆ Aloe; Ichthyol-Präparate; Gänseblümchen, Kamille; ◆ Mönchspfeffer	◆ Rp; Aknichthol® soft N; Rp; div. Kamillenpräparate ◆ Agnolyt® Lsg., Mastodynon® Tr.
Allergisches Kontaktekzem		2	☞ Ekzeme	
Alopecia diffusa	Topisch	3	Brennnessel, Birkenblätter, Klettenwurzel, Enzian	Haarwässer mit Brennnessel und Birkenblättern; sonst Rp
Aphthose	Topisch	2	Myrrhe, Salbei	Salviathymol® N Flüssigk.
Atopisches Ekzem		1,2	☞ Ekzeme	

1 = Sinnvolle Indikation, Wirksamkeit durch kontrollierte Studien belegt, 2 = Bedingt sinnvolle Indikation, Wirksamkeit z.T. belegt, 3 = Mögliche bis fragliche Indikation, Wirksamkeit nur durch Erfahrungsberichte beschrieben, 4 = Volksmedizinische Berichte zur Anwendung. Rp = Kein Fertigarzneimittel, freie Rezeptur.

Indikationen	Bemerkung	Bew.	Postulierte Pflanzen (Reihenfolge soweit bekannt nach Wirkstärke)	Fertigarzneimittel
Bullöse Dermatosen	Nur adjuvant in der Wundheilung	2	☞ Wundheilung	
Candidosen	Topisch	1,2	Korianderöl; Thymianöl; Myrrhe (auch int.); Eichenrinde	Rp.
Condylomata acuminata	Topisch	2	Podophyllotoxin	Condylox® Lsg.; Wartec® Cr.
Dekubitus	☞ Wundheilung	2		
Durchblutungsstörungen, arteriell	Systemisch	1–2	Gingko	Tebonin Tbl.
Ekzemerkrankungen	☞ auch Pruritus	1–2	Hamamelis; Aloe; Bittersüßstengel (Dulcamara; Kamille; Eichenrinde; Stiefmütterchen (auch Tee); Haferstroh; Walnussblätter (auch Tee)	Deskin® Lipo-Lotion, Hametum® S.; Rp; Cefabene® S.; Robugen® Kamillensalbe, Kamillosan® S; Hewekzem Novo; andere: Rp
Epizoonosen	Systemisch	2	Pyrethrum (Chrysanthemum)	Goldgeist forte Lsg.
Fieber	Oral	3	Weidenrinde (Cortex salicis)	Rp
Foetor ex ore	◆ Topisch ◆ p.o.	2	◆ Salbei, Myrrhe, Kamille ◆ Salbei; Thymian; Anis; Wermut	Salbei Lutschpastillen, sonst Tee-Rp
Follikulitis	Topisch	2	Kamille, Ol. Koriandrii, Echinacea, Lavendel, Eichenrinde, Kalmuswurzel	Kamillen- und Echinacea-Präparate; sonst Rp
Furunkel und Karbunkel	◆ Zur Reifung ◆ Immunstimulation	4,3	◆ Leinsamen; Heublumen; Eichenrinde; Bochshornklee ◆ Echinacea, Eleutherococcus-Wurzel	◆ Rp ◆ Echinacea-Präparate, Eleu-Kokk Drg.
Hämorrhoiden	◆ Topisch ◆ Systemisch	1–2	◆ Zaubernuss (Hamamelis); Rosskastanie; Steinkleekraut; Kamille ◆ Stech. Mäusedorn; Rosskastanie	◆ Hametum® S., Cr., Hametum® N, Hämorrhoidal-Supp.; Aescorin® N S.; Meli Rephastasan® fl.; div. Kamillenpräp. ◆ Phlebodril® mono Kps., Venobiase® mono Kps., Fagorutin Ruscus Kps.; Venoplant retard S Tbl.
Herpes simplex	◆ Viruzidie ◆ Immunstimulation	1,2	◆ Melissenblätter; Johanniskrautöl ◆ Eleutherococcus-Wurzel, Echinacea pallida/purpurea	◆ Lomaherpan Cr.; Rp ◆ Eleu-Kokk Drg., div. Echinacea-Präparate

Indikationen	Bemerkung	Bew.	Postulierte Pflanzen (Reihenfolge soweit bekannt nach Wirkstärke)	Fertigarzneimittel
Herpes zoster	◆ Postzosterische Neuralgie ◆ Immunstimulation	1,3	◆ Capsaicin ◆ Eleutherococcus-Wurzel Echinacea pallida/purpurea	◆ Dolenon® Liniment S. ◆ Eleu-Kokk Drg., Echinacea-Präparate
Hyperhidrosis	◆ Topisch ◆ Oral	2	◆ Salbei; Eichenrinde; Walnussblätter ◆ Salbei	◆ Rp ◆ Sweatosan® N Drg.
Immunstimulation und -modulation	◆ Allgemein ◆ Bei Tumoren ◆ Zytostase	2,3	◆ Echinacea pallida/purpurea; Eleuthero coccus; Baptisia, Eupatorium; Thuja ◆ Mistel ◆ Eibenrinde (Taxol), Podophyllotoxin.	◆ Echinacea-Präparate; Eleu-Kokk Liq. Drg.; Esberitox® N Drg.; toxi-loges® N; Pascotox® N ◆ Iscador®, Helixor®, Eurixor®, Visorel® Amp ◆ Paclitaxel; Condylox® Lsg.
Impetigo	◆ Topisch ◆ Intern	2	◆ Korianderöl; Kamille; Echinacea; Lavendel; Eichenrinde; Kalmuswurzel ◆ Echinacea, Eleutherococcus-Wurzel	◆ Rp; div. Kamillen- und Echinacea-Präparate; andere: Rp. ◆ Echinacea-Präparate, Eleu-Kokk Liq. Drg.
Insektenstiche	Topisch	2,4	Arnika; Zwiebel; Spitzwegerich	Arnika Kneipp® Tkt., Kühlgel, S.; frische Pflanzen
Intestinale Wurmerkrankungen	Bandwürmer Madenwürmer	4	◆ Wurmfarn, Kürbis ◆ Knoblauch, Mohrrübe, Bärenlauch, Rainfarn	Rp bzw. frische Pflanzen
Juckreiz	◆ Topisch ◆ Intern ☞ auch Ekzeme	◆ 1, 2, 3 ◆ 4	◆ Capsaicin; Pfefferminze (Menthol); Thymian (Thymol); Kampfer; Lavendel; Weizenkleie; Haferstroh ◆ Stiefmütterchen; Sarsaparille	◆ Dolenon® Liniment S., Rp; Pruricalm Lsg.; Retterspitz Gelee; Lavendel Bäder; Silvaprin® Weizen-Kleie-Extrakt; sonst Rp ◆ Rp (Tee)
Lichen ruber planus	☞ Juckreiz	3		
Lupus erythematodes	Systemisch	2	Kräuter der traditionellen chinesischen Medizin (Tripterygium W., Artemisia A., lianas Sirup)	nur in chinesischer Medizin
Lymphödeme	Topisch	2	Schierling, Digitalis, Colchicum, Bilsenkraut, Podophyllum	Ungt. Lymphaticum
Malignome	☞ Immunstimulation	3		
Mollusca contagiosa	Systemisch	3	Eleutherococcus-Wurzel; Echinacea pallida/purpurea	Eleu-Kokk Drg.; Echinacea-Präparate

Indikationen	Bemerkung	Bew.	Postulierte Pflanzen (Reihenfolge soweit bekannt nach Wirkstärke)	Fertigarzneimittel
Mykosen	Topisch	2	Ätherische Öle wie Korianderöl, Thymianöl, Lemongrasöl; Solanum chrysotrichum	Rp
Narbenbildung (Keloide)	Topisch	2	Zwiebel	Contractubex® Gel.
Pedikulosis	Topisch	2	Pyrethrum-Extrakt (Chrysanthemum)	Goldgeist forte Lsg.
Periorale Dermatitis	Topisch	3	Schwarztee, Eichenrinde	Rp (Umschläge)
Pityriasis versicolor	☞ Mykosen	3		
Prurigo simplex	Topisch	1,2	Capsaicin; Menthol; Kampher	Dolenon® Liniment S., Rp; andere: Rp
Psoriasis	◆ Topisch ◆ Systemisch	1,2 3	◆ Mahonia aquifolium; Capsaicin, Aloe vera; Sarsaparille; Erdrauch; Colchicum ◆ Colchicum, Sarsaparille	◆ Rubisan® S., Cr.; Dolenon® Liniment S., Rp; Sarsapsor® S; andere Rp ◆ Sarsapsor® S., Kps.
Psychovegetative Verstärkung von Hautsymptomen		2–3	Baldrian; Johanniskraut; Melisse; Hopfen	Euvegal® Balance 500 Tbl., Valdispert® Drg.; Jarsin® Drg., Neuroplant® Tbl.; Plantival® Novo Tbl.; Valdispert® comp; Sedariston® Tr. plus
Rosazea	Topisch	3	Kamille; Eichenrinde, Stiefmütterchen; Haferstroh	div. Kamillenpräparate; andere: Rp
Schmerzen	Nur adjuvant ◆ Topisch ◆ Systemisch	1,3	◆ Capsaicin (Neuralgien), Arnika (stumpfe Traumen) ◆ Zitterpapel, Goldrute, Eschenrinde	◆ Dolenon® Liniment S.; Arnika Kneipp® S., Tkt., Gel ◆ Phytodolor® Tkt.
Seborrhoisches Ekzem	Topisch	2–4	Hamamelis, Haferstroh	Deskin® Lipo-Lotion; Rp
Stomatitis	Topisch	2	Myrrhe; Salbei; Kamille; Korianderöl; Süßholz, Tormentillwurz	Salviathymol® Tr.; Ad-Muc-S.®, div. Kamillenpräparate; andere: Rp
Tinea-Erkrankungen	☞ Mykosen	1,2		
Traumen und postoperative Zustände	◆ Topisch ◆ Systemisch	2,3	◆ Arnika; Beinwell; Rosskastanie; Steinkleekraut; Stech. Mäusedorn ◆ Ananas- und Papaya-Enzyme;	◆ Arnika Kneipp® Tkt., Gel, S.; Kytta® Balsam; Ungt. lymphaticum UGM ◆ Phlogenzym® Drg., Bromelain POS®, Wobe-Mugos® Tbl.

Indikationen	Bemerkung	Bew.	Postulierte Pflanzen (Reihenfolge soweit bekannt nach Wirkstärke)	Fertigarzneimittel
Trockene Haut	◆ Topisch	1	◆ Sojaöl	◆ Balneum Hermal Ölbad; Linola Gamma S., Eucerin Omega Cr.
	◆ Systemisch		◆ Nachtkerzensamen-, Borretschöl (topisch und systemisch)	◆ Quintesal Kps., Epogam Kps.
Ulcus cruris	☞ Wundheilung	2–3		
Varikosis und CVI	◆ Topisch	1–2	◆ Rosskastanie; Steinkleekraut; Stech. Mäusedorn; Johanniskraut; Arnika	◆ Concentrin® N Gel, Aescorin® N S.; Meli Rephastasan® fl.; Johanniskraut-Öl; Arnika Kneipp® Salbe, Cr.
	◆ Systemisch		◆ Rosskastanie; Steinkleekraut; Stech. Mäusedorn	◆ Venoplant ret. S Tbl., Venostasin Kps., Aescusan Tbl.; Phlebodril® mono Kps., Venobiase® mono Kps., Fagorutin Ruscus Kps.;
Verbrennungen und Sonnenbrand		2	Aloe; Hamamelis; Arnika; Eichenrinde; Schwarztee	Rp; Deskin® Lipo-Lotion; Arnika Kneipp® Gel, Tct. Arnicae; andere: Rp
Viruswarzen	◆ Topisch ◆ Systemisch	4	◆ Schöllkraut ◆ ☞ Immunstimulation	Rp
Vitiligo		3	Khellin; Sanddorn	Rp
Wundheilung	◆ Topisch ◆ Systemisch	1–3	◆ Kamille; Ringelblume; Arnika; Johanniskraut; Sonnenhut (Echinace; Eichenrinde; Beinwell; Aloe; Zaubernuss (Hamamelis); Spitzwegerich; Walnussblätter	◆ Robugen® Kamillensalbe, Kamillosan® S; Hewekzem Novo; Calendumed S.; Arnika Kneipp® Tkt., S.; andere Rp
			◆ Ananas- und Papaya-Enzyme	◆ Phlogenzym® Drg., Bromelain POS®, Wobe-Mugos® Tbl.

7.2 ■ Wundbehandlung

Wunden sind Substanzdefekte der Haut oder anderer Gewebe. Unterschieden werden akute und chronische Wunden. Letzere sind durch schlechte Heilungstendenz und Wundkomplikationen (Superinfektionen, maligne Entartung) gekennzeichnet. Wunden können auch entsprechend ihren klinischen Merkmalen unterschieden werden, etwa flache Gewebsdefekte (Erosionen) von tiefen (Ulzera).

Allgemeine Therapie von Wunden: Die Therapie der Wunden umfasst die kausale Behandlung gewebeschädigender und wundheilungsinhibierender Faktoren sowie die symptomatische Therapie der Wunde. Zu letzterer zählen Wundreinigung, Wundkonditionierung,

Schmerzbehandlung und Therapie von Wundkomplikationen. Unkomplizierte, physiologisch heilende Wunden bedürfen meist nur geringer therapeutischer Interventionen, während die Behandlung chronischer Wunden komplex und nicht selten frustran ist.

Möglichkeiten der Phytotherapie

Für die Wundtherapie von potenziellem Interesse sind Pflanzen mit antiseptischer, antiphlogistischer, adstringierender, granulationsförderner und epithelisierender Wirkung. Mehrere Pflanzen kommen hier differenziell in Betracht (☞ Tab. 7.2), für die meisten liegen jedoch bislang keine gesicherten Studiendaten vor.
Die Möglichkeiten der Phytotherapie beschränken sich auf die Anwendung bei unkomplizierten Wunden. Bei chronischen, komplikationsträchtigen Wunden haben Pflanzenpräparate keine ausreichende Wirksamkeit und sollten allenfalls unterstützend eingesetzt werden.

Tab. 7.2: Potentielle Pflanzendrogen für die Wundtherapie mit postulierten Wirkungen.

Pflanze	Studienlage	Exsudative Phase	Granulationsphase	Epithelsierung	Superinfektion	Entzündung	Evidenz	Applikation	Anwendung	Fertig-Präp.
Kamille *(Matricaria chamomilla)*	2 RCT, mehrere AWBs	x	x	x	x	x	II	t	+	AM
Eichenrinde *(Quercus cortex)*	klin. Berichte	x	x	x	x		IV	t	(+)	OTC
Zaubernuss *(Hamamelis virginiana)*	1 exp. Studie, klin. Berichte	x				x	III	t	(+)	OTC
Ringelblume *(Calendula officinalis)*	klin. Berichte		x			x	IV	t	+	OTC
Bittersüß *(Solanum dulcamara)*	klin. Berichte					x	IV	t	(+)	AM
Beinwell *(Symphytum officuinale)*	klin. Berichte	x	x			x	IV	t	+	AM
Johanniskraut *(Hypericum perforatum)*	1 klin. Studie, div. exp. Studien		x	x			II	t	(+)	AM
Korianderöl *(Ol. koriandrii)*	1 AWB				x	x	II	t	0	-
Roter Sonnenhut *(Echinacea purpurea)*	klin. Berichte	x	x	x			III	t	0	AM
Roter Fingerhut *(Digitalis purpurea)*	klin. Berichte		x				III	t	0	-
Aloe *(Aloe vera)*	div. klinische Studien			x		x	II	t	(+)	OTC
Arnika *(Arnica montana)*	div. exp. Studien					x	II	t	(+)	AM
Enzyme (Bromelain, Papain)	klin. Berichte	x				x	II	t, s	(+)	AM

Evidenz-Kriterien gemäß Cochrane Collaboration; t = topisch; s = systemisch; * Dosierung muss angepasst werden; + = häufig, 0 = selten. AM = Fertigarzneimittel verfügbar; OTC = OTC-Präparat verfügbar.

Spezielle Hinweise

Phytotherapeutika kommen in erster Linie bei akuten, unkomplizierten Wunden in Frage. Ihre Anwendung richtet sich nach den **Phasen der Heilung:**

- **Reinigung** der Wunde (mechanisches und enzymatisches Debridement). Hier bieten sich Umschläge und Teilbäder mit Kamille und Eichenrinde an, ferner direkte Applikation von Echinacea.
- **Granulation:** Geeignet sind besonders Umschläge mit Kamille, Calendula, Beinwell, Hypericum, auch Auftropfen von Digitalis.
- **Epithelisierung:** Kamille, Echinacea.
- Bei **Superinfektion:** Kamille, Echinacea, Hypericum.
- Bei **Entzündung** der **Umgebung:** Kamille, Hamamelis, Echinacea.

Äußere Anwendung

- **Kamille** *(Matricaria recutita* ☞ 6.18): Gute entzündungshemmende, antimikrobielle und wundreinigende Wirkung [1, 83, 101]. Im Plazebo-Vergleich signifikant bessere Epithelisierung [33, 10].
  Anwendung: 3–4 EL Kamillenblüten auf 1 l kochendes Wasser, 15 Min. ziehen lassen, abseihen. Fertigarzneimittel z.B. Kamillosan® Lösung, Robugen® Kamillenbad und -salbe.
- **Eichenrinde** *(Quercus cortex* ☞ 6.11): Adstringierend, reinigend.
  Anwendung: 3–4 EL Rinde in 1 l Wasser 30 Min. kochen, abseihen. Tamol-haltige Fertigarzneimittel z.B. Eichenrinden-Extrakt FS Flüssiger Badezusatz (Schupp); Eichenrindenextrakt Spitzner®.
- **Zaubernuss** *(Hamamelis virginiana* ☞ 6.57): Adstringierend, antiphlogistisch.
  Anwendung: Fertigarzneimittel z.B. Hametum® Salbe und Hametum®-N Hämorrhoidal-Zäpfchen.
- **Ringelblume** *(Calendula officinalis* ☞ 6.36): Leicht antiphlogistisch, granulationsfördernd. Insgesamt weniger starke Wundheilungsförderung, aber gut verträglich. Kommt eher für leichte, erosive Wunden in Frage. In der Sekundärliteratur häufig erwähnt, jedoch wenige Daten aus klinischen Studien.
  Anwendung: Fertigarzneimittel z.B. Calendula Salbe, Calendumed® Salbe, Calendula Echinacea Salbe.
- **Bittersüß** *(Solanum dulcamara* ☞ 6.6): Leicht antiphlogistisch, seltener eingesetzt, aber gut verträglich.
  Anwendung: Fertigarzneimittel z.B. Cefabene® Salbe.
- **Beinwell** *(Symphytum officinale* ☞ 6.5): Günstige Wirkung auf Wundheilung postuliert, u.a. durch die antiinflammatorische Wirkung des Allantoins. Enthält allerdings auch Pyrrolizidinalkaloide, daher potenziell kanzerogen. Salbe darf daher nur auf intakte Haut appliziert werden, Anwendung max. 4 Wo. Neuere Präparate sind inzwischen Alkaloid-frei.
  Anwendung: Fertigarzneimittel z.B. Kytta® Salbe, Kytta® Balsam, Kytta® Plasma (bei stumpfen Traumen, nur auf intakter Haut).
- **Johanniskraut** *(Hypericum perforatum* ☞ 6.17): Adstringierend, leicht antimikrobiell. [117], in Wundstudien nur selten untersucht [63].
  Anwendung: Fertigarzneimittel Kneipp® Johanniskrautöl N, bei nässenden Wunden auch Rp Johanniskrautöl 5,0, pasta zinci mollis ad 100,0 m.f.ungt.
- **Korianderöl** *(Ol. koriandrii* ☞ 6.20): Nach neueren Studien sehr gute antiseptische Wirkungen, leicht antiphlogistisch; geeignet bei Superinfektionen.
  Anwendung: Rp. Ol koriandrii 0,5, Pasta zinci moll. ad 50,0 m.f.ungt.

- Auch andere **ätherische Öle** werden nach Berichten bei infizierten Wunden eingesetzt, z.B. aus Melisse *(Melissa officinalis* ☞ 6.28), Lavendel *(Lavandula angustifolia* ☞ 6.22) und Pfefferminze*(Mentha piperita* ☞ 6.34). Während die antimikrobiellen Wirkungen belegt sind, gibt es für die anderen wundheilungsfördernden Merkmale keine Studienberichte.
- **Roter Sonnenhut** *(Echinacea purpurea* ☞ 6.43): Wundheilungsfördernd durch antiphlogistische, antiinfektiöse, granulations- und epithelisierungsfördernde Wirkung [111]. *Anwendung:* Fertigarzneimittel z.B. Echinacin® Madaus Salbe
- **Roter Fingerhut** *(Digitalis purpurea)*: Nach Weiß [117] 2–3 x tägl. 15–30 Digitalis Tr., granulationsfördernd, selten eingesetzt.
- **Aloe** *(Aloe vera* ☞ 6.1): In mehreren (nicht allen) tierexperimentellen und klinischen Studien fanden sich signifikant günstige Effekte von Aloe-vera-Zubereitungen auf die Wundheilung [21, 22, 66, 97]. Denkbar ist somit ein Einsatz bei entzündeten, wenig infizierten Wunden. Natives Aloe-Gel verwenden oder Rp. Aloe vera Gel 15,0 Ungt. Leniens ad 100,0 m.f.ungt.
- **Arnika** (*Arnica montana* ☞ 6.3): Sehr gute antiphlogistische Eigenschaften; aufgrund der kontaktsensibilisierenden Potenz jedoch nur für den Einsatz auf intakter Haut zu empfehlen, z.B. nach stumpfen Traumen und Schwellungen.
- In der Volksmedizin werden schon seit dem Altertum Zubereitungen aus **Spitzwegerich** (*Plantago lanceolata* ☞ 6.44), **Steinklee** (*Melilotus officinale* ☞ 6.45), **Taubnessel** (*Lamium album* ☞ 6.50) **und Tormentillwurz** (*Totentilla erecta* ☞ 6.53) bei schlecht heilenden Wunden angewendet.

Rezeptur
Folgende Rezeptur nach Weiss [17] findet gelegentlich Anwendung: Rp. Calendula, Echinacea, Hydrastis, Tct. Arnicae aa 15.0. MDS.: mit 1 l Wasser verdünnt für Umschläge.

Innere Anwendung
Pflanzliche Enzympräparate werden bei starken Schwellungen und Ödemen verwendet, insbesondere Bromelain-haltige (z.B. Phlogenzym® Tbl., Bromelain POS® Tbl.) und Papain-haltige (z.B. Wobe-Mugos E Tbl.) Präparate (☞ *Ananas comosus* 6.2). Experimentelle Studien liegen vor, kontrollierte klinische Studien fehlen. Auch Aescin-haltige Systemtherapeutika aus Rosskastanie *(Aesculus hippocastanum* ☞ 6.38) und Steinklee (*Melilotus officinale* ☞ 6.45) werden gelegentlich in der anti-ödematösen Therapie akuter und chronischer Wunden eingesetzt, insbesondere auch beim Ulcus cruris venosum (☞ 7.12 Venenleiden).

7.3 ■ Juckreiz

Unangenehme Empfindung, die durch Reizung freier Nervenendigungen im Bereich der dermoepidermalen Grenzzone entsteht. Vielzahl möglicher Ursachen. Therapie: Behandlung der Grundleiden, ggf. Umstellung von Medikamenten; symptomatische Therapie mit Antihistaminika, topischen Antipruriginosa und Kortikosteroiden sowie physikalischen Maßnahmen.

Möglichkeiten der Phytotherapie

Nur wenige Pflanzen weisen antipruriginöse Effekte (☞ Tab. 7.3) auf. Für viele Juckreiz-Zustände wurden Studien zu Capsaicin durchgeführt. Aus klinischer Erfahrung sind die kühlenden und Juckreiz-lindernden Effekte von ätherischen Ölen wie Thymol, Campher und Menthol bekannt.

Alle genannten Pflanzen können bei unsachgemäßer Anwendung allerdings auch hyperämisierend und hautreizend wirken.

Tab. 7.3: Potenzielle Pflanzendrogen für die Behandlung des Pruritus.

Pflanze	Studienlage	Evidenz	Applikation	Anwendung	Fertig-Präp.
Capsicum annuum (Capsaicin)	2 RCTs, 7 unkontroll. klin. Studien	Ib	t	+	AM
Kampher, Menthol u. a. ätherische Öle	klinische Berichte	IV	t	+	-
Weizenkleie *(Triticum aestivum)*	klinische Berichte	IV	t	(+)	OTC
Aloe vera	klinische Berichte	IV	t	+	OTC
Eichenrinde *(Cortex quercus)*	klinische Berichte	IV	t	(+)	OTC

Kriterien gemäß Evidenz-Cochrane Collaboration; t = topisch; s = systemisch; * Dosierung muss angepasst werden; + = häufig, 0 = selten. AM = Fertigarzneimittel verfügbar; OTC = OTC-Präparat verfügbar.

Spezielle Hinweise

- **Capsicum annuum** *(Capsaicin, Capsicum annuum* ☞ 6.32*)* ist ein potenter Liberator kutaner Neuropeptide. Bei regelmäßiger, mehrfach täglicher Anwendung kommt es zu einem Auswascheffekt, in dessen Folge die präsynaptischen Neuropeptidspeicher entleert bleiben [39, 78]. Die typischen Symptome der Neuropeptid-Freisetzungen bleiben damit aus, darunter Juckreiz und Brennen der Haut. Dieser Vorgang wird in der Therapie des Pruritus genutzt, insbesondere in der Prurigo simplex subacuta [73, 99, 108]. Klinische Studien mit positiven Ergebnissen liegen auch vor zu: aquagenem Pruritus [64], HAES-induziertem Pruritus [103], urämischem Pruritus [20], Pruritus bei Dialyse [18, 105] sowie Pruritus bei PUVA [54]. Nur die Studien von Cho et al. und Tarng [20, 105] et al. waren allerdings als RCTs durchgeführt worden.
- **Ätherische Öle** mit Kühleffekt oder schwach analgetischer Wirkung, besonders Campher (0,1–0,5%), Thymol (0,5–2%), Menthol (0,5–1%) und Lavendel *(Lavandula angustifolia* ☞ 6.21). Jeweils in Salben einmischen (z. B. Ungt. leniens) oder als Bäder. Fertigarzneimittel z.B. Retterspitz® Gelee, bei Bedarf dünn auftragen.
- **Weizenkleie** in Form von Extrakten weist auch milde antipruriginöse Wirkungen auf. *Anwendung:* Fertigarzneimittel z. B. Silvapin® Weizenkleie-Extrakt, Töpfer Kleiebad und Kinderbad.
- **Aloe** *(Aloe vera* ☞ 6.1): Bei akuten Juckreizzuständen aufgrund leichter Ekzeme oder Insektenstichen kann auch Aloe vera in Gelform lindern. Verwendet wird das native Gel oder sogar – wenn verfügbar – das aufgeschnittene, frische Blatt. Versuchsweise auch Mischung in eine Kühlsalbe: Rp Aloe vera Gel 15,0 Ungt. Leniens ad 100,0 m.f.ungt.
- Geringe juckreizmildernde Wirkung haben auch Bäder und Umschläge mit **Eichenrinden-**Dekokt *(Quercus cortex* ☞ 6.11) und -extrakt. Die darin enthaltenen Tannin-haltigen Gerbstoffe haben direkte lokalanästhesierende Wirkungen.
- Bei juckenden Hämorrhoiden und Venenbeschwerden werden oftmals Rutosid-haltige topische Präparate aus **Rosskastanie** *(Aesculus hippocastanum* ☞ 6.38) und **Steinklee**

(*Melilotus officinalis* ☞ 6.45) eingesetzt, die allerdings nur teilweise in klinischen Studien untersucht wurden.

7.4 ■ Schmerzen

Unangenehme Empfindung bei exogener oder endogener Schädigung innervierter Gewebe. Vielzahl möglicher Ursachen. Therapie: Behandlung der Grundleiden; symptomatische Therapie mit topischen oder systemischen Analgetika.

Möglichkeiten der Phytotherapie

Nur bei wenigen Indikationen kommen Pflanzenzubereitungen zur Schmerztherapie in Frage. Die am häufigsten eingesetzte Pflanze ist Capsaicin, welche insbesondere für die Behandlung postzosterischer Neuralgien geeignet ist und ebenso bei Notalgia parästhetica eingesetzt werden kann.

Tab. 7.4: Potenzielle Pflanzendrogen für die Schmerztherapie.

Pflanze	Studienlage	Evidenz	Applikation	Anwendung	Fertig-Präp.
Capsicum annuum (Capsaicin)	4 RCTs, 4 unkontroll. klin. Studien	Ib	t	+	AM
Kampher, Menthol u. a. ätherische Öle	klinische Berichte	IV	t	(+)	–
Bergwohlverleih *(Arnica montana)*	div. exp. Studien; klinische Studien aus orthopädischen Indikationen	III	t	(+)	AM

Evidenz-Kriterien gemäß Cochrane Collaboration; t = topisch; s = systemisch; * Dosierung muss angepasst werden; + = häufig, 0 = selten. AM = Fertigarzneimittel verfügbar; OTC = OTC-Präparat verfügbar.

Spezielle Hinweise

Topische Anwendung

- **Capsicum annuum** (*Capsaicin,Capsicum annuum* ☞ 6.32 und 7.3): In mehreren klinischen Studien gab es signifikante Besserungen des post-zosterischen Schmerzes mit Ansprechraten zwischen 60% und 80% [13, 25, 83, 119]. Auch bei der Notalgia parästhetica fanden sich in mehreren Studien positive Effekte [60, 113, 114].
- **Ätherische Öle** mit Kühleffekt oder schwach analgetischer Wirkung sind besonders Campher (0,1–0,5%), Thymol (0,5–2%), Menthol (0,5–1%), Rosmarin *(Rosmarinus officinalis* ☞ 6.37) und Lavendel *(Lavandula angustifolia* ☞ 6.21). Jeweils in Salben einmischen (z.B. Ungt. leniens) oder als Bäder. Fertigarzneimittel z.B. Retterspitz Gelee, bei Bedarf dünn auftragen. Für die Behandlung neuralgiformer Schmerzen mit Minzöl liegen Studienberichte vor. Rp: 5 Tr. Melissenöl mit 1 TL Olivenöl mischen und vorsichtig die schmerzende Stelle einreiben.
- Bei Schmerzen aufgrund erosiver Wunden und akuter Dermatitis kommt auch **Aloe-vera-**Gel *(Aloe vera* ☞ 6.1) in Frage.
- **Schmerzhafte Schwellungen** nach Verletzungen, Operationen: aus **Arnika-Blüten** *(Arnica montana* ☞ 6.3) kühle Arnika-Umschläge mit Tinct. Arnicae, mehrfach tägl.

- In der **Aromatherapie** werden ätherische Öle u.a. aus **Kamille** *(Matricaria recutita* ☞ 6.18), **Lavendel** *(Lavandula angustifolia* ☞ 6.21) **und Melisse** *(Melissa officinalis* ☞ 6. 27) gegen Schmerzen eingesetzt. Neuere kontrollierte klinische Studien zeigen signifikante günstige psychovegetative Effekte [65, 71, 72].
- In der Volksmedizin werden auch Zubereitungen von **Beinwell** *(Symphytum officinale* ☞ 6.5) und **Johanniskraut** (*Hypericum perforatum* ☞ 6.17) gegen Schmerzen eingesetzt.

Systemische Therapie

- Phytodolor® N, enthält Auszüge **aus Zitterpappelblättern und -rinde, Goldrutenkraut und Eschenrinde.** 3–4 x tägl. 20–30 Tr., bei akuten starken Schmerzen auch häufiger. Auch äußerlich für Umschläge und Auflagen (1–2 TL auf 1/2 l warmes Wasser).
- **Weidenrinde** als Abkochung *(Cortex salicis)* wirkt analgetisch (Salicyl-Gehalt), wegen fehlender Standardisierbarkeit des Gehaltes und der Nebenwirkungen sollte aber auf ASS-Präparate (z.B. Aspirin®) zurückgegriffen werden.

7.5 ■ Akne vulgaris

Häufige Erkrankung inbesondere der Pubertät mit Seborrhoe, Talgdrüsenhyperplasie, Komedonenbildung und papulo-pustulöser Entzündung. Therapie: Topische Schälmittel, Antibiotika und Antiseptika, systemische Antibiotika und Retinoide.

Möglichkeiten der Phytotherapie

Die Akne vulgaris ist meist keine Indikation für die Phytotherapie. Vereinzelt können Pflanzenzubereitungen ergänzend zur Hautreinigung und bei Seborrhoe eingesetzt werden.

Spezielle Hinweise

Äußere Anwendung

- **Schweiß-** und **entzündungshemmende Wirkungen:** tägl. Waschungen mit *Kamillentee* (auch als Dampfbad), Silvapin® Weizenkleieextrakt
- **Milde Antiphlogistika:** Zubereitungen von *Hamamelis* (Hametum®-Extrakt, Deskin Lipolotio (Gel-artig) oder Aloe-vera-Gel
- Calendula-Extrakt zum Abtupfen
- **Teemischungen zur Hautreinigung:** Zubereitung jeweils 1 EL auf 1/4 l heißes Wasser, 10 Min. ziehen lassen; Baumwolltuch oder Taschentuch in lauwarmem Tee tränken, 10 Min. auf die Akne-Stellen legen:
  - Kamille, Thymian (je 3 Teile), Salbei, Rosmarin und Ackerschachtelhalm (je 2 Teile)
  - Ackerschachtelhalm, Kamille, Rosmarin, Thymian (je 4 Teile), Holunder, Malve, Tormentill (je 2 Teile)

Innere Anwendung (Volksmedizin)

Stoffwechselwirksame Tees: jeweils 1 EL auf 1/4 l heißes Wasser, 10 Min. ziehen lassen, 2 x tägl. 1 Tasse. Teemischungen am besten im Abstand von mehreren Tagen abwechseln.

- z.B. Löwenzahntee, Brennesseltee, Schachtelhalmtee
  - **Teemischungen:** z.B.: Löwenzahn, Stiefmütterchen, Fenchel und Anis zu gleichen Teilen, Stiefmütterchen (2 Teile), Arnikablüten, Hirtentäschelkraut, Holunderblüten (je 1 Teil)
- **Fertigtee:** z.B. Blutreinigungstees von Hevert oder Folkerts (enthalten u.a. Fenchel, Brennnessel, Walnuss- und Birkenblätter)

7.6 ▪ Ekzeme

Ekzeme sind häufige Entzündungen der Haut mit typischer Morphe und typischen Symptomen, insbesondere Juckreiz. Zu den häufigsten gehören das atopische Ekzem, die Kontaktekzeme, das seborrhoische Ekzem, nummuläre Ekzeme sowie die periorale Dermatitis. Die topische Behandlung der Ekzeme richtet sich weniger nach dem Ekzemtyp als nach der Akuität, dem Hautzustand und der Lokalisation. Aus diesem Grund werden die Ekzeme in einem Kapitel behandelt.
Therapie: Steroide, topische Immunmodulatoren (Tacrolimus, Pimecrolimus), systemische Immunsuppressiva, UV-Therapie, phasengerechte Grundlagen und Basistherapeutika.

Möglichkeiten der Phytotherapie

Für die Therapie der Ekzeme liegen zahlreiche gut wirksame synthetische Wirkstoffe vor. Einzelne Pflanzenwirkstoffe können bei leichteren Formen der Ekzeme ersatzweise eingesetzt werden, bei schwereren Formen nur in Ergänzung zu den UV-Therapien und den synthetischen Präparaten.
Für die Phytotherapie der Ekzeme mit Pflanzen kommen Drogen mit **antiinflammatorischen, adstringierenden und antipruriginösen,** ggf. auch **antimikrobiellen** Wirkstoffen in Frage. Einige der Pflanzen wurden in Studien bereits untersucht (☞ Tab. 7.6-1).

Kamille (Matricaria recutita)

Antiphlogistische und antimikrobilelle Wirkungen beim Ekzem wurden für die Kamille *(Matricaria recutita* ☞ 6.18) postuliert [1]. Diese Beobachtungen werden durch zahlreiche in vitro Studien unterstützt, in denen Inhaltsstoffe der Kamille **inhibierend auf Entzündungszellen** wirkten. Bekannt sind allerdings zahlreiche Fälle von Kontaktallergien, die offenbar vorwiegend bei Anwendung von verunreinigten Kamillenpräparaten von schlechter Qualität auftraten [38].

Zaubernuss (Hamamelis virginiana)

Für die Zaubernuss *(Hamamelis virginiana* ☞ 6.57) liegen bislang nur Anwendungsberichte [11] und experimentelle Untersuchungen [49, 50] zu ihren antiphlogistischen Eigenschaften bei Ekzemen vor. Eigene, noch nicht publizierte Untersuchungen beim atopischen Ekzem lassen auch unter kontrollierten Bedingungen eine Überlegenheit im Vergleich zur Salbengrundlage erkennen. Weiterhin ließen sich in einer experimentellen Untersuchung antimikrobielle Effekte der Zaubernuss finden [32].

Ringelblume, Ballonrebe, Bittersüß

Zur **Ringelblume** *(Calendula officinalis* ☞ 6.36) wurden bislang zwar zahlreiche in vitro Studien, jedoch keine klinischen Prüfungen publiziert.
Relativ häufig eingesetzt, jedoch durch klinische Studien bislang unzureichend untersucht wurde die **Ballonrebe** *(Cardiospermum halicacabum* ☞ 6.4). In einer nicht kontrollierten klinischen Studie fanden sich klinische Effekte [19], tierexperimentell fanden sich Hinweise auf antiinflammatorische Wirkungen [4, 86].
Für die Anwendung des **Bittersüßstengels** *(Solanum dulcamara* ☞ 6.6) beim atopischen Ekzem gibt es bislang keine publizierten Studien, sondern einzelne Fallberichte. Insgesamt hat diese Pflanze keine hohe Bedeutung in der Ekzemtherapie, wird aber in der Laienpresse oft erwähnt.

Tab. 7.6-1: Übersicht der in der Ekzemtherapie eingesetzten Arzneidrogen.

Pflanze	Studienlage	Evidenz	Applikation	Anwendung	Fertig-Präp.
Kamille *(Matricaria chamomilla)*	2 RCT, mehrere AWBs	Ib	t	+	AM
Zaubernuss *(Hamamelis virginiana)*	1 RCT, mehrere AWBs und exp. Studien, klinische Berichte	Ib	t	+	OTC
Ringelblume *(Calendula officinalis)*	klinische Berichte	IV	t	+	OTC
Ballonrebe *(Cardiospermum halic.)*	1 AWB, klinische Berichte	III	t	(+)	AM
Bittersüß *(Solanum dulcamara)*	klinische Berichte	IV	t	(+)	AM
Eichenrinde *(Cortex quercus)*	klinische Berichte	IV	t	+	OTC
Schwarztee *(Thea nigra)*	klinische Berichte	IV	t	+	–
Aloe *(Aloe vera)*	klinische Berichte	IV	t	+	OTC
Triticum aestivum *(Weizenkleie)*	klinische Berichte	IV	t	+	OTC
Capsicum annuum *(Capsaicin)*	3 RCT, mehrere AWBs	Ib	t	+	AM
Johanniskraut *(Hypericum perforatum)*	2 RCT, mehrere AWBs	Ib	t	+	OTC
Korianderöl *(Ol. koriandrii)*	1 AWB, exp. Studien	II	t	0	–
TCM-Kräuter	2 RCT, 1 Metaanalyse	Ia	s	0	–
Süßholzwurzel *(Glycyrrhiza glabra)*	1 RCT	Ib	t	0	–
Nachtkerze *(Oenantha biennis)*	3 RCT, 2 AWBs	Ib	s, t	+	AM
Weihrauch *(Boswellia s.)*	klinische Berichte	IV	t	0	OTC

AWB = Anwendungsbeobachtung; RCT = Randomisiert-kontrollierte Studie; t = topisch; s = systemisch;
* Dosierung muss angepasst werden; + = häufig, 0 = selten. AM = Fertigarzneimittel verfügbar;
OTC = OTC-Präparat verfügbar.

Eichenrinde, Schwarztee

Die Anwendung der **Eichenrinde** *(Cortex quercus* ☞ 6.11) und des **Schwarztees** *(Thea nigra* ☞ 6.41) ist wegen ihrer adstringierenden Eigenschaften weit verbreitet. Nicht zuletzt wegen des geringen Marktpotenzials für Fertigarzneimittel wurden bislang keine klinischen Studien zu diesen Substanzen beim Ekzem publiziert. Ihr therapeutischer Nutzen als adjuvante Maßnahmen bei nässenden Ekzemen ist in der Dermatologie dennoch nicht in Frage gestellt.

Aloe (Aloe vera)

Für **Aloe** *(Aloe vera* ☞ 6.1) wurden zwar zahlreiche Studien zur Wundtherapie sowie eine Arbeit zur Psoriasis, jedoch keine klinischen Studien zu den Ekzemkrankheiten publiziert. In einer neueren experimentellen Arbeit stellte die Behandlung mit Aloe eine Protektion vor akuter, UV-induzierter Dermatitis dar [93], was ältere tierexperimentelle Arbeiten von STRICKLAND et al. [101] bestätigte. Nach klinischer Erfahrung der Autoren kann die Anwendung eines Aloe-Gels bei akuter Kontaktdermatitis von Vorteil sein. In der Therapie der Strahlendermatitis sind die Resultate uneinheitlich, z.T. fanden sich keine signfikanten Benefits [42, 123], z.T. Vorteile gegenüber der Grundlagenbehandlung [79].

Weizenkleie (Triticum aestivum)

Die Anwendung der **Weizenkleie** *(Triticum aestivum)* beschränkt sich in der Ekzemtherapie auf Bäder mit Weizenkleie-Extrakten. Für diese liegen keine Studien, jedoch gute Erfahrungen der Autoren vor. Patientenseitig werden besonders die antipruriginösen und hautpflegenden Effekte der Extrakte hervorgehoben.

Capsicum annuum (Capsaicin)

Capsicum annuum *(Capsaicin, Capsicum annuum* ☞ 6.32 und 7.3*)* wird in der Therapie des Pruritus eingesetzt (☞ 7.3) insbesondere bei Prurigo simplex subacuta [73, 83, 112]. Studien zum atopischen Ekzem liegen nicht vor, allerdings zeigt die klinische Erfahrung, dass die Hautempfindlichkeit der Patienten meist zu groß ist.

Johanniskraut (Hypericum perforatum)

Bestandteile des **Johanniskrauts** *(Hypericum perforatum* ☞ 6.17) haben sich in kontrollierten klinischen Studien als effektiv in der Ekzemtherapie erwiesen [90, 91]. Hierfür sind offenbar sowohl (milde) antientzündliche wie auch antimikrobielle Wirkungen verantwortlich.

Korianderöl (Ol. koriandrii)

Unter den ätherischen Ölen, die praktisch alle antimikrobielle Effekte aufweisen, nimmt das **Korianderöl** *(Ol. koriandrii* ☞ 6.20) eine besondere Rolle ein, weil es auch antiinflammatorische Wirkungen hat [93] und zudem gut hautverträglich ist [8]. In einer ersten kontrollierten klinischen Pilotstudie fanden sich günstige Effekte bei superinfizierten Ekzemen, insbesondere dem atopischen Ekzem. Nach klinischer Erfahrung ist seine Anwendung auch bei Windeldermatitis und „wunder Haut" sinnvoll.

TCM-Kräuter

In drei klinischen Studien aus London fand sich sowohl bei Kindern wie auch bei Erwachsenen eine Überlegenheit der Behandlung des atopischen Ekzems mit **TCM-Kräutern** gegenüber Plazebo-Mischungen [5, 37, 59, 88 ☞ auch Tab. 7-6.2]. In weiteren Arbeiten wurden auch immunologische Veränderungen in Hautläsionen des atopsichen Ekzems gefunden, etwa eine Herunterregulation von CD23 auf antigenpräsentierenden Zellen [12]. Auch in der Langzeitbeobachtung über ein Jahr zeigten sich anhaltend günstige Verläufe [95, 96]. TCM-Kräuter waren auch in der Therapie experimentell erzeugter Ekzeme wirksam [62].
Die genannten klinischen Arbeiten zur Behandlung des atopischen Ekzems mit TCM-Kräutern waren nachfolgend Gegenstand einer Metaanalyse von ARMSTRONG et al. [3]. Diese erbrachte zwar als Fazit eine Überlegenheit der Kräutermischungen gegenüber Plazebo,

stellt aber wegen potenzieller Toxizität eine günstige Nutzen-Risiko-Relation in Frage. In mehreren Publikationen wurde über Nebenwirkungen von TCM-Mischungen berichtet, u.a. Hepatopathien [53], Niereninsuffizienz und dilatative Kardiomyopathie [27].

Tab. 7.6-2: Postulierte Effekte einzelner chinesischer Heilkräuter bei atopischer Dermatitis (abgeändert nach [59]).

Lateinische Pflanzennamen	Anti-bakteriell	Anti-histaminerg	Antient-zündlich	Immun-suppression
Clematis armandii	+			
Dictamnus dasycarpus	+	+	+	
Glycyrrhiza uralensis	+	+	+	+
Ledebouriella saseloides	+		+	
Lophatherum gracile	+	+	+	
Rehmannia glutinosa			+	
Paeonia lactiflora	+		+	
Potentilla chinensis	+		+	
Tribulus terrestris	+	+	+	
Schizonepeta tenuifolia	+		+	

+ = in vitro und/oder in vivo wurde eine entsprechende Wirkung gefunden.

Süßholzwurzel (Glycyrrhiza glabra)

In einer RCT bei Patienten mit atopischer Dermatitis war eine topische Zubereitung der Süßholzwurzel *(Glycyrrhiza glabra* ☞ 6.47) der Salbengrundlage signifikant überlegen [84].

Nachtkerzen- und Borretschsamenöl

Weit verbreitet ist die Anwendung von Nachtkerzen- und Borretschsamenöl (☞ 6.30 und 6.8) bei atopischer Dermatitis, seltener auch anderen chronischen Ekzemen. Für die **systemische Anwendung** liegen mehrere RCTs vor, die insgesamt keinen signifikanten Benefit gegenüber der Plazebogabe erkennen lassen [15, 40, 42]. Allerdings wird postuliert, dass es unter den Patienten mit atopischer Dermatitis eine Subgruppe von „Respondern" geben könnte, die – möglicherweise wegen eines Defizites an gamma-Linolensäure – auf die Therapie anspricht [43]. Bei **topischer Anwendung** scheint der gamma-Linolensäure gegenüber der Salbengrundlage ein gewisser Nutzen zuzukommen [30]. Hier fehlen jedoch Resultate größerer Studien.

Weihrauchbaum (Boswellia serrata)

Extrakte des Weihrauchbaums (indischer W.: *Boswellia serrata* ☞ 6.56, arabischer W.: Boswellia sacra) werden gelegentlich auch in der Therapie des atopischen Ekzems eingesetzt. In eigenen, unpublizierten, kontrollierten Untersuchungen fanden sich bei topischer Anwendung günstige Effekte bei rhagadiformen Ekzemen.

Spezielle Hinweise

Kamille (Matricaria recutita)

Vorteile: Sowohl antiinflammatorische wie antimikrobielle Wirkungen, i.d.R. gute Verträglichkeit.

Nachteile: Antientzündliche Effekte nur schwach; gelegentlich Kontaktallergien.

Nutzen: Bei leichten, superinfizierten Ekzemen und wunder Haut.

Fertigarzneimittel: Robugen® Kamillensalbe, Kamillosan® Salbe. 2–3 x tägl. dünn auftragen; Anwendung auch auf empfindlicher Haut, jedoch Vorsicht bei bekannter Allergie gegen Korbblütler

Rezeptur: Für Salben ungebräuchlich. Für Aufgüsse, Teilbäder und Umschläge: Flos Chamomillae 200,0, 4 EL auf 1 l Wasser, 30 Min. ziehen lassen.

Zaubernuss (Hamamelis virginiana)

Vorteile: Deutliche antiinflammatorische Wirkungen, auch adstringierend, sehr gute Verträglichkeit.

Nachteile: Qualität der Fertigarzneimittel uneinheitlich, keine Standardisierung auf Leitsubstanzen.

Nutzen: Bei leichten, superinfizierten Ekzemen und wunder Haut.

Fertigarzneimittel: Deskin Lipolotio, Hametum® Salbe. 3 x tägl. dünn auftragen; Deskin Lipolotio weist keine rückfettenden Wirkungen auf; daher ggf. unmittelbar nach Anwendung zusätzlich mit Basissalbe behandeln.

Rezeptur: Für Salben ungebräuchlich. Für Aufgüsse, Teilbäder und Umschläge: Flos Hamamelidis 200,0, 5 EL auf 1 l Wasser, 30 Min. ziehen lassen.

Ringelblume (Calendula officinalis)

Vorteile: Sehr gute Verträglichkeit.

Nachteile: Antiekzematöse Wirkung nicht durch Studien belegt; Qualität der Fertigarzneimittel uneinheitlich, keine Standardisierung auf Leitsubstanzen.

Nutzen: Versuchsweise bei leichten Ekzemen und wunder Haut.

Fertigarzneimittel: Calendumed® Salbe, Weleda® Calendula Salbe.

Rezeptur: Ungebräuchlich.

Ballonrebe (Cardiospermum halicacabum)

Vorteile: Sehr gute Verträglichkeit.

Nachteile: Nur wenige Wirkungsbelege durch Studien; Qualität der Fertigarzneimittel uneinheitlich, keine Standardisierung auf Leitsubstanzen.

Nutzen: Versuchsweise bei leichten Ekzemen und wunder Haut.

Fertigarzneimittel: Halicar® Salbe, 3 x tägl. dünn auftragen.

Rezeptur: Ungebräuchlich.

Bittersüß (Dulcamarae stipites)

Vorteile: Gute Verträglichkeit.

Nachteile: Antiekzematöse Wirkung nicht durch Studien belegt; Qualität der Fertigarzneimittel uneinheitlich, keine Standardisierung auf Leitsubstanzen.

Nutzen: Versuchsweise bei leichten Ekzemen und wunder Haut.

Fertigarzneimittel: Cefabene® Salbe, 3 x tägl. dünn auftragen.
Rezeptur: Ungebräuchlich.

Eichenrinde (Quercus cortex)

Vorteile: Gute adstringierende und wundreinigende Eigenschaften; klinisch antiekzematöse Effekte; gute Verträglichkeit, Anwendung auch an der Schleimhaut möglich.
Nachteile: Antiekzematöse Wirkung nicht durch Studien belegt.
Nutzen: Adjuvant für Bäder und Auflagen bei nässenden und superinfizierten Ekzemen, gut bei Lidekzemen und wunder Haut.
Fertigarzneimittel: Silvapin Eichenrindenextrakt. ca. 70ml auf ein Vollbad, für Teilbäder und Auflagen ca. 2 EL auf 1 l Wasser. Achtung: Im Gegensatz zum Dekokt kann es beim Extrakt in hoher Konzentration zu Hautreizungen kommen.
Rezeptur: Ungebräuchlich. Für Aufgüsse, Teilbäder und Umschläge: Cortex quercus 200,0, 3 EL auf 1 l Wasser, als Dekokt zubereiten.

Schwarztee (Thea nigra)

Vorteile: Gute adstringierende Eigenschaften; klinisch antiekzematöse Effekte; sehr gute Verträglichkeit, schnelle Verfügbarkeit für den Patienten.
Nachteile: Antiekzematöse Wirkung nicht durch Studien belegt.
Nutzen: Adjuvant für Bäder und Auflagen bei nässenden und superinfizierten Ekzemen, gut bei Lidekzemen und wunder Haut.
Fertigarzneimittel: Keine.
Rezeptur: Ungebräuchlich; verwendet wird handelsüblicher, nicht parfümierter Schwarztee. Für Aufgüsse, Teilbäder und Umschläge: 3 EL auf 1 l Wasser, 30 Min. ziehen lassen.

Aloe (Aloe vera)

Vorteile: Klinisch antiekzematöse Effekte bei akuten Ekzemen; gute Verträglichkeit, als Gel kühlende Effekte.
Nachteile: Antiekzematöse Wirkung nicht ausreichend durch Studien belegt, Qualität der Fertigarzneimittel uneinheitlich, keine Standardisierung auf Leitsubstanzen.
Nutzen: Nützlich bei akuten Ekzemen.
Fertigarzneimittel: Zahlreiche OTC-Produkte; Beratung durch Apotheker sinnvoll. 3–4 x tägl. dünn auftragen. Gelzubereitungen weisen keine rückfettenden Wirkungen auf; daher ggf. zusätzlich mit Basissalbe behandeln.
Rezeptur: Aloe vera Gel 10,0, Ungt. leniens ad 100,0 m.f.ungt. Aloe vera Gel 20,0, Ungt. emulsificans aquosum ad 100,0 m.f.ungt.

Weizenkleie (Triticum aestivum)

Vorteile: Klinisch antipruriginöse Effekte; gute Verträglichkeit.
Nachteile: Wirkung nicht durch Studien belegt.
Nutzen: Adjuvant für Bäder und Auflagen bei juckenden und nässenden Ekzemen, gut bei atopischer Dermatitis.
Fertigarzneimittel: Silvapin® Weizenkleie-Extrakt. ca. 90 ml auf ein Vollbad.
Rezeptur: Ungebräuchlich.

Capsaicin

Vorteile:	Wirksamkeit (antipruriginöse Effekte) in Studien belegt.
Nachteile:	Nebenwirkungen (Brennen, Rötungen), schwierige Steuerung der Dosierung, für atopisches Ekzem i.d.R. unverträglich.
Nutzen:	Bei pruriginösen Ekzem und Prurigo atopica hoch, wenn die Haut dies toleriert.
Fertigarzneimittel:	Dolenon® Salbe (enthält 0,05% Capsaicin). 3–4 x täglich dünn auftragen. **Cave:** muss initial und an empfindlichen Hautpartien meist mit Salbengrundlagen (z.B. Ungt. Leniens, Ungt. Emuslificans aquosum) verdünnt werden.
Rezeptur:	Auch hier sollte die Konzentration initial vorsichtig gewählt und im Laufe der Behandlung gesteigert werden. Mögliche Stufen: 0,001, 0,005–0,01–0,025–0,05% Capsaicin 0,001, Neribas S. ad 100,0 m.f.ungt., später steigern bis: Capsaicin 0,05, Neribas S. ad 100,0 m.f.ungt.

Johanniskraut (Hypericum officinale)

Vorteile:	Antiinflammatorische und antimikrobielle Wirkungen, auch adstringierend, sehr gute Verträglichkeit, Anwendung auch an der Mundschleimhaut möglich.
Nachteile:	Qualität der Fertigarzneimittel uneinheitlich, keine Standardisierung auf Leitsubstanzen.
Nutzen:	Bei leichten, superinfizierten Ekzemen und wunder Haut.
Fertigarzneimittel:	Bedan Salbe (OTC). 2–3 x tägl. dünn auftragen.
Rezeptur:	Kneipp® Johanniskraut-Öl N 10,0, Ungt. Leniens ad 100,0 m.f.ungt.

Korianderöl (Ol. koriandrii)

Vorteile:	Sehr gute antimikrobielle und mäßige antiinflammatorische Wirkungen, gute Verträglichkeit.
Nachteile:	Keine Standardisierung auf Leitsubstanzen.
Nutzen:	Bei leichten, superinfizierten Ekzemen und wunder Haut.
Fertigarzneimittel:	Keine.
Rezeptur:	Je nach Hautstatus: ◆ Oleum koriandrii 1,0, Ungt. Leniens ad 100,0 m.f.ungt. ◆ Oleum koriandrii 1,0, Pasta zinci mollis ad 100,0 m.f.ungt. ◆ Oleum koriandrii 1,0, Bepanthen Mund-Spüllösung ad 100,0.

TCM-Kräuter („10-Kräuter-Mischung")

Vorteile:	Gesicherte klinische Wirksamkeit gegen Ekzeme.
Nachteile:	Risiko v.a. der Hepato- und Nephrotoxizität! Als Teezubereitung keine Standardisierung auf Leitsubstanzen, keine Qualitätsstandards. Die TCM sieht individualisierte Zusammenstellung der Kräuter vor, wie sie in Studien nicht getestet wurde.
Nutzen:	Anwendung der o.g. Mischung wegen Toxizität stark eingeschränkt. Anwendung nur bei guter Kenntnis der TCM-Kräutermedizin und unter Beachtung möglicher Nebenwirkungen.
Fertigarzneimittel:	Keine.

Rezeptur: Teezubereitung wie in Tab. 7.6-2 dargestellt. Spezielle Zubereitungsprozedur mit ca. 4 stündigem Dekokt und Einengen des Ansatzes.

Nachtkerze (Oenothera biennis)

Vorteile: Gut verträgliche, bei topischer Anwendung gut einmischbare Galenik.

Nachteile: Bei systemischer Anwendung ist die Frage der Responder nicht geklärt, nach klinischem Eindruck geringe antiekzematöse Wirkung.

Nutzen: Orale Anwendung bei eindeutigen Respondern; topisch als Zwischenstufe von wirkstoff-freier Basistherapie zu Wirkstoff-Therapie.

Fertigarzneimittel: **Topisch:**

- Linola® gamma Creme (20% Nachtkerzenöl ausgewiesen), Excipial Lipoderm Omega, Eucerin® 12% Omega Fettsäure Creme, Eucerin® 12% Omega Fettsäure Lotio:

Oral:

- Epogam® Kps. (500, 1000 mg), Unigamol® Kps. (500 mg); 2 x 2–3 g/Tag
- Borretschsamenöl oral: Quintesal® I Kps. (3 x 360 mg/Tag für Erwachsene, 3 x 180 mg für Kinder)
  Die orale Zubereitung wird i.d.R. für mind. 2–3 Monate eingesetzt, bevor Aussagen zur individuellen Wirksamkeit gemacht werden können.

Rezeptur: Nachtkerzensamenöl 10,0, Ungt. Emulsificans aquosum ad 100,0 m.f.ungt.
Nachtkerzensamenöl 10,0, Ungt. Leniens ad 100,0, m.f.ungt.

Weihrauch (Boswellia serrata)

Vorteile: Gute Verträglichkeit, nach klinischer Erfahrung gute Effekte auf trockene, rhagadiforme Ekzeme.

Nachteile: Für manche Patienten unangenehmer Geruch. Wirksamkeit wurde bislang nicht in RCT untersucht.

Nutzen: Versuchsweise topische Behandlung, für systemische keine Erfahrungen.

Fertigarzneimittel: Als OTC-Präparat im Handel: Trisana Dermal C. 3–4 x täglich dünn auftragen, kann auch mit UV-Licht kombiniert werden

7.7 ■ Psoriasis vulgaris

Chronische, schubweise verlaufende, entzündliche, erythemato-squamöse Hauterkrankung. Therapie: Topische Steroide, Dithranol, Vit.D- und Vit.-A-Analoga, systemische Immunsuppressiva, UV-Therapien, „Biologicals".

Möglichkeiten der Phytotherapie

Für die Therapie der Psoriasis liegen zahlreiche gut wirksame synthetische Wirkstoffe vor. Einzelne Pflanzenwirkstoffe können bei leichteren Formen der Psoriasis ersatzweise eingesetzt werden, bei schwereren Formen nur in Ergänzung zu den UV-Therapien und den synthetischen Präparaten.

Für die Phytotherapie der Psoriasis mit Pflanzen kommen Drogen mit antiproliferativen, antiinflammatorischen und ggf. antipruriginösen Wirkstoffen in Frage. Einige der Pflanzen wurden in Studien bereits untersucht (☞ Tab. 7.7-1).

Tab. 7.7-1: Potenzielle Pflanzendrogen für die Psoriasistherapie mit postulierten Wirkungen.

Pflanze	Studienlage	Evidenz	Applikation	Anwendung	Fertig-Präp.
Mahonie *(Mahonia aquifolium)*	2 RCT, 2 AWB, 1 in vitro	I B	t	+	AM
Capsaicin (Capsicum annuum)	5 RCT, 1 Metaanalyse	I A	t	+	AM
Aloe *(Aloe vera)*	1 RCT	II	t	0	OTC
Herbstzeitlose *(Colchicum autumnale)*	2 RCT, 2 AWB, 2 in vitro	I B	t, s	0	nein
TCM-Kräuter	mehrere chinesische Quellen	III	t, s	(+)	nein
Weihrauch *(Boswellia serrata)*	mehrere chinesische Quellen	IV	t	0	OTC

T = topisch; s = systemisch; * Dosierung muss angepasst werden; + = häufig, 0 = selten; AM = Fertigarzneimittel verfügbar; OTC = OTC-Präparat verfügbar

Mahonie (Mahonia aquifolium)

In Deutschland am häufigsten in Anwendung ist *Mahonia aquifolium* (☞ 6.25). Sie enthält als wirksamkeitsbestimmende Wirkstoffe Alkaloide wie Berberin und Berbamin. Von diesen sind antiproliferative und antiinflammatorische Eigenschaften aus in vitro-Untersuchungen bekannt (☞ 6.25). Die **klinische Wirksamkeit** von Mahonia aquifolium wurde ebenfalls in mehreren Studien mit randomisiert-kontrolliertem Design (RCTs) [7, 9] und mit offenem Design [31, 121] untersucht.

In den RCTs fanden sich signifikante Effekte der Mahonia-Zubereitungen im Therapieverlauf. In einer Vergleichsstudie mit Dithranol bei chronischer Plaque-Psoriasis war Mahonia dem Dithranol jedoch an Wirkstärke nach 4 Wochen nicht äquivalent [7]. In einer Vergleichsstudie mit Calcipotriol bei Gesichts- und Kopfpsoriasis fand sich nach 4 Wochen eine Äquivalenz. In beiden Studien war die Verträglichkeit von Mahonia-Salbe besser als die der Vergleichspräparate.

Capsaicin (Capsicum annuum)

Capsaicin *(Capsicum annuum* ☞ 6.32*)* wurde in mehreren kontrollierten Studien (RCT) bei chronischer Plaque-Psoriasis mit und ohne Pruritus untersucht. Sowohl Bernstein et al. [14] wie auch Kurkcuoglu et al. [58] und Ellis et al. [26] fanden dabei im Vergleich zur Salbengrundlage signifikante positive Effekte auf den Schweregrad, in den beiden letztgenannten Studien besserte sich ferner der Juckreiz signifikant (☞ Tab. 7.7-2).

Tab. 7.7-2: Klinische Studien zur Capsaicin-Behandlung bei Psoriasis

Autor	n =	Präparate	Effekte (*signifikant)
Bernstein et al. [14]	44	◆ Capsaicin 0,025% Cr. ◆ Vehikel (halbseitenvergl.)	Severity Score* ⇓
Kurkcuoglü et al. [58]	10	◆ Capsaicin 0,025% Cr. ◆ Vehikel (halbseitenvergl.)	Severity Score* ⇓
Ellis et al. [26]	20	◆ Capsaicin 0,025% Cr. ◆ Vehikel	◆ Pruritus* ⇓ ◆ Severity Score* ⇓

Aloe (Aloe vera)
Aloe vera (☞ 6. 1) wurde in einer kontrollierten Studie (RCT) untersucht und erwies sich der Salbengrundlage gegenüber als überlegen [102]. Bislang wurde diese Studie nicht repliziert.

TCM-Kräuter
Berichte zur Psoriasis-Therapie mit Kräutern der TCM finden sich sowohl in der internationalen Literatur wie auch in Monographien [107, 128]. Am häufigsten als Drogen genannt sind: Caulis Spatholob & Radix Glycyrrhizae, Smiliax Pekingensis, Indigo Pulverata Levis (Indirubin), Rhizoma Polugoni Cuspidati (Polydatin), Flos Sophorae und Radix Phytolaccae. Für Psoralea corylifolia und Centella asiatica liegen In-vitro-Studien vor, in denen die Proliferation von Keratinozyten signifikant gehemmt wurde [89]. Auch in anderen asiatischen Ländern werden Kräutermischungen bei Psoriasis eingesetzt; in Japan stellen sie sogar die am häufigsten verwendeten Systemtherapeutika dar [54]. Da diese Pflanzen bislang nicht in westlichen Studien untersucht worden sind und ihre Anwendung gute Kenntnisse der TCM voraussetzt, können sie nicht zur Psoriasis-Therapie nach westlicher Art empfohlen werden.

Weihrauchbaum (Boswellia serrata)
Aufgrund seiner antiinflammatorischen Eigenschaften werden in vitro auch Extrakte des Weihrauchbaums (indischer W.: *Boswellia serrata* ☞ 6.56, arabischer W.: *Boswellia sacra*) in der Psoriasis-Therapie eingesetzt. Im Gegensatz zu anderen Indikationen, wie z.B. der Arthritis, in denen sich z.T. signifikante antientzündliche Effekte fanden [55], wurden bislang keine Studien zur Psoriasis publiziert. In eigenen, unpublizierten Untersuchungen fanden sich messbare, aber **mäßiggradige Effekte** auf **psoriatische Plaques** bei topischer Anwendung.

Herbstzeitlose (Colchicum autumnale)
Erste Daten zur Anwendung von Colchicin, einem Alkaloid aus der Herbstzeitlosen (Colchicum autumnale), bei Psoriasis finden sich bereits 1959 bei van Scott et al. [109]. In weiteren Studien wurde sowohl die topische wie auch die systemische Anwendung untersucht [100]. Kaidbey et al. [52], Horiguchi et al. [46] fanden in einer RCT bei bislang therapierefraktärer **Plaque-Psoriasis** signifikante Effekte im Vergleich zur Salbengrundlage. Von Takigawa et al. [104] und Thestrup-Pedersen et al. [106] wird auch über gute Effekte von Colchicin bei der Psoriasis pustulosa berichtet. Die systemische Anwendung bei der Psoriasis-Arthritis war in einigen Fällen erfolgreich [94, 112], in anderen nicht [68].
Aufgrund seiner hohen Toxizität und des engen therapeutischen Bereiches ist die systemische Behandlung mit Colchicin nicht anzuraten. Auch bei topischer Anwendung kann es zu unkontrollierbaren Resorptionen kommen, so dass Colchicin hier bestenfalls für kleine Areale in Frage käme.

Erdrauch (Fumaria officinalis)
Erdrauch *(Fumaria officinalis* ☞ 6.12) wird bislang nur in der Volksmedizin eingesetzt. Nicht zuletzt aufgrund der guten Wirksamkeit synthetischer Fumarsäureester in der Psoriasis-Therapie finden derzeit erste klinische Studien zur Wirksamkeit von Fumaria statt.

Weitere Pflanzen
Auch Bittersüßstengel *(Dulcamara stipites* ☞ 6.6) und Nachtkerzen- bzw. Borretschsamenöl (☞ 6.30 und 6.8) werden gelegentlich für die Psoriasis-Therapie vorgeschlagen, ohne dass hierfür Datengrundlagen aus Studien vorliegen.

In der Volksmedizin werden ferner die Sarsaparille sowie das Schöllkraut für die Psoriasis-Therapie eingesetzt, besonders in Indien auch der Weihrauchbaum *(Boswellia serr.)*.

Spezielle Hinweise

Mahonie (Mahonia aquifolium)

Vorteile: Wirksamkeit in Studien belegt, auch klinisch bewährt, v.a. in Problemzonen (Gesicht, Genitalien).

Nachteile: Wirkt langsamer als Dithranol oder Vit.-D-Analoga, muss oft appliziert werden.

Nutzen: Hoch; kann bei leichter Psoriasis als Monotherapie eingesetzt werden, bei schwereren Formen in Kombination mit Systemtherapie und UV-Licht und zur Nachbehandlung.

Fertigarzneimittel: Rubisan® Salbe, Creme. 3–4 x täglich dünn auftragen.

- Gut hautverträglich, auch bei okklusiver Anwendung.
- Wird auch im Gesicht, an Genitalien und in intertriginösen Bereichen toleriert.
- Bei stärker hyperkeratotischen Arealen ist vorausgehende Therapie mit Salicylaten ratsam; diese können auch mit Mahonia aquifolium Salbe kombiniert werden.
- Kann auch mit UV-Licht kombiniert werden.

Rezeptur: Ungebräuchlich, mit dem Extrakt Berberinsulfat möglich: Berberinsulfat 10,0, Ungt. Leniens ad 100,0 m.f.ungt.

Capsaicin (Capsicum annuum)

Vorteile: Wirksamkeit in Studien belegt, auch deutlich antipruriginöse Effekte.

Nachteile: Nebenwirkungen (Brennen, Rötungen), schwierige Steuerung der Dosierung.

Nutzen: In besonderen Fällen hoch; kann bei stark juckender Plaque-Psoriasis und wenig empfindlicher Haut sinnvoll sein.

Fertigarzneimittel: Dolenon® Salbe (enthält 0,05% Capsaicin). 3–4 x täglich dünn auftragen. **Cave:** muss initial und an empfindlichen Hautpartien meist mit Salbengrundlagen (z.B. Ungt. Leniens, Ungt. Emuslificans aquosum) verdünnt werden.

Rezeptur: Auch hier sollte die Konzentration initial vorsichtig gewählt und im Laufe der Behandlung gesteigert werden. Mögliche Stufen:
0,005-0,01- 0,025 -0,05%
Capsaicin 0,005, Neribas S. ad 100,0 m.f.ungt., später steigern bis:
Capsaicin 0,05, Neribas S. ad 100,0 m.f.ungt.

Aloe (Aloe vera)

Vorteile: Gute Verträglichkeit bei topischer Anwendung nachgewiesen, antiinflammatorische Effekte in klinischer Studie sowie in vitro.

Nachteile: Klinische Wirksamkeit wurde lediglich in einer Studie belegt, relative Wirkstärke unklar.

Nutzen: Versuchsweise topische Behandlung, für systemische keine Evidenz.

Fertigarzneimittel: Mehrere OTC-Präparate sind im Handel, allerdings gibt es keine Qualitätsstandards und sind die Präparate meist in Gel-Form. Bislang ist ebenfalls nicht bekannt, welches die Wirksamkeits-bestimmenden Leitsubstanzen sind.

- 3–4 x täglich dünn auftragen.
- Gut hautverträglich, auch bei okklusiver Anwendung.
- Wird auch im Gesicht, an Genitalien und in intertriginösen Bereichen toleriert.
- Bei stärker hyperkeratotischen Arealen ist vorausgehende Therapie mit Salicylaten ratsam; diese können auch mit Aloe kombiniert werden.
- Kann auch mit UV-Licht kombiniert werden.

Rezeptur: Aloe vera Gel 10,0, Ungt. leniens ad 100,0 m.f.ungt.
Aloe vera Gel 20,0, Ungt. Emulsificans aquosum ad 100,0 m.f.ungt.

Weihrauch (Boswellia serrata)

Vorteile: Gute Verträglichkeit, antiinflammatorische Effekte in klinischer Studie sowie in vitro.

Nachteile: Für manche Patienten unangenehmer Geruch. Wirksamkeit wurde bislang nicht in RCT untersucht.

Nutzen: Versuchsweise topische Behandlung, für systemische keine Erfahrungen.

Fertigarzneimittel: Als OTC-Präparat im Handel: Trisana Dermal C. Anwendung: 3–4 x täglich dünn auftragen. Gut hautverträglich, auch bei okklusiver Anwendung. Wird auch im Gesicht, an Genitalien und in intertriginösen Bereichen toleriert; kann auch mit UV-Licht kombiniert werden.

Herbstzeitlose (Colchicum autumnale)

Vorteile: Gute Verträglichkeit, antiinflammatorische Effekte in klinischer Studie sowie in vitro.

Nachteile: Für manche Patienten unangenehmer Geruch. Wirksamkeit wurde bislang nicht in RCT untersucht.

Nutzen: Versuchsweise topische Behandlung auf kleinen Arealen bei therapierefraktärem Verlauf; für systemische Anwendung hohes Toxizitätspotenzial.

Fertigarzneimittel: Keine.

Rezeptur: Als Grundlage sind zur Wirkstoff-Freisetzung fettere hydrophile Salben besser geeignet, z.B. Colchicin 1,0, Neribas S. ad 100,0 m.f.ungt.

7.8 ■ Virale Hauterkrankungen

7.8.1 Herpes-simplex-Infektion

Infektion durch HHV-1 („Herpes labialis") oder HHV-2 („Herpes genitalis").

Therapie: Zur Behandlung der unkomplizierten Herpes-Infektion werden im frühen Infektionsstadium zumeist Aciclovir-haltige Cremes und austrocknende Schüttelmixturen oder Zinköl verwendet. Bei schweren Verläufen erfolgt eine systemische Behandlung mit Virustatika.

Möglichkeiten der Phytotherapie

Zur Therapie des Herpes mit Pflanzenzubereitungen liegen nur wenige Studiendaten vor. Einige Phythotherapeutika bieten sich aufgrund ihrer **antimikrobiellen** und **antiphlogistischen Wirkungen** zur Behandlung unkomplizierter Herpesinfektionen an. Insbesondere die

Gerbstoffdrogen eignen sich gut zur Behandlung von Herpes-simplex-Infektionen. Sie zeichnen sich u.a. durch eine entzündungs- und sekretionshemmende sowie schwach lokalanästhesierende Wirkung aus (☞ unten). Zum Einsatz kommen ebenfalls Phytotherapeutika mit **wundheilungsfördernden Eigenschaften.**
Bei **rezidivierenden Herpesinfektionen** kommen unspezifische immunstimulierende Maßnahmen mit systemisch applizierten Pflanzenextrakten in Frage. Trotz fehlender kontrollierter Studien haben sich diese nach klinischer Erfahrung besonders bei Kindern bewährt.

Antimikrobielle und antiphlogistische Wirkungen

Melisse (Melissa officinalis)

Recht verbreitet ist die Behandlung des **Herpes labialis** mit Melisse *(Melissa officinalis* ☞ 6.27). In einer placebokontrollierten Multicenterstudie an 116 Patienten wurde die klinische Wirksamkeit einer 1 % Mellissenextrakt-haltigen Creme (Lomaherpan Salbe®) bei Herpes simplex Infektionen geprüft. Es zeigte sich eine schnellere Abheilung der Herpes-Effloreszenzen im Vergleich zur Placebogruppe. Der wässrige Extrakt der Mellisse blockiert in vitro die Virus- und Wirtszellrezeptoren. 1978 wurde dieser virusstatische Effekt von May und Willuhn im Farb- und Hemmtest dargestellt [124].
Anwendung: 3 x tägl. dünn auf betroffene Areale auftragen, möglichst bereits bei den ersten Symptomen des Herepsschubes.

Süßholzwurzel (Glycyrrhiza glabra)

Die Süßholzwurzel (*Glycyrrhiza glabra* ☞ 6.47) scheint neben der bekannten schleimhautprotektiven und sekretolytischen Wirkung auch antimikrobielle und **antivirale Aktivität** zu besitzen. Eine antivirale Wirkung konnte u.a. gegenüber Herpes simplex Typ1 Viren gezeigt werden.
Anwendung: Bislang keine Fertigarzneimittel; muss rezeptiert werden.

Förderung der Wundheilung

Kamillenblüten (Matricaria recutia)

Zubereitungen aus **Kamillenblüten** (*Matricaria recutia* ☞ *6.18)* werden bei Entzündungen der Haut und Schleimhäute sowie in der Behandlung von leicht infizierten Wunden oder Erosionen eingesetzt. In vitro konnte für Kamille eine antibakterielle Wirkung nachgewiesen werden. Im Tierversuch zeigte sich eine schnellere Wundheilung durch topische Behandlung mit Kamillenextrakt.
Anwendung: Kamillen-Salbe (z.B. Robugen®, Kamillosan® Salbe) mehrfach tägl. dünn auf die erosiven Areale auftragen. 4 EL Kamillenblüten auf 1 l kochendes Wasser (15 Min. ziehen lassen), mehrfach tägl. betroffene Areale abtupfen.

Zaubernuss (Hamamelis virginia L)

Der Pflanzenextrakt aus Blättern und Rinde der Zaubernuss (*Hamamelis virginia L* ☞ 6.57) wird zur Lokaltherapie von leichten Hautverletzungen und Schleimhautentzündungen als Umschlag oder Salbe verwendet.
Anwendung: 4 EL Cortex hamamelidis auf 1 l Wasser, 30 Min. als Dekokt zubereiten. Mehrfach tägl. betroffene Areale abtupfen.

Eichenrinde (Quercus cortex)
Die Sommereiche (*Quercus rubor* ☞ 6.11) enthält bis zu 20% Catechingerbstoffe und Flavonoide (Quercetin u.a.) in der Rinde. Eichenrindenextrakt oder die heute eher gebräuchlichen synthetisch hergestellten Tannine wirken adstringierend, antibakteriell und entzündungshemmend. Auch viruzide Effekte werden postuliert.
Anwendung: Quercus cortex 4 EL auf 1 l Wasser, 30 Min. als Dekokt zubereiten. Mehrfach tägl. betroffene Areale abtupfen.

Sonnenhut (Ecchinacea purpurea)
Kraut und Wurzel des roten Sonnenhutes (*Ecchinacea purpurea* ☞ 6.43) können neben der systemischen Gabe auch topisch als verdünnter Extrakt zur Förderung der Wundheilung bei oberflächlichen Hautverletzungen angewandt werden.
Anwendung: Alkoholischen Extrakt des Echinacins 1:10 mit Wasser verdünnen, Läsionen abtupfen; nicht bei empfindlicher Haut.

Johanniskraut (Hypericum perforatum)
Ölige Auszüge der Blätter und Stengel von Johanniskraut (*Hypericum perforatum* ☞ 6.17) finden Verwendung für Wundheilungsstörungen und in der Abheilungsphase von Herpes-Läsionen. Wegen der Gefahr der Photosensibilisierung sollte eine längere UV-Licht Exposition nach Auftragen des Pflanzenauszuges vermieden werden.
Anwendung: Rp. Johanniskrautöl (Rotöl) 10,0 Ungt. Leniens ad 100,0, m.f.ungt. mehrfach tägl. auf Krusten auftragen.

Immunstimulanzien
Pflanzliche Immunstimulanzien wie der rote **Sonnenhut** *(Echinacea purpurea* ☞ 6.11) oder die **Taigawurzel** *(Eleutherococcus senticosus* ☞ 6.49) können zum einen zur Vorbeugung, aber auch zur Akuttherapie von viralen und bakteriellen Erkrankungen wie z.B. Herpes simplex, Zoster oder rezidivierenden Abszessen eingesetzt werden. **Mistelkraut** hat im Tierexperiment neben einer blutdrucksenkenden und zytostatischen Wirkung auch eine unspezifische Immunstimulation gezeigt.
Volkmedizinische Anwendung: zur Herstellung eines therapieunterstützenden Tees bei rezidivierenden viralen oder bakteriellen Erkrankungen wird 1 TL feingeschnittenes Mistelkraut mit 1 Tasse kaltem Wasser angesetzt und für 10 Stunden bei Raumtemperatur stehen gelassen. Nach Abseihen vorsichtige Erwärmung des Kaltmazerates. Es wird empfohlen, täglich 1 bis 2 Tassen Tee zu trinken.

Kontraindikationen
Chronisch-progrediente Infektions- und Autoimmunerkrankungen.

Behandlungsintervall: Werden Immunstimulantien vorbeugend eingenommen, ist eine Intervalltherapie 2 x pro Jahr für jeweils 4–6 Wochen empfehlenswert. In dem Einnahmezeitraum sollten jeweils nach fünf Tagen Einnahme drei Tage Therapiepause folgen. Werden die Immunstimulantien zu Beginn einer Erkrankung eingenommen, ist eine maximale Anwendungsdauer von fünf bis sechs Tagen zu empfehlen. Ansonsten wird das Immunsystem überstimuliert und ist folglich eher geschwächt.

Spezielle Hinweise

Bei **beginnenden Symptomen** einer Herpes-Infektion kann Roter Sonnenhut (Echinacea purpurea) topisch (z.B. Echinacea purpurea forte Hevert Tr.®, Echinacea Dr. Rentschler Lsg.) oder systemisch (z.B. Pascotox 100 Tr.®, Echinacea-ratiopharm Tbl.®) gegeben werden. Bei Diabetikern sollte an eine mögliche Verschlechterung der Stoffwechsellage unter parenteraler Therapie mit Sonnenhut-Präparaten gedacht werden.
Die Taigawurzel kann bei **rezidivierenden Herpes-Infektionen** die körpereigene Abwehr unterstützen und damit Rezidiven vorbeugen (z.B. Eleu-Kokk Dragees)
Das Bienenprodukt Propolis wurde bei **Herpes genitalis** 4 x tägl. für 10 Tage läsional aufgetragen und zeigte im Vergleich zu Aciclovir-haltiger Creme oder Placebo schnellere Abheilung und weniger Wundinfektionen der herpetischen Läsionen. Erklärt wird dieser Therapieverlauf mit der antiviralen und antibakteriellen Wirkung von Propolis [110].

7.8.2 Herpes zoster

Der Herpes zoster ist eine virale Erkrankung, die durch Reaktivierung des Varicella-Zoster-Virus aus den Spinalganglien ausgelöst wird. Es entstehen typische Entzündungszeichen im Bereich der befallenen peripheren Nerven und in dem dazugehörigen nerval versorgten Hautsegment. Therapie: Virostatika, topisch oder systematische Therapie, ggf. Schmerztherapeutika.

Möglichkeiten der Phytotherapie

Nur wenige Pflanzen weisen virostatische Eigenschaften auf. Diese sind durchweg nur schwach, so dass die Therapie des akuten Herpes zoster keine Indikation für die Phytotherapie darstellt. In Frage kommt aber in der Behandlung der postzosterischen Neuralgie die Anwendung von Capsaicin.

Spezielle Hinweise

Capsaicin (Capsicum annuum)

Capsaicin aus dem Cayennepfeffer oder spanischen Pfeffer *(Capsicum annuum* ☞ 6.32*)* kann in topischer Form bei postzosterischer Neuralgie Linderung der Beschwerden bringen. Besonders die Hyperalgesie und Allodynie in den betroffenen Dermatomen können sich bessern. In verschiedenen Studien konnte die Wirksamkeit von Capsaicin bei postzosterischer Neuralgie, aber auch bei diabetischer Polyneuropathie und Prurigo gezeigt werden [14, 25, 82, 119].

Rezeptur
Capsaicin 0,01
Neribas Salbe ad 100,0

Anwendung: Capsaicin wird in Konzentrationen zwischen 0,01 und 0,5% 3–4 x tägl. auf die schmerzenden Regionen aufgebracht; bei empfindlicher Haut ggf. niedrigere Konzentration. Anwendung über 4–8 Wochen.
Behandlung der akuten Hauteffloreszenzen bei Zoster sowie der Stimulation der körpereigenen Abwehr: ☞ 7.8.1 Herpes-simplex-Infektion.

7.8.3 Vulgäre Warzen

Verrucae vulgares sind Warzen, die durch HP-Virusinfektion der Haut ausgelöst werden. Viruswarzen sind häufig, verschwinden nicht selten spontan und reagieren auf eine Vielzahl suggestiver Einflüsse. Bei chronifiziertem oder rezidivierendem Auftreten kann ihre Behandlung trotz der Harmlosigkeit eine therapeutische Herausforderung darstellen.

Möglichkeiten der Phytotherapie

Mehrere Pflanzen enthalten nachweislich antivirale Inhaltsstoffe, die gegen HP-Viren wirksam sind, darunter Schöllkraut, Thuja und Süßholzwurzel. Dennoch ist die Behandlung von Viruswarzen mit Pflanzenzubreitungen unsicher und durch Studien bislang unzureichend geprüft. Die hohe Suggestivwirkung erschwert eine Wirksamkeitsbewertung außerhalb kontrollierter Studien.

Auch die systemische Immunstimulation mit Pflanzenzubereitungen wurde bislang nicht genügend in Studien untersucht. Die am häufigsten angewendeten Pflanzen, Echinacea und Eleucoccus, können aus klinischer Erfahrung dennoch zur versuchsweisen Anwendung empfohlen werden.

Spezielle Hinweise

Lebensbaum (Thuja occidentalis)

Eine phytotherapeutische Lokaltherapie mit *Thuja occidentalis* (☞ 6.22), dem Lebensbaum, ist eine mögliche Alternative zu den gängigen antiviralen Präparaten.

Anwendung: Thuja Tinktur (Tcta. Thujae) wird 3 x tägl. für 4–6 Wochen auf die Warzen mit einem Pinsel appliziert.

Schöllkraut (Chelidonium majus)

Schöllkraut-Saft aus der *Chelidonium majus* (☞ 6.42) wird ebenso zur Lokaltherapie bei Warzen empfohlen.

Anwendung: Frisches Schöllkraut wird zerrieben und der so gewonnene Saft wird auf die Warzen aufgebracht und verbleibt. Diese Anwendung sollte 2 x tägl. für vier Wochen durchgeführt werden. Alternativ wird eine Schöllkrauthaltige Salbe empfohlen.

Rezeptur nach [41]
Schöllkraut im Sommer ernten und reinigen; Sieb mit frischen Stängeln in erhitztes Schweineschmalz einlegen und über Nacht erkalten lassen. Am folgenden Tag das Fett mit den Stängeln noch einmal erwärmen, dann Sieb mit Stängeln aus Fett entfernen. Erkaltetes Schöllkraut-Fett im Kühlschrank lagern. Tägliche Behandlung der Warzen empfohlen. Innerhalb von wenigen Tagen soll sich Behandlungserfolg einstellen.

Knoblauch (Allium sativum)

Auch Knoblauch *(Allium sativum* ☞ 6.19) in Scheiben geschnitten und auf die Warzen über Nacht fixiert, soll bei wiederholter Anwendung gegen Warzen wirken.

Immunstimulierende Phytotherapeutika

Zusätzlich können immunstimmulierende Phytotherapeutika wie **roter Sonnenhut** *(Echinacea purpurea* ☞ 6.43) oder **Taigawurzel** *(Eleutherococcus senticosus* ☞ 6.49) eingenommen werden: Der Einnahmezeitraum sollte 8–12 Wochen umfassen:

- Sonnenhut *(Echinacea purpurea* ☞ 6.43*)*: z. B. Echinacea-ratiopharm® 100 Tabletten oder Pascotoxc 100 Tbl./Tr.
- Taigawurzel *(Eleutherokokkus senticosus* ☞ 6.49): z. B. Eleu Kokk Lsg. 3 x 5 ml tägl. oder Drg. 3 x 1 tägl.
- Alternativ Fertigarzneimittel, z. B. Esberitox® N (Thuja-Extrakt, Sonnenhut, wilder Indigo) 3 x 3 Tbl. tägl. bzw. 3 x 50 Tr.

7.8.4 Dellwarzen

Dellwarzen (Mollusca contagiosa) sind hautfarbene, 1–3 mm große, gedellte Papeln, die durch das Molluscum contagiosum-Virus aus der Pockengruppe induziert werden. Therapie: i. d. R. Kürettage.

Die Phytotherapie ist analog zur Therapie der vulgären Warzen durchzuführen. Zu bedenken ist allerdings, dass die Drogenmenge auf das Alter angepasst werden sollte, z. B. Taigawurzel (Eleutherokokkus senticosus): Eleu-Kokk Schulkinder 1 x 1 Drg. tägl.

7.8.5 Feigwarzen

Feigwarzen (Condylomata acuminata) werden durch Humane Papillomviren nahezu ausschließlich beim Geschlechtsverkehr übertragen. Die konventionelle Behandlung besteht in der elektrokaustischen, laserchirurgischen oder chirurgischen Abtragung sowie der topischen Immunstimulation, v. a. mit Imiquimod.

Möglichkeiten der Phytotherapie

Fußblatt (Podophyllum peltatum)

Behandelt werden diese zu Rezidiven neigenden Hautinfektionen mit Podophyllotoxin, welches aus dem in Nordamerika beheimateten Podophyllumwurzelstock (*Podophyllum peltatum* ☞ 6.13) gewonnen wird.

Anwendung: Die getrocknete Droge wird als alkoholische 5–25%ige Lösung 1 bis 2 x wöchentlich für mehrere Wochen lokal appliziert. Alternativ kann auch eine 5–25%ige Suspension von Podophyllotoxinwurzelharz in Öl verwandt werden.

! CAVE

Kontraindiziert ist die Anwendung in der Schwangerschaft, da die in der Droge enthaltenen Podophyllotoxine antimitotisch wirken. Eine fälschlicherweise durchgeführte perorale Applikation für zu massiver Diarrhoe.

Fertigarzneimittel sind z. B. Wartec® Lösung oder Condylox® Lösung.

7.9 ■ Bakterielle Hauterkrankungen

Bakterielle Hauterkrankungen stellen eine große, heterogene Gruppe von Hautaffektionen dar. Therapie: Lokale Antiseptika, systemische Antibiotika.

Möglichkeiten der Phytotherapie

Zahlreiche Pflanzen weisen **antiseptische** und **antibakterielle Eigenschaften auf**. Am stärksten sind diese Effekte bei den ätherischen Ölen. Dennoch kommen Pflanzenpräparate

nur bei leichteren Formen bakterieller Hautentzündungen oder als adjuvante Maßnahmen in Frage. Keineswegs sollten notwendige antiseptische und antibiotische Behandlungen versäumt werden.
Zu beachten sind insbesondere bei den ätherischen Ölen die unterschiedlich starken kontaktallergisierenden Potenziale.

7.9.1 Abszesse und Furunkel

! CAVE
Notwendige antibiotische Maßnahmen gehen vor.

Spezielle Hinweise

Äußere Anwendung

Für **Auflagen** zum Reifen **von Abszessen und Furunkeln:**

- 150 g gemahlenen **Leinsamen** mit ca. 500 ml Wasser zu dickem Brei kochen, vorsichtig in Leinentuch ausdrücken. Den Brei entweder auf Mullstreifen oder -verband streichen, diesen auf die Haut auftragen und mit einer Binde umwickeln oder in Leinensäckchen abfüllen. Ca. alle 1–3 Std. erneuern oder gegen zweiten Beutel im Wechsel austauschen
- Heiße **Heublumensäcke** aus apothekenfertigen Heublumen
- Je 3 EL **Kamillen-** und **Arnikablüten** zu gleichen Teilen in 500 ml siedendem Wasser 10 Min. abgedeckt ziehen lassen, dann warm als Auflage oder Umschlag verwenden.
- In ähnlicher Weise je 4 EL von Arnika-, Kamillen- und Ringelblumenblüten, Johanniskraut, Schachtelhalm sowie 8 EL Leinsamen in einen Leinensack geben, zunähen, ca. 20 Sek. in heißes Wasser tauchen und für 5–10 Min. auf die Entzündung auflegen
- Bei starker Überwärmung: kühle Arnika-Umschläge mit Tinct. Arnicae
- Retterspitz® äußerlich, Kamillencreme-ratio® N, Kamillosan® Creme/ Salbe, Befelka® Öl
- Echinacea-Salbe DHU®, Echinacea Tinktur, Calendula Echinacea Salbe
- **Für Bäder:**
  - Vollbad: 4 EL Lavendel und je 8 EL Eichenrinde, Kalmuswurzel und Kamille mit 1 l siedendem Wasser 10 Min. ziehen lassen, nach Abseihen dem Badewasser zugeben
  - Teilbäder bei infizierten Wunden: Kamillenlösung oder Eichenrinden-Abkochung

Immunstimulation

Versuchsweise bei häufigen bakteriellen Entzündungen:

- **Taigawurzel** *(Eleutherococcus senticosus)* in: Eleu-Kokk Lsg. 3 x 5 ml, Drg. 3 x 1
- **Sonnenhut** *(Echinacea purpurea oder angustifolia)* als Tropfen Echinacea Hevert purp. forte Tropfen oder in: Echinacin® Liqu./ Amp./ Capsetten, Echinacea-ratiopharm® 100 Tabl.,
- Kombinationspräparate:
  - Esberitox® N 3 x 3 Tbl. oder 3 x 50 Tr. für 4–6 Wo.; enthält Thuja-Extrakt (Thuja occidentalis), Sonnenhut (Echinacea Purpurea) und wilden Indigo (Baptisia tinctoria)
  - Lymphozil® Lutschtabletten
  - Tonsilgon® Tr./N Drg.

7.9.2 Impetigo contagiosa und superinfizierte Dermatosen

Meist durch Staphylo- oder Streptokokken hervorgerufene Infektionen, besonders bei Kindern und Atopikern. Therapie: Lokale Antiseptika, Antibiotika.

CAVE

Notwendige antibiotische Maßnahmen gehen vor.

Spezielle Hinweise

Äußere Anwendung

- Korianderöl *(Ol. koriandrii* ☞ 6.20): Ausgeprägte antibakterielle Eigenschaften bei guter Verträglichkeit; gut geeignet für impetiginisierte Ekzeme
  Anwendung: z.B. Rp. Ol koriandrii 1,0 Ungt. Leniens ad 100,0 m.f.ungt. oder Rp. Ol koriandrii 1,0 Pasta zinci mollis ad 100,0 m.f.ungt.
- Johanniskrautöl (Rotöl; *Hypericum perforatum* ☞ 6.17): weniger stark antibakteriell, aber ebenfalls geeignet bei superinfizierten Ekzemen
  Anwendung: z.B. Rp. Rotöl 10,0, Ungt. Leniens ad 100,0 m.f.ungt.
- Eichenrinde *(Quercus cortex* ☞ 6.11): Gut geeignet auch bei bakterieller Follikulitis und an empfindlichen Hautpartien, z.B. bei eitriger Konjunktivitis
  Anwendung:
  - Dekokt für Umschläge: 2 EL Rinde mit 1/2 l Wasser 30 Min. sieden lassen, abseihen.
  - Vollbad: 4 EL Lavendel und je 8 EL Eichenrinde, Kalmuswurzel und Kamille mit 1 l siedendem Waser 10 Min. ziehen lassen, nach Abseihen dem Badewasser zugeben
  - Teilbäder bei infizierten Wunden: Kamillenlösung oder Eichenrindenabkochung
  - Umschläge mit pflanzlichen Adstringentien bzw. Antiseptika: Kamillentee (2 EL Blüten mit 1/2 l kochendem Wasser aufgießen, 15 Min. ziehen lassen, abseihen).

7.10 ■ Dermatomykosen

Dermatomykosen: werden durch Dermatophyten, Hefepilze und Schimmelpilze verursacht. Gehäuftes Auftreten bei älteren oder immungeschwächten Menschen. Therapie: als Standardtherapie werden topische Antimykotika in Form von Salben, Cremes oder Nagellacken verwendet. Bei ausgeprägten Infektionen erfolgt eine systemische antimykotische Therapie.

Möglichkeiten der Phytotherapie

Die **antimykotische Wirksamkeit** der meisten Phytotherapeutika ist als begrenzt einzustufen, auch wenn es eine Reihe von Pflanzen gibt, die einen „natürlichen Schutz" gegen Pilze besitzen. Die **ätherischen Öle** der Nelke, des Lavendels *(Lavandula angustifolia* ☞ 6.21), der Myrrhe *(Myrrha* ☞ 6.29), des Rosmarins *(Rosmarinus officinalis* ☞ 6.37) und auch des Thymians *(Thymus vulgaris)* bilden einem solchen „Schutz" aus.

Neuere experimentelle und klinische Studien weisen auf gute antimykotische Eigenschaften von Koriander-, Thymian- und Lavendelöl hin. Diese gelten sowohl für Epidermophyten wie auch für Candida-Spezies. Wegen der guten Wirksamkeit und Verträglichkeit der synthetischen Antimykotika kommen die Phytotherapeutika jedoch eher seltener zum Einsatz.

Spezielle Hinweise

Myrrhe (Myrrha)

Myrrhe *(Myrrha* ☞ 6.29) gehört zu den Riechstoffdrogen. Sie enthält ein ätherisches Öl, Harz und Gummi. Myrrhe-haltige Externa können unterstützend bei Soor verordnet werden. Myrrhe **hemmt** in In-vitro-Untersuchungen das **Wachstum** von **Candida-Stämmen.**

Ätherische Öle

Ätherische Öle aus Koriander *(Coriandrum sativum* ☞ 6.20) Lavendel *(Lavandula angustifolia* ☞ 6.21) und Thymian *(Thymian vulgaris)* sind gegen Dermatophyten und Hefen in vitro ausgezeichnet wirksam, z.T. auch in vivo.
Das bisher ausschließlich als Kosmetikum im Handel erhältliche **Teebaumöl** *(Melaleucae aetheroleum* ☞ 6.51) besitzt nachweislich antiseptische und auch antimykotische Wirksamkeit. Bei Onychomykose und Tinea pedis soll es erfolgreich sein. Wegen der kontaktallergisierenden Potenziale ist bestenfalls reines australisches Teebaumöl empfehlenswert, das aus dem Teebaum Melaleuca alternifolia gewonnen wird und korrekt gelagert werden muss. Hochwertiges Teebaumöl sollte mindestens 30% Terpinen-4-ol aufweisen. Der Cineolananteil sollte 5% nicht übersteigen.

Kamille (Matricaria recutita)

Extrakte der Kamille *(Matricaria recutita* ☞ 6.18) wirken sich ebenfalls hemmend auf das Pilzwachstum aus. Die klinische Bedeutung beschränkt sich aber meist auf Bäder und Auflagen bei nässenden, superinfizierten Dermatosen.

Knoblauch (Allium sativum)

In Studien konnte gezeigt werden, dass Knoblauch *(Allium sativum* ☞ 6.19) neben einer **antibakteriellen** auch eine **antimykotische Wirkung** besitzt. Allicin, eine organische Schwefelverbindung, ist wahrscheinlich die antimikrobiell wirksame Komponente.

Solanum chrysotrichum

Zubereitungen aus diesem Nachtschattengewächs haben sich in jüngeren kontrollierten Studien als äußerst wirksam in der Therapie der Tinea erwiesen [44]. Bislang ist es in Deutschland jedoch nicht erhältlich.

Anwendungen

- **Ätherische Öle:** In Salben- oder Pastenzubereitungen: z.B. Ol. Koriandrii 0,5 Pasta zinci mollis ad 50,0 m.f.ungt.; kann an unempfindlichen Körperstellen von 1–6% eingesetzt werden. Anwendung 2–3x tägl.
- **Teil-/Körperbäder** mit Kamille-, Rosmarin-, Thymian oder Lavendel.
- **Umschläge und Einreibungen:**
  - Einreibung mit ätherischen Ölen (z.B. Nelke, Lavendel, Thymian, Rosmarin): reine ätherische Öle vor Gebrauch im Verhältnis 1:10 bis 1:50 mit Pflanzenöl verdünnen.
  - Kamillen-Umschläge: 3 EL Kamillenblüten mit 1 l kochendem Wasser aufbrühen, 15 Min. ziehen lassen, abseihen, mehrmals tägl. als Umschlag applizieren.
  - Molke- oder Essigwasserpinselungen von pilzinfizierten Arealen, z.B. bei Pityriasis versicolore oder intertriginösem Candida Befall, werden als hilfreich beschrieben.
  - Pilzinfizierte Areale mehrmals tägl. mit geschälten Knoblauchzehen einreiben, alternativ Knoblauch-Pflanzensaft. Bei vaginaler Candidose Knoblauchsaft getränkte Kompressen oder Tampons mehrmals tägl. genital/vaginal anwenden.

Rezepturen
- **Kamillentinktur:** Tinctura Chamomillae 50,0
- **Lavendelbadezusatz:** 100 g Lavendelblüten auf 2 l heißes Wasser geben, kurz ziehen lassen, abseihen. Konzentrat ins Badewasser dazugeben.

- **Rosmarinbadezusatz:** 50 g Droge auf 1 l Wasser heiß aufgießen, 30 Min. bedeckt ziehen lassen, abseihen und ins Badewasser dazugeben.
- **Knoblauchsaft:** Mucilanginis Tub. Salep 2,9 /160,0, Tinct. Allii sativi 20,0, Spirit. Menth. pip. ad 200,0
- **Myrrhentinktur:** Tinct. Myrrhae DAB 20,0, s. 2–3 x tägl. mit unverdünnter Tinktur betupfen oder zum Spülen / Gurgeln 5–10 Tropfen in Glas Wasser geben.

Fertigarzneimittel (Auswahl)

Weleda® Lavendel Bademilch; Kneipp® Thymian Pflanzensaft; Weleda® Rosmarin Bademilch; Kneipp® Knoblauch Pflanzensaft; Salviathymol® Tropfen (mit Salbei, Ratanhia u.a.); Teebaumöl, Aurica (Teebaumöl oder Lutschtbl. mit 33% Terpinen-4-ol; Entspricht den inhaltlichen Vorgaben der australischen Gesundheitsbehörde.)

Teebaumöl

Kühl und dunkel lagern, nicht in die Augen bringen.
Achtung: Allergische Hautreaktionen v.a. bei Neurodermitikern möglich, bei Terpentinallergikern wahrscheinlich.

7.11 ■ Hämorrhoiden

Zunächst asymptomatische, später schmerzhafte Erweiterungen der Plexus haemorrhoidalis. Einteilung gemäß Lokalisation und Stadium. Therapie: Sklerosierung, Ligatur, operative Entfernung. Topische Therapie mit Lokalanästhetika und topischen Antiphlogistika. Begleitmaßnahmen: Darmregulation, Gewichtsreduktion, Analhygiene.

Möglichkeiten der Phytotherapie

Wenngleich nur in wenigen Studien untersucht, sind pflanzliche Zubereitungen in der proktologischen Therapie häufig. Potenziell geeignet sind Pflanzenpräparate mit antiphlogistischen, antimikrobiellen, analgetischen und adstringierenden Eigenschaften. Anwendung als Sitzbad, Waschung oder Auflage. Insbesondere Hamamelis, Kamille und Rutoside werden in vielen Proktologica als Mono- oder Kombinationstherapeutika (☞ Tab. 7.10-1) verwendet.

Spezielle Hinweise

Äußere Anwendung

- Kamille *(Matricaria recutita* ☞ 6.18): Gute entzündungshemmende und reinigende Wirkung [33, 92].
  Anwendung: 3–4 EL Kamillenblüten auf 1 l kochendes Wasser, 15 Min. ziehen lassen, abseihen. Fertigarzneimittel: Kamillosan® Lsg., Robugen® Kamillenbad und -salbe.
- Eichenrinde *(Quercus cortex* ☞ 6.11): Adstringierend, reinigend.
  Anwendung: 3–4 EL Rinde in 1 l Wasser 30 Min. sieden, abseihen.
  Tamol-haltige Fertigarzneimittel: Tannolact® Pulver, Tannosynt® flüssig.
- Hamamelis *(Hamamelis virginiana* ☞ 6.57): Adstringierend, antiphlogistisch.
  Anwendung: als Fertigarzneimittel z.B. Deskin® Lipo-Lotion (kein AM), Hamasana S., Hametum® S. und Supp., Tampositorien® Posterine S., Supp.
- Rosskastanie *(Aesculus hippocastanum* ☞ 6.38) und andere Rutoside: Antiphlogistisch, venentonisierend.

Tab, 7.10-1: Potenzielle Pflanzendrogen für die Behandlung von Hämorrhoiden.

Pflanze	Studienlage	Evidenz	Applikation	Anwendung	Fertig-Präp.
Kamille *(Matricaria chamomilla)*	klin. Berichte	II	t	+	AM
Eichenrinde *(Cortex quercus)*	klin. Berichte	IV	t	(+)	OTC
Zaubernuss *(Hamamelis virginiana)*	2 klin. Studien, klin. Berichte	III	t	+	OTC
Rosskastanie *(Aesculus hippocastanum)* und andere Rutoside	3 klin. Studien	II	t,s	+	AM
Arnika *(Arnica montana)*	div. exp. Studien	III	t	(+)	AM

Evidenz-Kriterien gemäß Cochrane Collaboration: t = topisch; s = systemisch; * Dosierung muss angepasst werden; + = häufig, 0 = selten. AM = Fertigarzneimittel verfügbar; OTC = OTC-Präparat verfügbar.

Anwendung: als Fertigarzneimittel z.B. Aescorin® N S., Venotrulan® S. (enthalten auch Hamamelis), Meli Rephastasan® fl.

- Arnika *(Arnica montana* ☞ 6.3): Antiphlogistisch, antiseptisch. Als Tct. Arnicae 1:10 mit Wasser verdünnen für Auflagen, Waschungen, Sitzbäder. Arnika Gel oder Salbe. **Cave:** Kontaktallergisierung.

Innere Anwendung

Zur Venenbehandlung gleiche Wirkstoffe wie extern.

- Fertigpräparate
  - Rosskastanie *(Aesculus hippocastanum* ☞ 6.38): Venostasin® retard, Rexiluven® S, Venoplant® ret., Vasotonin®, Hämos®-Tropfen-S.
  - Mäusedornwurzel *(Rusci aculeati rhizoma* ☞ 6.25): Duoform®-Drg. Phlebodril® mono Kps., Venobiase® mono Kps., Fagorutin Ruscus Kps.
- Tee
  - Hämorrhoiden-Tee nach Weiß mit abführenden, entzündungshemmenden und spasmolytischen Eigenschaften:
    Flor. Chamomillae, Rhiz. Calami, Fruct. Foeniculi, Fol Sennae und Cort. Frangulae zu gleichen Teilen. 1 EL auf 1/4 l kochendes Wasser, 10 Min. ziehen lassen. 2x tägl. trinken.
- Laxanzien
  - Nur vorübergehend für weicheren Stuhl. Abführtee nach Weiß:
    Fruct. carvi, Fruct. foeniculi, Fol. Meth. pip, Fol. Sennae zu gleichen Teilen. 1 EL auf 1/4 l kochendes Wasser, 15 Min. ziehen lassen. 2x tägl. trinken.
  - Fertigtee: Z.B. Kneipp® Abführtee.
  - Fertigpräparate: Enthalten meistens Aloe, Faulbaumrinde oder Sennesblätter, z.B. Kräuterlax® Drg., Kneipp® Abführ Drg. N, Depuran® N Kps., Neda® Früchtewürfel. Jeweils 1–2 Drg. o. Tbl. abends.
  - Leinsamen 1–2 x tägl. 2–4 EL in Joghurt o.Ä., viel trinken.

7.12 ■ Venenleiden

Venenerkrankungen der unteren Extremität sind durch pathologische Refluxe im superfiziellen und/oder tiefen Venensystem gekennzeichnet. Sie gehen mit subjektiven Beschwerden und typischen Hautveränderungen einher. Therapie: Behandlung der Grundleiden; Kompressionstherapie, Phlebochirurgie, ggf. medikamentöse Venentherapie.

Möglichkeiten der Phytotherapie

Erwünschte Eigenschaften potenzieller Venentherapeutika sind antiphlogistische und venentonisierende Wirkungen. Am häufigsten werden Rutosid-haltige Präparate eingesetzt, deren Wirksamkeit in kontrollierten Studien gezeigt wurde. Ihr Nutzen ist dennoch umstritten, ihre Effektivität geringer als die der physikalischen und operativen Verfahren.

Spezielle Hinweise

Pflanzliche Venentherapeutika können praktisch in allen Stadien der CVI eingesetzt werden. Meist werden verwendet:

- zur **Ödemprotektion:** v.a. Aescin aus Rosskastanie *(Aesculus hippocastanum)*
- zur Verbesserung des **Venentonus:** Ruscine aus Mäusedornwurzelstock (*Ruscus aculeatus)* und Cumarine aus Steinklee *(Melilotus officinalis)*
- zur **Ödemausschwemmung:** Pflanzliche Diuretika wie Goldrutenkraut *(Solidago virgaurea)*

Innere Anwendung

- **Rosskastanie** *(Aesculus hippocastanum* ☞ 6.38): Hauptwirkstoff ist das Aescin mit ödemprotektiver Wirkung. Klinische gesicherte Wirksamkeit bei CVI [23] sowie bei postoperativen Schwellungen [122].
  Anwendung: als Fertigarzneimittel z.B. Venostasin® retard, Rexiluven S, Venoplant ret., Vasotonin.
- Dosierung: Tagesdosis 50–70 mg Aescin oder 250–350 mg Aesculusextrakt; z.B. Venostasin® ret. 2 x 1 Kps. oder Venostasin® S 1 x 1 Kps.
- **Mäusedornwurzel** *(Rusci aculeati rhizoma* ☞ 6.25): Enthält zahlreiche venentonisierende und ödemprotektive Verbindungen, u.a. das Flavonoidglykosid Rutin. Klinische Anwendung bei Varikosis und CVI [74].
  Anwendung: als Fertigarzneimittel z.B. Phlebodril, Venuroton-300, Troxeven, Veno-SL 300. Dosierung: 5–20 mg/kg KG, z.B. Venuroton-300.
- **Steinkleekraut** *(Meliloti herba* ☞ 6.45): Enthält verschiedene Cumarine mit offenbar tonisierender Wirkung. Bislang keine gesicherten klinischen Studien.
  Anwendung: nur Kombinationspräparaten mit anderen Rutosiden im Markt.
- **Goldrute** *(Solidago virgaurea):* Nur unterstützend zur antiödematösen Therapie.
  Anwendung: Fertigarzneimittel z.B. Solidagoren N 3 x 20–30 Tr. tägl.
- **Weitere** Pflanzen mit venentonisierenden oder antiödematösen Eigenschaften: Mutterkornalkaloid (Dihydroergotamin), Roter Fingerhut *(Digitalis purpurea)*, Besenginster *(Sarothamnus scoparius)*, *Hamamelis virginiana* (☞ 6.57). Sie haben geringere Bedeutung und kommen meist nur in Kombinationspräparaten vor.

Äußere Anwendung

Die Wirksamkeit pflanzlicher Venenexterna ist bislang nur unzureichend durch Studien gesichert. Allerdings werden sie von den Patienten vielfach akzeptiert und selbst gekauft. Die Ausgangspflanzen entsprechen denen der Interna:

- **Rosskastanie** *(Aesculus hippocastanum* ☞ 6.38): Fertigarzneimittel, z.B. Venostasin® Gel, Venoplant Gel. Auf betroffene Areale 2 x tägl. applizieren.
- **Mäusedornwurzel** *(Rusci aculeati rhizoma* ☞ 6.25): Fertigarzneimittel, z.B. Venuroton Gel
- **Steinklee:** Fertigarzneimittel, z.B. *Meli Rephastasan fl.*
- **Arnika** *(Arnica montana* ☞ 6.3): Deutlich antiphlogistisch, schmerzlindernd. Als Tct. Arnicae 1:10 mit Wasser verdünnen für Auflagen. Fertigarzneimittel z.B. Arnika Kneipp Venensalbe, Kühlgel. **Cave:** Kontaktallergisierung.

7.13 ■ Hyperhidrosis

Krankhaft vermehrte Schweißbildung. Ursachen: z.T. psycho-vegetativ bedingt (axillär, palmar, plantar), subfebrile Temperaturen, physikalisch-chemische Faktoren (z.B. ungeeignete Kleidung, Bromintoxikation), Klimakterium, Menopause, neurologische Erkrankungen. Die vermehrte Schweißbildung führt z.T. zu nachfolgender Hautmazeration und Anfälligkeit für mykotische und bakterielle Infektionen. Therapie: Anpassung von Kleidung, Ernährung und Hygiene. Lokale Antihydrotika (Gerbstoffe, Metallsalze), Leitungswasseriontophorese, operative Reduktion der Schweißdrüsen, Botulinumtoxin.

Möglichkeiten der Phytotherapie

Bei ausgeprägter Hyperhidrosis sehr begrenzte Möglichkeiten; ggf. Versuche mit lokalen Adstringentien (☞ Tab. 7-13), systemisch mit Salbei-Zubereitungen.

Tab. 7.13: Potentielle Pflanzendrogen für die Behandlung von Hyperhidrosis.

Pflanze	Studienlage	Evidenz	Applikation	Anwendung	Fertig-Präp.
Eichenrinde *(Quercus cortex)*	Klin. Berichte	IV	t	(+)	-
Salbei *(Salvia officinalis)*	1 klin. Studie, klin. Berichte	III	t,s	+	AM
Walnussblätter *(Juglans folium)*	Klin. Berichte	IV	t	0	-

Evidenz-Kriterien gemäß Cochrane Collaboration; t = topisch; s = systemisch; * Dosierung muss angepasst werden; + = häufig, 0 = selten. AM = Fertigarzneimittel verfügbar; OTC = OTC-Präparat verfügbar.

Spezielle Hinweise

Äußere Anwendung

Therapie meist mit Adstringentien. Diese mehrfach tägl. als Auflagen oder Teilbäder.

- **Eichenrinde** *(Quercus cortex* ☞ 6.11): 3–4 EL Rinde in 1 l Wasser 15 Min. kochen, abseihen.
  Anwendung: Fertigarzneimittel z.B. Tannolact Pulver, Tannosynt flüssig.
- **Salbei** *(Salvia officinalis* ☞ 6.39): Der Extrakt aus Salbeiblättern, v.a. Frischpflanzenauszüge, hemmt bei oraler Anwendung gemäß Positiv-Monographie der Kommission E die Schweißsekretion.

Anwendung: 3 EL Salbeiblätter mit 1 l kochendem Wasser aufbrühen, 15 Min. ziehen lassen, abseihen.

- **Walnuss** *(Juglans regia* ☞ 6.55): Die enthaltenden Gerbstoffe (ca. 10%) sind für die adstringierende Wirkung verantwortlich.
  Anwendung: 4 TL der Droge mit 1 Tasse kaltem Wasser ansetzen, aufkochen und abseihen. Anwendung als Umschlag oder Badezusatz mehrmals tägl. für 5–10 Min. **Cave:** Färbt die Kleidung bräunlich.

Innere Anwendung

- **Salbei** *(Salvia officinalis* ☞ 6.39): Gemäß Erfahrungsberichten auch bei innerlicher Applikation schweißhemmend.
- Aufguss: aus 1–2 g Droge zubereiten, erkalten lassen und mehrmals tägl. vor den Mahlzeiten 1 Tasse trinken.
- Einnahme von Salbeitinktur, Tagesdosis 2,5–7,5 g
  - Fertigarzneimittel, z.B: Salvysat® Bürger 3–4 x 1–2 Drg. o. 3 x 20–30 Tr.; Sweatosan® N 3 x 1–2 Drg.; Salus Salbei-Tropfen 2–3 x 10–15 Tr.

Anwendung nicht über längere Zeit empfohlen, da bei sehr langer Einnahmezeit Krampfanfälle auftreten können. Keine innerliche Anwendung von ätherischem Salbeiöl während der Schwangerschaft angeraten. Kinder sollten Salbei nicht einnehmen.

7.14 ■ Kosmetik

Der neueren Literatur zufolge werden mehr als 30 verschiedene Pflanzenextrakte zur Herstellung von Kosmetika verwendet. Kamille, Aloe vera und Arnika sind häufige Beispiele hierfür. Die Wirksamkeit der Pflanzenzusätze ist oft begrenzt, da sie nicht selten in zu geringen Konzentrationen oder nur als Geruchsstoffe angewendet werden.
Neben den erwünschten Wirkungen können bei der Anwendung dieser „natürlich" hergestellten Kosmetika auch unerwünschte Wirkungen auftreten, insbesondere Kontaktallergien. Meist handelt es sich bei den verwendeten Naturstoffen um Stoffgemische.

Beurteilungskriterien

Bei der Anwendung und Beurteilung dieser Naturkosmetik sollte das mögliche **allergisierende Risiko** einiger Pflanzeninhaltsstoffe berücksichtigt werden. Beispielsweise ist das Sesquiterpenlakton Helenalin in Arnica montana L. enthalten. Sesquiterpenlaktone sind die häufigsten Phytoallergene und können u.a. bei bekannten Korbblütler-Allergien Unverträglichkeitsreaktionen wie z.B. Kontaktallergien verursachen. Es besteht keine Antigen-Gemeinschaft mit den Pollen der betreffenden Pflanzen. Unverträglichkeiten von Naturkosmetika können auch durch Verunreinigungen oder Verfälschungen der verwendeten Naturstoffe ausgelöst werden. Kamillenextrakt wird beispielsweise gut vertragen, kann aber durch Beimischung der so genannten Hundskamille Allergien hervorrufen.

Zaubernuss (Hamamelis virginiana)

In medizinischen und kosmetischen Dermatika werden u.a. Hamamelisblätter und -rinde eingesetzt. Die Gerbstoffdroge Hamamelis virginiana (☞ 6.56) in kosmetischen Produkten auch unter dem Namen „witch hasel extract" oder „witch hasel destillate" aufgeführt, ist wegen der **adstringierenden** und **tonisierenden Wirkung** in Gesichtswässern, Augencremes, After-Shaves u.a. enthalten. Das Sensibilisierungspotenzial von Hamamelis wird als äußerst gering eingestuft.

Anwendungen

- **Hamamelis-Aufguss:** 1 EL klein geschnittene Hamamelisblätter mit 1 Tasse kochendem Wasser übergießen und 15 Min. ziehen lassen. Abseihen und erkalten lassen. Mit dem lauwaren Aufguss Umschläge oder Sitzbäder mehrmals tägl. durchführen.
- **Hamamelis-Salbe:** 5,0 Hamamelisextrakt, Salbengrundlage ad 100,0, s. 2–3 x tägl. auf gereizte Haut aufbringen

Fertigarzneimittel (Auswahl)

- **Hamamelis-Extrakt** (enthält Alkohol): 100 g enthalten 25 g Destillat aus der Zaubernuss (1:1,6), standardisiert auf 3 mg Hamamelisketone
- **Hametum Salbe:** 100 g enthalten 6,25 g Destillat aus frischen Blättern und Zweigen der Zaubernuss (1:1,6), standardisiert auf 0,75 mg Hamamelisketone

7.14.1 Couperosis faceii

Dauerhafte Wangenröte mit zahlreichen fadenförm. Teleangiektasien, entweder im Status seborrhoicus oder als erstes Stadium der Rosazea.

Spezielle Hinweise

Mäusedornwurzel (Rusci aculeati rhizoma)

Der aus getrockneten Wurzeln des stechenden Mäusedorn (*Rusci aculeati rhizoma* ☞ 6.25) gewonnene Ruscus-Extrakt wird in letzter Zeit zur **Beruhigung gereizter Haut** und von **Rötungen im Gesicht** eingesetzt. Gleichzeitig sollen Schwellungen und Juckreiz gelindert werden. Ruscus-Extrakt enthält Stereoidsaponine, aus denen durch Hydrolyse sogenannte Ruscogenine gewonnen werden. Diese Ruscogenine sollen bei systemischer Gabe eine venenkontrahierende und antiphlogistische Wirkung erzeugen. Eine perkutane Resorption wird beschrieben, ist aber bedeutend geringer als bei der systemischen Medikation. Eine Positivmonographie durch die Kommision E zur *„unterstützenden Therapie von Beschwerden bei chronisch venöser Insuffizienz wie Schmerzen und Schweregefühl in den Beinen, nächtliche Wadenkrämpfe, Juckreiz und Schwellungen..."* liegt vor.

Rezeptur
Ruscus-Wurzelextrakt DEV 15–20: 1 MEOH 60% als Kapsel; Tagesdosis 2 x 36,0–37,5 mg. Eine Rezeptur zur topischen Anwendung von Ruscus liegt nicht vor.

In der anthrophosophisch orientierten medizinischen Kosmetik werden gerne Kapuzinerkresse, Wundklee und Quitte eingesetzt.

Kapuzinerkresse

Diese wird wegen der **antimikrobiell wirksamen** Benzylsenföle bevorzugt bei entzündlich gereizten Hauterkrankungen verwendet. Die in Chile und Peru beheimatete Pflanze wird dort in Form von frischen Blättern als kühlende Wundauflage verwandt. Anwendungen als Gesichtstonikum, Dampfbad oder Gesichtsmasken bei Akne sind im Handel erhältlich.

Wundklee

Der Wundklee wurde, wie der Name schon verrät, in der traditionellen Volksmedizin ab dem 16. Jahrhundert in Mitteleuropa zur Wundbehandlung benutzt. Er enthält u.a. Saponine und Gerbstoffe. Pflanzliche Auszüge dieser Pflanze werden in einer Vielzahl von Gesichtspflege-Präparaten eingesetzt. Auch hier überwiegen Externa zur Behandlung der Akne- und Mischhaut.

Quitte

Quittensamen-Auszug soll eine **reizmildernd** und **entzündungshemmende Wirkung** besitzen und ist in Präparaten zur Behandlung der Akne- und Mischhaut sowie in Sonnenpflegeprodukten als Extrakt enthalten. Kommerziell erhältlich sind u.a. Gesichtsmasken, Sonnenschutz- und Pflegeprodukte sowie Körpermilch. Die wichtigsten Inhaltsstoffe der Quitte sind Schleimstoffe, Amygdalan, E-mulsin, Gerbstoffe, fettes Öl sowie Vitamin C.

7.14.2 Chloasmen

Erworbene Farbänderungen der Haut durch Pigmentverschiebung, d.h. als meist durch Melanin bedingte „Dyschromie" mit umschriebener Braunfärbung durch Hyperpigmentierung.

Möglichkeiten der Phytotherapie

Zur Behandlung von Hyperpigmentierungen werden seit langem Ascorbinsäure-reiche Pflanzen/-säfte wie Zitronen, Petersilie, Agaven oder Hagebutten verwandt. Die Wirkungen dieser für Wochen topisch anzuwendenden Säfte sind nur mäßig überzeugend. Die in Gurkenmilch enthaltenden Aldehyde sollen durch eine Hemmung der Pigmentsynthese eine hautaufhellende Wirkung bei topischer Anwendung erwirken. Den in einigen Gemüsesorten (z.B. Bärenkraut) enthaltenen Hydrochinonabkömmlingen wird ein ähnlicher Effekt nachgesagt. Bisher sind nach unserem Kenntnisstand keine klinischen Studien zu den oben aufgeführten Substanzen durchgeführt worden.

Spezielle Hinweise

Süßholzwurzel (Glycerrhiza glabra)

Zur Lokaltherapie von Cloasmen hat die kosmetische Industrie nach Verbot des Hydrochinons in Externa Glabridin „entdeckt". Glabridin ist der Hauptbestandteil der Süßholzwurzel (*Glycerrhiza glabra* ☞ 6.46) die als Lakritze besser bekannt ist. Glabridin soll, hochprozentig in Cremegrundlage eingearbeitet, über die Hemmung von Thyrosinase epidermale Hyperpigmentierungen aufhellen. Ein Süßholzwurzelextrakt von 20% hat eine ca. 16fach stärkere bleichende Wirkung als Hydrochinon-Base. Hyperpigmentierungen sollen nach einer Anwendungszeit von max. 10 Wochen 2–3 x tägl., abhängig von der Bestandsdauer der Hautveränderungen, bis 100% aufgehellt werden.
Anwendung: als Fertigarzneimittel z.B. TRIO D Creme 30 ml, ohne Hydrochinon (Glabridin 40%, enthält Alphahydroxysäuren und Vitamin C), Dermatica Exclusiv Vertrieb, Köln.

7.14.3 Narbenbehandlung

Narben bilden den Endzustand der Wundheilung, d.h. das unter Ersatz des Granulationsgewebes entstandene Gebilde aus kollagenem, im Verlauf der Heilung schrumpfendem Bindegewebe.

Narben beeinträchtigen häufig nicht nur die Lebensqualität des Betroffenen, sondern können durch Juckreiz oder leichte Schmerzhaftigkeit stören.

Möglichkeiten der Phytotherapie

Zur Behandlung von hypertrophen Narben als Alternative zu den häufig angewandten Kortikosteroiden wird seit einiger Zeit Zwiebelextrakt eingesetzt. Juckreiz bei Narben kann versuchsweise mit Capsaicin behandelt werden (☞ 7.3 Pruritis).

Spezielle Hinweise

Zwiebel (Allium cepa)

Der flavonoidhaltige Zwiebelextrakt (*Allium cepa* ☞ 6.58) hat eine wissenschaftlich belegte **antiproliferative** und **antiinflammatorische Wirkung.** Er hemmt die Histaminfreisetzung, die Fibroblastenproliferation und senkt die Ausschüttung von Prostaglandinen und Leukotrienen. Zusätzlich soll die Perfusion im Narbenbereich verbessert werden. Leyden et al. behandelten 39 Patienten mit frischen Narben mit Zwiebelextrakt. Innerhalb von maximal 6 Monaten soll es zu einer signifikanten Reduktion der Länge und Breite der hypertrophen Narben gekommen sein. Bei älteren Narben soll Zwiebelextrakt wirkungslos sein. Andere Untersuchungen bestätigen diese Beobachtungen.

Worret hat nach dreiwöchiger Therapie bei neu gebildeten Striae distensae mit Zwiebelextrakt-haltiger Salbe ein rascheres Verblassen der betroffenen Hautareale beobachten können.

Anwendung: Contratubex Salbe 2–3 x tägl. dünn auftragen und für 5-10 Min. massierend einwirken lassen.

Wassernabel (Centella asiatica)

Der asiatische Wassernabel, Centella asiatica, soll neben der bekannten antiphlogistischen und antibakteriellen Wirkung auch eine inhibitorische Wirkung auf hypertrophe Narben und Keloide haben. Bisher gibt es keine klinischen Studien zu den bislang nur in-vitro durchgeführten Untersuchungen. In Österreich und der Schweiz ist das Fertigarzneimittel Madecasol® im Handel.

7.15 ■ Literatur

[1] Aertgeerts P, Albring M, Klaschka F, Nasemann T, Patzelt-Wenczler R, Rauhut K, Weigl B: Vergleichende Prüfung von Kamillosan-Creme gegenüber steroidalen (0,25 % Hydrocortison, 0,75 % Bluocortinbutylester) und nichtsteroidalen (5 % Bufexamac) Externa in der Erhaltungstherapie von Ekzemerkrankungen. Z Hautkr (1985) 60: 270–277

[2] Albring M, Albrecht H, Alcorn G, Lücker PW: The measuring of the antiinflammatory effect of a compound of the skin of volunteers. Meth Find Exp Clin Pharmacol (1983) 5: 75–77

[3] Armstrong NC, Ernst E: The treatment of eczema with Chinese herbs: a systematic review of randomized clinical trials. Br J Clin Pharmacol. 1999 Aug;48 (2): 262–4

[4] Asha W, Pushpangadan P: Antipyretic activity of Cardiospermum halicacabum. Journal of Experimental Biology. 1999, April 37 (4): 411-414

[5] Atherton DJ, Sheehan MP, Rustin MH, Whittle B, Guy G: Treatment of atopic eczema with traditional Chinese medicinal plants. Pediatr Dermatol. 1992 Dec;9 (4): 373–5

[6] Augustin M, Andrees U, Grimme H, Schöpf E, Simon J: Effects of Mahonia aquifolium Ointment on the Expression of Adhesion, Proliferation, and Activation Markers in the Skin of Patients with Psoriasis. Research Compl Med 6 (Suppl 2), 19–21, 1999

[7] Augustin M, Andrees U, Simon J, Graf E, Schumacher M, Schöpf E: Klinische und immundermatologische Studie zur Wirksamkeit der externen Psoriasis-Therapie mit Mahonia aquifolium im Vergleich zur herkömmlichen Therapie mit Dithranol. Forsch Kompl Med 1997 (1): 62–63

[8] Augustin M, Durani H, Schoenfeld B: Verträglichkeitsprüfung von Zubereitungen aus Oleum koriandrii an gesunder Haut. Interner Bericht, Freiburg, 2002
[9] Augustin M, Heger M: Mahonia aquifolium. Der Kassenarzt 2003 (4): 39–40,
[10] Augustin M., Schmiedel V.: Praxisleitfaden Naturheilkunde, 4. Aufl., Urban & Fischer, München 2003
[11] Augustin M: Klinische Anwendungserfahrungen mit einer Hamamelis-Präparation (Deskin) bei atopischer Dermatitis. Therapiewoche 2002 18 (1): 3–4
[12] Banerjee P, Xu XJ, Poulter LW, Rustin MH: Changes in CD23 expression of blood and skin in atopic eczema after Chinese herbal therapy. Clin Exp Allergy. 1998 Mar;28 (3): 306–14
[13] Bernstein JE, Korman NJ, Bickers DR, Dahl MV, Millikan LE: Topical capsaicin treatment of chronic postherpetic neuralgia. J Am Acad Dermatol. 1989 Aug; 21 (2 Pt 1): 265–70
[14] Bernstein JE, Parish LC, Rapaport M, Rosenbaum MM, Roenigk HH Jr: Effect of topically applied capsaicin on moderate and severe psoriasis vulgaris. The Journal of the American Academy of Dermatology 1986 15 (3): 504–507
[15] Berth-Jones J, Graham-Brown RA: Placebo-controlled trial of essential fatty acid supplementation in atopic dermatitis. Lancet. 1993 Jun 19; 341: 1557–60
[16] Blaschek W, Hänsel R, Keller K, Reichling J, Rimpler H, Schneider G: Hagers Handbuch der Pharmazeutischen Industrie, Folgeband 3, 1998: 226–230
[17] Braun-Falco O, Gloor M, Korting HC (Hrsg.): Nutzen und Risiko von Kosmetika Springer, Berlin, 2000: 164–168
[18] Breneman DL, Cardone JS, Blumsack RF, Lather RM, Searle EA, Pollack VE: Topical capsaicin for treatment of hemodialysis-related pruritus. J Am Acad Dermatol. 1992 Jan; 26 (1): 91–4
[18] Brüggemann B, Rudolph R: Lokale Therapie der atopischen Dermatitis: Cardiospermum halicacabum und Bufexamac im Vergleich. HAUT 1995 Oct; 6 (6)
[20] Cho YL, Liu HN, Huang TP, Tarng DC: Uremic pruritus: roles of parathyroid hormone and substance P. J Am Acad Dermatol. 1997 Apr; 36 (4): 538–43
[21] Davis RH et al: Anti-inflammatory and wound healing of growth substance in Aloe vera. J Am Pediatr Med Assoc. 1994; 84: 77–81
[22] Davis RH, Leitner MG, Russo JM, Byrne ME: Wound healing. Oral and topical activity of Aloe vera. J Am Pediatr Med Assoc. 1989; 79 (11): 559–62

[23] Diehm C, Trampisch HJ, Lange S and Schmidt C: Comparison of leg compression stocking and oral dried horse chestnut seed extract therapy in patients with chronic venous insufficiency. Lancet 1996: (347), 292–294
[24] Donofrio P et al (The Capsaicin Study Group): Treatment of painful diabetic neuropathy with topical Capsaicin. In: Arch. Intern med. 1991(151): 2225–2229
[25] Drake HF, Harris AJ, Gamester R, Justins D: Randomized double-blind study of topical capsaicin for treatment of post-herpetic neuralgia. Pain 5 (suppl.) 1990: 58
[26] Ellis CN, Berberian B, Sulica VI, Dodd WA, Jarratt MT, Katz HI, Praever S, Krueger G, Rex IH, Wolf IE: A double-blind evaluation of topical capsaicin in treatment of psoriasis. The Journal of the American Academy of Dermatology 1993, 2 (3): 438–442
[27] Ferguson JE, Chalmers RJ, Rowlands DJ: Reversible dilated cardiomyopathy following treatment of atopic eczema with Chinese herbal medicine. Br J Dermatol. 1997 Apr; 136 (4): 592–3
[28] Fessler, B: Natur gesund. Das große Lexikon der Naturheilmittel. Cormoran Verlag, München, 2000
[29] Fintelmann V, Menßen HG, Siegers CP: Phytotherapie Manual. 2. Aufl. Hippokrates, Stuttgart 1993
[30] Gehring W, Bopp R, Rippke F, Gloor M: Effect of topically applied evening primrose oil on epidermal barrier function in atopic dermatitis as a function of vehicle. Arzneimittelforschung. 1999 Jul; 49 (7): 635–42
[31] Gieler U, von der Weth A, Heger M: Mahonia aquifolium – a new type of topical treatment for psoriasis Journal of Dermatological Treatment 1995 (6): 31–34
[32] Gloor M, Reichling J, Wasik B, Holzgang HE: Antiseptic effect of a topical dermatological formulation that contains Hamamelis distillate and urea. Forsch Komplementarmed Klass Naturheilkd. 2002 Jun; 9 (3): 153–9
[33] Glowania HJ, Raulin C, Swoboda M: Wirkung der Kamille in der Wundheilung – eine klinische Doppelblindstudie. Z Hautkr 1987 (62): 1262–1271
[34] Grimme H, Augustin M: Phytotherapie bei chronischen Dermatosen oder Wunden: Was ist gesichert? Forsch Komplementärmed 1999 (6): 5–8
[35] Hänsel R, Keller K, Rimpler H, Schneider G: Hagers Handbuch der pharmazeutischen Praxis. Band 6 (Drogen A–D), 5. Aufl. Springer, Berlin 1992: 311–36
[36] Hänsel, R. Mahonia aquifolium – ein pflanzliches Antipsoriatikum. Deutsche Apotheker Zeitung (1992) 132, Nr. 40: 2095–2097

[37] Harper JI, Yang SL, Evans AT, Evans FJ, Phillipson JD: Chinese herbs for eczema. Lancet. 1990 Mar 31; 335 (8692): 795
[38] Hausen BM, Vieluf IK: Allergiepflanzen, Pflanzenallergene, 2. Aufl. ecomed, Landsberg, 1997: 183–187
[39] Hautkappe M, Roizen MF, Toledano A, Roth S, Jeffries JA, Ostermeier AM: Review of the effectiveness of capsaicin for painful cutaneous disorders and neural dysfunction. Clin J Pain. 1998 Jun; 14 (2): 97–106.
[40] Hederos CA, Berg A: Epogam evening primrose oil treatment in atopic dermatitis and asthma. Arch Dis Child. 1996 Dec; 75 (6): 494–7
[41] Heepen, HG: Warzen und Hühneraugen. In: Natur & Heilen-Ratgeber 1989 (8): 318
[42] Heggie S, Bryant GP, Tripcony L, Keller J, Rose P, Glendenning M, Heath J: A Phase III study on the efficacy of topical aloe vera gel on irradiated breast tissue. Cancer Nurs. 2002 Dec; 25 (6): 442–51
[43] Henz BM, Jablonska S, van de Kerkhof PC, Stingl G, Blaszczyk M, Vandervalk PG, Veenhuizen R, Muggli R, Raederstorff D: Double-blind, multicentre analysis of the efficacy of borage oil in patients with atopic eczema. Br J Dermatol. 1999 Apr; 140 (4): 685–8
[44] Herrera-Arellano A, Rodriguez-Soberanes A, de los Angeles Martinez-Rivera M, Martinez-Cruz E, Zamilpa A, Alvarez L, Tortoriello J: Effectiveness and tolerability of a standardized phytodrug derived from Solanum chrysotrichum on Tinea pedis: a controlled and randomized clinical trial. Planta Med. 2003 May; 69(5): 390–5
[45] Hirabayashi K. et al: Antiviral activities of glycyrrhizin and its modified compounds against human immunodifiency virus type 1 (HIV-1) and herpes simplex virus type 1 (HSV-1) in vitro. In: Chem Pharm Bull (Tokyo) 1991, 39(1): 112–115
[46] Horiguchi M, Takigawa M, Imamura S: Treatment of generalized pustular psoriasis with methotrexate and colchicine. Arch Dermatol. 1981 Dec; 117 (12): 760
[47] http://www.dr-hauschka.de
[48] http://www.wala.de
[49] Hughes-Formella BJ, Bohnsack K, Rippke F, Benner G, Rudolph M, Tausch I, Gassmueller J: Anti-inflammatory effect of hamamelis lotion in a UVB erythema test. Dermatology. 1998; 196 (3): 316–22
[50] Hughes-Formella BJ, Filbry A, Gassmueller J, Rippke F: Anti-inflammatory efficacy of topical preparations with 10% hamamelis distillate in a UV erythema test. Skin Pharmacol Appl Skin Physiol. 2002 Mar-Apr; 15 (2): 125–32
[51] Indian Journal of Experimental Biology. April 37 (4): 411–414
[52] Kaidbey KH, Petrozzi JW, Kligman AM: Topical colchicine therapy for recalcitrant psoriasis. Arch Dermatol. 1975 Jan; 111(1): 33–6
[53] Kane JA, Kane SP, Jain S: Hepatitis induced by traditional Chinese herbs; possible toxic components. Gut. 1995 Jan;36 (1): 146–7
[54] Kawada A, Tezuka T, Nakamizo Y, Kimura H, Nakagawa H, Ohkido M, Ozawa A, Ohkawara A, Kobayashi H, Harada S, Igarashi A: Japanese Society for Psoriasis Research. A survey of psoriasis patients in Japan from 1982 to 2001. J Dermatol Sci. 2003 Feb; 31 (1): 59–64.
[55] Kimmatkar N, Thawani V, Hingorani L, Khiyani R: Efficacy and tolerability of Boswellia serrata extract in treatment of osteoarthritis of knee—a randomized double blind placebo controlled trial. Phytomedicine. 2003 Jan; 10 (1): 3–7
[56] Kirby B, Rogers S: Treatment of PUVA itch with capsaicin. Br J Dermatol. 1997 Jul; 137 (1): 152
[57] Koch-Heitzmann I., Schultze W: 2000 Jahre Melissa officinalis: Von der Bienenpflanze bis zum Virustatikum. In: Z f Phytother 1988, 14 (3), 155–166
[58] Kurkcuoglu N, Alaybeyi F: Topical capsaicin for psoriasis. Br J Dermatol 1990 (123): 549–50
[59] Latchman Y, Whittle B, Rustin M, Atherton DJ, Brostoff J: The efficacy of traditional Chinese herbal therapy in atopic eczema. Int Arch Allergy Immunol. 1994 Jul; 104 (3): 222–6
[60] Leibsohn E: Treatment of notalgia paresthetica with capsaicin. Cutis. 1992 May; 49 (5): 335–6
[61] LeVasseur SA, Gibson SJ, Helme RD: The measurement of capsaicin-sensitive sensory nerve fiber function in elderly patients with pain. In: Pain 1990 (41): 19–25
[62] Lin X, Tu C, Yang C. [Study on treatment of eczema by Chinese herbal medicine with anti-type IV allergic activity] Zhongguo Zhong Xi Yi Jie He Za Zhi. 2000 Apr; 20 (4): 258–60
[63] Lomagno P, Lomagno RC: Activity of Hypericum perforatum oil in the treatment of the bedores in old people. Fitoterapia. 1979; 50: 201–5
[64] Lotti T, Teofoli P, Tsampau D: Treatment of aquagenic pruritus with topical capsaicin cream. J Am Acad Dermatol. 1994 Feb; 30 (2 Pt 1): 232–5
[65] Louis M, Kowalski SD: Use of aromatherapy with hospice patients to decrease pain, anxiety, and depression and to promote an increased sense of well-being. Am J Hosp Palliat Care. 2002; 19 (6): 381–6
[66] Loveman AB: Leaf of aloe vera in treatment of roentgen ray ulcers. Archives of dermatology and syphilogy. 1937 (36): 838–43

[67] Maiche AG, Gröhn P, Mäki-Hokkonen H: Effect of chamomile cream and almond ointment of acute radiation skin reaction. Acta Oncol 1991 (30): 395–396
[68] McKendry RJ, Kraag G, Seigel S, al-Awadhi A: Therapeutic value of colchicine in the treatment of patients with psoriatic arthritis. Ann Rheum Dis. 1993 Nov; 52 (11): 826–8
[69] Medizin Forum aktuell, Beilage der Zeitschrift „hautnah dermatologie". 2000; 16 (4),1–4
[70] Monographie der Kommission E, BAnz. Nr. 127, 1991
[71] Morris N: The effects of lavender baths on psychological well-being: two exploratory randomised control trials. Complement Ther Med. 2002; 10(4): 223–8
[72] Moss M, Cook J, Wesnes K, Duckett P: Aromas of rosemary and lavender essential oils differentially affect cognition and mood in healthy adults. Int J Neurosci. 2003; 113 (1): 15–38
[73] Munn SE, Burrows NP, Abadia-Molina F, Springall DR, Polak JM, Russell Jones R: The effect of topical capsaicin on substance P immunoreactivity: a clinical trial and immunohistochemical analysis. Acta Derm Venereol. 1997 Mar; 77 (2): 158–9
[74] Neumann-Mangoldt P: Experiences in the use of Essaven capsules in the treatment of venous leg diseases. Results of a double-blind study Fortschr Med. 1979 Dec 1;97 (45): 2117–9
[75] News & views, In: Der Hautarzt 2000; 51 (12)
[76] Nissen HP, Blitz H, Kreysel HW: Profilometrie, eine Methode zur Beurteilung der therapeutischen Wirksamkeit von Kamillosan-Salbe. Z Hautkr (1988) 63: 184–190
[77] Noé S: Ruscus - der Mäusedorn. In: Deutsche Apotheker Zeitung 2000; 140 (6), 103–107
[78] Norton SA: Useful plants of dermatology. V. Capsicum and capsaicin. J Am Acad Dermatol. 1998 Oct; 39 (4 Pt 1): 626–8
[79] Olsen DL, Raub W Jr, Bradley C, Johnson M, Macias JL, Love V, Markoe A: The effect of aloe vera gel/mild soap versus mild soap alone in preventing skin reactions in patients undergoing radiation therapy. Oncol Nurs Forum. 2001 Apr; 28 (3): 543–7
[80] Orfanos CO, Garbe C: Therapie der Hautkrankheiten, S. 792, Springer, Berlin, 1995
[81] Patri G, Silano G: Plant preparations used as ingredients of cosmetic products. Council of Europe. 1989 Strassbourg: 160–163
[82] Peikert A, Hentrich M, Ochs G: Topical 0.025% capsaicin in chronic post-herpetic neuralgia: efficacy, predictors of response and long-term course. J Neurol. 1991 Dec; 238 (8): 452–6
[83] Reimann S, Luger T, Metze D: Topical administration of capsaicin in dermatology for treatment of itching and pain. Hautarzt. 2000 Mar; 51 (3): 164–72

[84] Reuter, HD: Phytotherapie. Münchn. med. Wschr. 1991 (133) Nr. 27
[85] Ritzmann G.: Naturkosmetik und ihre Inhaltsstoffe. In: Pharm Ztg (Suppl Dermopharmazie) 1995 (140): 4–11
[86] Sadique J, Chandra T et al. (1987). Biochemical modes of action of Cassia occidentalis and Cardiospermum halicacabum in inflammation. Journal Of Ethnopharmacology 19 (2): 201–212
[87] Saeedi M, Morteza-Semnani K, Ghoreishi MR: The treatment of atopic dermatitis with licorice gel. J Dermatolog Treat. 2003 Sep; 14 (3): 153–7
[88] Saller R, Hellenbrecht D: Phytotherapie – klinische, pharmakologische und pharmazeutische Grundlagen Haug, Heidelberg 1995
[89] Sampson JH, Raman A, Karlsen G, Navsaria H, Leigh IM: In vitro keratinocyte antiproliferant effect of Centella asiatica extract and triterpenoid saponins. Phytomedicine. 2001 May;8 (3): 230–5
[90] Schempp CM, Hezel S, Simon JC: Behandlung der subakuten Atopischen Dermatitis mit Johanniskraut-Creme. Eine randomisierte, plazebokontrollierte Doppelblindstudie im Halbseitendesign Hautarzt, 2003; 54 (3): 248–253
[91] Schempp CM, Windeck T, Hezel S, Simon JC: Topical treatment of atopic dermatitis with St. John's wort cream—a randomized, placebo controlled, double blind half-side comparison. Phytomedicine. 2003; 10 Suppl 4: 31–7
[92] Schilcher H: Die Kamille. Handbuch für Ärzte, Apotheker und andere Naturwissenschaftler
[93] Schönfeld B: Untersuchungen zur Verträglichkeit und Wirksamkeit ausgewählter Pflanzenwirkstoffe im UV/Erythem/Test an gesunder Haut. Medizinische Dissertation, Freiburg 2003
[94] Seideman P, Fjellner B, Johannesson A: Psoriatic arthritis treated with oral colchicine. J Rheumatol. 1987 Aug; 14 (4): 777–9
[95] Sheehan MP, Atherton DJ: One-year follow up of children treated with Chinese medicinal herbs for atopic eczema. Br J Dermatol. 1994 Apr;130 (4): 488–93
[96] Sheehan MP, Stevens H, Ostlere LS, Atherton DJ, Brostoff J, Rustin MH: Follow-up of adult patients with atopic eczema treated with Chinese herbal therapy for 1 year. Clin Exp Dermatol. 1995 Mar; 20 (2): 136–40
[97] Shelton RM: Aloe vera– its chemical and therapeutic properties. Int J Dermatol. 1991; 30: 679–83
[98] Shuster S: Capsaicin and the cause of causalgia. In: Lancet 345,160–161, 1994

[99] Ständer S, Luger T, Metze D: Effective treatment of prurigo nodularis with topical capsaicin J Am Acad Dermatol, 2001 (44): 471–478
[100] Sterry W: Colchicin in der Dermatotherapie. [Colchicine in dermatotherapy] Hautarzt. 1984 Feb; 35 (2): 65–7
[101] Strickland FM, Pelley RP, Kripke ML: Prevention of ultraviolet radiation-induced suppression of contact and delayed hypersensitivity by Aloe barbadensis gel extract. J Invest Dermatol. 1994 Feb; 102 (2): 197–204
[102] Syed TA, Ahmad SA, Holt AH, Ahmad SA, Ahmad SH, Afzal M: Management of psoriasis with Aloe vera extract in a hydrophilic cream: a placebo-controlled, double-blind study. Trop Med Int Health. 1996 Aug; 1 (4): 505–9
[103] Szeimies RM, Stolz W, Wlotzke U, Korting HC, Landthaler M: Successful treatment of hydroxyethyl starch-induced pruritus with topical capsaicin. Br J Dermatol. 1994 Sep; 131(3): 380–2
[104] Takigawa M, Miyachi Y, Uehara M, Tagami H: Treatment of pustulosis palmaris et plantaris with oral doses of colchicine. Arch Dermatol. 1982 Jul; 118 (7): 458–60
[105] Tarng DC, Cho YL, Liu HN, Huang TP: Hemodialysis-related pruritus: a double-blind, placebo-controlled, crossover study of capsaicin 0.025% cream. Nephron. 1996; 72(4): 617–22
[106] Thestrup-Pedersen K, Reymann F: Treatment of pustulosis palmaris et plantaris with colchicine. A double-blind cross-over trial. Acta Derm Venereol. 1984; 64 (1): 76–8
[107] Tse TW: Use of common Chinese herbs in the treatment of psoriasis. Clin Exp Dermatol. 2003 Sep; 28(5): 469–75.
[108] Tupker RA, Coenraads PJ, van der Meer JB: Treatment of prurigo nodularis, chronic prurigo and neurodermatitis circumscripta with topical capsaicin. Acta Derm Venereol. 1992 Nov; 72 (6): 463
[109] Van Scott EJ, Reinertson RP: Morphologic and physiologic effects of chemotherapeutic. Agents in psoriasis. J Invest Dermatol (1959) 33: 357–69
[110] Vynograd N et al: Comparative multicenter Study of the efficacy of Propolis, Aciclovir and Placebo in treatment of genital herpes (HSV). In: Phytomed 2000 (7): 1–6
[111] Wagner H, Wiesenaue, M (1995): Phytotherapie – Phytopharmaka und pflanzliche Homöopathika, Stuttgart, G. Fischer
[112] Wahba A, Cohen H: Therapeutic trials with oral colchicine in psoriasis. Acta Derm Venereol. 1980; 60 (6): 515–20
[113] Wallengren J, Klinker M: Successful treatment of notalgia paresthetica with topical capsaicin: vehicle-controlled, double-blind, crossover study. J Am Acad Dermatol. 1995 Feb; 32 (2 Pt 1): 287–9
[114] Wallengren J: Treatment of notalgia paresthetica with topical capsaicin. J Am Acad Dermatol. 1991 Feb; 24 (2 Pt 1): 286–8
[115] Warshaw EM, Zug KA: Sesquiterpene lactone allergy. In: Am J Contact Dermatitis 1996 (7): 1–23
[116] Weisenhorn AL, Drake B, Prater CB, Gould SA, Hansma PK, Ohnesorge F, Egger M, Heyn SP, Gaub HE: Immobilized proteins in buffer imaged at molecular resolution by atomic force microscopy. Biophys J. 1990 Nov; 58 (5): 1251–8
[117] Weiss RF, Fintelmann V: Lehrbuch der Phytotherapie. 9. Aufl. Hippokrates, Stuttgart 1999
[118] Wenigmann M: Phytotherapie – Arzneipflanzen, Wirkstoffe, Anwendung. Urban & Fischer, München 1999
[119] Westerman RA, Roberts RG, Kotzmann RR, Westerman DA, Delaney C, Widdop RE, Carter BE: Effects of topical capsaicin on normal skin and affected dermatomes in herpes zoster. Clin Exp Neurol. 1988; 25: 71–84
[120] Wiesenauer, M: Wirksamkeit und Verträglichkeit von Mahonia aquifolium bei Psoriasis vulgaris. extracta dermatologica. (1992); 16, Nr. 12: 23–31
[121] Wiesenauer, M., Lüdtke, R: Mahonia aquifolium in patients with Psoriasis vulgaris – an intraindividual study Int. J. Phytomed. 1996 (3): 231–235
[122] Wilhelm K, Feldmeier C: Thermometric investigations about the efficacy of beta-escin to reduce postoperative edema. Med Klin. 1977 Jan 28; 72 (4): 128–34. Wissenschaftliche Verlagsgesellschaft, Stuttgart 1987
[123] Williams MS, Burk M, Loprinzi CL, Hill M, Schomberg PJ, Nearhood K, O'Fallon JR, Laurie JA, Shanahan TG, Moore RL, Urias RE, Kuske RR, Engel RE, Eggleston WD: Phase III double-blind evaluation of an aloe vera gel as a prophylactic agent for radiation-induced skin toxicity. Int J Radiat Oncol Biol Phys. 1996 Sep 1; 36 (2): 345–9
[124] Willuhn G: In: Teedrogen und Phytopharmaka, 3. Aufl., S. 514–516, Wissenschaftliche Verlagsgesellschaft, Stuttgart 1997
[125] Wissenschaftlicher Informationsdienst „Lutsine Apaisante Produkte" der Hermal Kurt Herrmann GmbH & Co, Scholtzstraße 3, D-21465 Reinbek

[126] Wist E, Risberg T: Topical Capsaicin in treatment of hyperalgesia, allodynia and dysesthetic pain caused by malignant tumor infiltration of the skin. In: Acta Oncologic. 1993 (33) 3: 343–347
[127] Wölbing RH: Melissenextrakt zur Behandlung von Herpes simplex und Zoster. In: Abstraktband des 5. Phytotherapiekongresses der Ges. f. Phytotherapie, 1993
[128] Yang Z, Ouyang H, Luo WH: Clinical study on effect of zhuhuang granule no. 2 in treating psoriasis with liver-qi stagnancy. Zhongguo Zhong Xi Yi Jie He Za Zhi. 2001 Apr; 21 (4): 269–71
[129] Yokota T, Nishio H, Kubota Y, Mizoguchi M: The inhibitory effect of glabridin from licorice extracts on melanogenesis and inflammation. In: Pigment. Cell. Res. 11 (6), 355–361, 1998

8 Durch Pflanzen ausgelöste toxische und allergische Hautreaktionen (Phytodermatitiden)

C. M. Schempp

8.1 ■ Stellenwert der durch Pflanzen induzierten Dermatitiden

Die im vorliegenden Buch besprochenen Heilpflanzen werden meist in der Form verschiedener pflanzlicher Gesamtextrakte eingesetzt. Heilpflanzenextrakte sind komplexe Stoffgemische, deren Zusammensetzung starken Schwankungen unterworfen ist. Die Zusammensetzung der Inhaltsstoffe wird in der Regel bestimmt durch chemische Rassen, Anbaumethoden, Erntezeit, Verarbeitung des Rohmaterials und Extraktionsverfahren [3, 11, 22, 23, 24]. So kann z.B. ein polarer Extrakt eine vollständig andere Zusammensetzung aufweisen, als ein apolarer Extrakt. Um eine gleich bleibende Qualität der verwendeten Pflanzenextrakte zu gewährleisten, um aber auch ungewollte Beimengungen toxischer oder allergieinduzierender Stoffe zu vermeiden, sollten nur standardisierte, geprüfte Pflanzenextrakte in Arzneibuchqualität in der dermatologischen Therapie verwendet werden. Eine solche Standardisierung bzw. die Verwendung allergenarmer Pflanzenextrakte erscheint umso wichtiger, als die Nachfrage nach „natürlichen Kosmetika" kontinuierlich zunimmt und auch große pharmazeutische Hersteller von Kosmetika vermehrt auf Pflanzenextrakte zurückgreifen.

In einer neuen Studie aus England kam es bei einem großen Teil von Patienten mit nachgewiesener Duftstoffallergie bei der epikutanen Testung von Duftstoff-freien Kosmetika, die ätherische Pflanzenöle enthielten, zu positiven Testreaktionen. Es scheint also eine Kreuzallergie zwischen Duftstoffen und ätherischen Ölen von Pflanzen zu bestehen. Diese lässt sich dadurch erklären, dass viele Duftstoffgemische neben synthetischen Bestandteilen auch Stoffe enthalten, die in Pflanzen vorkommen – insbesondere ätherische Öle (Terpene) [21]. Die oben erwähnte Studie berichtet, dass es bei 60% der Patienten mit einer Kosmetika-induzierten Kontaktdermatitis zu positiven Testreaktionen in der verwendeten Pflanzenreihe kam, wobei die häufigste positive Reaktion bei Teebaumöl beobachtet wurde [21]. In Kosmetika verwendete Pflanzen, durch die Kontaktallergien ausgelöst werden können, sind unter anderem *Teebaumöl, Arnika, Kamille, Scharfgabe, Extrakte von Zitrusfrüchten, Efeuextrakt, Aloe, Hamamelis, Lavendel, Rosmarin, Pfefferminzöl* und viele mehr [1, 7, 8, 21]. Allerdings weisen die verschiedenen Pflanzen jeweils ein unterschiedliches Sensibilisierungsrisiko auf. Insgesamt muss man bei Kontaktdermatitis auf Kosmetika auch mit Allergien gegen Pflanzeninhaltsstoffe rechnen.

Ziel kann es nicht sein, einer kritiklosen dermatologischen Verwendung von Pflanzenextrakten das Wort zu reden. Vielmehr soll versucht werden, eine vernünftige Nutzen-Risiko-Abwägung vorzunehmen. Deshalb sollten nur Pflanzenextrakte verwendet werden, die möglichst wirksam sind und gleichzeitig ein geringes Sensibilisierungsrisiko aufweisen.

8.2 ■ Formen der Pflanzendermatitis

Nicht nur die klassische Allergie vom verzögernden Typ kommt vor, sondern auch allergische Reaktionen vom Soforttyp (Kontakturtikaria), phototoxische, photoallergische und hautreizende (irritative) Reaktionen (☞ Tab. 8.2-1). Für Interessierte sei hier auf die umfangreiche, einschlägige Fachliteratur hingewiesen [7, 12, 13, 16].

Tab. 8.2-1: Formen der Phytodermatitis (Übersicht).

Form	Beispiele und Ursachen
Nicht immunologische bedingte Formen der Phytodermatitis	
Irritative Dermatitis	◆ Physikalisch-mechanisch bedingt (z. B. Opuntien-Glochidien) ◆ Chemisch-toxisch bedingt (z. B. Brennessel, Giftsumach)
Phototoxische Dermatitis	◆ Psoralene (z. B. Berloque-Dermatitis) ◆ Chinolinalkaloide (Rutaceae, z. B. Weinraute) ◆ Naphtodianthrone (Hypericin, Fagopyrin)
Immunologisch bedingte Formen der Phytodermatitis	
Allergie vom Soforttyp	z. B. Kontakturtikaria, Nahrungsmittelallergie
Allergisches Kontaktekzem	z. B. Kompositendermatitis
Photoallergische Dermatitis	Soforttyp oder verzögerter Typ, selten

8.2.1 Irritative Kontaktdermatitis

Viele Pflanzen bzw. deren Inhaltsstoffe weisen eine irritative, d.h. hautreizende Wirkung auf. Sie rufen auf der Haut Entzündungsreaktionen hervor (irritative Kontaktdermatitis), ohne dass ein immunologischer Mechanismus zu Grunde liegt.

Bekannt ist die **hautreizende Wirkung** der Brennessel (*Urtica dioica* L.), die Histamin, Acetylcholin und Serotonin enthält, was bei Kontakt zu einer nicht immunologischen urtikariellen Sofortreaktion führt. Die Familie der Wolfsmilchgewächse (Euphorbiaceae) enthält Milchsäfte mit Histamin-liberierender bzw. Acetylcholin-freisetzender Wirkung. Treten Inhaltsstoffe mit dem Saft aus, kommt es bei Kontakt mit der Haut zu Juckreiz, Rötung, Bläschen und Ödem [7, 13]. Weitere hautreizende Inhaltsstoffe von Pflanzen sind Oxalsäure und deren Salze, Lauchöle (Sulfide), Alkaloide, Glykoside (z. B. Podophyllotoxin), Scharfstoffe, Lectine, Phorbol-Ester und Capsaicin. Eine Übersicht findet sich bei Hausen [7]. Viele hautreizende Verbindungen von Pflanzen sind bis heute unbekannt.

Die hautreizende Wirkung von Pflanzen ist nicht immer auf primär irritative Inhaltsstoffe zurückzuführen. Auch stark wirksame Kontaktallergene können in höheren Konzentrationen eine Hautreizung hervorrufen, die als allergische Kontaktdermatitis fehlgedeutet werden kann. Beispiele hierfür sind das Primin aus der Becherprimel und sensibilisierende Verbindungen des Giftsumach [7]. In vielen Fällen ist die toxische Wirkung von Pflanzeninhaltsstoffen therapeutisch nutzbar (z. B. Podophyllotoxin, Capsaicin).

8.2.2 Phototoxische Kontaktdermatitis

Die phototoxische Dermatitis ist eine obligat auftretende, nicht immunologische Entzündungsreaktion der Haut. Sie entwickelt sich nach direktem Kontakt oder nach systemischer Zufuhr phototoxischer Substanzen und anschließender Bestrahlung mit langwelligem UV-Licht bzw. Sonnenlicht. Prädestinierende Faktoren sind heller Hauttyp, feuchte Haut (Schwitzen) und Sonneneinstrahlung.

Nach Kontakt mit den photosensibilisierenden Substanzen und Einwirkung von Licht kommt es nach einer akuten phototoxischen Reaktion (brennendes Erythem) mit einer Verzögerung von 48 bis 72 Stunden zu einer auf das belichtete Areal beschränkten Entzündung mit Juckreiz und Rötung. Je nach Dosis des Photosensibilisators bzw. des eingestrahlten Lichtes kann es auch zu Blasenbildung kommen. Die Photosensibilisierung kann über mehrere Tage bestehen, so dass es nach erneuter Sonnenexposition zu neuen phototoxischen Reaktionen kommen kann. Die Hautveränderungen heilen langsam ab und hinterlassen meistens lang anhaltende, postinflammatorische Hyperpigmentierungen [7, 9, 12, 13, 14].

Relevante pflanzliche Photosensibilisatoren

Psoralene

Die mit Abstand wichtigste Gruppe der pflanzlichen Photosensibilisatoren sind die so genannten Psoralene, Furocumarine mit unterschiedlicher Substitution. Sie sind hauptsächlich verbreitet in der Familie der Doldenblütler (Apiaceae) und in der Familie der Zitronengewächse (Rutaceae). Je nach Substitution weisen die Psoralene ein unterschiedliches phototoxisches Potenzial auf. So weist das 8-Methoxypsoralen die stärkste und Khellin die schwächste photosensibilisierende Potenz unter den Psoralenen auf. Hier sei stellvertretend auf Übersichten aus der Fachliteratur hingewiesen [2, 5, 9, 13, 14, 20].

Klinische Formen der durch Psoralene ausgelösten phototoxischen Dermatitis sind die Berloque-Dermatitis (Abrinnspuren, Hyperpigmentierung steht im Vordergrund), Wiesengräserdermatitis (streifenförmige Anordnung) und bullöse phototoxische Dermatitis. Phototoxische Dermatitiden können nicht nur durch direkten Kontakt mit den Pflanzen ausgelöst werden, sondern auch durch Produkte, die Extrakte entsprechender Pflanzen enthalten, z.B. Parfümöle (Bergamotte-Öl). Zu den häufigsten Auslösern einer durch Psoralene verursachten toxischen Dermatitis gehören Vertreter aus der Familie der Doldenblütler (Apiaceae), wie der Bärenklau, die Engelwurz, der Pastinak und die Knorpelmöhre (☞ Tab. 8.2-2). Psoralene sind aber auch in der Familie der Zitronengewächse (Rutaceae) weit verbreitet, weshalb auch diese als Auslöser einer phototoxischen Dermatitis in Frage kommen (Berloque-Dermatitis, ausgelöst durch Bergamotte-Öl) [7, 13]. Neben Zitrusarten im engeren Sinne können auch die häufig als Gewürz angebaute Weinraute (*Ruta graveolens* L.) und der Brennende Busch oder Diptam (*Dictamnus albus* L.) Auslöser einer phototoxischen Reaktion sein [16, 17, 18]. Die Rutaceae enthalten als Besonderheit neben den Psoralenen die ebenfalls phototoxisch wirkenden, stickstoffhaltigen Isochinolin-Alkaloide.

Naphtodianthrone

Eine weitere wichtige Gruppe photosensibilisierender Pflanzenwirkstoffe sind die so genannten Naphtodianthrone, zu denen die Hypericine des Johanniskrautes und die Fagopyrine des Buchweizens gehören [13, 16]. Die Früchte des Buchweizens sind frei von Fagopyrin, so dass wegen der ausschließlichen Verwendung der Buchweizenfrüchte die Gefahr einer Photosensibilisierung beim Buchweizen gering ist. Anders beim Johanniskraut (*Hypericum perforatum* L.), welches in allen Pflanzenteilen photosensibilisierende Hypericine enthält [16]. Auf die mögliche Photosensibilisierung durch Johanniskraut wird bei der Besprechung desselben näher eingegangen (☞ 6.17).

Tab. 8.2-2: Hitliste der phototoxischen Pflanzen (Auswahl).

Stoffklasse	Pflanzenfamilie	Artname
Psoralene	Apiaceae (Umbelliferae)	◆ *Ammi majus* L. (Knorpelmöhre) ◆ *Heracleum*-Arten (Bärenklau) ◆ *Angelica archangelica* L. (Engelwurz) ◆ *Peucedanum ostruthium* L. (Meisterwurz) ◆ *Pastinaca sativa* L. (Pastinak) ◆ *Apium graveolens* L. (Sellerie) * ◆ *Daucus carota* L. (Karotte)
	Rutaceae	◆ *Citrus bergamia* Risso & POIT (Bergamotte) ◆ *Citrus aurantium* L. (Pomeranze) ◆ *Citrus sinensis* (L.) Osb. (Apfelsine) ◆ *Citrus limon* (L.) Burm. Fil. (Zitrone) ◆ *Ruta graveolens* L. (Weinraute) ◆ *Dictamnus alba* L. (Diptam)
	Moraceae	*Ficus carica* L. (Feigenbaum)
Furochinoline	Rutaceae	◆ *Ruta graveolens* L. (Weinraute) ◆ *Dictamnus alba* L. (Diptam)
Naphtodianthrone	Hypericacae Polygonacae	*Hypericum perforatum* L. (Johanniskraut) *Fagopyrum esculentum* MOENCH (Buchweizen)

*nur mit dem Pilz *Sclerotina* infizierte Selleriepflanzen produzieren größere Mengen an Psoralenen.

8.2.3 Photoallergische und allergische Kontaktdermatitis

Photoallergische Kontaktdermatitis: Photoallergische Wirkungen pflanzlicher Substanzen, z.B. der Psoralene, sind sehr selten [7].

Allergische Kontaktdermatitis: Allergische Reaktionen beruhen auf immunologischen Mechanismen, d.h. auf Antigen-Antikörper bzw. bzw. Antigen-Rezeptor-Interaktionen. Allergische Reaktionen sind also spezifisch. Neben individuellen Faktoren (Disposition) haben Zeit, Menge und Art des einwirkenden Allergens einen großen Einfluss auf das Entstehen einer Allergie. Ein einmaliger Kontakt mit einem Allergen reicht in der Mehrzahl der Fälle nicht für die Erzeugung einer spezifischen Überempfindlichkeit aus. Erst die wiederholte Exposition mit dem verursachenden Agens führt zur Bildung spezifisch sensibilisierter Zellen.

Allergene mit einem hohen Sensibilisierungsvermögen rufen schon nach wenigen Expositionen bei der Mehrzahl der Exponierten eine Sensibilisierung hervor (Beispiel Primin aus der Becherprimel, Resorcinole aus dem Giftsumach) [7]. Mittelstarke oder schwache Allergene können hingegen über lange Zeiträume mit dem Organismus in Kontakt treten, ohne dass es zu einer Sensibilisierung kommt. Deshalb bestimmen Intensität und Dauer der Einwirkung eines Allergens entscheidend das Risiko für die Entwicklung einer Allergie. Dies spielt neben berufsbedingten Allergien auch eine besondere Rolle bei Verwendung von pflanzenhaltigen Kosmetika oder der Verordnung von dermatologischen Phytotherapeutika.

Verlaufsformen

Nach eingetretener Sensibilisierung kommt es bei wiederholtem Kontakt zu einer Verstärkung der allergischen Reaktion (Crescendo-Reaktion). Schließlich reichen bei starker Sensibilisierung bereits geringe Mengen des Allergens aus, um schwere allergische Reaktionen auszulösen. Bei der Allergie vom **verzögerten Typ** (allergisches Kontaktekzem) entstehen

durch den Kontakt mit dem Allergen spezifisch sensibilisierte T-Lymphozyten. Die Kontaktallergene sind meist niedermolekulare Verbindungen, die als Haptene erst mit körpereigenen Proteinen reagieren müssen, bevor sie mit den T-Lymphozyten in Kontakt treten können. Bevorzugtes Manifestationsorgan ist die Haut. Der Ort der Einwirkung und der Ort der allergischen Reaktion korrespondieren in der Regel miteinander, weshalb sich der Begriffe Kontaktallergie durchgesetzt hat. Normalerweise werden Fremdstoffe, die auf die Haut treffen, zum größten Teil (bis zu 90%) durch die intakte Hornschicht zurückgehalten, wodurch auch eine Sensibilisierung vermieden wird.
Eine andere Situation besteht jedoch bei **vorgeschädigter Haut,** z.B. bei ekzematös veränderter Haut. Hier können Allergene leichter eindringen und von den Antigen-präsentierenden Zellen der Epidermis, den Langerhans-Zellen aufgenommen werden. Nach Wanderung derselben in die regionären Lymphknoten erfolgt die Präsentierung des Antigens an spezifische T-Zellen (*Induktionsphase*), an deren Ende die Proliferation spezifischer T-Lymphozyten steht. Bei erneutem Auftreffen des Antigens auf die Haut kommt es zu einer Proliferation von Effektorzellen, deren Einwanderung in den Bereich des Allergenkontaktes und die Freisetzung zytotoxischer Zytokine und Mediatoren (*Effektorphase*) (siehe einschlägige Lehrbücher der Allergologie, sowie [7, 16].

Kreuzallergien

Sowohl bei Allergien vom Soforttyp als auch bei Allergien vom verzögernden Typ werden so genannte Kreuzreaktionen beobachtet. Diese beruhen auf so genannten Antigengemeinschaften. Bekannt ist z.B. die Kreuzallergie vom Soforttyp zwischen Birkenpollen und Kernobst. Auch bei Kontaktallergien kann es zu Kreuzallergien kommen, obwohl die Spezifität gegenüber einer Verbindung normal hoch ist. Kreuzallergien kommen in der Regel zwischen chemisch nah verwandten Verbindungen vor.
Von praktischer Bedeutung sind Kreuzallergien innerhalb der Gruppe der **Sesquiterpenlaktone**, da diese in einer großen, auch pharmazeutisch relevanten Pflanzenfamilie, der Familie der Kompositen bzw. Asteracae (Korbblütler) verbreitet sind [4, 5, 6, 11, 13, 15, 22]. Bei Sensibilisierung gegen Arnika kann es z.B. auch zu allergischen Reaktionen auf Gänseblümchen, Löwenzahn, Schafgarbe, Sonnenblume und Kamille kommen [7, 25]. Deshalb muss bei bekannter Allergie gegen Sesquiterpenlaktone der Kontakt mit der gesamten Familie der Kompositen (Asteraceae) gemieden werden. Dies kann dazu führen, dass der Umgang mit Kosmetika, Sportsalben, Kräutershampoos und Tees, die Extrakte von Kamillen, Scharfgaben, Ringelblumen, Arnika etc. enthalten, gemieden werden muss.

Besonderheiten bei vorgeschädigter Haut

Für den Bereich der dermatologischen Phytotherapie ist zu berücksichtigen, dass nur die intakte Haut in der Lage ist, das Eindringen von Fremdstoffen abzuhalten. Wenn die Haut entweder durch Veranlagung, z.B. bei Neurodermitis, durch floride Hautkrankheiten oder durch exogene Einflüsse geschädigt ist, können potentielle Allergene durch die defekte Hornschicht leichter eindringen. Eine vorgeschädigte Haut leistet somit einer Sensibilisierung einen wesentlichen Vorschub. Deshalb sollten Pflanzen bzw. Pflanzenextrakte mit bekannter starker sensibilisierender Potenz grundsätzlich nicht auf vorgeschädigter Haut oder atopischer Haut angewendet werden. Im vorliegenden Buch wird, so weit möglich, bei Besprechung der einzelnen Pflanzen ein Hinweis auf das Sensibilisierungsvermögen derselben gegeben (nach [7, 16]).

8.3 ■ Pflanzliche Kontaktallergene

Nach einer Aufstellung der allergieinduzierenden Pflanzen in Mitteleuropa von HAUSEN [7] stehen an der Spitze der sensibilisierenden Pflanzen Vertreter aus der Familie der Korbblütler (Asteraceae), gefolgt von Vertretern der Primelgewächse (Primulaceae), Liliengewächse (Liliaceae), Doldenblütler (Apiaceae), Amaryllidaceae, Orchidaceae und Gesneriaceae [7]. Die wichtigsten Gruppen pflanzlicher Kontaktallergene (☞ Tab. 8.3-1) medizinisch relevanter Pflanzen sind Sesquiterpenlaktone [7] und ätherische Öle (Terpene) [19].

Tab. 8.3-1: Hitliste der pflanzlichen Kontaktallergene (Auswahl).

Stoffklasse	Pflanzenfamilie	Artname
Sesquiterpenlaktone	Asteraceae (Compositae)	◆ *Tanacetum vulgare* L. (Rainfarn) ◆ *Pyrethrum cinerariifolium* TREV. (Pyrethrum) ◆ *Arnica montana* L. (Arnika) ◆ *Arnica chamissonis* LESS. (Arnika) ◆ *Anthemis cotula* L. (Hundskamille) ◆ *Anthemis nobilis* L. (Römische Kamille) ◆ *Achillea millefolium* L. (Schafgarbe) ** ◆ *Silybium marianum* L. (Mariendistel) ** ◆ *Tussilago farfara* L. (Huflattich) ** ◆ *Petasites albus* L. (Pestwurz) ** ◆ *Calendula officinalis* L. (Ringelblume) ** ◆ *Chamomilla recutita* (L.) RAUSCH. (Echte Kamille) * ◆ *Ambrosia artemisifolia* L. (Ragweed)* ** ◆ *Artemisia vulgaris* L. (Beifuß) *** ◆ *Inula helenium* L. (Alant)
	Lauraceae	Laurus nobilis L. (Lorbeer)
Ätherische Öle (Terpene)	Melaleucacae	*Melaleuca alternifolium* CHEEL. (Teebaum)
	Lamiaceae (Labiatae)	*Lavandula angustifolia* L. (Lavendel)**
	Myrtaceae	*Syzygium arom.* (L.) MER. & PER. (Gewürznelken)
	Fabaceae	*Myroxolon pereirae* KLOTZSCH. (Perubalsam)
	Salicaceae	*Populus*-Harze (Hauptbestandteil von Propolis)
Langkettige Phenole	Anacardiaceae	◆ *Toxicodendron*-Arten (Sumach) ◆ Mangifera indica L. (Mango) ◆ Anacardium occidentale L. (Cashew-Baum)
	Ginkgoaceae	Ginkgo biloba L
	Araceae	Philodendron-Arten
Polyacetylene	Hederaceae	Hedera helix L. (Efeu)
Disulfide	Liliaceae	◆ *Allium sativum* L. (Knoblauch) ◆ *Allium cepa* L. (Zwiebel)**

* es existieren allergenfreie Rassen,
** geringes Sensibilisierungspotenzial,
*** außer Kontaktallergie auch Allergie vom Soforttyp gegen Pollen.

8.4 ■ Literatur

[1] Cupp MJ: Herbal remedies: adverse effects and drug interactions. Am Fam Physician 1999 (59): 1239–1245

[2] Fahr E: Psoralene: photobiologische und dermatologische Wirkungen. Pharm Zeitung 1982 (127): 163–170

[3] Fintelmann V, Menßen HG, Siegers KP: Phytotherapie-Manual. Pharmazeutischer, pharmakologischer und therapeutischer Standard. Hippokrates, Stuttgart 1989

[4] Frohne D, Jensen U: Systematik des Pflanzenreiches unter besonderer Berücksichtigung chemischer Merkmale und pflanzlicher Drogen. Gustav Fischer, Stuttgart 1992

[5] Hausen BM, Herrmann HD, Willuhn G The sensitizing capacity of compositae plants. Contact dermatitis (1978) 4: 3–10

[6] Hausen BM: Arnikaallergie. Hautarzt 1980 (31): 10–17

[7] Hausen BM, Vieluf IK: Allergiepflanzen – Pflanzenallergene. Handbuch und Atlas der allergieinduzierenden Wild- und Kulturpflazen. Ecomed, Landsberg 1997

[8] Kono A, Saruta T, Okuma S, Nakamizo Y, Ichikawa T: Aloe dermatitis. Rinsho Derm (Tokyo) 1981 (23): 173–178

[9] Krutmann J, Hönigsmann H: Handbuch der dermatologischen Phototherapie und Photodiagnostik. Springer, Berlin 1997

[10] Loew D, Habs M, Klimm HD, Trunzler G: Phytopharmaka-Report. Rationale Therapie mit pflanzlichen Arzneimitteln. Steinkopff Darmstadt 1999

[11] Menz J, Winkelmann RK: Sensitivity to wild vegetation. Contact dermatitis (1987) 16: 169–173

[12] Mitchell J, Rook A: Botanical dermatology. Plants and plant products injurious to the skin. Greengrass, Vancouver 1979

[13] Ott A : Haut und Pflanzen. Allergien, phototoxische Reaktionen und andere Schadwirkungen. Gustav Fischer, Stuttgart 1991

[14] Pathak MA, Daniels F, Fitzpatrick TB: The presently known distribution of furocoumarins (psoralens) in plants. J Invest Dermatol 1962 (39): 225–239

[15] Paulsen E: Compositae dermatitis: a survey. Contact dermatitis 1992 (26): 76–86

[16] Roth L, Daunderer M, Kormann L: Giftpflanzen – Pflanzengifte. Vorkommen, Wirkung, Therapie; allergische und phototoxische Reaktionen. Ecomed, Landsberg 1994

[17] Schempp CM, M Sonntag, E Schöpf, JC Simon: Dermatitis bullosa striata pratensis durch Dictamnus albus L. („Brennender Busch"). Hautarzt 1996 (47): 708–710

[18] Schempp CM, E Schöpf, JC Simon: Dermatitis bullosa striata pratensis durch Ruta graveolens L. Hautarzt 1999 (50): 432–434

[19] Schilcher H: Ätherische Öle – Wirkungen und Nebenwirkungen. Dtsch Apoth Ztg 1984 (124): 1433–1442

[20] Schimmer O: Die mutagene und cancerogene Potenz von Furocumarinen. Pharm in unserer Zeit 1981 (10): 18–28

[21] Thomson KF, Wilkinson SM: Allergic contact dermatitis to plant extracts in patients with cosmetic dermatitis. Br J Dermatol 2000 (142): 84–88

[22] Wagner H: Pharmazeutische Biologie. Drogen und ihre Inhaltsstoffe. Gustav Fischer, Stuttgart 1993

[23] Wagner H, Wiesenauer M: Phytotherapie. Phytopharmaka und pflanzliche Homöopathika. Gustav Fischer, Stuttgart 1995

[24] Weiss RF, Fintelmann V: Lehrbuch der Phytotherapie. 9. Aufl. Hippokrates, Stuttgart 1999

[25] Willuhn G: Neuere Ergebnisse der Arnikaforschung. Pharm in unserer Zeit 1981 (10): 1–7

Stichwortverzeichnis

B

G

H

S

Arzneimittelverzeichnis